23. Hämophilie-Symposion

Hamburg 1992

Herausgeber: I. Scharrer, W. Schramm

Verhandlungsberichte:

HIV-Infektion
Hämophile Arthropathie des Kniegelenks
Thrombophilie – Fibrinolyse
Virusinfektion bei Hämophilie

W0255368

Wissenschaftliche Leitung:

I. Scharrer, Frankfurt
W. Schramm, München

Moderatoren:

F. Bachmann, Lausanne; H.-H. Brackmann, Bonn; B. R. Binder, Wien; D. Eichenlaub, München; L. Hovy, Frankfurt; M. Koch, Berlin, M. Roggendorf, Essen; Kl. Schimpf, Heidelberg, H. Sutor, Freiburg; R. Zimmermann, Heidelberg

Springer Verlag
Berlin Heidelberg New York
London Paris Tokyo
Hong Kong Barcelona
Budapest

Professor Dr. med. Inge Scharrer
Abteilung für Angiologie, Universitätsklinikum
Theodor-Stern-Kai 7
D-60590 Frankfurt am Main

Professor Dr. med. Wolfgang Schramm
Hämostaseologische Abteilung
Med. Univ.-Klinik Innenstadt
Ziemssenstraße 1a
D-80336 München

Mit 150 Abbildungen

ISBN-13: 978-3-540-56955-8 e-ISBN-13: 978-3-642-78359-3
DOI: 10.1007/ 978-3-642-78359-3

Die Deutsche Bibliothek – CIP-Einheitsaufnahme
Hämophilie-Symposion ‹23, 1992, Hamburg›: Verhandlungsberichte / 23. Hämophilie-Symposion: Hamburg 1992 / Hrsg.: I. Scharrer; W. Schramm. Wiss. Leitung: I. Scharrer; W. Schramm. Moderatoren: F. Bachmann ... – Berlin; Heidelberg; New York; London; Paris; Tokyo; Hong Kong; Barcelona; Budapest: Springer, 1993.
Enth. u. a.: HIV-Infektion. Hämophile Arthropathie des Kniegelenks ISBN 3-540-56955-3
NE: Scharrer, Inge [Hrsg.]; Bachmann, F.: Verhandlungsberichte; 1. enth. Werk; 2. enth. Werk

Dieses Werk ist urheberrechtlich geschützt. Die dadurch begründeten Rechte, insbesondere die der Übersetzung, des Nachdrucks, des Vortrags, der Entnahme von Abbildungen und Tabellen, der Funksendung, der Mikroverfilmung oder der Vervielfältigung auf anderen Wegen und der Speicherung in Datenverarbeitungsanlagen, bleiben auch bei nur auszugsweiser Verwertung, vorbehalten. Eine Vervielfältigung dieses Werkes oder von Teilen dieses Werkes ist auch im Einzelfall nur in den Grenzen der gesetzlichen Bestimmungen des Urheberrechtsgesetzes der Bundesrepublik Deutschland vom 9. September 1965 in der jeweils geltenden Fassung zulässig. Sie ist grundsätzlich vergütungspflichtig. Zuwiderhandlungen unterliegen den Strafbestimmungen des Urheberrechtsgesetzes.

© Springer-Verlag Berlin Heidelberg 1993

Die Wiedergabe von Gebrauchsnamen, Handelsnamen, Warenbezeichnungen usw. in diesem Werk berechtigt auch ohne besondere Kennzeichnung nicht zu der Annahme, daß solche Namen im Sinne der Warenzeichen- und Markenschutz-Gesetzgebung als frei zu betrachten wären und daher von jedermann benutzt werden dürften.

Produkthaftung: Für Angaben über Dosierungsanweisungen und Applikationsformen kann vom Verlag keine Gewähr übernommen werden. Derartige Angaben müssen vom jeweiligen Anwender im Einzelfall anhand anderer Literaturstellen auf ihre Richtigkeit überprüft werden.

Gesamtherstellung Ernst Kieser GmbH, 86356 Neusäß
23/3145/5 4 3 2 1 0 – gedruckt auf säurefreiem Papier

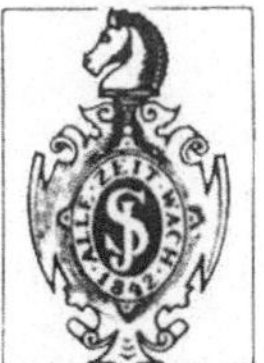

Inhaltsverzeichnis

Hämophile Arthropathie des Kniegelenks

Freie Vorträge

Teilnehmerverzeichnis

ACKERMANN, A., Dr.
Klinik und Poliklinik für Kieferchirurgie, Klinikum der Ludwig-Maximilians-Universität, München

AUBERGER, K., Frau Dr.
Kinderklinik im Dr. von Haunerschen Kinderspital der Ludwig-Maximilians-Universität, München

AUERSWALD, G., Priv. Doz. Dr.
Professor-Hess-Kinderklinik, Zentralkrankenhaus St.-Jürgen-Straße, Bremen

AUMANN, V., Dr.
Klinik für Kinderheilkunde, Medizinische Akademie, Magdeburg

AYGÖREN, E., Frau Dr.
Abteilung für Angiologie, Zentrum der Inneren Medizin,
Klinikum der Johann-Wolfgang-Goethe-Universität, Frankfurt/Main

BARTHELS, M., Frau Prof. Dr.
Abteilung Hämatologie und Onkologie, Zentrum Innere Medizin,
Kliniken der Medizinischen Hochschule, Hannover

BECKER, S., Frau
Zentrum der Kinderheilkunde, Klinikum der Johann-Wolfgang-Goethe-Universität, Frankfurt/Main

BEEG, T.,
Abteilung Hämatologie und Gerinnung, Zentrum der Kinderheilkunde,
Klinikum der Johann-Wolfgang-Goethe-Universität, Frankfurt/Main

BERGMANN, F., Frau Dr.
Zentrum Kinderheilkunde, Kliniken der Medizinischen Hochschule, Hannover

BINDER, B. R., Prof.
Institut für Medizinische Physiologie Schwarzspanierstr. 17, A-1090 Wien

BINDER, F., Dr.
Arzt für Kinderheilkunde, Schwäbisch Hall

BRACKMANN, H.-H., Dr.
Institut für Experimentelle Hämatologie und Transfusionsmedizin der Universität, Bonn

BRÜSTER, H. T., Prof. Dr.
Institut für Blutgerinnungswesen und Transfusionsmedizin,
Medizinische Einrichtungen der Heinrich-Heine-Universität, Düsseldorf

BUDDE, U. Priv.-Doz. Dr.
Allgemeines Krankenhaus Harburg, Hamburg

DORNER, F., Prof. Dr.
Biomedizinisches Forschungszentrum der Immuno AG, Orth a. D./Österreich

EFFENBERGER, W.
Jugendgesundheitsdienst, Gesundheitsamt Berlin-Hellersdorf

EHRENFORTH, S., Frau
Abteilung für Angiologie, Zentrum der Inneren Medizin,
Klinikum der Johann-Wolfgang-Goethe-Universität, Frankfurt/Main

EIBL, J., Dr. Dr.
Immuno AG, Wien/Österreich

EICKHOFF, H. H., Dr.
Orthopädische Klinik, St. Josef-Hospital, Troisdorf

EIS-HÜBINGER, A. M., Frau Dr.
Institut für Medizinische Mikrobiologie und Immunologie der Universität, Bonn

ENZENSBERGER, W., Priv.-Doz. Dr.
Zentrum der Neurologie und Neurochirurgie,
Klinikum der Johann-Wolfgang-Goethe-Universität, Frankfurt/Main

FISCHBACH, P., Frau Dr.
Abteilung für Angiologie, Zentrum der Inneren Medizin,
Klinikum der Johann-Wolfgang-Goethe-Universität, Frankfurt/Main

FRANKE, D., Dr.
Hämophiliezentrum, Klinik für Innere Medizin,
Medizinische Akademie, Magdeburg

FRICKHOFEN, N., Dr.
Abteilung Innere Medizin III, Universität Ulm

GERRITZEN, A., Dr.
Labor Dr. Wisplinghoff, Köln

GOEDERT, J. J., Dr.
Viral Epidemiology Section, National Cancer Institute, Rockville/USA

GROSSE-BLEY, A., Frau
Institut für Medizinische Mikrobiologie und Immunologie der Universität, Bonn

HASLER, K., Frau Prof. Dr.
Abteilung Hämatologie und Onkologie, Zentrum Innere Medizin I,
Klinikum der Albert-Ludwigs-Universität, Freiburg

HERRMANN, F. H., Prof. Dr. Dr.
Institut für Medizinische Genetik, Ernst-Moritz-Arndt-Universität, Greifswald

Hovy, L., Dr.
Orthopädische Universitätsklinik Friedrichsheim, Frankfurt/Main

Huth-Kühne, A., Frau Dr.
Rehabilitationsklinik und Hämophiliezentrum, Stiftung Rehabilitation, Heidelberg

Kaiser, R.
Institut für Medizinische Mikrobiologie und Immunologie der Universität, Bonn

Kasper, P., Frau
Institut für Medizinische Mikrobiologie und Immunologie der Universität, Bonn

Klarmann, D.
Abteilung Hämatologie und Gerinnung, Zentrum der Kinderheilkunde, Klinikum der Johann-Wolfgang-Goethe-Universität, Frankfurt/Main

Klose, H. J., Priv.-Doz. Dr.
Arzt für Kinderheilkunde, München

Kluft, C., Dr.
Gaubius Institut, TNO Health Research, Leiden/Niederlande

Kreuz, W., Dr.
Zentrum der Kinderheilkunde, Klinikum der Johann-Wolfgang-Goethe-Universität, Frankfurt/Main

Kurme, A., Dr.
Arzt für Kinderheilkunde, Hamburg

Lechler, E., Prof. Dr.
Gerinnungslabor, Klinik I für Innere Medizin der Universität zu Köln

Lenk, H., Dr.
Klinik für Kindermedizin, Universität Leipzig

Limbach, H.-G., Dr.
Klinik für Kinder- und Jugendmedizin, Universitätskliniken des Saarlandes, Homburg

Linde, P., Frau Dr.
Hämatologische Abteilung, Klinik für Innere Medizin der Friedrich-Schiller-Universität, Jena

Meili, E., Frau Dr.
Gerinnungslabor, Abteilung Innere Medizin, Universitätsspital Zürich/Schweiz

Mentzer, D., Dr.
Abteilung Hämatologie und Gerinnung, Zentrum der Kinderheilkunde, Klinikum der Johann-Wolfgang-Goethe-Universität, Frankfurt/Main

Mingers, A.-M., Frau Prof. Dr.
Kinderklinik und Poliklinik, Klinikum der Julius-Maximilians-Universität, Würzburg

Mohr, W., Prof. Dr.
Abteilung Pathologie, Klinikum der Universität, Ulm

MONDORF, W., Dr.
Abteilung für Angiologie, Zentrum der Inneren Medizin,
Klinikum der Johann-Wolfgang-Goethe-Universität, Frankfurt/Main

MÜLLER, H., Dr.
Institut für Anästhesiologie, Orthopädische Universitätsklinik,
Klinik Balgrist, Zürich/Schweiz

NABER, D., Priv.-Doz. Dr.
Psychiatrische Klinik, München

NORMANN, A., Frau Dr.
Abteilung Medizinische Virologie, Hygiene-Institut, Tübingen

OLDENBURG, J., Dr.
Institut für Experimentelle Hämatologie und Transfusionsmedizin der Universität, Bonn

PLENDL, H., Dr.
Institut für Humangenetik, Klinikum der Christian-Albrechts-Universität, Kiel

PRIGLINGER, U., Dr.
Institut für Medizinische Physiologie Schwarzspanierstr. 17, A-1090 Wien

ROCKSTROH, J., Dr.
Immunologische Ambulanz, Medizinische Klinik, Medizinische Einrichtungen
der Rheinischen Friedrich-Wilhelms-Universität, Bonn

RODRIGUEZ, M., Dr.
Orthopädische Universitätsklinik, Klinik Balgrist, Zürich/Schweiz

ROGGENDORF, M., Prof. Dr.
Institut für Medizinische Virologie, Universitätsklinikum der Gesamthochschule, Essen

SCHARRER, I., Frau Prof. Dr.
Abteilung für Angiologie, Zentrum der Inneren Medizin,
Klinikum der Johann-Wolfgang-Goethe-Universität, Frankfurt/Main

SCHEEL, H., Dr.
Ambulanz f. Hämostase und Thrombose, Klinik für Innere Medizin,
Universität, Leipzig

SCHEURING, U., Dr.
Medizinische Klinik, Medizinische Einrichtungen
der Rheinischen Friedrich-Wilhelms-Universität, Bonn

SCHIMPF, K., Prof. Dr.
Heidelberg

SCHNEIDER, M., Dr.
Abteilung Hämostaseologie, Medizinische Klinik Innenstadt
der Ludwig-Maximilians-Universität, München

SCHNEPPENHEIM, R., Dr.
Kinderklinik, Klinikum der Christian-Albrechts-Universität, Kiel

SCHNEWEIS, K.-E., Prof. Dr.
Institut für Mikrobiologie und Immunologie der Universität, Bonn

SCHRAMM, W., Prof. Dr.
Abteilung Hämostaseologie, Medizinische Klinik, Klinikum Innenstadt der Ludwig-Maximilians-Universität, München

SCHWAAB, R., Dr.
Institut für Experimentelle Hämatologie und Transfusionsmedizin der Universität, Bonn

SEIFRIED, E., Priv.-Doz. Dr.
Sektion-Hämostaseologie, Abteilung Innere Medizin III, Medizinische Klinik und Poliklinik der Universität, Ulm

SEUSER, A., Dr.
Orthopädische Klinik, Medizinische Einrichtungen der Rheinischen Friedrich-Wilhelms-Universität, Bonn

SIEGERT, G., Frau Dr.
Institut für Klinische Chemie und Laboratoriumsdiagnostik, Medizinische Akademie Carl-Gustav-Carus, Dresden

SIEMENS, H. J., Dr.
Abteilung Hämatologie und Onkologie, Klinik für Innere Medizin, Universitätskliniken zu Lübeck

SPANNAGEL, M., Dr.
Abteilung Hämostaseologie, Medizinische Klinik, Klinikum Innenstadt der Ludwig-Maximilians-Universität, München

SUTOR, A. H., Prof. Dr.
Abteilung Hämatologie und Hämostaseologie, Kinderklinik, Klinikum der Albert-Ludwigs-Universität, Freiburg

VIGH, Zs..
Abteilung für Angiologie, Zentrum der Inneren Medizin, Klinikum der Johann-Wolfgang-Goethe-Universität, Frankfurt/Main

VOGEL, G., Prof. Dr.
Abteilung Hämostaseologie, Medizinische Klinik, Medizinische Akademie Erfurt

VOIGT, J., Frau Dr.
Poliklinik für Kinderzahnheilkunde des Zentrums ZMK der Medizinischen Akademie Carl-Gustav-Carus, Dresden

WEISSBACH, G., Prof. Dr.
Klinik für Kinderheilkunde, Medizinische Akademie Carl-Gustav-Carus, Dresden

WENDISCH, J., Dr.
Klinik für Kinderheilkunde, Medizinische Akademie Carl-Gustav-Carus, Dresden

WENZEL, E., Prof. Dr.
Abteilung Klinische Hämostaseologie und Transfusionsmedizin, Universitätskliniken des Saarlandes, Homburg/Saar

WIEMANN, D., Dr.
Klinik für Kinderheilkunde, Medizinische Akademie Magdeburg

ZIEGER, B., Frau Dr.
Kinderklinik, Klinikum der Albert-Ludwigs-Universität, Freiburg

ZIMMERMANN, R., Prof. Dr.
Stiftung Rehabilitation, Rehabilitationsklinik und Hämophiliezentrum, Heidelberg

Nachruf zum ehrenden Gedenken an Prof. Dr. med. Günter Landbeck

W. Schramm

Am 11. Februar 1992 ist Prof. Dr. med. Günter Landbeck – nur wenige Tage nach Vollendung seines 67. Lebensjahres – völlig unerwartet gestorben.

In Hamburg geboren, blieb er seiner Heimatstadt stets treu verbunden und im Universitätskrankenhaus Eppendorf bis zur Emeritierung im Jahre 1990 beruflich tätig.

Chronisch und lebensbedrohlich kranken Kindern, deren Schicksal aussichtslos schien, galt sein ärztliches und soziales Engagement; insbesondere ihnen widmete er seine wissenschaftliche Arbeit und fürsorgliche Betreuung.

Hämostaseologie und Onkologie, die Lehre von der Blutstillung und den Geschwülsten, wurden zu prägenden medizinischen Arbeitsgebieten. Gestatten Sie mir, daß ich heute den Bezug zur Hämophilie besonders betone!

In den 50er und 60er Jahren konzentrierte sich seine ärztliche Tätigkeit auf diagnostische und therapeutische Belange Hämophiler. Er wirkte zunächst an der Universitätskinderklinik Hamburg – dem zur damaligen Zeit größten und führenden Behandlungszentrum für hämophile Kinder in Westeuropa, in dem umfassende ambulante und stationäre Versorgung – von der Substitutionsbehandlung über zahnmedizinische Betreuung, orthopädische Rehabilitation bis zur Berücksichtigung psychosozialer Belange – von höchster Qualität gewährleistet war. In der Abteilung für Blutgerinnungsforschung und Onkologie wurden die dazu erforderlichen Grundlagen erarbeitet.

1963 habilitierte er sich an der Universität Hamburg mit Untersuchungen über „Störungen der Thrombozytenfunktion bei Thrombozytopathien".

1970 entwickelte und publizierte er Regeln und Richtlinien zur Therapie der Hämophilie, die im Grundsatz immer noch Gültigkeit haben.

Ein besonderes und seinerzeit ungewöhnliches Anliegen war ihm die umfassende Unterrichtung Betroffener über ihre Krankheit, ihre Einbindung in die Behandlung sowie die Gestaltung eines Informationsaustausches untereinander, darüber hinaus auch die Unterstützung der sich zur Durchsetzung berechtigter Ansprüche auf medizinische und soziale Hilfen in der Deutschen Hämophiliegesellschaft organisierenden Bluterkranken. Aufklärung sah er als vorrangige ärztliche Aufgabe an, in die er seine Mitarbeiter stets einband.

So enthielt bereits die zweite Ausgabe der DHG-Verbandszeitschrift *Hämophilieblätter* den ersten der von ihm verfaßten Beiträge zur Diagnose, zur Behandlung und zum Verlauf von Blutungskrankheiten, die bis 1971 kontinuierlich fortgeführt wurden. Sie vermittelten medizinische Informationen, die bis zum heutigen Tage an Aktualität nichts eingebüßt haben.

I. Scharrer/W. Schramm (Hrsg.)
23. Hämophilie-Symposion Hamburg 1992
© Springer-Verlag Berlin Heidelberg 1993

Zwanzig Jahre – von 1963 bis 1983 – gehörte Prof. Landbeck der Redaktion der *Hämophilieblätter* an, verantwortlich für Veröffentlichungen medizinischen Inhaltes.

Als Vorstandsmitglied prägte er von Dezember 1966 bis März 1984 ganz entscheidend die Arbeit der Deutschen Hämophiliegesellschaft.

In den Jahren 1971–1972 wurden unter seiner Leitung monatlich fortlaufend Unterrichtskurse für Eltern hämophiler Kinder, hämophile Jugendliche und Erwachsene im stets vollen Hörsaal der Hamburger Universitätskinderklinik angeboten, beispielgebend für zukünftige regionale medizinische Fortbildungsveranstaltungen.

Professor Landbeck intensivierte aber auch den Austausch wissenschaftlicher Erfahrungen unter Ärzten. Er begründete 1970 das „Ärztliche Hämophilie-Symposion" in Hamburg, dem er 1991 zum 22. Mal vorstand und das sich in dieser Zeit zu einem großen europäischen wissenschaftlichen Forum entwickelt hat. Viele heute tätige Kollegen haben auf seinen Symposien erstmals die wissenschaftliche Bühne betreten. Ich selbst durfte meinen ersten Vortrag auf dem Hämophilie-Symposion 1973 halten. Es war sehr bemerkenswert, daß er gerade jüngere Kollegen, die in dem Gebiet Hämostaseologie Fuß zu fassen suchten, besonders unterstützte.

Sehr früh wurde Prof. Landbeck die Notwendigkeit einer überregionalen Koordination sowohl der medizinischen Betreuung von Hämophilen als auch der klinischen Forschung über Blutgerinnung bewußt. In der Deutschen Arbeitsgemeinschaft für Blutgerinnungsforschung förderte er intensiv die Kommunikation der Hämophilietherapeuten untereinander.

Besonders früh erkannte er zudem die Notwendigkeit einer frühzeitigen Information Betroffener und ihrer Therapeuten über die Bedrohung durch einen anfangs noch unbekannten Immundefekt. Die Hämophilen in Hamburg wurden bereits 1984 in einer Regionalveranstaltung der DHG aufgeklärt, behandelnde Ärztinnen und Ärzte im gleichen Jahr erstmals zu einem Rundtischgespräch über Hämophilie und erworbene Immundefekte nach Frankfurt am Main zusammengerufen, um gemeinsam mit renommierten ausländischen Medizinern die kurz danach sich als HIV-Infektion darstellende Symptomatik zu erfassen und therapeutisch anzugehen.

Mit der Beteiligung an der Gründung der Deutschen Arbeitsgemeinschaft für Leukämie-Forschung und Behandlung im Kindesalter e.V. und ihrer langjährigen Leitung, der von ihm initiierten Gesellschaft für pädiatrische Onkologie sowie dem Aufbau eines hochgeachteten Zentrums zur Betreuung krebskranker Kinder in der Abteilung für Hämatologie und Onkologie an der Universitätskinderklinik Hamburg, können seine diesbezüglichen Verdienste nur angedeutet werden.

Zahlreiche wissenschaftliche Veröffentlichungen in namhaften Zeitschriften, Lehr- und Handbüchern sowie die Förderung seiner Mitarbeiter und Schüler, die ihm Anregungen zu Forschungsvorhaben verdanken, zeugen von seiner Leistungsfähigkeit. Vorbildliche prospektive Therapiestudien, die internationale Beachtung gefunden haben, sind von ihm entwickelt und praktisch umgesetzt worden. Seine Integrations- und Kooperationsfähigkeit, die eine enge interdisziplinäre oder besser transdisziplinäre Zusammenarbeit ermöglichte, muß dabei besonders hervorgehoben werden.

Gerade diese Integrations- und Kooperationsfähigkeit erlaubte es Prof. Landbeck, wissenschaftlichen Verstand und praktische Vernunft zusammenzufassen und zum Wohle der ihm anvertrauten Patienten die richtige Balance zu finden.

Der Philosoph Mittelstraß aus Konstanz nennt diese Balance – das Wissen und der Umgang mit ihm – das Schicksal der modernen Welt.

Prof. Landbeck hat in seiner Antwort auf diese Problemstellung sich nicht zum üblichen Spezialisten als Experten einer bestimmten Fachrichtung entwickelt, sondern zu einem Spezialisten, der Experte ist, mit genereller Kompetenz. Er hatte die Fähigkeit, „Wissen mit den richtigen Problemen zu verbinden und die Probleme mit einem Wissen, das auch in Zusammenhängen zu denken versteht".

Am Beispiel der HIV-Infektion sei dies erklärt. Als einer der ersten hat er das Problem erkannt und durch die frühzeitige Einbindung von Wissenschaftlern verschiedenster Fachrichtungen zu einem größeren Wissen beigetragen.

Ich darf daran erinnern, daß Luc Monagnier auf dem schon erwähnten ersten Rundtischgespräch 1983 erstmals ein Virus vorstellte, das er für den möglichen Erreger der Immunschwäche hielt, was sich 1984 auch bestätigte.

Wiederholt wurde Prof. Landbeck für seine Leistungen ausgezeichnet, so z.B. 1979 mit dem Wilhelm-Warner-Preis für Krebsforschung und 1985 mit dem Johann-Lukas-Schönlein-Preis für Forschungsarbeiten in der Hämophilie und verwandten angeborenen Blutgerinnungsstörungen.

Liberale hanseatische Tradition und preußische Gesinnung waren prägende Elemente seines Lebens. Sie erklären auch seine Zuneigung zur Liberalitas bavariae. Wie viele wissen, hielt er sich gerne in bayerischen Gefilden auf.

Vorurteilsfrei und diszipliniert in wissenschaftlicher Arbeit, beispielgebend durch Gewissenhaftigkeit und Fleiß, durchsetzungsfähig mit präzise formulierten Sachargumenten sowie persönlicher Autorität, hilfsbereit und engagiert hat sich Prof. Landbeck hohe Achtung erworben.

Alle, die in der praktischen wie wissenschaftlichen Betreuung Hämophiler tätig sind, schulden ihm Dank, Anerkennung und ein ehrenhaftes Gedenken.

Ich möchte diesen Dank ganz besonders auch im Namen von Frau Scharrer und Herrn Kurme aussprechen.

Uns wird seine reiche Erfahrung und sein kritischer Rat fehlen.

Meine Damen und Herren, zum Gedenken an Prof. Landbeck darf ich Sie bitten, sich zu erheben, und in Erinnerung rufen, was er für uns bedeutet hat. In dieses Gedenken möchte ich auch Prof. Fritz Deinhardt einbeziehen, der ebenfalls Anfang diesen Jahres verstarb und über viele Jahre der wichtigste virologische Ratgeber des Hamburger Symposions war.

Verleihung des Johann-Lukas-Schönlein-Preises 1992

I. Scharrer

Viele von Ihnen werden sich daran erinnern, welche Freude es für Prof. Landbeck war, den Johann-Lukas-Schönlein-Preis verleihen zu können. Für ihn, den Vorsitzenden des Kuratoriums, war es der Höhepunkt der Eröffnung des Hämophilie-Symposions, *seines* Hamburger Kongresses. Sein stetes Anliegen war es, zu *guter* wissenschaftlicher Arbeit anzuregen. Ein Lohn dafür winkte im Johann-Lukas-Schönlein-Preis, dessen Verleihung ich heute an seiner Statt vornehmen darf.

Dieser Wissenschaftspreis ist 1977 von der Fa. Immuno GmbH, Heidelberg, gestiftet worden. Er wird jedes 2. Jahr und in diesem Jahr zum 10. Mal verliehen. Die Stiftung wird vom Stifterverband für die deutsche Wissenschaft betreut. Über die Preisvergabe entscheidet ein unabhängiges Kuratorium von 7 Wissenschaftlern zusammen mit einem Vertreter des Stifterverbandes nach den im Stiftungsstatut festgelegten Zielen.

Wir freuen uns, daß sich in diesem Jahr 5 Arbeitsgruppen mit exzellenten Arbeiten um den Preis beworben haben.

Die Auswahl war daher dem Kuratorium nicht leicht gefallen.

Nach eingehender Prüfung fiel die Wahl auf die *Arbeitsgruppe* von Prof. Dr. Lämmle in Bern, in der die Arbeiten „Funktionelle Charakterisierung abnormer Faktor-XII-Moleküle“ entstanden sind. Es handelt sich dabei um die Charakterisierung und Beschreibung zweier abnormer F. XII-Moleküle, Bern und Locarno.

Diese beiden F. XII-Varianten gehören zu den 5 bisher weltweit beschriebenen. In mühsamer aufwendiger Arbeit konnte der strukturelle Defekt der beiden Moleküle gefunden werden. F. XII war lange ein „Stiefkind“ unter den Gerinnungsfaktoren.

Uns allen war bekannt, daß die Blutungsneigung bei einem F. XII-Mangel relativ gering, jedoch die Thromboseneigung auffällig hoch ist. Dies hat uns schon der erste Patient, Mr. Hagemann, durch die von ihm erlittene Lungenembolie gelehrt. Erst in den letzten 5 Jahren hat sich das Interesse der Gerinnungs- und Thrombophilieforscher wieder dem F. XII zugewandt, nachdem mehrere Gruppen erkannten, daß im jugendlichen Thrombosekollektiv der F. XII-Mangel eine doch erstaunlich häufige Rolle als Thrombophiliefaktor spielt.

Wenn in diesem Jahr der Johann-Lukas-Schönlein-Preis an Arbeiten über F. XII verliehen wird, so zeigt sich damit in zweifacher Weise eine Grenzüberschreitung des traditionellen, jetzt 23. Hämophilie-Symposions:
Zum einen hat sich diese Tagung auf die Thrombophilie in Ihrer aller Interesse ausgeweitet. Noch unter der Leitung von Prof. Landbeck wurde das Thema Thrombophilie auf seinen Vorschlag hin in das Programm aufgenommen. Auch er würde sich heute über die Preisverleihung für diese exzellenten Arbeiten über F. XII freuen.

I. Scharrer/W. Schramm (Hrsg.)
23. Hämophilie-Symposion Hamburg 1992
© Springer-Verlag Berlin Heidelberg 1993

Zum zweiten zeigt sich die Grenzüberschreitung auch darin, daß das Kuratorium wieder einmal einer Schweizer Arbeitsgruppe den Preis zuerkannt hat. Vielleicht haben die hohen Schweizer Berge doch einen stimulierenden Einfluß auf den forscherischen Geist. Schon Goethe ließ Faust sagen:
„Du weißt, dies Bergvolk denkt und simuliert, ist in Natur und Felsenschrift studiert, es wirket still durch labyrinthische Klüfte, im edlen Gas metallisch reicher Düfte, in stetem Sondern, Prüfen und Verbinden sein *einziger* Trieb ist, Neues zu erfinden."

Vielleicht ahnte Goethe damals schon etwas von F. XII-Varianten dieses schweizerischen Bergvolkes. Ich freue mich, die Urkunde heute dem Mitarbeiter von Herrn Prof. Lämmle, dem Erstautor der beiden Arbeiten über abnorme F. XII-Moleküle, Herrn Dr. Wuillemin, überreichen zu dürfen. Im Namen des Kuratoriums gratuliere ich Ihnen und Ihrer Berner Arbeitsgruppe und wünsche Ihnen für Ihre weitere Arbeit viel Erfolg, insbesondere noch viele weitere F. XII-Varianten.

HIV-Infektion: a) Epidemiologie

Diskussionsleitung:

M. Koch (Berlin)
D. Eichenlaub (München)

Todesursachen und Aids-Erkrankungen Hämophiler in der Bundesrepublik Deutschland (Umfrageergebnisse September 1992)[1]

W. SCHRAMM

In den alten Bundesländern begann Prof. Landbeck 1983 durch jährliche Erhebungen rückwirkend bis 1980 die Todesursachen und HIV-Infektionen Hämophiler zu erfassen.

Ziel war es, das Risiko therapiebedingter Virusinfektionen möglichst zuverläßlich zu erkennen. 1987, zwei Jahre nach Einführung der Anti-HIV-Testverfahren wurde erstmals versucht, die Gesamtzahl Hämophiler, aufgeteilt nach Faktor-VIII- und Faktor-IX-Mangel, nach Schweregraden sowie nach HIV-Infizierten und HIV-Nichtinfizierten zu ermitteln. Von 2476 Patienten waren 47,4% Anti-HIV positiv d.h., daß fast die Hälfte der Hämophilen unseres Landes in den ersten 80-ger Jahren eine HIV-Infektion erlitten haben mußten. Diese Zahl HIV-Infizierter konnte in den folgenden Jahren durch altersbezogene Umfragen mit nur geringen Abweichungen von ca. 10 Fällen pro Jahr weitgehend bestätigt werden.

An der Umfrage 1992 haben sich aus den westlichen Bundesländern 62 und aus den neuen Bundesländern 18 Behandlungseinrichtungen beteiligt. (Tabelle 1;

Tabelle 1. Beteiligte Hämophiliezentren

	1991	1992
BRD-W	47	62
BRD-O	18	18
	65	80

Tabelle 2. Erfassung Hämophiler in Deutschland (inkl. Verstorbener) IX/1992

	BRD-W	BRD-O	BRD
Gesamt	2687	489	3176
Anti HIV-positiv	1176	1	1177
– Hämophilie A	1022 86,9%	1	1023
– Hämophilie B	154 13,1%		154
lebend (HIV-pos)	831	1	832
verstorben (HIV-pos)	345	0	345
verstorben (HIV-neg)	138	3	141
Hemmkörper	128	18	146
– Faktor VIII	123	18	141
– Faktor IX	5	0	5

[1] Besonderer Dank gebührt Herrn Dr. Jan Schulte-Hillen für die gewissenhafte Mitarbeit bei der Erfassung und EDV-Zusammenstellung der Daten

I. Scharrer/W. Schramm (Hrsg.)
23. Hämophilie-Symposion Hamburg 1992
© Springer-Verlag Berlin Heidelberg 1993

s. Anhang) Allen Kolleginnen und Kollegen sei sehr herzlich für die intensive Mitarbeit gedankt.

Mit Stand von September 92 ergeben sich für die Bundesrepublik Deutschland folgende Zahlen (Tabelle 2).

Die Gesamtgruppe Hämophiler beträgt 3176 Patienten. 1177 sind Anti-HIV-positiv. In den neuen Bundesländern wurde nur ein Anti-HIV-positiver Hämophiler gemeldet. Die Verteilung der Hämophilen auf Hämophilie A und B entspricht den früheren Daten mit 87% und 13% Hämophilie A und B. Die Rate an Hemmkörpern ist mit 4,7% erstaunlich niedrig.

Tabelle 3. Umfrageergebnisse 1992

Verstorbene Hämophile	I/1980-IX/1992	
Hämophilie A	425	88,0%
Hämophilie B	58	12,0%
Gesamtzahl	483	

Tabelle 4. Todesursachen bei HIV-negativen und HIV-positiven Hämophilen

Erhebungszeitraum	I/1980 bis IX/1992	
Aids	302	62,5%
Leberzirrhose	60	12,4%
Blutung	65	13,5%
Malignome	17	3,5%
sonstige innere Krankheiten	24	5,0%
Unfall	7	1,4%
Suizid	7	1,4%
Drogen	1	0,2%
Gesamt	483	

Tabelle 5. Todesursachen (Aids vs. andere) bei HIV-negativen und HIV-positiven Hämophilen

Erhebungszeitraum	I/1980 bis IX/1992				
	Aids		Andere Ursachen		Gesamt
1980			11	100%	11
1981			12	100%	12
1982	1	7%	13	93%	14
1983		0%	12	100%	12
1984	4	22%	14	78%	18
1985	7	37%	12	63%	19
1986	15	50%	15	50%	30
1987	36	75%	12	25%	48
1988	43	74%	15	26%	58
1989	42	69%	19	31%	61
1990	48	77%	14	23%	62
1991	51	76%	16	24%	67
1992	55	77%	16	23%	71
Gesamt	302	63%	181	37%	483

Seit Beginn der Erhebung bis September 1992 sind 483 Hämophile verstorben, 345 davon Anti-HIV-positiv (Tabelle 3). Von diesen 483 Patienten hatten 425 (88%) eine Hämophilie A und 58 (12%) eine Hämophilie B. Auch diese Zahl deutet darauf hin, daß sowohl die Prävalenz der HIV-Antikörper als auch der Verlauf der HIV-Infektion bei Hämophilie A und B nicht unterschiedlich ist.

Aids ist mit 302 bzw. 62,5% bei den Todesursachen Hämophiler weit führend (Tabelle 4). Auch die nachfolgenden häufigsten Erkrankungen wie Leberzirrhose und Blutung sind großteils als substitutionsbedingte Folgeschäden durch Hepatitisinfektion anzusehen.

Seit 1982 stieg Aids als Todesursache von wenigen Prozent auf inzwischen 63% pro Jahr kumulativ an (Tabelle 5).

Bei der jährlichen Erfassung der Todesursachen liegt Aids mit 55 Todesfällen für den Zeitraum Oktober 91 bis September 92 bei 77,5% (Tabelle 6). Hier ist zu bemerken, daß die jährlich Zahl der an Aids verstorbenen Patienten seit 1987 nahezu konstant ist.

Die graphische Auftragung der Todesursachenstatistik von 1980–1992 zeigt den explosionsartigen Anstieg ab 1985 von Aids als Haupttodesursache (Abb. 1). Zwischen den Jahren 1980 bis 1984, 1984 bis 1988, und 1988 bis 1992 ist jedoch zusätzlich ein Anstieg der an Leberzirrhose verstorbenen Patienten zu erkennen.

Über den Zeitraum 1980–1992 gerechnet sind 75% der Bluter an Aids oder Leberzirrhose verstorben. In den Jahren 1991 und 1992 sind diese beiden Ursachen mit 85% bzw. 90% als häufigste Todesursache weiter angestiegen (Tabelle 7).

Aus den Angaben zur Stadieneinteilung nach CDC zeigt sich das Bild, daß zunehmend mehr Patienten im Vergleich zu den Vorjahren manifest erkranken, d.h. in den Stadien CDC IV aufgeführt werden und die Zahl der asymptomatischen Patienten abnimmt (Tabelle 8).

Tabelle 6. Todesursachen bei HIV-negativen und HIV-positiven Hämophilen

Erhebungszeitraum	X/90–IX/91		X/91–IX/92	
Aids	51	76,1%	55	77,5%
Leberzirrhose	6	9,0%	9	12,7%
Blutung	6	9,0%	1	1,4%
Malignome	1	1,5%	3	4,2%
sonstige innere Krankheiten	2	3,0%	1	1,4%
Unfall	1	1,5%	0	0,0%
Suizid	0	0,0%	2	2,8%
Drogen	0	0,0%	0	0,0%
Gesamt	67		71	

Tabelle 7. Umfrageergebnisse 1992, infektionsbedingte Todesursachen und andere

	1991		1992		1980–1992	
Aids und Leberzirrhose	57	85%	64	90%	362	74,9%
Andere Ursachen	10	15%	7	10%	121	25,1%
Gesamt	67		71		483	

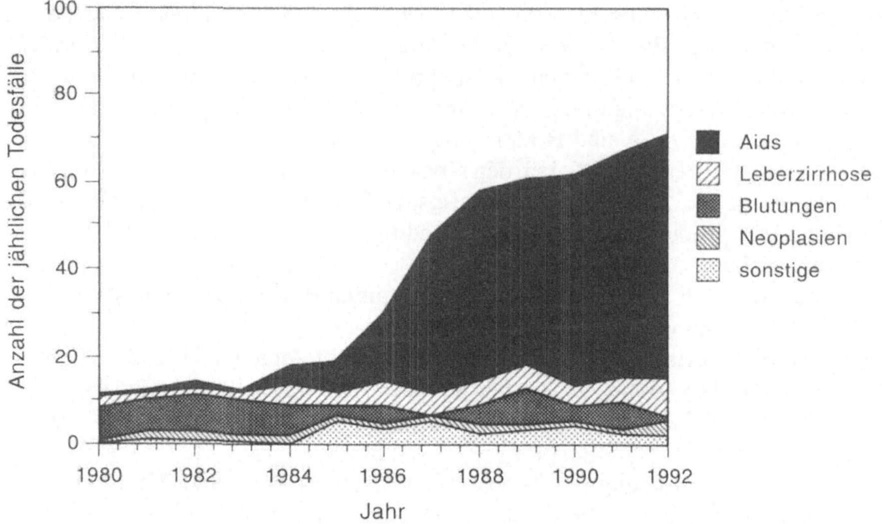

Abb. 1. Todesursachenstatistik 1980–1992 Todesfälle pro Jahr nach Krankheiten

Tabelle 8. Anti-HIV-positive Hämophile Stadieneinteilung nach CDC (inkl. Verstorbene)

Erhebungszeitraum	–IX/1991		–IX/1992	
CDC II	573	48,6%	459	39.0%
CDC III	105	8,9%	110	9,4%
CDC IV-A, B	47	4,0%	44	3,7%
CDC IV-C, D, E	178	15,1%	163	13,9%
ohne CDC Angabe			54	4,6%
Verstorben (Aids)	247	21,0%	302	25,7%
Verstorben (andere Ursachen)	28	2,4%	44	3,7%
Gesamt	1178		1176	

Verglichen zwischen der Erhebung September 90 bis Oktober 91 und Oktober 91 bis Oktober 92 nehmen die asymptomatischen Patienten von 48,6% auf 43,6% ab. Die Zahl der Patienten in CDC III sind nahezu unverändert. Etwa 18% sind im Stadium IV. Verstorben sind inzwischen 25,7%. Zusammengefaßt heißt dies, daß ein Viertel der HIV-infizierten Bluter verstorben ist, ein weiteres Viertel der Patienten manifest erkrankt ist und etwas weniger als die Hälfte nur noch symptomfrei geblieben sind.

Wichtig in der Beurteilung dieser über einen Zwölfjahreszeitraum erhobenen Daten ist die zeitliche Beurteilung der HIV-Infektion und der kumulativ erfaßten Todesfälle (Abb. 2).

Diese systematische Untersuchung unserer Bluter wurde erstmals 1983/84 möglich. Anhand von dokumentierten Serokonversionen durch die Verfügbarkeit tiefgefrorener Proben, aus denen die letzten seronegativen Befunde erhoben werden konnten, war es möglich den Zeitraum der Serokonversionen bei Patientengruppen festzustellen und zu berechnen.

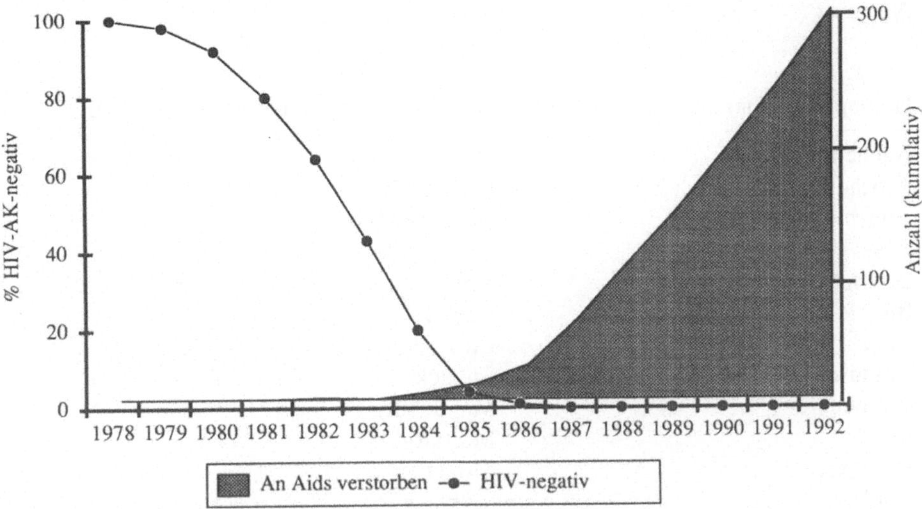

Abb. 2. Serokonversion von 93 Hämophilen in München in % der HIV-AK-negativen Patienten und Anstieg der an Aids verstorbenen Hämophilen in der BRD (Umfrageergebnisse 1992)

Kroner und Goedert (NIH) konnten aus unserem Münchener Patientenkollektiv durch Anwendung der Turnbull-Berechnung die Serokonversion von 93 Hämophilen in München in Prozent der HIV-Antikörper-negativen Patienten beschreiben. Diese über den Zeitraum abfallende Kurve der HIV-Antikörper-negativen Patienten sind dem kumulativen Anstieg der an Aids verstorbenen Hämophilen in der BRD wie in den Umfrageergebnissen dargelegt gegenübergestellt. Aus dieser Gegenüberstellung wird ersichtlich, wie in den Jahren 1982–1983 bereits mehr als die Hälfte infiziert war und erst sehr wenige als erkrankt bzw. verstorben erfaßt waren.

Als Problem wurde ersichtlich, daß in einzelnen Fällen eine zweifelsfreie Identifizierung mit dem BGA-Code nicht möglich war und in einem geringen Umfang Doppelmeldungen nicht völlig auszuschließen sind. Bei der Umfrage 1993 soll diese Frage gezielt geklärt werden.

Anhang

Hämophiliebehandlungseinrichtungen waren aus folgenden Städten beteiligt:

Aachen	Heidelberg
Altstädten	Hildesheim
Augsburg	Homburg/Saar
Basel	Kiel
Berlin	Köln
Bielefeld	Leipzig
Bonn	Linz
Braunschweig	Lübeck
Bremen	Magdeburg
Bünde	Marburg
Böblingen	München
Cottbus	Münster
Delmenhorst	Neckargmünd
Dortmund	Neubrandenburg
Düsseldorf	Nürnberg
Erfurt	Oldenburg
Erlangen-Nürnberg	Potsdam
Essen	Saarbrücken
Frankfurt/M	Schwerin
Frankfurt/O	Siegen
Freiburg	Singen
Gießen	Stadtroda
Graz	Suhl
Greifswald	Tübingen
Göttingen	Ulm
Halle-Wittenberg	Wuppertal
Hamburg	Würzburg
Hamm	Zella-Mehlis
Hannover	Zwickau

The Multicenter Hemophilia Study: A Collaborative Natural History Project

J. J. GOEDERT

Background and History

The Multicenter Hemophilia Cohort Study (MHCS) is a multidisciplinary prospective cohort study of the natural history of persons with hemophilia and related coagulation disorders. Our primary objectives at the U. S. National Cancer Institute are to characterize and quantify risk factors for human immunodeficiency virus (HIV) infection, hepatitis B and C (HBV and HCV) infections, acquired immunodeficiency syndrome (AIDS), cancer, and other diseases. We also encourage and support others in studying issues relevant to AIDS and other diseases, sexual behavior and education, immunology, and general aspects of coagulation, hemophilia, and its complications.

Our interest in hemophilia dates to the summer of 1982, 2 years before the discovery of HIV, when I met Dr. Elaine Eyster at a small meeting held to discuss the initial discovery of AIDS in three American hemophilia patients. In September 1992 we started a pilot study of Dr. Eyster's hemophilia patients by collecting data and blood for T-cell subsets. This yielded some interesting data, including the observa-

Table 1. The multicenter hemophilia cohort study (MHCS)

Collaborating hemophilia centers		
Site	Investigator	Period
Hershey, PA, USA	M. E. Eyster	1982-current
Mt. Sinai, NYC, USA	L. M. Aledort	1985-current
Cornell, NYC, USA	M. W. Hilgartner	1985-current
Washington, DC, USA	C. M. Kessler	1985-current
Philadelphia, PA, USA	R. Cook	1985-current
Pittsburgh, PA, USA	M. V. Ragni	1985–1991
Children's Philadelphia, USA	A. R. Cohen	1985-current
Children's Washington, USA	G. L. Bray	1985-current
Chapel Hill, NC, USA	G. C. White II	1987-current
New Orleans, LA, USA	C. Leissinger	1987-current
Cleveland, OH, USA	M. M. Lederman	1987-current
Denver, CO, USA	M. Manco-Johnson	1989-current
Munich, Deutschy	W. Schramm	1989-current
Vienne, Austria	G. Stingl and S. Eichinger	1989-current
Athens, Greece	A. Hatzakos and T. Mandalaki	1989-current
Geneva, Switzerland and Chambery, France	M. Jeannet, P. deMoerloose and C. Bosser	1989-current

I. Scharrer/W. Schramm (Hrsg.)
23. Hämophilie-Symposion Hamburg 1992
© Springer-Verlag Berlin Heidelberg 1993

tion that elevated serum levels of α-interferon might be a surrogate marker for AIDS [1] and, with the discovery of HIV and development of an antibody test in Dr. Gallo's laboratory, that HIV infection was highly prevalent in Dr. Eyster's patients and appeared to be linked to use of factor VIII concentrate [2]. Seven additional comprehensive hemophilia centers in the east-central USA, including two children's hospitals, joined us (Table 1), allowing a comprehensive analysis of HIV and AIDS in persons with hemophilia [3]. Eight more centers, including four in Europe, joined the MHCS between 1987 and 1989 to bolster our studies of heterosexual transmission of HIV from hemophilic men to their female sexual partners and of the effects of host immunogenetics on the progression of immunodeficiency among HIV-infected hemophiliacs. I will attempt to give a brief overview of the current status of the MHCS.

Prevalence Rates of HIV, HCV and HBV

The point prevalence of HIV infection among persons with hemophilia has been declining from a high of about 55% in 1985 [2], because of a high mortality rate among those who were infected and because almost no newborn hemophilic children have been infected thanks to screening of the blood supply and licensure of virus-inactivated factor concentrates. In the MHCS we have preferentially enrolled HIV-infected subjects at some centers (for example, to assess heterosexual transmission). Thus, among our 1926 enrolled hemophiliacs the cumulative prevalence of HIV is 60.8% (Table 2).

Table 2. HIV and hepatitis C prevalence rates in hemophilic subjects[a]

Result	Number	Percentage
HIV+	1172	60.8
HIV–	754	39.1
HCV+	812	76.3
HCV+/–	112	10.5
HCV react	3	0.3
HCV–	137	12.9
Tested	1064	55.2

[a] Data from the Multicenter Hemophilia Cohort Study as of September 1992.

Table 3. Hepatitis B prevalence rates in hemophilic subjects[a]

Result	Number	Percentage of cohort
Vaccinated	276	14.3
Chronic	75	3.9
HBsAg+	38	2.0
HBsAb+	878	45.6
HBcAb+	121	6.3
HBsAb–	145	7.5
HBcAb–	29	1.5
HBsAg–	10	0.5
Not tested	353	18.3

[a] Data from the Multicenter Hemophilia Cohort Study as of September 1992.

Table 4. Prevalence of AIDS-related conditions in HIV-negative subjects (n = 754)[a]

Condition	Number	Percentage
Any AIDS	1	0.1
Any PCP	0	0
Any candida esophagitis	0	0
Any cytomegalovirus	0	0
Any other OI	1	0.1
Any KS	0	0
Any lymphoma	0	0
Any dementia	0	0
Any thrush	0	0
Any herpes zoster	6	0.8
Any non-AIDS pneumonia	13	1.7
Any liver disease	3	0.4

[a] Data from the Multicenter Hemophilia Cohort Study as of September 1992.

Table 5. Prevalence of AIDS-related conditions in HIV-positive subjects (n = 1172)[a]

Condition	Number	Percentage
AIDS	271	23.1
with PCP	140	11.9
with candida esophagitis	31	2.6
with cytomegalovirus	10	0.9
with other OI	83	7.1
with KS	2	0.2
with lymphoma	13	1.1
with dementia	17	1.5
Any thrush	214	18.3
Any herpes zoster	95	8.1
Any non-AIDS pneumonia	117	10
Any liver disease	28	2.4

[a] Data from the Multicenter Hemophilia Cohort Study as of September 1992.

The prevalence of HCV in the MHCS is even higher, 76.3% (Table 2), as confirmed by the second-generation, four-antigen radioimmunoblot assay (RIBA2). In order to facilitate our studies of HCV and hepatic diseases, we have evaluated two second-generation enzyme immunoassays (EIAs). Compared to the RIBA2, the HCV EIAs had a minimum sensitivity of 89% and a minimum specificity of 78%. Although still imperfect, implementation of these assays will foster more and better epidemiologic studies of HCV.

Using primarily data abstracted from clinical records, rather than testing sera that we have collected for research, the vast majority of hemophilic subjects have at least one marker of HBV infection, including about 4% who are chronic carriers of HB surface antigen (HBsAg; Table 3). One-hundred and forty five are negative for anti-HBs and 29 are negative for anti-HB core, suggesting that they are candidates for HB vaccine. We are working on clarifying the HBV infection and immunity status of the MHCS subjects by more complete analysis of the available data and testing of selected sera.

Table 6. AIDS status by selected markers in hemophilic subjects[a]

Marker	HIV-negative		Without AIDS		With AIDS	
	No.	%	No.	%	No.	%
CD4 <200	18	2.7	325	39.4	205	87.2
Beta2 >3	Not tested		97	24.1	77	61.1
Neopterin >15	Not tested		111	27.6	73	57.9
P24 Ag+	0	0	63	19.1	59	42.4
Platelets <100K	15	2.0	127	14.8	72	28.0

[a] Data from the Multicenter Hemophilia Cohort Study as of September 1992.

Prevalence of AIDS and Related Conditions

Among the 754 HIV-negative subjects in the MHCS, one has had AIDS, a patient of Dr. Eyster's with common variable hypogammaglobulinemia and cryptosporidiosis [4]. There also have been six (0.8%) cases of herpes zoster, 13 (1.7%) of non-AIDS pneumonia, and three (0.4%) of clinically significant liver disease (Table 4).

Not surprisingly, many more of the 1172 HIV-positive subjects have been ill. There have been 271 (23.1%) with AIDS, including 140 with *Pneumocystis carinii* pneumonia, 31 with candida esophagitis, ten with cytomegalovirus diseases, and 83 with other opportunistic infections (Table 5). As we previously reported, two hemophilic subjects have had Kaposi's sarcoma, a homosexual man and a man from the Mediterranean area [5]. We are concerned about the 13 cases of non-Hodgkin's lymphoma, especially because the incidence rate appears to increase steeply with longer duration of HIV infection [5]. We have recorded 17 cases of dementia, but these have not been well-characterized. The rates of thrush ($n = 214$, 18.3%), herpes zoster ($n = 95$, 8.1%), and non-AIDS pneumonia ($n = 117$, 10%) are very high, but they are variously related to the risk of AIDS. For example, a recent analysis of our data indicated the thrush predicted an 18-fold increased hazard of AIDS within 3 years in hemophilic children and adolescents, but there was no statistically significant increased risk of AIDS with other HIV-related clinical conditions [6]. In contrast, among our hemophilic adults, AIDS risk was substantially elevated following thrush (four fold), persistent fever (ten fold), or weight loss (three fold) and was slightly elevated following non-AIDS pneumonia (two fold); but there was no elevation in the hazard following thrombocytopenia, herpes zoster, or the rare cases of hairy leukoplakia [6].

Low total counts of $CD4^+$ lymphocytes are strongly predictive of AIDS [3]. The prevalence rates in the MHCS of CD4 counts below 200 cells/μL are 2.7% of the HIV-negative subjects, 39.5% of the HIV-positive subjects who have not had AIDS, and 78.2% of those who had AIDS (Table 6). It is becoming clear that elevated levels of two serologic activation markers, beta2-microglobulin and neopterin, also are predictive of AIDS. In the MHCS about one-quarter of the HIV-infected subjects without AIDS and about 60% of those with AIDS have high levels of these markers (Table 6). HIV p24 antigen is a relatively insensitive but, when detectable, highly specific predictor of AIDS [7]. Nineteen percent of the HIV-infected, AIDS-free MHCS subjects and 42% of the subjects with AIDS have had p24 antigen detected in

Table 7. Heterosexual viral transmission[a]

Status of men	Female partners									
	HIV+		HIV−	HIV+		HCV ±	HCV−	HBV+		HBV−
	n	%	*n*	*n*	%	*n*	*n*	*n*	%	*n*
HIV+	43	13	281	–	–	–	–	–	–	–
HIV−	0	0	49	–	–	–	–	–	–	–
HCV+	–	–	–	6	2	3	270	–	–	–
HCV ±	–	–	–	1	4	1	23	–	–	–
HCV−	–	–	–	0	0	1	3	–	–	–
HBsAg+	–	–	–	–	–	–	–	4	25	12
HBAb+	–	–	–	–	–	–	–	23	11	196
HBAb−	–	–	–	–	–	–	–	1	4	22
Vaccinated	–	–	–	–	–	–	–	0	0	9

[a] Data from the Multicenter Hemophilia Cohort Study

their sera. Lastly, although not predictive of AIDS, thrombocytopenia in hemophilia patients is a concern in its own right. In our cohort, 15 (2%) of the HIV-negative subjects, 127 (14.8%) of the HIV-positive subjects without AIDS, and 72 (28%) of those with AIDS have had a platelet count below 100000 (Table 6).

Heterosexual Behavior and Transmission of HIV, HCV, and HBV

Heterosexual infectiousness for HIV appears to be highest among hemophilic men who have had AIDS, extremely severe immune deficiency, or p24 in their sera [8, 9]. It is important to note, however, that this association has not been demonstrated clearly in a prospective analysis and may reflect high levels of viremia, immune destruction, and infectiousness during the man's initial infection. It also is important to note that the cumulative prevalence of infection in the steady female sexual partners of our HIV-infected men is 13% (Table 7).

Abstinence from vaginal intercourse or absolute use of condoms increased in our study from 7% to 69% between 1985 and 1991 [10], but this means that nearly one-third of women continue to be at risk. Lower levels of education and higher levels of sexual activity before enrollment were associated with continuation of unprotected vaginal intercourse and a higher rate of relapse even if safe-sex behavior was achieved [10]. Further work is in progress to assess the motivations and fears behind these behaviors.

We have investigated heterosexual transmission of HCV in these couples. About 2% of the women at risk have been infected, indicating a low but significant amount of heterosexual transmission (Table 7). Most remarkably, transmission of HCV appears to be most common when HIV is co-transmitted [11].

Heterosexual transmission of HBV is well known, and more than 10% of the female partners of the MHCS men have been infected with HBV. Of interest, the risk of heterosexual transmission of HBV appears to be directly related to the man's HBV status, including four (25%) of the 16 partners of men positive for HBsAg, 23 (11%)

of the 219 partners of men recorded as having antibodies against HB surface or core antigens, one (4%) of the 23 partners of HB antibody-negative men, and none of the nine partners of HB vaccinated men (Table 7). We anticipate doing additional work to validate these observations.

HIV and HCV Interactions and Hepatic Failure

Although the MHCS is studying many other features of hemophilia, including circulating inhibitors [12], utilization and efficacy of zidovudine [13], and immunogenetics, our immediate concern is hepatic failure. Twenty eight (2.4%) of our HIV-positive hemophilic subjects have had life-threatening or fatal liver disease (Table 5). Eleven of these cases have occurred among Dr. Eyster's patients, including eight (9%) of 91 HCV-positive, HIV-positive, HBsAg-negative AIDS-free subjects [14]. An actuarial estimate is that 17% of the subjects will develop liver failure by 10 years after HIV seroconversion, more than half as many as the 31% projected to have developed AIDS during the same time [14]. Lower levels of $CD4^+$ lymphocytes were associated with a higher risk of liver failure, as were lymphopenia and thrombocytopenia. Many of the patients developed AIDS not long before or after their liver failure. Thus, in some respects, liver failure in this setting resembles an opportunistic disease. We have speculated that it may be due to loss of immunologic control and rampant replication of HCV [14].

Summary and Future Plans

Persons with hemophilia are a good population for epidemiologic study because they represent well the general male population, but have a high risk of blood borne viral infections. We are now expanding our efforts to understand HCV-related liver disease by detailed investigations within the MHCS and to quantify and understand HIV-related cancers, especially non-Hodgkin's lymphoma, by the establishment of an International Registry of HIV-Positive hemophiliacs. We hope that the multidisciplinary approach of clinicians, epidemiologists, statisticians, and laboratory scientists working together can further our understanding of cancer, AIDS, and infections diseases, as well as improving the health of the hemophilia population that continues to contribute so much to medical progress.

References

1. Eyster, M. E., Goedert, J. J., Poon, M. C., and Preble, O. T.: Acid-labile alpha interferon: a possible preclinical marker for the acquired immunodeficiency syndrome in hemophilia. *New England Journal of Medicine* 309:583–6, 1983.
2. Goedert, J. J., Sarngadharan, M. G., Eyster, M. E., Weiss, S. H., Bodner, A. J., Gallo, R. C., and Blattner, W. A.: Antibodies reactive with human T-cell leukemia viruses (HTLV-III) in the serum of hemophiliacs receiving Factor VIII concentrate. *Blood* 65:492–495, 1985.
3. Goedert, J. J., Kessler, C. M., Aledort, L. M., Biggar, R. J., Andes, W. A., White, G. C. II, Drummond, J. E., Vaidya, K., Mann, D. L., Eyster, M. E., Ragni, M. V., Lederman, M. M.,

Cohen, A. R., Bray, G. L., Rosenberg, P. S., Friedman, R. M., Hilgartner, M. W., Blattner, W. A., Kroner, B., and Gail, M. H.: A prospective study of human immunodeficiency virus type 1 infection and the development of AIDS in subjects with hemophilia. *New England Journal of Medicine* 321:1141–1148, 1989.

4. Koch, K. L., Shankey, V., Weinstein, G. S., Dye, R. E., Abt, A. B., Current, W. L., and Eyster, M. E.: Cryptosporidiosis in a patient with hemophilia, common variable hypogammaglobulinemia, and the acquired immunodeficiency syndrome. *Annals of Internal Medicine* 99:337–340, 1983.
5. Rabkin, C. S. Hilgartner, N. W., Hedberg, K. W., Aledort, L. M., Hatzakis, A., Eichinger, S., Eyster, M. E., White, G. C. II, Kessler, C. M., Lederman, M. M., deMoerloose, P., Bray, G. L., Cohen, A. R., Andes, W. A., Manco-Johnson, M., Schramm, W., Kroner, B., Blattner, W. A., and Goedert, J. J.: Incidence of lymphomas and other cancers in HIV-infected and HIV-uninfected patients with hemophilia. *Journal of the American Medical Association* 267:1090–1094, 1992.
6. Eyster, M. E., Rabkin, C. S., Hilgartner, M. W., Aledort, L. M., Ragni, M. V., Sprandio, J., White, G. C., Eichinger, S., deMoerloose, P., Andes, W. A., Cohen, A. R., Manco-Johnson, M., Bray, G. L., Schramm, W., Hatzakis, A., Lederman, M. M., Kessler, C. M., and Goedert, J. J.: Human immunodeficiency virus related conditions in children and adults with hemophilia: rates, relationship to CD4 counts and predictive value. *Blood* 81:828–834, 1993.
7. Eyster, M. E., Ballard, J. O., Gail, M. H., Drummond, J. E., and Goedert, J. J.: Predictiva markers for the acquired immunodeficiency syndrome (AIDS) in hemophiliacs: Persistence of p24 antigen and low T4 cell count. *Annals of Internal Medicine* 110:963–969, 1989.
8. Goedert, J. J., Eyster, M. E., Biggar, R. J., and Blattner, W. A.: Heterosexual transmission of human immunodeficiency virus: Association with severe depletion of T-helper lymphocytes in men with hemophilia. *AIDS Research and Human Retroviruses* 3:355–361, 1987.
9. Goedert, J. J., Eyster, M. E., Ragni, M. V., Gail, M. H.: Rate of heterosexual HIV transmission and associated risk with HIV-antigen. *Fourth International Conference on AIDS,* Swedish Ministry of Health and Social Affairs and World Health Association, Stockholm, 1988, Abstract 4019, Book 1, p. 264.
10. Dublin, S., Rosenberg, P. S., and Goedert, J. J.: Patterns and predictors of high-risk sexual behavior in female sexual partners of HIV-infected men with hemophilia. *AIDS* 6:475–482, 1992.
11. Eyster, M. E., Alter, H. J., Aledort, L. M., Quan, S., Hatzakis, A., and Goedert, J. J.: Heterosexual co-transmission of hepatitis C virus (HCV) and human immunodeficiency virus (HIV). *Annals of Internal Medicine* 115:764–768, 1991.
12. Bray, G. L., Kroner, B. S., Arkin, S., Aledort, L. M., Hilgartner, M. W., Eyster, M. E., Ragni, M. V., and Goedert, J. J.: Loss of high-responder inhibitors in patients with severe hemophilia A and human immunodeficiency virus type 1 infection: A report from the Multicenter Hemophilia Cohort Study. *American Journal of Hematology* 42:375–379, 1993.
13. Rosenberg, P. S., Gail, M. H., Schrager, L. K., Vermund, S. H., Craagh-Kirk, T., Andrews, E. B., Winkelstein, W. Jr., Marmor, M., DesJarlais, D. C., Biggar, R. J., and Goedert, J. J.: National AIDS incidence trends and the extent of zidovudine therapy in selected demographic and transmission groups. *Journal of Acquired Immune Deficiency Syndromes* 4:392–401, 1991.
14. Eyster, M. E., Diamondstone, L. S., Lien, J. M., Ehmann, C., Quan, S., and Goedert, J. J.: Natural history of hepatitis C virus infection in multitransfused hemophiliacs: Effect of coinfection with human immunodeficiency virus. *Journal of Acquired Immune Deficiency Syndromes* 6:602–610, 1993.

HIV-Infektion: b) HIV-assoziierte neurologische Störungen

Diskussionsleitung:

M. Koch (Berlin)
D. Eichenlaub (München)

Neuropsychologische Defizite und andere psychiatrische Symptome

D. NABER

Zur Ätiologie psychiatrischer Symptome

In den ersten Stellungnahmen zu psychiatrischen Auffälligkeiten bei HIV-Infizierten bzw. Aids-Patienten wurde vor allem die reaktive Komponente betont. Depressive Reaktionen auf die Nachricht der HIV-Positivität, der Umgang mit einer lebensbedrohlichen Krankheit, Unsicherheiten über die Prognose, gesellschaftliche Diskriminierung und Schuldgefühle wurden als mit der HIV-Infektion zusammenhängende Probleme beschrieben [12]. Im Laufe der Zeit, ausgehend von der Beobachtung häufiger cerebraler Sekundärinfektionen, von der Entdeckung des Neurotropismus des HI-Virus und der Beschreibung zahlreicher neurologischer Komplikationen, wurden in zunehmendem Maße organisch begründbare Störungen beobachtet [14].

Inzwischen ist allgemein anerkannt, daß psychiatrische Auffälligkeiten HIV-Infizierter sowohl psychogener als auch organischer Natur sein können. Die ätiologische Zuordnung z.B. eines depressiven oder neurasthenischen Syndroms mit Antriebsarmut, Konzentrationsstörungen und leichter Ermüdbarkeit bei weitgehend unauffälligem neurologischen Befund ist im Querschnitt oft unmöglich und bedarf neben einer gründlichen psychiatrischen, neurologischen und neuropsychologischen Untersuchung insbesondere einer ausführlichen Fremdanamnese. Auch die Ergebnisse technischer Untersuchungen wie CT des Kopfes, Lumbalpunktion oder EEG sind oft nur begrenzt hilfreich in der Beurteilung der Genese psychiatrischer Auffälligkeiten, da die klinische Relevanz der häufig leicht auffälligen Befunde im Einzelfall bisher kaum abzuschätzen ist. Fast immer zeigt erst der spätere Verlauf mit z.B. wiederholter Messung von kognitiver Leistung und Psychopathologie, ob eine kognitive Minderleistung überwiegend hirnorganisch bedingt ist oder psychogen bzw. reversibel.

Darüberhinaus ist ein kausaler Zusammenhang zwischen HIV-Infektion und psychiatrischer Erkrankung besonders fraglich, wenn der HIV-positive Patient einer Gruppe zugehört, bei der psychiatrische Auffälligkeiten relativ häufig sind [1, 33] oder aber Hinweise auf eine psychiatrische Anamnese bereits vor der HIV-Infektion bestehen [32].

I. Scharrer/W. Schramm (Hrsg.)
23. Hämophilie-Symposion Hamburg 1992
© Springer-Verlag Berlin Heidelberg 1993

Depressive Syndrome

Auf die Mitteilung des positiven HIV-Testergebnisses ist bei einem Großteil der Betroffenen eine ausgeprägte depressive Verstimmung zu diagnostizieren. In Abhängigkeit von der untersuchten Population, Drogenabhängige scheinen die Diagnose besser zu bewältigen als Homosexuelle, reagieren 30% bzw. 90% mit einer depressiven Verstimmung [62]. Die Ausprägung reicht von einer geringgradigen, nur kurz andauernden reaktiven Depression bis zu Verzweiflung und Hoffnungslosigkeit mit Suizidideen und auch suizidalen Handlungen [54]. So berichten 49% der Patienten über Depressionen nach Bekanntwerden des positiven HIV-Tests, 5% über kurzfristige suizidale Ideen und 2% über einen Suizidversuch [44].

Weitgehend übereinstimmend wird beschrieben, daß ca. 30% der HIV-Infizierten ein ausgeprägtes depressives Syndrom aufweisen [1, 12, 44, 68]. In einer eigenen Untersuchung an mittlerweile 217 Patienten, die von ihrer HIV-Positivität seit 18 ± 13 Monaten wußten, beurteilten sich 8% „stark ausgeprägt depressiv", (SDS >55 Punkte) und 27% „mäßig bis schwer depressiv", (SDS >48). Fremd beurteilt bzw. nach ICD-10 erfüllten 6% die Kriterien einer „schweren" 7% einer „mittelgradigen" und 12% einer „leichten depressiven Episode". Selbst- und Fremdbeurteilung des depressiven Syndroms HIV-Infizierter korrelieren zwar in einer Untersuchung an 132 Patienten hochsignifikant [44], dennoch kann sich hinter einer scheinbaren Teilnahmslosigkeit bzw. einem sarkastischen „Galgenhumor" ein ausgeprägtes depressives Syndrom mit erheblicher Suizidgefährdung verbergen und die Beurteilung des Affektes erst nach längerer, eingehender Exploration ermöglichen.

Inwieweit das Ausmaß des depressiven Syndroms vom Stadium der Infektion abhängig ist, wird derzeit noch kontrovers diskutiert. Beobachtet wurde sowohl eine weitgehende Konstanz des depressiven Syndroms unabhängig von den klinischen Symptomen [44] wie auch eine erneute Zunahme mit dem Auftreten der ersten internistischen Symptome im Stadium des AIDS-related-complex [1]. Nach einer weiteren Studie schließlich korrelierte die selbstbeurteilte Depression hochsignifikant mit subjektiven somatischen Symptomen und mit mangelnder sozialer Unterstützung [48].

Neben der akuten Suizidalität bei Bekanntwerden der HIV-Infektion sind vor allem die an Sekundärinfektionen erkrankten AIDS-Patienten suizidgefährdet. Marzuk und Mitarbeiter [38] zeigten, daß 1985 die relative Suizidhäufigkeit von HIV-positiven männlichen New Yorkern 36 Mal höher was als die von gleichaltrigen HIV-negativen Patienten. Diese Studie ist zwar mit gewissen methodischen Problemen behaftet, an der erhöhten Suizidalität bei HIV-Infizierten, insbesondere bei Frauen [5], besteht aber auch nach zahlreichen Kasuistiken kein Zweifel [11, 12, 21, 57].

Wenn auch Diederich und Mitarbeiter [11] bei HIV-Infizierten eine „typische AIDS-Lethargie mit eigentümlicher Gleichgültigkeit, Trägheit, Mattigkeit, emotionaler Leere und mangelnder affektiver Betroffenheit" beschrieben und diese Auffälligkeit als organisch bedingt ansehen, so gilt doch für das depressive Syndrom wie auch für die meisten anderen psychopathologischen Auffälligkeiten von HIV-Infizierten, daß eine ätiologische Zuordnung bzw. eine Abgrenzung von reaktiver und organischer Komponente nur bei wenigen Patienten möglich ist.

Neuropsychologische Defizite

Vom depressiven Syndrom schwer abgrenzbar ist ein neurasthenisches Syndrom mit leichter Ermüdbarkeit, Apathie, Einschränkung von Konzentration und Gedächtnis. Diese unspezifischen Symptome können wiederum als Reaktion auf die lebensbedrohliche Infektion einerseits psychogen sein, können aber andererseits erste Zeichen des cerebralen Befalls, der subakuten HIV-Encephalitis sein. Deutliche neuropsychologische Auffälligkeiten sind bei AIDS-Patienten festgestellt worden, die Angaben zu Häufigkeit und Intensität aber schwanken erheblich. So stellten Navia und Mitarbeiter [45], die den psychopathologisch undifferenzierten Begriff des „AIDS-Demenz-Komplexes" prägten, mit nicht-operationalisierten Kriterien eine progressive Demenz in der Mehrzahl der AIDS-Patienten fest. Demgegenüber wurden bei neuropsychologischen Untersuchungen deutliche kognitive Defizite nur bei 19% [44], 31% [2], 32% [70] oder 47% [19], bzw. bei einem von 16 Patienten [6] festgestellt.

Das Konzept des sog. „AIDS-Demenz-Komplexes", der eine angeblich „charakteristische Trias von kognitiven, motorischen und Verhaltensstörungen" bezeichnet [45], ist angesichts der keinesfalls häufigen ausgeprägten dementiellen Syndrome weitgehend irreführend. Außerdem sind motorische, kognitive und psychopathologische Symptome nur gering miteinander korreliert. Ein Patient kann z.B. ein paranoid-halluzinatorisches Syndrom aufweisen, ohne kognitive Defizite zu haben und auch eine deutliche neurologische Symptomatik schließt einen unauffälligen psychopathologischen Befund keineswegs aus [7, 9, 11, 20, 21, 29, 43]. Trotz seiner weiten Verbreitung in der neuro-psychiatrischen Literatur sollte der Begriff des „AIDS-Demenz-Komplexes" daher vermieden werden.

Zur Frage, ob bereits in Frühstadien der Infektion, bei asymptomatischen Patienten oder bei Patienten im Stadium der Lymphadenopathie, kognitive Defizite bestehen, liegen mittlerweile 19 Untersuchungen vor. Während in zehn Studien HIV-Infizierte keine neuropsychologische Auffälligkeit [68] bzw. keinen Unterschied im Vergleich zu einer HIV-negativen Kontrollgruppe aufwiesen [8, 13, 18, 22, 27, 40, 41, 49, 67], zeigten 9 Arbeiten signifikante Defizite insbesondere in den Bereichen Aufmerksamkeit, Gedächtnis, visuelle und auditorische Informationsverarbeitung, Psychomotorik und Problemlösung [19, 36, 44, 53, 55, 56, 58, 64, 70]. Die Diskrepanz dieser Untersuchungen wird gemildert durch die Schlußfolgerungen der Studien, in denen Unterschiede zwischen HIV-Positiven und Kontrollgruppen gefunden wurden: Sie sind zwar signifikant, klinisch aber irrelevant. Andere methodische Gründe, die die Divergenz erklären könnten, sind Selektion von Patienten und Kontrollgruppen, „Cut-off"-Kriterien, um auffällige von nicht auffälligen Ergebnissen zu differenzieren und die Zahl der Patienten, die in den meisten Studien weniger als 50 betrug und nur in drei Studien größer als 100 war. In einer dieser drei Studien wurde kein Unterschied gefunden [41], aber in den Studien von Riedel und Mitarbeiter (1992) sowie in einer eigenen Studie [44] in der HIV-Positive und eine Kontrollgruppe von 100 HIV-Negativen neuropsychologisch untersucht wurden. In Frühstadien waren 71% unauffällig, 19% leicht und 10% stark auffällig (innerhalb der nach Alter, Ausbildung und Drogenabhängigkeit kontrollierten Gruppe der HIV-Negativen waren 81% unauffällig, 15% leicht und 4% stark auffällig). Die Kriterien einer Demenz mit deutlicher Einschränkung sozialer oder beruflicher Kompetenz erfüllten nur drei HIV-positive Patienten, alle befanden sich in Spätstadien der Infektion. Auch die Erhöhung der Fallzahl auf mittlerweile 217 HIV-positive Patienten (107 in Früh-, 110 in Spätstadien) und eine Kontrollgruppe von 116 HIV-Negativen führte zu einer Bestätigung dieser Befunde. Diskrete Unterschiede sind bereits zwischen der Kontrollgruppe und den Patienten in Frühstadien nachweisbar, eine Behinderung im sozialen und beruflichen Alltag ist aber nur bei einer Untergruppe der Patienten in Spätstadien zu beobachten; 4% erfüllten die Kriterien einer Demenz.

Die diskret reduzierte neuropsychologische Leistung, die nach derzeitigem Wissen bereits in Frühstadien der HIV-Infektion zu beobachten ist, darf keineswegs als eindeutiger Hinweis auf einen hirnorganischen Befall bzw. auf die subakute Enzephalitis gedeutet werden. So zeigten nur wenige Untersuchungen einen signifikanten Zusammenhang zwischen reduzierter kognitiver Leistung und organischen Variablen wie Liquorbefund [18] oder Kernspintomogramm [19, 31, 34]. Wenn auch signifikante Korrelationen zwischen dem Ausmaß der affektiven Störung und der neuro-psychologischen Leistung nur in einer Studie [44] beobachtet wurden, so ist doch die deutliche Einschränkung kognitiver Fähigkeiten durch einen depressiven Affekt unumstritten [35]. Die einzigartige existentielle Bedrohung durch die HIV-Infektion ist in ihrer Wirkung auf kognitive Funktionen schwer abschätzbar und kann in keiner Kontrollgruppe berücksichtigt werden.

Neben dem cerebralen Befall bei der HIV-Infektion und der Depression sind weitere „confounding factors" wie Ausbildung, neuropsychiatrische Anamnese (z.B. Schädel-Hirn-Trauma, Meningitis) sowie Drogen- und Alkoholmißbrauch bei der ätiologischen Zuordnung kognitiver Defizite auszuschließen bzw. abzuwägen [13, 26, 61, 72].

Verlaufsuntersuchungen, in denen etwaige Änderungen des Affekts und ihr Einfluß auf die neuropsychologische Leistung berücksichtigt werden können, sind bisher nur vereinzelt veröffentlicht worden. Eigene Ergebnisse einer Wiederholungsuntersuchung nach sechs Monaten erbrachten bei bisher 67 Patienten für die Gesamtgruppe keine Änderung psychopathologischer oder neuropsychologischer Variablen. Individuell aber zeigten 5 Patienten eine verbesserte, 16 eine verschlechterte und 46 eine unveränderte kognitive Leistungsfähigkeit. Die neuropsychologischen Veränderungen korrelierten signifikant mit der Veränderung der fremdbeurteilten Depression ($r = 0{,}47$, $p < 0{,}001$). Diese Ergebnisse stimmen überein mit 3 weiteren Untersuchungen, die bei einer erneuten Untersuchung asymptomatischer Patienten nach 7–18 Monaten keine kognitive Verschlechterung fanden [23, 42, 63]. In der Studie von Helmstädter et al. [23] zeigten nur die Patienten mit einer immunologisch-internistischen Verschlechterung eine Reduktion der neuropsychologischen Leistung. Ähnlich sind die Ergebnisse einer Studie an Patienten in den Spätstadien der Erkrankung, die zu 28% innerhalb von zwei Jahren ein ausgeprägtes dementielles Syndrom zeigten [10].

Psychotische Symptome

1984 erschien die erste Kasuistik, in der ein an AIDS erkrankter Patient mit akustischen Halluzinationen und vielfältigen paranoiden Ideen beschrieben wurde [47]. Darüber hinaus war der Patient zwar orientiert, aber deutlich verlangsamt und zeigte erhebliche Gedächtnis- und Konzentrationsstörungen. Einige Wochen später verstarb der Patient, der neuropathologische Befund war weitgehend unauffällig. Seither sind zahlreiche weitere Kasuistiken erschienen, in denen Patienten mit psychotischen Symptomen beschrieben worden sind. Überwiegend waren diese Patienten in Spätstadien der Infektion und zeigten ein paranoid-halluzinatorisches Syndrom [7, 30, 37, 39, 57, 66, 69], delirante Syndrome [30, 57], oder auch maniforme Syndrome [9, 16, 52, 59]. Es sind aber auch psychotische Symptome bei internistisch bzw. immunologisch noch weitgehend unauffälligen Patienten berichtet worden [3, 4, 17, 20, 21, 28, 43]. Zur Häufigkeit psychotischer Symptome bei Aids-Patienten liegen unterschiedliche Angaben von 3–9% vor [11, 21, 51]. Eigene Untersuchungen an 810 Patienten (422 in Früh-, 388 in Spätstadien) zeigten psychotische Symptome bei neun Patienten, alle in Spätstadien der Infektion (vier mit einer paranoid-halluzinatorischen, vier mit einem deliranten und einer mit einem manischen Syndrom). Drei dieser Patienten wurden aufgrund der psychotischen Symptome in die Psychiatrische Klinik überwiesen. Die Prävalenz liegt für alle HIV-positiven Patienten somit zwischen 0,7 und 1,1%, für die Patienten in Spätstadien (AIDS-related-Complex oder Vollbild der AIDS-Krankheit) zwischen 1,6 und 2,3%.

Wie bei fraglich organischen Psychosen zu erwarten wäre, wurden neben den o.a. Syndromen auch gelegentlich optische und olfaktorische Halluzinationen beobachtet [29, 37, 69]. Bei den meisten Berichten wurde aber betont, daß die Symptome von denen einer endogenen Psychose bzw. einer akuten Schizophrenie kaum zu unterscheiden waren. Die Befunde technischer Zusatzuntersuchungen sind hinsichtlich der Differentialdiagnose oft nur von geringer Aussagekraft. So unterschieden sich in der Untersuchung von Diederich und Mitarbeitern [11] die psychotischen Patienten von den nichtpsychotischen Aids-Patienten nur durch geringgradig erhöhte Auffälligkeiten im CT und EEG, aber nicht im Liquorbefund.

Angesichts der weitgehend geringen Fallzahlen psychotischer Patienten innerhalb der Population HIV-Positiver scheint die Hypothese einleuchtend, daß ein beträchtlicher Teil der Psychosen nicht direkt HIV-bedingt bzw. exogen, sondern endogener Genese ist [71]. So betonen auch Halstead und Mitarbeiter [21], daß die von ihnen untersuchten fünf psychotischen Patienten, erkrankt innerhalb eines Zeitraums von einigen Jahren aus einer Gruppe von 2200 HIV-Positiven bzw. 170 Aids-Patienten, bei der bekannten Inzidenz der Schizophrenie wohl kaum alle an einer exogenen Psychose litten. Differentialdiagnostisch ist bei Heroinabhängigen HIV-Infizierten auch an eine drogeninduzierte bzw. an eine Entzugspsychose zu denken. Zusätzlich ist auch gelegentlich eine psychogene Psychose zu erwägen. So beschreiben Rundell und Mitarbeiter [57] einen HIV-negativen Patienten, der nach Mitteilung eines falsch positiven HIV-Tests ausgeprägt paranoid war, dann aber nach Korrektur des Testbefunds ohne medikamentöse Therapie innerhalb einiger Tage wieder psychopathologisch weitgehend unauffällig wurde.

Häufigkeit klinisch relevanter psychiatrischer Auffälligkeiten

Nach der Entdeckung des Neurotropismus des HI-Virus wurde befürchtet, daß der zerebrale Befall bzw. die daraus resultierenden psychiatrischen Auffälligkeiten bei einer Vielzahl von HIV-Infizierten bzw. AIDS-Patienten zu einer stationären psychiatrischen Behandlung führen würde. Dazu bei trug auch die alarmierende Mitteilung, wonach bei mehr als 10% internistisch unauffälliger HIV-positiver Patienten ausgeprägte neuropsychiatrische Auffälligkeiten die ersten Krankheitssymptome sind [46]. Diese Befürchtungen haben sich nicht bestätigt, klinisch relevante psychiatrische Auffälligkeiten sind angesichts der erheblichen psychosozialen Implikationen und der weiterhin extrem ungünstigen Prognose überraschend gering. So wurde in der Medizinischen Poliklinik der Universität München eine psychiatrische Konsiliaruntersuchung nur bei 13% der stationären HIV-positiven Patienten angefordert (bei HIV negativen: 2%). Die Gründe waren überwiegend Abschätzung der Suizidalität oder Fragen zur psychopharmakologischen Therapie [15]. Bei keinem der Patienten war die Übernahme in die Psychiatrische Klinik erforderlich. Ähnlich sind die Erfahrungen in den USA [12, 50], und in den Niederlanden [24, 65].

Therapie

Die Therapie psychiatrischer Erkrankungen bei HIV-Infizierten oder bei AIDS-Patienten besteht bei überwiegend psychogenen Störungen naturgemäß primär aus einer stützenden Psychotherapie bzw. einer Vermittlung zu Selbsthilfegruppen oder ähnlichen Organisationen. Zusätzlich ist aber bei Patienten mit ängstlich-depressiven, auch suizidalen Syndromen insbesondere im Zusammenhang mit der unmittelbaren Reaktion auf die Mitteilung der HIV-Positivität die Gabe von Benzodiazepinen zumindest gelegentlich bzw. kurzfristig indiziert. Variablen wie Zugehörigkeit zu einer der Hauptbetroffenengruppen, Umgang mit der Erkrankung bzw. Bewältigungsmechanismus (aktiv-konfrontativ oder passiv-verdrängend und verleugnend), Stadium der Krankheit und soziale Situation beeinflussen weitgehend, welche Therapie geeignet ist bzw. vom Betroffenen erwünscht und akzeptiert wird [25, 32, 62]. Weitere gesicherte therapeutische Richtlinien sind den vorliegenden Untersuchungen nicht zu entnehmen, könnten aber vielleicht später aus den derzeit noch weitgehend spekulativen Zusammenhängen zwischen psychosozialen Variablen und Verlauf der HIV-Infektion resultieren.

Bei ausgeprägten depressiven Syndromen ist ein Versuch mit Antidepressiva angezeigt, auch wenn nach bisherigen spärlichen Erfahrungen nur vereinzelt deutliche Erfolge berichtet worden sind [15]. Dabei ist wegen der bei fraglichem zerebralen Befall eventuell erhöhten Delirgefahr eine geringe Anfangs- und Erhaltungsdosis sowie nur eine langsame Steigerung der Dosis anzustreben. Bei deliranten, agitierten und paranoid-halluzinatorischen Patienten hat sich der Einsatz von Neuroleptika meistens bewährt, auch hier sollte die Dosis wegen der erhöhten Nebenwirkungsgefahr möglichst gering gehalten werden [17, 21, 43, 52]. Überwiegend wurde ein rasches Abklingen der psychotischen Symptomatik beobachtet, lediglich bei einem Patienten wurde eine Chronifizierung eines paranoid-halluzinatorischen Syndroms berichtet [4]. Leichte dementielle Syndrome bzw. neuropsychologische Defizite scheinen von Azidothymidin zu profitieren [60].

Zusammenfassung

1. Entsprechend der psychosozialen Belastung und dem Befall durch das neurotrope Virus oder durch Sekundärinfektionen leiden 20–25% der HIV-Infizierten abhängig von u.a. Stadium der Infektion, Persönlichkeit bzw. Bewältigungsmechanismus, Zugehörigkeit zu Betroffenengruppe und zerebralem Befund unter vielfältigen psychiatrischen Krankheiten.
2. Kognitive Defizite treten gelegentlich bereits in Frühstadien auf, sind dann aber nur selten von klinischer Relevanz. Häufigkeit und Ausmaß steigen im Verlauf der Erkrankung allmählich an. Der Begriff „AIDS-Demenz-Komplex" ist irreführend und psychopathologisch undifferenziert. Ein kausaler bzw. hirnorganischer Zusammenhang zwischen dem HI-Virus und neuropsychologischer Einbuße ist oft fraglich.
3. Deutliche depressive Syndrome, vereinzelt ausgeprägt bis zur Suizidalität, treten weitgehend unabhängig vom Infektionsstadium bei 8–28% auf.
4. Psychosen sind in Frühstadien äußerst selten, in Spätstadien beträgt die Häufigkeit ca. 1–2%. Die Differentialdiagnose beinhaltet neben der HIV-induzierten (organischen) Psychose auch drogeninduzierte, schizophrene und psychogene Psychosen.
5. Die syndromorientierte Therapie psychiatrischer Symptome soll die individuelle psychosoziale Situation sowie den somatischen bzw. hirnorganischen Befund berücksichtigen. Psycho- und medikamentöse Therapie sollen sich dabei nicht ausschließen, sondern ergänzen.

Literatur

1. Atkinson JH, Grant I, Kennedy CJ, Richman DD, Spector SA, McCutchan JA (1988) Prevalence of psychiatric disorders among men infected with human immunodeficiency virus. A controlled study. Arch Gen Psychiatry 45:859–864
2. Ayers MR, Abrams DI, Newell TG, Friedrich F (1987) Performance of individuals with AIDS on the Luria-Nebraska neuropsychological battery. Int J Clin Neurophsychol 9:101–105
3. Beckett A, Summergard P, Manschreck T, Vitagliano H, Henderson M, Buttolph ML, Jenike M (1987) Symptomatic HIV infection of the CNS in a patient without clinical evidence of immune deficiency. Am J Psychiatry 144:1342–1344
4. Bernhard H, Frommberger U, Weber KC, Philipp M, Ramadori G, Meyer zum Büschenfelde KH (1989) Chronifizierte paranoid-halluzinatorische Psychose als Erstmanifestation einer HIV-Infektion? Dtsch med Wschr 114:503–506
5. Brown GR, Rundell JR (1989) Suicidal tendencies in women with human immunodeficiency virus infection. Am J Psychiatry 146:556–557
6. Bruhn P (1987) AIDS and dementia: a quantitative neuropsychological study of unselected Danish patients. Acta Neurol Scand 76:443–447
7. Buhrich N, Cooper DA, Freed E (1988) HIV Infection associated with symptoms indistinguishable from functional psychosis. Br J Psychiatry 152:649–653
8. Clifford DB, Jacoby RG, Miller JP, Seyfried WR, Glicksman M (1990) Neuropsychometric performance of asymptomatic HIV-infected subjects. AIDS 8:767–774
9. Dauncey K (1988) Mania in the early stages of AIDS. Br J Psychiatry 152:716–717
10. Day JJ, Grant I, Atkinson JH (1992) Incidence of AIDS dementia in a two-year follow-up of AIDS and ARC patients on an initial phase II AZT placebo-controlled study: San Diego Cohort. J Neuropsychiat 4:15–20

11. Diederich N, Karenberg A, Peters UH (1988) Psychopathologische Bilder bei der HIV-Infektion: AIDS-Lethargie und AIDS-Demenz. Fortschr Neurol Psychiatr 56:173–185
12. Dilley JW, Ochitill HN, Perl M, Volberding PA (1985) Findings in psychiatric consultations with patients with acquired immune deficiency syndrome. Am J Psychiatry 142:82–86
13. Egan VG, Crawford JR, Brettle RP, Goodwin GM (1990) The Edinburgh cohort of HIV-positive drug users: current intellectual function is impaired, but not due to early AIDS dementia complex. AIDS 7:651–656
14. Erfurth A, Naber D (1988) HIV-Infektion und Psychiatrie. AIFO 3:595–602
15. Erfurth A, Naber D, Goebel FD (1989) AIDS-Erkrankung und Psychopathologie – Beobachtungen aus dem psychiatrischen Konisilardienst in einer internistischen Klinik. Fortschr Neurol Psychiat 57:469–473
16. Gabel RH, Barnard N, Norko M, O'Connell RA (1986) AIDS presenting as mania. Compr Psychiatry 27:251–254
17. Gawlitza MM, Reuter P (1988) Schizophreniforme Psychosen bei HIV-Infektion. AIFO 150:150–154
18. Goethe KE, Mitchell JE, Marshall DW, Brey RL, Cahill WT, Leger GD, Hoy LJ, Boswell RN (1989) Neuropsychological and neurological function of human immunodeficiency virus seropositive asymptomatic individuals. Arch Neurol 46:129–133
19. Grant I, Atkinson JH, Hesselink JR, Kennedy CJ, Richman DD, Spector SA, McCutchan JA (1987) Evidence for early central nervous system involvement in the acquired immunodeficiency syndrome (AIDS) and other human immunodeficiency Virus (HIV) infections. Ann Int Med 107:828–836
20. Halevie-Goldman BD, Potkin SG, Poyourow P (1987) AIDS-related complex presenting as psychosis. Am J Psychiat 144:964
21. Halstead S, Riccio M, Harlow P, Oretti R, Thompson C (1988) Psychosis associated with HIV infection. Br J Psychiatry 153:618–623
22. Handelsman L, Aronson M, Maurer G (1992) Neuropsychological and neurological manifestations of HIV-1 dementia in drug users. J Neuropsychiat 4:21–28
23. Helmstaedter C, Hartmann A, Niese C (1992) Stadienunabhängigkeit und individuell verlaufende neurokognitive Defizite bei HIV. Eine follow-up-Studie an 62 HIV-positiven Hämophilen. Nervenarzt 63:88–94
24. Hermann NS, Storosum JG, Swinkels JA (1989) HIV-infection: Psychiatric findings in the Netherlands. Br J Psychiatry 155:814–817
25. Holland JC, Tross S (1985) The psychosocial and neuropsychiatric sequelae of the acquired immunodeficiency syndrome and related disorders. Ann Int Med 103:760–764
26. Ingraham LJ, Bridge TP, Janssen R, Stover E, Mirsky AF (1990) Neuropsychological effects of early HIV-1 infection: Assessment and methodology. J Neuropsychiatry Clin Neuroscience 2:174–182
27. Janssen RS, Saykin AJ, Cannon L, Campbell J, Pinsky PF, Hessol NA, O'Malley PM, Lifson AR, Doll LS, Rutherford GW, Kaplan JE (1989) Neurological and neuropsychological manifestations of HIV-1 infection: Association with AIDS-related complex but not asymptomatic HIV-1 infection. Ann Neurol 5:592–600
28. Jones GH, Kelly CI, Davies JA (1987) HIV and onset of schizophrenia. Lancet 1:982
29. Jost K (1989) Psychische Störungen bei HIV-infizierten Erwachsenen – Kasuistik. Nervenheilkunde 8:243–246
30. Kermani E, Drob S, Alpert M (1984) Organic brain syndrome in three cases of aquired immune deficiency syndrome. Compr Psychiatry 25:294–297
31. Kieburtz KD, Ketonen L, Zettelmaier AE, Kido D, Caine ED, Simon JH (1990) Magnetic resonance imaging findings in HIV cognitive impairment. Arch Neurol 47:643–645
32. King MB (1989) Psychosocial status of 192 out-patients with HIV infection and AIDS. Br J Psychiatry 154:237–242
33. Lahrenz LJ, Connelly LC, Coyne L, Spare KE (1978) Alcohol problems in several midwestern homosexual communities. J Stud Alcohol 39:1959–1963
34. Levin HS, Williams DH, Borucki MJ, Hillman GR, Williams JB, Guinto FC, Amparo EG, Crow WN, Pollard RB (1990) Magnetic resonance imaging and neuropsychological findings in human immunodeficiency virus infection. J Acq Imm Def Syndr 3:757–762
35. Lezak MD (1983) Neuropsychological assessment. Oxford University Press, New York

36. Lunn S, Skydsbjerg M, Schulsinger H, Parnas J, Pedersen C, Mathiesen L (1991) A preliminary report on the neuropsychologic sequelae of human immunodeficiency virus. Arch Gen Psychiatry 48:139–142
37. Maccario M, Scharre DW (1987) HIV and acute onset of psychosis. Lancet II:342
38. Marzuk PM, Tierney H, Tardieff K (1988) Increased risk of suicide in persons with AIDS. JAMA 259:1333–1337
39. Mayer C, Soyka M, Naber D (1991) Paranoid-halluzinatorische Psychose bei einem HIV-infizierten Patienten unter Ozontherapie. Nervenarzt 62:194–197
40. McAllister RH, Herns MV, Harrison MJG (1992) Neurological and neuropsychological performance in HIV seropositive men without symptoms. J Neurol Neurosurg Psychiatry 55:143–148
41. McArthur JC, Cohen BA, Selnes OA, Kumar AJ, Cooper K, McArthur JH, Soucy G, Cornblath DR, Chmiel JS, Wang MC, Starkey DL, Ginzburg H, Ostrow DG, Johnson RT, Phair JP, Polk BF (1989) Low prevalence of neurological and neuropsychological abnormalities in otherwise healthy HIV-1-infected individuals: results from the multicenter AIDS cohort study. Ann Neurol 26:601–611
42. McKegney FP, O'Dowd MA, Feiner C, Selwyn P, Drucker E, Friedland GH (1990) A prospective comparison of neuropsychologic function in HIV-seropositive and seronegative methadone-maintained patients. AIDS 4:565–569
43. Möller AA, Jäger H, Bremer D (1988) Paranoide Psychosen bei HIV-Infektion. Dtsch med Wschr 113:1234–1235
44. Naber D, Perro C, Schick U, Sadri I, Schmauss M, Fröschl M, Matuschke A, Goebel FD, Hippius H (1989) Psychiatrische Symptome und neuropsychologische Auffälligkeiten bei HIV-Infizierten. Nervenarzt 60:80–85
45. Navia BA, Jordan BD, Price RW (1986) The AIDS dementia complex: I. clinical features. Ann Neurol 19:517–524
46. Navia BA, Price WR (1987) The acquired immunodeficiency syndrome dementia as the presenting or sole manifestation of human immunodeficiency virus infection. Arch Neurol 44:65–69
47. Nurnberg HG, Prudic J, Fiori M, Freedman EP (1984) Psychopathology complicating aquired immune deficiency syndrome (AIDS). Am J Psychiatry 141:95–96
48. Ostrow DG, Monjan A, Joseph J, vanRaden M, Fox R, Kingsley L, Dudley J, Phair J (1989) HIV-Related symptoms and psychological functioning in a cohort of homosexual men. Am J Psychiatry 146:737–742
49. Perdices M, Cooper DA (1990) Neuropsychological investigation of patients with AIDS and ARC. J Acq Imm Def Syndr 3:555–564
50. Perry SW, Tross S (1984) Psychiatric problems of AIDS inpatients at the New York Hospital: Preliminary report. Public Health Rep 99:200–205
51. Perry SW (1990) Organic mental disorders caused by HIV: Update on early diagnosis and treatment. Am J Psychiatry 147:696–710
52. Peters UH, Karenberg A, Diederich N (1989) „Symptomatische Manien" bei HIV-Infektion. Psychiat Prax 16:91–96
53. Poutiainen E, Iivanainen M, Elovaara I, Valle SL, Lähdevirta J (1988) Cognitive changes as early signs of HIV-infection. Acta Neurol Scand 78:49–55
54. Rajs J, Fugelstad A (1992) Suicide related to human immunodeficiency virus infection in Stockholm. Acta Psychiatr Scand 84:234–239
55. Riedel RR, Helmstaedter C, Bülau P (1992) Early signs of cognitive deficits among human immunodeficiency virus-positive hemophiliacs. Acta Psychiatr Scand 85:321–326
56. Rubinow DR, Berrettini CH, Brouwers P, Lane HC (1988) Neuropsychiatric consequences of AIDS. Ann Neurol 23:24–26
57. Rundell JR, Wise MG, Ursano RJ (1986) Three cases of AIDS-related psychiatric disorders. Am J Psychiatry 143:777–778
58. Saykin AJ, Janssen RS, Sprehn GC, Kaplan JE, Spira TJ, Weller P (1988) Neuropsychological dysfunction in HIV infection: characterization in a lymphadenopathy cohort. Int J Clin Neuropsychol 10:81–95
59. Schmidt U, Miller D (1988) Two cases of hypomania in AIDS. Br J Psychiatry 151:839–842

60. Schmitt FA, Bigley JW, McKinnis R, Logue PE, Evans RW, Drucker JL (1988) Neuropsychological outcome of zidovudine (AZT) treatment of patients with AIDS and AIDS-related complex. N Engl J Med 319:1573–1578
61. Schulz-Kindermann F, Riedel R, Naber D, Schick U, Helmstaedter C, Perro C, Brackmann H, Liebeck H, Goebel FD (1992): Analyse der psycho-metrischen Testauffälligkeiten bei unterschiedlichen HIV-Betroffenengruppen der Stadien WR 1–6. AIFO 7:585–590
62. Seidl O, Goebel FD (1987) Psychosomatische Reaktionen von Homosexuellen und Drogenabhängigen auf die Mitteilung eines positiven HIV-Testergebnisses. AIFO 4:181–187
63. Selnes OA, Miller E, Mc Arthur J (1990) HIV-1 infection: No evidence of cognitive decline during the asymptomatic stages. Neurology 40:204–208
64. Silberstein CH, McKegney FP, O'Dowd MA, Selwyn PA, Schoenbaum E, Drucker E, Feiner C, Cox CP, Friedland G (1987) A prospective longitudinal study of neuropsychological and psychosocial factors in asymptomatic individuals at risk for HTLV-III/LAV infection in a methadone program: preliminary findings. Int J Neuroscience 32:669–676
65. Sno HN, Storosum JG, Swinkels JA (1989) HIV infection: psychiatric findings in the Netherlands. Br J Psychiatry 155:814–817
66. Soyka M, Mayer C, Naber D (1991) Akute Halluzinose bei HIV-Enzephalopathie. Nervenheilkunde 10:31–33
67. Stern Y, Marder K, Bell K, Chen J, Dooneief G, Goldstein S, Mindry D, Richards M, Sano M, William J, Gorman J, Ehrhardt A, Mayeux R (1991) Multidisciplinary baseline assessment of homosexual men with and without human immunodeficiency virus infection. Arch Gen Psychiatry 48:131–138
68. Stieglitz RD, Albrecht J, Lundt A, Pittlik V, Hedde HP (1988) Psychopathometrie bei HIV-Infizierten Patienten. Nervenarzt 59:330–336
69. Thomas CS, Szabadi E (1987) Paranoid psychosis as the first presentation of a fulminating lethal case of AIDS. Br J Psychiatry 151:693–695
70. Tross S, Price RW, Navia B, Thaler HT, Gold J, Hirsch DA, Sidtis JJ (1988) Neuropsychological characterization of the AIDS dementia complex: a preliminary report. AIDS 2:81–88
71. Vogel-Scibilia SE, Mulsant BH, Keshavan MS (1988) HIV-infection presenting as psychosis: a critique. Acta Psychiatr Scand 78:652–656
72. Wilkins JW, Robertson KR, van der Horst C, Robertson WT, Fryer JG, Hall CD (1990) The importance of confounding factors in the evaluation of neuropsychological changes in patients infected with human immunodeficiency virus. J Acq Imm Def Syndr 3:938–942

Therapie neurologischer HIV-Komplikationen

W. Enzensberger

Bei der Therapie neurologischer Komplikationen der HIV-Infektion kann wie in der Diagnostik grundsätzlich unterschieden werden zwischen *primären* (d.h. direkt HIV-bedingten) und *sekundären* (d.h. indirekt HIV-induzierten) Neuromanifestationen [4].

- Primäre Neuromanifestationen:
  AIDS-Enzephalopathie,
  andere HIV-Früh- bzw. -Spätmanifestationen.
- Sekundäre Neuromanifestationen:
  opportunistische Infektionen,
  Tumoren,
  vaskuläre Komplikationen,
  metabolische Funktionsstörungen.

In der Regel werden nur manifeste Erkrankungen behandelt, wobei aber bei einem Teil der Komplikationen eine Rezidivprophylaxe erforderlich ist. Insgesamt muß gesagt werden, daß man in der Therapie neurologischer HIV-Komplikationen kaum auf kontrollierte Studien zurückgreifen kann und daher viele Einzelheiten der Behandlung (Medikamente erster und zweiter Wahl, Dosierung, Therapiedauer, geeignete Verlaufsparameter etc.) noch nicht abschließend entschieden sind [8].

Primäre Neuromanifestationen

Aids-Enzephalopathie

Die wichtigste primäre HIV-Neuromanifestation ist die Aids-Enzephalopathie, die sich in der Regel erst unter den Bedingungen eines fortgeschrittenen Immundefektes entwickelt. Für ihre Therapie wird der Einsatz von Nukleosidanaloga vorgeschlagen, wie sie auch zur Behandlung des Immundefektes Anwendung finden [5, 11, 14, 16]. Die bekannteste und am längsten studierte Substanz ist das Zidovudin (AZT, Retrovir), welches seit 1987 angewandt wird [7]. Man kann davon ausgehen, daß das Zidovudin bei einem Teil der Patienten mit Aids-Enzephalopathie zu einer Besserung der klinischen Symptomatik führen kann, wobei allerdings keine Prädiktoren für das individuelle Ansprechen bekannt sind. Wegen der begrenzten und variablen Liquorgängigkeit der Substanz (um 50%), sind möglicherweise für den neurologi-

I. Scharrer/W. Schramm (Hrsg.)
23. Hämophilie-Symposion Hamburg 1992
© Springer-Verlag Berlin Heidelberg 1993

schen Einsatz höhere Zidovudin-Dosierungen erforderlich, als sie derzeit aus internistischer Sicht mit dem Ziel einer möglichst niedrigen Knochenmarktoxizität empfohlen werden [6, 19]. Statt täglich 500 mg Zidovudin kann für eine Wirksamkeit im ZNS eine Dosis von 1000 mg pro Tag notwendig sein. Andererseits scheint bei den niedrigeren Dosierungen die Zahl der Meldungen über neurologische Nebenwirkungen des Zidovudins rückläufig, insbesondere die durch eine toxische Mitochondriopathie entstehende AZT-Myopathie [1, 15]. Bei alternativen Nukleosidanaloga (z.B. ddI oder ddC) ist wegen des stärker neurotoxischen Nebenwirkungsprofils primär mit mehr neurologischen Nebenwirkungen zu rechnen, v.a. mit der gehäuften Entwicklung polyneuropathischer Beschwerden [20].

Neuere In-vitro-Studien haben Hinweise dafür erbracht, daß in der Pathogenese der Aids-Enzephalopathie v.a. auch einer Fehlfunktion der Kalziumkanäle der Neurone (mit vermehrtem Kalziumeinstrom in die Zelle) eine wesentliche Bedeutung zukommen kann [3]. Darauf aufbauende Therapiestudien mit Kalziumantagonisten sind derzeit in Arbeit, haben aber noch zu keinen abschließenden Ergebnissen geführt. Über ihre Wirkung auf neuronale Kalziumkanäle ergeben sich auch interessante therapeutische Ansatzpunkte mit spezifischen NMDA-Rezeptor-Antagonisten (Memantine), wobei aber für dieses das glutamaterge System betreffende Modell ebenfalls noch keine Studienergebnisse vorliegen.

Bei einem Teil der Patienten mit Aids-Enzephalopathie können auch Parkinsonmittel in Betracht kommen, soweit sie eine entsprechende akinetische Symptomatik bieten. Schließlich wird man bei bestehenden motorischen Symptomen immer auch versuchen, durch krankengymnastische Übungsbehandlung zu helfen. Oft wird die Unterstützung des Patienten aber nur darin bestehen können, daß bei fortgeschrittener psychoorganischer Beeinträchtigung psychosoziale Hilfen organisiert werden (Haushaltshilfe, Pflege, Berentung etc.).

Andere HIV-Früh- bzw. Spätmanifestationen

Der Einsatz von Zidovudin wurde z.T. auch erfolgreich bei HIV-Polyneuropathien versucht, während bei der vakuolären Myelopathie mit keiner Besserung zu rechnen ist. Die Wirkung bei akuten oder chronischen HIV-Meningitiden ist noch wenig untersucht. Probleme der Zidovudin-Resistenzentwicklung im Nervensystem sind ebenfalls noch wenig geklärt.

Sekundäre Neuromanifestationen

ZNS-Toxoplasmose

Die größte Behandlungserfahrung liegt für die häufige Toxoplasmoseenzephalitis vor. Für die probatorische Therapie (bei hinreichendem klinischen und zusatztechnischen Verdacht) wählt man eine Kombinationsbehandlung aus Pyrimethamin und einem Sulfonamid [4, 9, 12, 13].

Vorschläge zur Behandlung der ZNS-Toxoplasmose (jeweils Tagesdosis, außer bei Sulfalen)

1. Vorschlag:
100 mg Pyrimethamin
2–4 g Sulfadiazin (oder 2 g Sulfalen pro Woche)
15 mg Folinsäure

2. Vorschlag:
100 mg Pyrimethamin
2,4 g Clindamycin
15 mg Folinsäure

Zusatz: Bei initial bestehender Hirndrucksymptomatik können zusätzlich für einige Tage 8–12 mg Dexamethason gegeben werden.

Seit Sulfametoxydiazin (Durenat) nicht mehr im Handel ist, muß man sich mit Sulfadiazin oder auch mit Sulfalen behelfen. Gerade bei HIV-Patienten führen diese Sulfonamide nicht selten zu allergischen Unverträglichkeitsreaktionen (ca. $^1/_3$ der Fälle), wodurch ein Umsetzen auf Clindamycin erforderlich werden kann. Die Akutbehandlung der ZNS-Toxoplasmose ist üblicherweise für mindestens 4 Wochen notwendig. Danach kann bei entsprechender klinischer Remission und Rückgang der Herde in den bildgebenden Verfahren (keine Kontrastmittelaufnahme mehr!) auf eine niedrigere Erhaltungsbehandlung mit 50 mg Pyrimethamin pro Tag umgestellt werden. Diese Sekundärprophylaxe ist regelmäßig und lebenslänglich erforderlich, da bei fortbestehendem schweren Immundefekt sonst innerhalb weniger Wochen mit einem Rezidiv der Toxoplasmose zu rechnen ist.

Wegen der durch das Pyrimethamin induzierten Thrombopeniegefahr muß zusätzlich eine konsequente Behandlung mit Folinsäure erfolgen. Die Dosierung beträgt während der Akutphase 15 mg pro Tag, später 15 mg zweimal pro Woche.

Obwohl die klinische Besserung unter einer Toxoplasmosebehandlung oft prompt und eindrucksvoll einsetzt, bleibt die Restitution doch häufig inkomplett. Die Defektsyndrome (bis 80%) können sich sowohl auf den psychopathologischen als auch auf den neurologischen Status beziehen [4]. Daneben kann auch eine durch die Toxoplasmoseepisode erworbene zerebrale Anfallsbereitschaft nach Abklingen der akuten Erkrankung persistieren und zu einer dauernden antikonvulsiven medikamentösen Behandlung Anlaß geben. Dies ist insoweit von besonderer Bedeutung, daß die Antikonvulsiva durch metabolische Interferenz die Sicherheit der Toxoplasmosemedikamente verringern. Es kann deshalb z.B. notwendig werden, die Pyrimethamindosis zu erhöhen.

Am besten läßt sich eine Toxoplasmose-Therapie durch Kontrolle der Pyrimethaminserumspiegel überwachen. Entsprechende Untersuchungen haben gezeigt, daß die Spiegel auch ohne interferierende Begleitmedikation innerhalb weiter Grenzen variieren können [10]. Es kann z.B. in der Rezidivprophylaxe nur durch eine Gabe von wenigstens 50 mg Pyrimethamin täglich von ausreichenden Serumspiegeln ausgegangen werden (1000–3000 µg/l).

ZNS-Kryptokokkose

Die als Meningitis bzw. Meningoenzephalitis verlaufende Kryptokokkenerkrankung wird durch eine Kombination aus Amphotericin B (in 5%iger Glukoselösung, 6–8 Stunden) und Flucytosin behandelt [13].

Behandlungsvorschlag bei Kryptokokkenmeningitis (jeweils Tagesdosis)

0,3–0,6 mg/kgKG Amphotericin B,
75–150 mg/kgKG Flucytosin;
evtl. zusätzlich 400 mg Fluconazol.

Die Akuttherapie dauert 4–8 Wochen und wird in ihrem Ansprechen durch Kontrollen des Liquors (Rückgang der Kryptokokkenzahl, fehlende kulturelle Anzüchtbarkeit) und der Antigentiter in Blut und Liquor beurteilt [18]. Man kann als zusätzliches Medikament von Anfang an Fluconazol dazugeben, welches aber den beiden anderen Substanzen hinsichtlich der Geschwindigkeit des Besserungseintritts unterlegen ist. Durch die Dreierkombination kann im Einzelfall evtl. Amphotericin B oder Flucytosin früher reduziert oder ganz abgesetzt werden, was insbesondere bei z.B. nephrotoxischen Nebenwirkungen (Kontrollen des Kreatinins und der -Clearance!) erforderlich werden kann.

Nach erfolgter Remission muß auch die Kryptokokkenmeningitis in niedriger Dosierung zeitlich unbegrenzt weiterbehandelt werden, um Rezidive zu vermeiden. Hierfür eignet sich ganz besonders das oral applizierbare Fluconazol, in einer Dosierung von 200 mg pro Tag.

Andere opportunistische Infektionen des Nervensystems

Für weitere opportunistische Infektionen des Nervensystems sind in Tabelle 1 Vorschläge zur Behandlung angegeben [2, 13]. Das Prinzip der Behandlungen gleicht dem bei Nicht-HIV-Patienten, wobei allerdings ggf. länger und in etwas höherer Dosierung behandelt werden muß.

Tabelle 1. Therapievorschläge bei anderen opportunistischen Infektionen (jeweils Tagesdosis)

Infektion	Medikament	Dosis
Zoster-Radikulitis	Aciclovir	4000 mg (oral)
HSV-Enzephalitis	Aciclovir	30 mg/kgKG (i.v.)
CMV-Retinitis	Ganciclovir	10 mg/kgKG
Neurolues	Penicillin	20 Mega
Neurolisteriose	Ampicillin	6–12 g
PML	kein Vorschlag	
ZNS-Tuberkulose	Isoniazid	5 mg/kgKG
	Rifampicin	10 mg/kgKG
	Ethambutol	15–25 mg/kgKG
	Pyrazinamid	15–30 mg/kgKG

ZNS-Tumoren

Hierbei handelt es sich in aller Regel um hochmaligne Non-Hodgkin-Lymphome des ZNS, deren Prognose primär als ungünstig anzusehen ist [17]. Die meisten Patienten versterben unabhängig von den ergriffenen Maßnahmen innerhalb weniger Monate nach Krankheitsbeginn. Im Einzelfall kann nach bioptischer Sicherung der Diagnose und bei akzeptablem Allgemeinzustand eine Bestrahlungsbehandlung versucht werden, die zu einer gewissen Lebensverlängerung (einige Monate) führen kann. Ansonsten bleibt nur die Möglichkeit einer zeitlich begrenzt wirksamen Hirnödembehandlung mit Kortikosteroiden (initial z.B. 4 mal 4 mg Dexamethason).

Vaskuläre und metabolische Komplikationen

Ihre Behandlung ergibt sich meist aus der Therapie der zugrundeliegenden internistischen Erkrankungen.

Literatur

1. Dalakas MC, Illa I, Pezeshkpour GH, Laukaitis JP, Cohen B, Griffin JL (1990) Mitochondrial myopathy caused by long-term zidovudine therapy. N Engl J Med 322:1098–1105
2. Dix RD, Bredesen DE (1988) Opportunistic viral infections in acquired immunodeficiency syndrome. In: Rosenblum ML, Levy RM, Bredesen DE (eds) AIDS and the nervous system. Raven Press, New York, pp 221–261
3. Dreyer EB, Kaiser PK, Offermann JT, Lipton SA (1990) HIV-1 coat protein neurotoxicity prevented by calcium channel antagonists. Science 248:364–367
4. Enzensberger W (1989) Neuromanifestationen bei AIDS. Schwer Verlag, Stuttgart
5. Enzensberger W, Fischer P-A (1990) Einfluß der HIV-Therapie auf das Nervensystem. 3. Deutscher AIDS-Kongreß, Hamburg, Futuramed Verlagsgesellschaft München, pp 150
6. Enzensberger W (1991) Neuro-AIDS – Aktuelle Entwicklungen. Akt Neurol 18:42–48
7. Fischl MA, Richman DD, Grieco MH, Gottlieb MS, Volberding PA, Laskin OL, Leedom JM, Groopman JE, Mildvan D, Schooley RT, Jackson GG, Durack DT, King D, AZT Collaborative Working Group (1987) The efficacy of azidothymidine (AZT) in the treatment of patients with AIDS and AIDS-related complex. N Engl J Med 317:185–191
8. Goebel F-D (1989) Probleme der Therapieforschung für HIV-Infektionen und AIDS. AIFO 4:577–579
9. Haverkos HW (1987) Assessment of therapy for toxoplasma encephalitis. The TE study group. Am J Med 82:907–914
10. Klinker H, Joeres R, Richter E (1991) Pyrimethamine-plasma-concentrations during prophylaxis of cerebral toxoplasmosis (CTX) in patients with advanced HIV-infection. VII. International Conference on AIDS, Florence, abstract MB 2014
11. McArthur JC, Miller EN, Selnes OA, Becker JT, Cohen BA, Starkey D, Hoover D, Saah A (1990) Effects of Long-term Zidovudine Use on Neuropsychological Performance in the Multicenter AIDS Cohort Study. VI. International Conference on AIDS, San Francisco, abstract FB 31
12. Pohle HD, Eichenlaub D (1987) ZNS-Toxoplasmose bei AIDS-Patienten. AIFO 2:122–135
13. Pons VG, Jacobs RA, Hollander H (1988) Nonviral infections of the central nervous system in patients with acquired immunodeficiency syndrome. In: Rosenblum ML, Levy RM, Bredesen DE (eds) AIDS and the nervous system. Raven Press, New York, pp 263–283
14. Portegies P, de Gans J, Lange JMA, Derix MMA, Speelman H, Bakker M, Danner SA, Goudsmit J (1989) Declining incidence of AIDS dementia complex after introduction of zidovudine treatment. Br Med J 299:819–821

15. Richmann DD, Fischl MA, Grieco MH, Gottlieb MS, Volberding PA, Laskin OL, Leedom JM, Groopman JE, Mildvan D, Hirsch MS, Jackson GG, Durack DT, Nusinoff-Lehrman S, AZT Collaborative Working Group (1987) The toxicity of azidothymidine (AZT) in the treatment of patients with AIDS and AIDS-related complex. N Engl J Med 317:192–197
16. Schmitt FA, Bigley JW, McKinnis R, Logue PE, Evans RW, Drucker JL, and the AZT collaborative working group (1988) Neuropsychological outcome of zidovudine (AZT) treatment of patients with AIDS and AIDS-related complex. N Engl J Med 319:1573–1578
17. So YT, Choucair A, Davis RL, Wara WM, Ziegler JL, Sheline GE, Beckstead JH (1988) Neoplasms of the central nervous system in acquired immunodeficiency syndrome. In: Rosenblum ML, Levy RM, Bredesen DE (eds) AIDS and the nervous system. Raven Press, New York, pp 285–300
18. Staib F (1987) Kryptokokkose bei AIDS aus mykologisch-diagnostischer und -epidemiologischer Sicht. AIFO 2:363–382
19. Tartaglione T, Collier AC, Coombs RW, Opheim KE, Cummings DK, Mackay R, Benedetti J, Corey L (1990) Correlation between CSF zidovudine concentration and neurologic and CSF findings in AIDS patients receiving oral zidovudine therapy. VI. International Conference on AIDS, San Francisco, abstract FB 414
20. Yarchoan R, Pluda JM, Thomas RV, Mitsuya H, Brouwers P, Wyvill KM, Hartman N, Johns DG, Broder S (1990) Long-term toxicity/activity profile of 2′,3′-dideoxyinosine in AIDS or AIDS-related complex. Lancet II: 526–529

Verlauf der HIV-Infektion bei Hämophilen. Ergebnisse einer longitudinalen Studie

J. K. Rockstroh, S. Ewig, W. Luster, U. Scheuring, J. Oldenburg, H. H. Brackmann

1991 wurde an dieser Stelle erneut über AIDS-Inzidenz und -Manifestationen im natürlichen Verlauf der HIV-Infektion bei 333 regelmäßig untersuchten HIV-infizierten Hämophilen von Dezember 1985 bis 01.09.1991 berichtet. Bis zu diesem Zeitpunkt hatten unter Einschluß der Fälle von 1982 bis 1985 96 der 333 infizierten, demnach 29,5% das Vollbild-Aids entwickelt. Dabei wurden 128 Aids-Manifestationen beobachtet [1]. Hier soll über den weiteren Verlauf bis zum Stichtag des 01.11.1992 sowie über zusätzliche Ergebnisse aus unserer longitudinalen Studie berichtet werden.

Aids-Inzidenz, -Manifestationen und -Todesursachen

Verlauf von Aids-Inzidenz, -Manifestationen und -Todesfällen sind in Abb. 1 dargestellt. Die Aids-Gesamtfallzahl beträgt heute 111 bzw. 33% der Infizierten, die Anzahl der Aids-Manifestationen beträgt 162 und die Anzahl der Todesfälle 87. Aus Abb. 1 wird deutlich, daß 1991/1992 weiterhin ein Abfall der Aids-Neu-

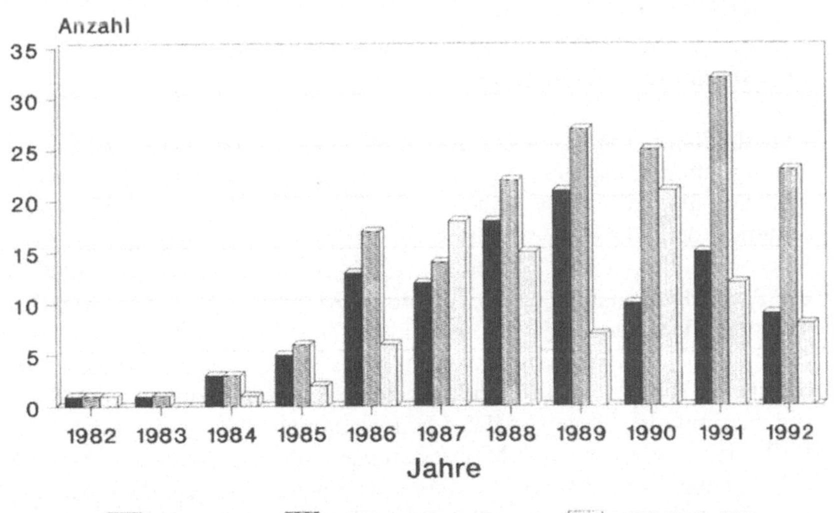

Abb. 1. Anzahl der Aids-Fälle, Manifestationen und Todesfälle von 1982–1992

I. Scharrer/W. Schramm (Hrsg.)
23. Hämophilie-Symposion Hamburg 1992
© Springer-Verlag Berlin Heidelberg 1993

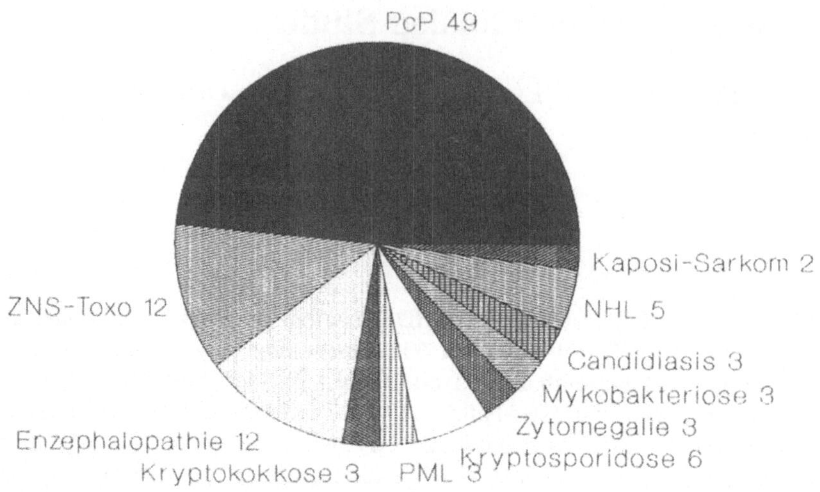

Abb. 2. Aids-Manifestationen 1982–1991 (Angaben in %)

erkrankungen im Vergleich zu der Anzahl der Aids-Neuerkrankungen von 1988/1989 vorliegt. Demgegenüber steigt die Anzahl der Manifestationen pro Aids-Patient weiterhin deutlich an (1,2 vs. 2,2 Manifestationen pro Fall). Die Zahl der Todesfälle war von 1987 bis 1989 zunächst deutlich rückläufig. Die hohe Todesfallzahl 1990 drückt in erster Linie die limitierte Prognose der Erkrankten aus 1988 und 1989 aus. 1991 und 1992 waren wieder weniger Verstorbene als Ausdruck einer geringen Zahl Neuerkrankter zu verzeichnen und vielleicht auch als Ausdruck der längeren Überlebenszeit nach Diagnosestellung Aids.

Spektrum der AIDS-Manifestationen

Die Abbildung 2 zeigt noch einmal das Spektrum der seit 1982 beobachteten Aids-Manifestationen bis 1991, wie sie letztes Jahr hier an dieser Stelle vorgestellt wurden. Die diagnostischen Kriterien für diese Komplikation entsprechen dabei den Kriterien der CDC-Klassifikation, in der vom Aids-Zentrum des Bundesgesundheitsamtes überreichten Version von 1988 [2]. Hierbei machte die PCP ca. die Hälfte der Aids-Manifestationen, die zerebralen Komplikationen etwa ein Drittel und die Tumoren nicht ganz 10% aus. Abbildung 3 gibt nun das Spektrum der Aids-Manifestationen von 1982 aktualisiert bis 1992 wieder. Hier bestätigt sich erneut der bereits 1991 verzeichnete Trend zu einer geringeren Inzidenz an PCP-Erkrankungen bezogen auf die Gesamt-AIDS-Manifestationen. Die zunehmende Bedeutung der Rolle der zerebralen Aids-Manifestationen mit 34% wird erneut bestätigt. CMV-Erkrankungen und Mykobakteriosen weisen eine steigende Erkrankungsinzidenz auf. Um nun eine genauere Aufschlüsselung möglicher Veränderungen oder einen Wandel bei den Aids-Manifestationen der HIV-infizierten Hämophilen besser abgrenzen zu können, wurde zusätzlich in Abb. 4 eine Darstellung der Aids-Manifestationen von 10/91 bis 10/92 vorgenommen. Insgesamt wurden 34 beobachtete

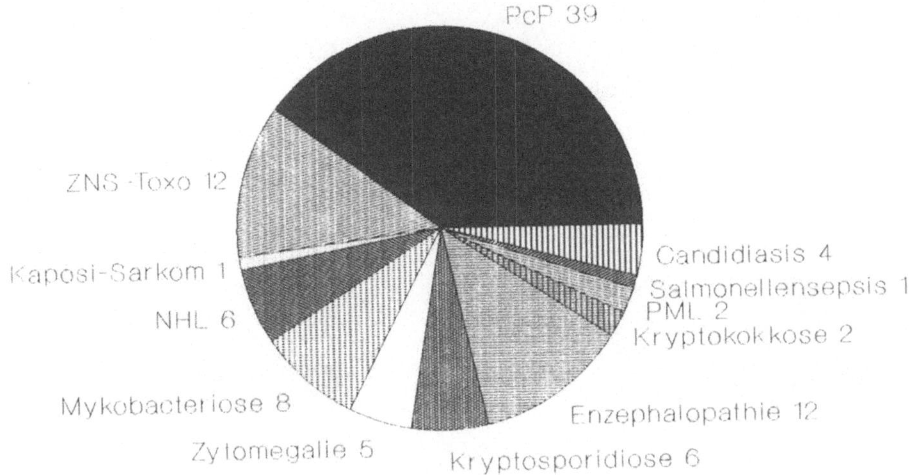

Abb. 3. Aids-Manifestationen 1982–1992 (Angaben in %)

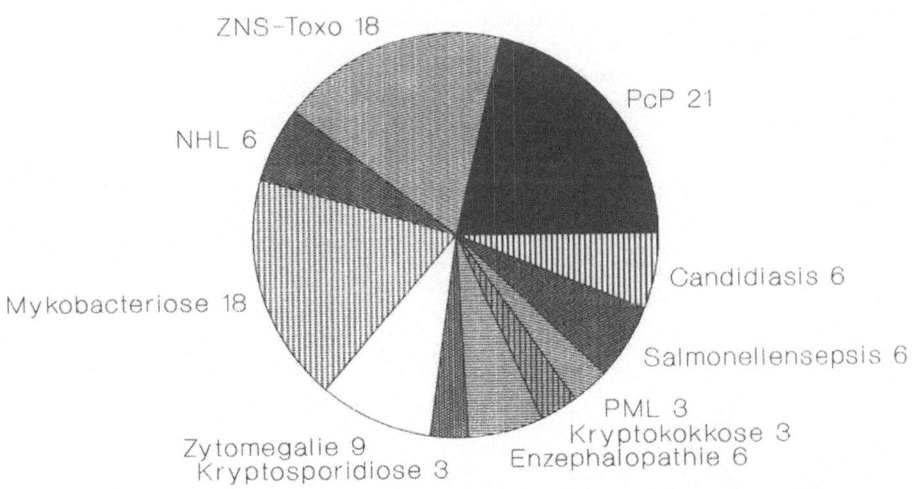

Abb. 4. Aids-Manifestationen 10/91–10/92 (Angaben in %)

Aids-Manifestationen ausgewertet. Hier zeigte sich, daß die PcP zwar nach wie vor mit 21% die häufigste Erkrankung innerhalb der Aids-Manifestationen war, aber doch einen erheblichen Rückgang zu den Angaben aus den Vorjahren aufwies. Dies ist sicherlich auf die Durchführung der PcP-Prophylaxe mit Pentamidin 300 mg einmal im Monat per Inhalationen zurückzuführen. Bei den beobachteten PcP-Fällen handelte es sich in über 80% der Fälle um Patienten, die auch bei deutlich erniedrigten T-Helferzellen die Durchführung einer Prophylaxe oder einer antiviralen Therapie strikt ablehnten. Herausstechend ist fernerhin der doch erhebliche Anteil an Mykobakteriosen. Hierbei ist allerdings die Inzidenz der pulmonalen Tuberkulose nach wie vor gering (ein einziger Patient). Aus amerikanischen Kollektiven wird

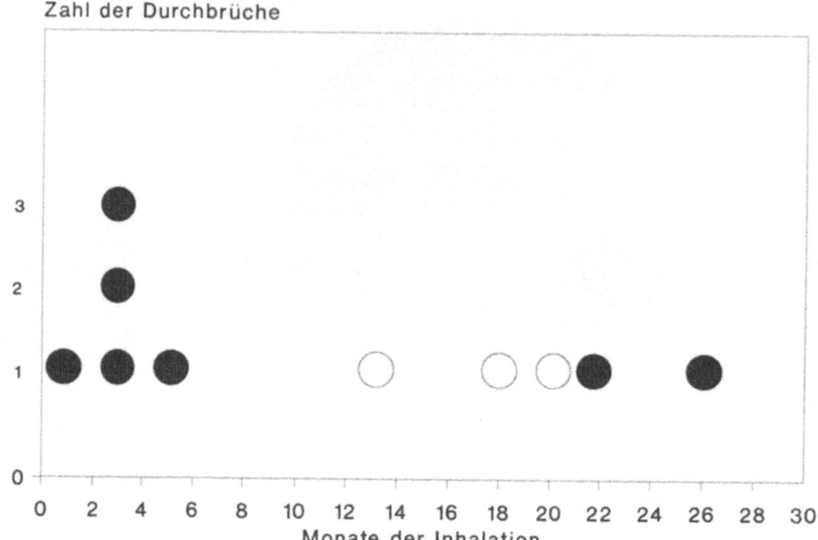

Abb. 5. Verteilung der Pneumocystis-carinii-Durchbruchspneumonien unter Primär/Sekundärprophylaxe mit Pentamidin

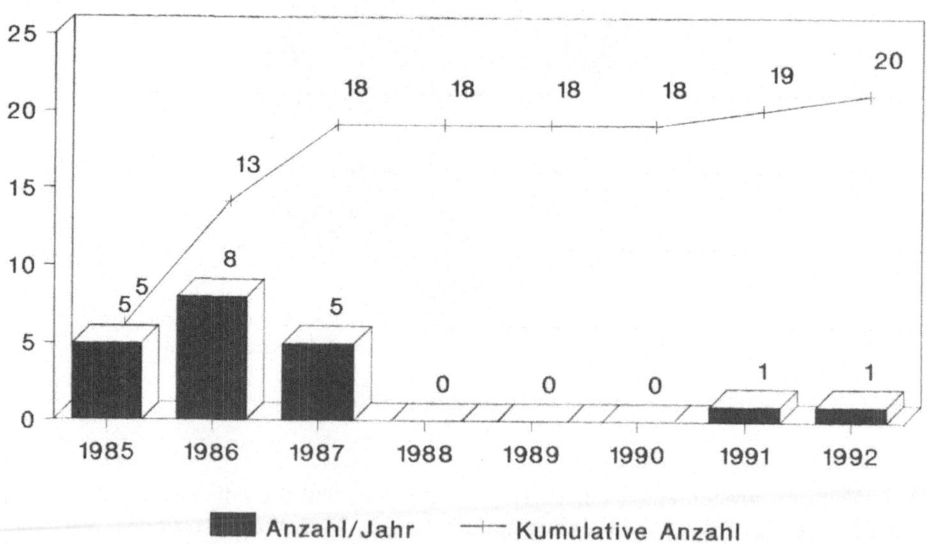

Abb. 6. Serokonversionsrate bei Sexualpartnern von HIV-infizierten Hämophilen (n = 198)

eine Inzidenz der Tuberkolose von ungefähr 10% bei HIV-Infizierten berichtet [3]. Hinsichtlich der Tuberkulose scheint nur eine geringe Durchseuchung vor allem der jüngeren Hämophilen vorzuliegen, was für die niedrige Inzidenz der Tuberkulose auslösend sein mag. Im Gegensatz zu den Vorjahren, wo immer nur eine verschwindend geringe Inzidenz an atypischen Mykobakteriosen gesehen worden war, konnte in den letzten Monaten zunehmend der Nachweis von atypischen Mykobakteriosen geführt werden. Neuere Studienergebnisse sprechen dafür, daß seit Einführung der verschiedenen Prophylaxeformen und den multiplen antiviralen Therapien und die sich dadurch ergebende verlängerte Lebenszeit eine Häufung von Mykobakteriosen ergeben. Wenngleich unsere Studienergebnisse diese Beobachtung unterstreichen, so wird doch noch der Verlauf der nächsten Monate abzuwarten sein, bevor endgültige Schlüsse gezogen werden können, möglicherweise auch was potentiellen prophylaktischen Therapiemaßnahmen zur Vermeidung des Auftretens einer Mykobakteriose für eine Bedeutung zukommt.

Ergebnisse der Pentamidin-Inhalationsprophylaxe

Abbildung 3 und 4 haben bereits den stetigen Rückgang der PcP-Erkrankungen in unserem Kollektiv seit Einführung der Pentamidin-Inhalationsprophylaxe darstellen können. Eine primäre Pneumocystis-carinii-Pneumonieprophylaxe wurde in unserer Ambulanz vom 01.06.1989 an allen Patienten mit Helferzellenzahl <100/µl angeboten. Bis zum 01.01.1991 inhalierten alle Patienten 60 mg alle zwei Wochen, anschließend nach Bekanntwerden der Hirschel-Studie [4] alle Patienten mit einer Helferzellenzahl von <200/µl 300 mg 1 mal monatlich. Dieselben Dosierungen wurden zum Zwecke der Sekundärprophylaxe nach der Episode einer PcP verwandt. Inzwischen wurden 56 Patienten in die Primärprophylaxe und 17 Patienten in die Sekundärprophylaxe mit Pentamidin eingeschlossen. In der Primärprophylaxe befanden sich nach der CDC-Klassifikation 22 asymptomatische Patienten, 30 ARC Patienten und 4 Aids-Patienten. Die Helferzellen lagen im Mittel bei 93/µl. In der Sekundärprophylaxe hatten alle Patienten per definitionem das Stadium Aids erreicht und die Helferzellen lagen im Mittel bei 63/µl. Die durchschnittliche Inhalationszeit betrug in der Primärprophylaxe 14,9 Monate, in der Sekundärprophylaxe 15 Monate. Ein Durchbruch der PcP wurde bei 7 Patienten aus der Primärprophylaxe und bei 3 Patienten aus der Sekundärprophylaxe beobachtet. Eine Non-Compliance wurde bei 8 Patienten in der Primärprophylaxe und 4 Patienten in der Sekundärprophylaxe festgestellt. In Abb. 5 sind die bislang beobachteten Durchbruch-PcPs dargestellt. Man erkennt, daß in der Gruppe der Patienten, die eine Primärprophylaxe betreiben, die Durchbrüche meist innerhalb der ersten 4 Monate der Inhalationsprophylaxe auftreten, was bereits für eine latente PcP-Infektion zu Beginn der Inhalation spricht. In der Gruppe der Sekundärprophylaxe sind hingegen erst nach 12 Monaten erste Durchbrüche zu verzeichnen, was sicherlich auf die vorangegangene intravenöse PcP-Therapie zurückzuführen ist. Insgesamt läßt sich nach 15 Monaten durchschnittlicher Inhalationsprophylaxe mit Pentamidin bei einer Durchbruch-PcP-Rate von 12% in der Primärprophylaxe und 16% in der Sekundärprophylaxe von einer ausgesprochen erfolgreichen Therapieform zur Prophylaxe der PcP ausgehen.

Heterosexuelle Transmission von HIV bei Sexualpartnern von HIV-infizierten Hämophilen

Seit 1985 wurden regelmäßig 198 Sexualpartner von HIV-infizierten Hämophilen nach einer sexuellen Kontaktperiode von mindestens einem Jahr wiederholt mit Hilfe eines ELISA auf HIV getestet. Positive Testergebnisse wurden mit Western Blot bestätigt. In einem Beobachtungszeitraum von 9 Jahren (1984–1992) serokonvertierten 20 (10%) von 198 untersuchten Sexualpartnern von HIV-positiven Hämophilen (Abb. 6). Bei den 1985–1987 serokonvertierten Sexualpartnern handelt es sich im allgemeinen um Ersttestungen, was für eine zugrundeliegende HIV-Infektion bzw. erfolgte Transmission bereits vor Testeinführung spricht. Die geringe Anzahl von Transmissionen nach 1987 spricht für einen Erfolg der durchgeführten Aufklärungs- und Beratungsangebote.

Aktueller Stand und Ausblick

Wir finden heute eine Abnahme der Aids-Inzidenz bei gleichzeitiger Zunahme und Diversifikation der Aids-Manifestationen. Hierbei rücken nicht beherrschbare zerebrale Komplikationen, aber auch möglicherweise atypische Mykobakteriosen in den Vordergrund der klinischen Erscheinungsbilder. Durch Einführung der PcP-Prophylaxe ergibt sich zweifelsfrei ein deutlicher Rückgang der Inzidenz einer PcP-Erkrankung, führt aber zu einer Zunahme anderer meist schwer therapierbarer Aids-Manifestationen.

Die Untersuchung zur heterosexuellen Transmission zeigt ein erfreuliches Ansprechen von Sexualberatung und Präventionsprogrammen. Die heterosexualle Transmissionsrate von 10% ist im Vergleich zu anderen Risikogruppen als niedrig einzuschätzen.

Literatur

1. Ewig S et al. (1991) Aids-Inzidenz und -Manifestationen bei Hämophilen – aktuelle Entwicklung unter Zidovudin- und Pentamidin-Prophylaxe. In: Scharrer E, Schramm W (Hrsg) 22. Hämophilen Symposium Hamburg 1991. Springer, Berlin Heidelberg New York Tokyo, S 48–55
2. Deutsches Ärzteblatt – Ärztliche Mitteilungen (1988) AIDS – Neufassung der CDC-Falldefinition zur einheitlichen epidemiologischen Erfassung. 85:1186–1197
3. Bowens T et al. (1991) Tuberculosis in patients with human immunodeficiency virus infection. N Engl J Med 324:1644–1650
4. Hirschel B et al. (1991) A controlled study of inhaled pentamidin for primary prevention of pneumocystic carinii pneumonia. N Engl J Med 324:1079–1093

Seroprävalenz und Manifestation der zerebralen Toxoplasmose bei HIV

U. Scheuring, J. Rockstroh, J. Oldenburg, H.-H. Brackmann

Die zerebrale Toxoplasmose ist eine häufige Komplikation des fortgeschrittenen Stadiums der HIV-Infektion. Bei AIDS-Patienten stellt sie mit einer Prävalenz von 5–40% die häufigste ZNS-Komplikation dar. In der Regel handelt es sich bei AIDS-Patienten um eine infolge der Immunsuppression endogene Reaktivierung einer früher bereits erworbenen Toxoplasma-gondii-Infektion. Damit hängt das Risiko einer klinisch manifesten Toxoplasmose, die meist zerebral auftritt, einerseits vom Grad der Immunsuppression und andererseits davon ab, ob sich der Patient bereits früher einmal eine Toxoplasmainfektion zuzog. Wie unterschiedlich die Seroprävalenz der Toxoplasmose je nach Eßgewohnheiten weltweit und innerhalb einzelner Länder regional sein kann, zeigen Beobachtungen, die für die USA eine Prävalenz von 10–60% und für Frankreich von 80% ausweisen [1]. In der Bundesrepublik Deutschland wurde in Großstädten an Schwangeren eine Seroprävalenz von 60–70% ermittelt [2]. Angesichts dieser enormen Unterschiede bezüglich der Seroprävalenz von Toxoplasmaantikörpern in der Literatur interessierte uns die tatsächliche Prävalenz unserer Patienten. Deshalb werteten wir die Daten in unserem Kollektiv hämophiler HIV-Patienten in Hinblick auf Diagnostik, Therapie und Prophylaxe der zerebralen Toxoplasmose aus.

Patienten und Methoden

Retrospektiv wurde ein Kollektiv von 303 hämophilen HIV-Patienten erfaßt, die seit 1985 ambulant betreut worden sind. Davon war bei 168 Patienten (155 mit Hämophilie A; 13 mit Hämophilie B) der Toxoplasma-Antikörper-Titer im Sabin-Feldmann-Test bestimmt worden. Es wurde außerdem die Prävalenz der zerebralen Toxoplasmose bezogen auf das Gesamtkollektiv (n = 303) sowie bezogen auf die bereits verstorbenen hämophilen HIV-Patienten berechnet.

In einer weiteren prospektiven Studie wurde die Inzidenz der zerebralen Toxoplasmose bei 35 HIV-Patienten registriert, die weniger als 100 CD4-Zellen hatten, einen positiven Sabin-Feldmann-Test aufwiesen und eine Primärprophylaxe mit 2 mal 1 Tbl. Fansidar (1 Tbl. = 25 mg Pyrimethamin + 500 mg Sulfadoxin) erhielten.

I. Scharrer/W. Schramm (Hrsg.)
23. Hämophilie-Symposion Hamburg 1992
© Springer-Verlag Berlin Heidelberg 1993

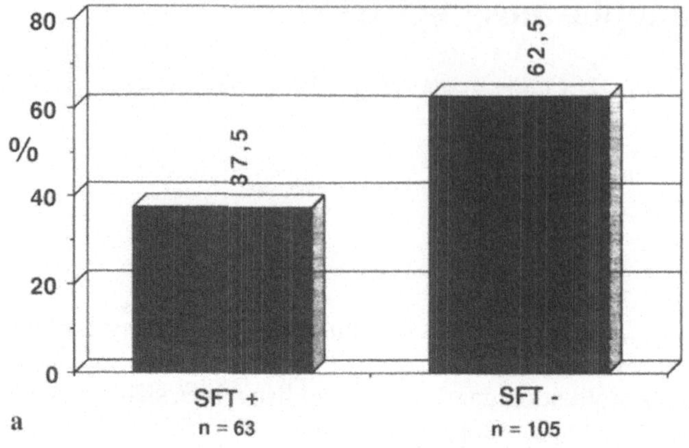

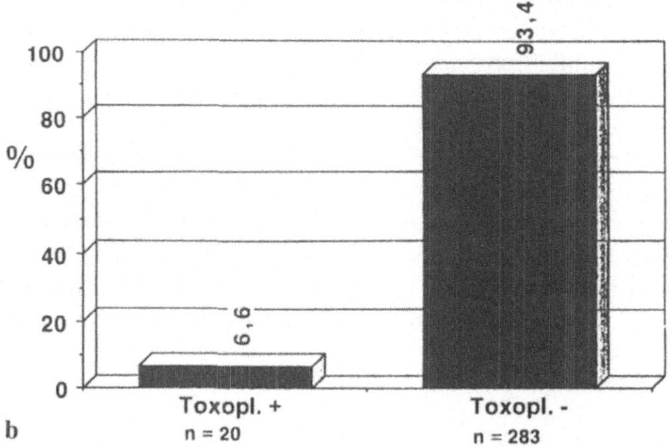

Abb. 1. a Toxoplasma-AK Seroprävalenz bei 168 hämophilen HIV-Patienten, **b** Prävalenz der zerebralen Toxoplasmose bei 303 hämophilen HIV-Patienten

Ergebnisse

In dem Kollektiv der 168 hämophilen HIV-Patienten hatten 63 (37,5%) einen positiven Befund im Sabin-Feldmann-Test (Abb. 1a).

In dem Kollektiv von 303 hämophilen HIV-Patienten hatten bisher 20 Patienten (6,6%) eine manifeste zerebrale Toxoplasmose entwickelt (Abb. 1b).

Innerhalb der 303 Patienten waren zum Zeitpunkt der Auswertung 83 Patienten verstorben. 14 dieser 83 Patienten (16,9%) machten eine manifeste zerebrale Toxoplasmose durch (Abb. 1c). Die Sicherung dieser Diagnose erfolgte autoptisch oder anhand des Kriteriums, daß zerebrale Läsionen nach entsprechender Therapie radiologisch eine Rückbildung zeigten.

Wenn man annimmt, daß die oben ermittelte Seroprävalenz der Toxoplasmose für hämophile HIV-Patienten von 37,5% ebenfalls in der Gruppe der verstorbenen hämophilen HIV-Patienten bestand, dann errechnet sich theoretisch eine Anzahl von

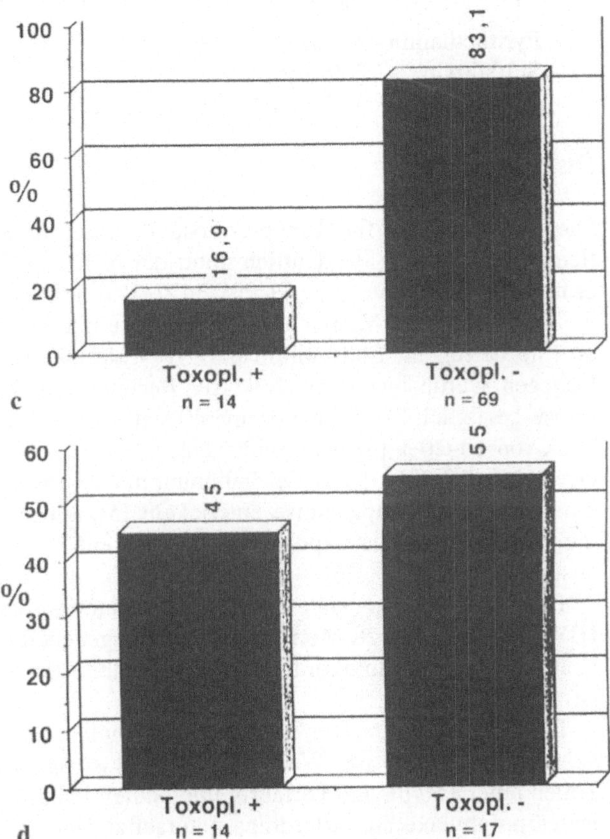

Abb. 1. c Prävalenz der zerebralen Toxoplasmose bei 83 verstorbenen hämophilen HIV-Patienten; **d** Prävalenz der zerebralen Toxoplasmose bei rechnerisch 31 AK-positiven hämophilen HIV-Patienten

etwa 31 Patienten mit positivem Toxoplasma-Antikörper-Titer innerhalb der 83 verstorbenen Patienten. Die 14 Patienten mit zerebraler Toxoplasmose stellen somit einen Anteil von 45% an den 31 rechnerisch seropositiven HIV-Patienten (Abb. 1d).

In der prospektiven Studie mit 35 HIV-Patienten, die einen positiven Sabin-Feldmann-Test, eine CD4-Zellzahl unter 100/µl aufwiesen und eine Primärprophylaxe mit Fansidar (2 mal 1 Tbl. pro Woche) erhielten, entwickelte innerhalb einer mittleren Beobachtungszeit von 6 Monaten bisher kein Patient eine Manifestation. Theoretisch wäre eine Inzidenz von ca. 10% (3,5 Patienten) in 6 Monaten zu erwarten. Aufgrund der kurzen Beobachtungszeit sind weitergehende Aussagen zum jetzigen Zeitpunkt nicht möglich. Deshalb sollte die Wirksamkeit einer *Primärprophylaxe der ZNS-Toxoplasmose* in einer größeren kontrollierten, prospektiven Studie nach folgendem Protokoll geprüft werden:

bei positivem Toxoplasmaantikörpernachweis CD4-Zellen <100/μl

– Pyrimethamin	25 mg 2 mal/Woche,
– Sulfadoxin	500 mg 2 mal/Woche
	(= 2 mal 1 Tbl. Fansidar/Woche).

Diskussion

Die Seroprävalenz für Toxoplasmose in unserem Kollektiv hämophiler HIV-Patienten liegt mit 37,5% deutlich unter der bisher in Deutschland bei HIV-negativen ermittelten Seroprävalenz (60–70%) [2]. Von der Seroprävalenz in einem Patienten-Kollektiv hängt die Wahrscheinlichkeit, eine manifeste Toxoplasmose zu entwickeln ab. Sie betrug im Endstadium der HIV-Erkrankung in unserem Kollektiv 16,9%. Dagegen wurde in einem Kollektiv Berliner AIDS-Patienten eine Prävalenz von >60% bezüglich Toxoplasmosemanifestationen [3] und bei AIDS-Patienten in den USA von 10–20% [4] festgestellt. Nach einer Untersuchung in Zentralafrika wurde errechnet, daß 30% der AIDS-Patienten mit positiver Toxoplasmaserologie letztlich eine zerebrale Toxoplasmose entwickeln [5]. Eine österreichische Studie beziffert die Zahl der toxoplasmapositiven HIV-Patienten, die eine Toxoplasmaenzephalitis ausbilden, auf 47,4% [6].

Die Serokonversionsrate for Toxoplasmaantikörper wurde in einer Studie an 72 HIV-Patienten über 28 Monate mit 5,5% angegeben [7]. Daraus ergibt sich, daß die akute Toxoplasma-Infektion für die Prävalenz der zerebralen Toxoplasmose eine geringe Rolle spielt.

Die Ergebnisse unserer prospektiven Analyse einer Primärprophylaxe mit Fansidar (2 mal 1 Tbl. pro Woche) bei toxoplasmapositiven HIV-Patienten mit CD4-Zellen unter 100/μl sind vorläufig und deuten lediglich tendenziell den Nutzen einer Primärprophylaxe an. Allerdings unterstützt eine andere prospektive Studie an 44 HIV-Patienten diesen Eindruck. In diesem Kollektiv lagen die CD4-Zellen unter 200/μl und Toxoplasma-IgG-Antikörpern waren nachweisbar. Unter einer Prophylaxe von 3 Tbl. Fansidar in 2 Wochen trat bei einer mittleren Beobachtungszeit von 15,6 Monaten keine zerebrale Toxoplasmose auf [8]. Diese vorläufigen Ergebnisse bedürfen jedoch einer größeren randomisierten kontrollierten Studie, um den Nutzen einer Primärprophylaxe zu untermauern.

Zusammenfassung

Die Häufigkeit der zerebralen Toxoplasmose ergibt sich aus der Seroprävalenz, die regional stark variieren kann. Innerhalb der Gruppe der toxoplasmapositiven hämophilen HIV-Patienten entwickeln fast die Hälfte der Patienten (45%) eine zerebrale Manifestation. Nach vorläufigen Ergebnissen, die den Nutzen einer Primärprophylaxe andeuten, sind nun größere randomisierte, kontrollierte Studien nötig, die Nutzen, Art und Dosierung einer Primärprophylaxe der zerebralen Toxoplasmose überprüfen.

Literatur

1. Remington JS, Desmonts G. Toxoplasmosis (1983) In: Remington JS, Klein JO, eds. Infectious diseases of the fetus and newborn infant. Saunders, Philadelphia
2. Mannweiler E (1985) Methoden der Immunreaktionen und die Bedeutung ihrer Ergebnisse für die Diagnostik einzelner Erscheinungsformen der Toxoplasmose. Behring Inst. Mitt. 78:1–69
3. Pohle HD, Eichenlaub D (1987) ZNS-Toxoplasmose bei AIDS-Patienten. AIFO 2:123–135
4. Luft BJ, Remington JS (1988) Toxoplasmic encephalitis. J Infect Dis 157:1–6
5. Carme B, M'Pele P et al. (1988) Opportunistic parasitic diseases and mycoses in AIDS. Their frequencies in Brazzaville (Congo). Bull Soc Pathol Exot Filiales 81:311–316
6. Zangerle R, Allenberger F et al. (1991) High risk of developing toxoplasmic encephalitis in AIDS patients seropositive for Toxoplasma gondii. Med Microbiol Immunol 180:59–66
7. Partisani M, Candolfi H et al. (1991) Seroprevalence of latent Toxoplasma gondii infection in HIV-infected individuals and long-term follow up of toxoplasma seronegative subjects. Abstract W. B. 2294 from the VII International Conference on AIDS, Florence, Italy
8. Partisani M, De Mautort E (1992) Primary prophylaxis of cerebral toxoplasmosis with pyrimethamine-sulfadoxine in human immunodeficiency virus infected individuals seropositive to toxoplasma. Abstract P30 from the International Congress on Drug Therapy in HIV Infection, Glasgow, Scotland

Virusdiversifikation und Krankheitsverlauf nach HIV-Infektion aus einer einheitlichen Infektionsquelle

P. Kasper, R. Kaiser, R. Rolf, H. Börner, J.-P. Kleim, J. Oldenburg, H.-H. Brackmann, J. Rockstroh, B. Matz, K. E. Schneweis

Seit Juni 1984 wurden in Bonn nur noch virusinaktivierte Gerinnungsfaktorpräparate verwendet. Trotzdem wurden 1990 8 Hämophilie-B-Patienten in Bonn (6), Göttingen (1) und Frankfurt (1) mit HIV-1 infiziert. Nach eilends durchgeführten Untersuchungen kam nur eine bestimmte Charge eines Gerinnungsfaktorpräparats als Infektionsquelle in Frage; denn nur mit dieser waren alle infizierten Patienten behandelt worden, und niemand, der eine andere Charge erhalten hatte, ist infiziert worden. Außerdem konnte nur in der verdächtigen Charge p24-Antigen nachgewiesen werden [1].

Um weitere Informationen über die Einheitlichkeit der Infektionsquelle zu erhalten, führten wir eine Sequenzanalyse mit Patientenproben durch, die zum Zeitpunkt der Serokonversion gewonnen wurden [2]. Dazu wurden die hypervariablen Regionen V1 und V2 des proviralen ENV-Gens amplifiziert und direktsequenziert. Die prädominanten Sequenzen dieser Patienten zeigten erstaunlicherweise eine sehr hohe Homologie zwischen 96,5–100%.

Die von uns untersuchten 7 Patienten wurden also nachweislich mit einem homogenen Virusstamm infiziert. Der Vorfall eröffnet somit die einzigartige Möglichkeit zu untersuchen, in welchem Ausmaß sich ein gemeinsames Vorläufervirus in verschiedenen Patienten genetisch und biologisch weiterentwickelt und wie sich patientenbezogene Faktoren auf den Infektionsverlauf auswirken.

Methoden

Differenzierung von Lymphozytensubpopulationen

Die $CD4^+$-Zellzahlen wurden mittels kommerziell erhältlichen monoklonalen Antikörpern (Coulter, Ortho, New York, USA, Becton Dickinson, Heidelberg, FRG) über FACS (Epics C, Coulter, Hialeah Fl., USA) analysiert.

Virusisolierung

Die Isolierung von HIV aus den mononukleären Zellen des peripheren Blutes (PBMC) der Patienten erfolgte über Kokultivierung mit Spenderlymphozyten [3]. Die Virusisolierung wurde positiv beurteilt, wenn p24-Antigen im Kulturüberstand nachgewiesen wurde und wenn die kultivierten Zellen in der HIV-1-spezifischen

I. Scharrer/W. Schramm (Hrsg.)
23. Hämophilie-Symposion Hamburg 1992
© Springer-Verlag Berlin Heidelberg 1993

Immunfluoreszenz positiv reagierten. Das so definierte Virusisolat konnte nicht in allen Fällen zellfrei auf Sekundärkulturen übertragen werden.

Polymerasekettenreaktion

Die Blutproben der Patienten wurden 5–13 Monate nach der 1. Untersuchung gewonnen, die zum Zeitpunkt der Serokonversion durchgeführt worden war. Von diesen Proben wurde die DNS aus PBMC oder peripheren Blutleukozyten präpariert [4]. 1 µg DNS wurde in eine „semi-nested" PCR mit 3 Primern eingesetzt [2]. Das entstandene PCR-Product enthielt die hypervariablen Regionen V1 and V2 sowie einen Teil der konstanten Region C2 des ENV-Gens. Bei jedem PCR-Ansatz wurden parallel Negativkontrollen (Reagenzienleerwert und DNS eines HIV-negativen Patienten) mitgeführt, um Kontaminationen auszuschließen [5].

Die PCR-Produkte wurden in einem 1%igen Agarosegel aufgetrennt und ENV-spezifische DNS-Fragmente (280 bp) ausgeschnitten. Die Gelfragmente wurden durch silanisierte Glaswolle zentrifugiert, und die eluierte DNS wurde als Matrize in die folgende Sequenzreaktion eingesetzt.

DNS-Sequenzierung

Die direkte Sequenzierung der PCR-Produkte mit einem endmarkierten Primer wurde nach einer Methode von Higuchi et al. [6] durchgeführt. Für die nichtradioaktive Sequenzierung wurde eine asymmetrische PCR durchgeführt, wobei der Primer JP124–M13 in limitierter Konzentration (1,5–3 pmol) eingesetzt wurde. Die PCR-Produkte wurden mit fluoreszenzmarkierten M13-Universalprimern sequenziert (Applied-Biosystems-Sequenziergerät, Modell 373A).

Das Computerprogramm GENMON (Version 4.2) der Gesellschaft für Biotechnologische Forschung wurde zur Eingabe von Sequenzdaten und zur Ableitung der Proteinsequenzen benutzt. Für Sequenzvergleiche wurde das Programm MULTALIN (Corpet) verwendet.

Ergebnisse

Zur Untersuchung der genetischen Diversifikation haben wir die hypervariable V1/V2-Region des proviralen ENV-Gens amplifiziert und sequenziert. In Tabelle 1 sind die Anzahl der Mutationen zum Zeitpunkt der Serokonversion sowie 5–13 Monate danach zusammengefaßt. Die prädominanten Sequenzen in fünf Patienten, die bei der ersten Untersuchung 100% homolog waren, blieben auch einige Monate später vollkommen unverändert. Dagegen zeigten die proviralen Sequenzen der Patienten A und E Mutationen und Reversionen bezüglich der Consensussequenz.

Die Sequenz des Patienten A zeigte zum Zeitpunkt der Serokonversion vier Mutationen zur Consensussequenz auf DNA-Ebene, von denen drei auf Proteinebene exprimiert wurden (Abb. 1). Diese Austausche revertierten 13 Monate später alle. Zusätzlich wies die Sequenz eine neue Mutation auf, die ebenfalls auf Aminosäureebene exprimiert wurde.

A)

```
        1        10        20        30        40        50        60
200     ATGTCACTAGTAATGCCACTAATGATAGTAATGGGGAGGAGAAATGAAAAACTGCTCTT
A-1098  ..T.............................A.A....A....................
A-BUE   .................................................T..........

                 70        80        90       100       110       120
200     TCAATATCACCTCAAGCATAAGAGATAAGATGCAGAAAGAATATGCACTTTTTATAAGC
A-1098  ............................................................
A-BUE   ............................................................

                130       140 144
200     TTGATGTAGTACCAATAGATGGCG
A-1098  ........................
A-BUE   ........................
```

B)

```
        1        10        20        30        40     47
200     VTSNATNDSNGGGEMKNCSFNITSSIRDKMQKEYALFYKLDVVPIDG
A-1098  F.........R.E..................................
A-BUE   ...............N...............................
```

Abb. 1. Sequenzvergleich der V1/V2-Region im proviralen ENV-Gen des Patienten A auf DNS-Ebene (*A*) und Proteinebene (*B*). 200: Consensussequenz aus der ersten Untersuchung zum Zeitpunkt der Serokonversion. A-1098: HIV-Sequenz des Patienten A zum Zeitpunkt der Serokonversion. A-BUE: HIV-Sequenz des Patienten A, 13 Monate nach der 1. Untersuchung. Nur Sequenzänderungen sind angegeben, Punkte kennzeichnen die Identität mit der Consensussequenz

Tabelle 1. Diversifikation des proviralen ENV-Gens von Patienten, die durch ein gemeinsames Vorläufervirus infiziert worden sind. Die Region (144 bp des V1/V2-Bereichs) wurde mittels Direktsequenzierung analysiert. Die 1. Untersuchung erfolgte zum Zeitpunkt der Serokonversion (*R* Reversion zur Consensussequenz)

Patient	1. Untersuchung	2. Untersuchung		
	Anzahl der Mutationen	Monate nach 1. Analyse	Stamm	Anzahl der Mutationen
A	4	13	A-BUE	5 (4R)
B	0	11	B-640	0
C	0	5	C-1148	0
D	0	8	D-580	0
E	2	9	E-1210	5 (1R)
F	0	6	F-1164	0
G	0	5,5	G-1162	0

Die provirale Sequenz des Patienten E, die nur 2 Austausche bei der 1. Untersuchung zeigte, wies 9 Monate danach 5 Mutationen auf, einschließlich einer Reversion (Abb. 2). Von diesen Sequenzänderungen wurden drei exprimiert und führten zu einer Änderung der mutmaßlichen Sekundärstruktur (z.B. Ladung, Hydropathie) des entsprechenden gp120-Fragments.

Zur Charakterisierung der biologischen Eigenschaften des HIV haben wir versucht, das Virus aus dem Blut der Patienten anzuzüchten (Abb. 3). In den meisten

A)

```
         1        10        20        30        40        50        60
  200    ATGTCACTAGTAATGCCACTAATGATAGTAATGGGGGAGGAGAAATGAAAAACTGCTCTT
E-1089   ..T.........................................................
E-1210   ...........................A................................

  200    TCAATATCACCTCAAGCATAAGAGATAAGATGCAGAAAGAATATGCACTTTTTATAAGC
E-1089   ...........................................................
E-1210   ..........................................C.....C..........

                 130       140 144
  200    TTGATGTAGTACCAATAGATGGCG
E-1089   .................A......
E-1210   .................A......
```

B)

```
         1        10        20        30        40     47
  200    VTSNATNDSNGGGEMKNCSFNITSSIRDKMQKEYALFYKLDVVPIDG
E-1089   F.............................................N.
E-1210   ........N......................................
```

Abb. 2. Sequenzvergleich der V1/V2-Region im proviralen ENV-Gen des Patienten E auf DNS-Ebene (*A*) und Proteinebene (*B*). 200: Consensus-Sequenz aus der 1. Untersuchung zum Zeitpunkt der Serokonversion. E-1089: HIV-Sequenz des Patienten E zum Zeitpunkt der Serokonversion. E-1210: HIV-Sequenz des Patienten E, 9 Monate nach der ersten Untersuchung

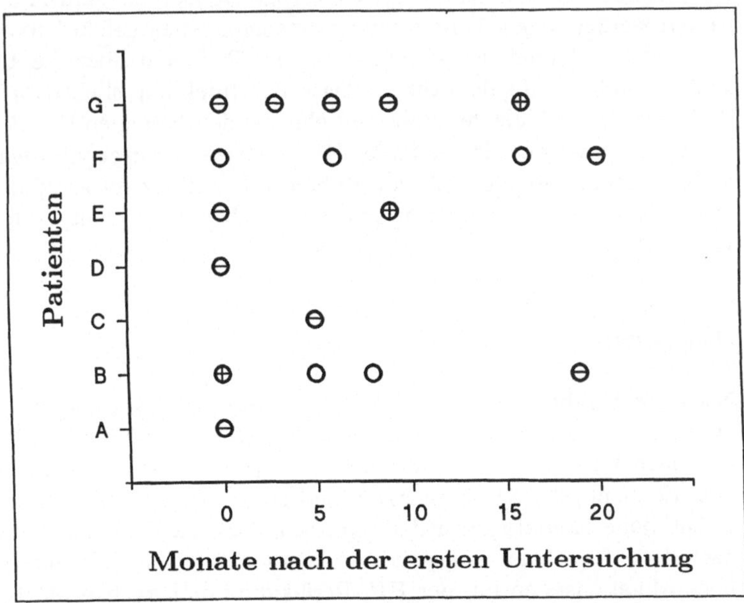

Abb. 3. Ergebnisse der Virusisolierung aus den PBMC der Patienten, die durch einen einheitlichen HIV-Stamm infiziert worden sind. Die 1. Untersuchung wurde zum Zeitpunkt der Serokonversion durchgeführt. ⊕: Isolierung eines Virus, das zellfrei auf Sekundärkulturen übertragen werden konnte. ○: Isolierung eines Agens, das nicht zellfrei übertragbar war. ⊖: Negative Virusisolierung

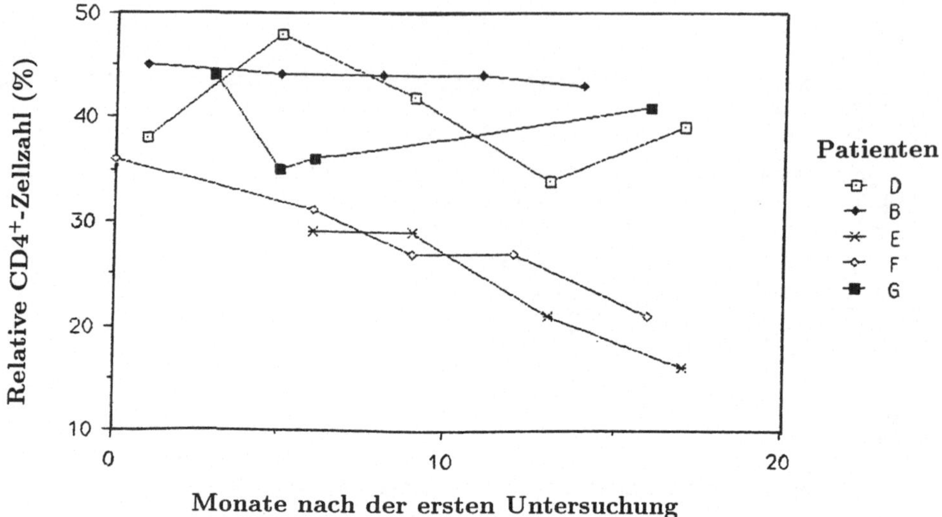

Abb. 4. Zeitlicher Verlauf der relativen CD4^{+}-Zellzahlen der Patienten (B, D, E, F und G), die durch einen homogenen HIV-Stamm infiziert worden sind

Fällen blieb die Virusisolierung negativ, oder das isolierte Agens war nicht zellfrei übertragbar. Eine Besonderheit ergab sich bei Patient E: Nur aus dem Blut dieses Patienten konnte 9 Monate nach der Serokonversion ein zellfrei übertragbares Virus isoliert werden, das außerdem einen zytopathogenen Effekt hervorrief.

Zusätzlich wurde der Immunstatus der Patienten über die CD4^{+}-Zellzahl bestimmt (Abb. 4). In der frühen Phase der Infektion blieben die relativen CD4^{+}-Zellzahlen bei 3 Patienten konstant. Nur bei den Patienten F und E zeigte sich eine deutliche Abnahme, die bei Patient E am stärksten ausgeprägt war.

Bei diesem Patienten mit der größten Progredienz im Krankheitsverlauf ist also eine genetische Diversifikation mit der Anzüchtbarkeit eines zytopathogenen Virus verbunden.

Diskussion

Nach der Verabreichung eines β-Propiolacton-/UV-inaktivierten Gerinnungsfaktorkonzentrats wurden sieben Patienten mit HIV-1 infiziert [2]. Die hypervariablen Regionen V1 und V2 des proviralen ENV-Gens wurden mittels Direktsequenzierung zum Zeitpunkt der Serokonversion und einige Monate danach untersucht.

Die hohe Homologie in den hypervariablen Regionen war erstaunlich, da kurz nach der Infektion eine massive Virusvermehrung stattgefunden haben muß [7] und hohe Mutationsraten mit der HIV-Replikation einhergehen [8, 9]. Die von uns beschriebene Stabilität der proviralen Sequenzen in der frühen Phase der Infektion wurde durch andere Untersuchungen bestätigt. Eine Studie von Pang et al. [10] weist auf die Erhaltung einer prädominanten Sequenz während der Serokonversion hin, und Simmonds et al. [11] fanden eine lange Persistenz von Sequenztypen, wie sie zum Zeitpunkt der Serokonversion vorliegen. Weiterhin stellten Wolfs et al. [12] fest, daß RNA-Sequenzpopulationen von Infizierten nach sexueller oder parenteraler Virustransmission im frühen Stadium der Infektion homogen sind. Dagegen zeigten die Sequenzpopulationen der Überträger ein unterschiedliches Ausmaß an Heterogenität.

Unsere Ergebnisse weisen darauf hin, daß die Infektionsquelle mit einer homogenen Viruspopulation aus dem Plasma eines einzigen HIV-seronegativen, d.h. kürzlich infizierten Spenders kontaminiert war. Dieser Vorfall ist daher nicht vergleichbar mit der HIV-Infektion von 5 Patienten in Florida, die von einem Zahnarzt ausging. Dieser litt nämlich zum Zeitpunkt der Übertragung schon an AIDS und wies eine heterogene Viruspopulation auf [13].

Die vorliegende Untersuchung zeigt, daß die Abwesenheit von Sequenzänderungen 5–13 Monate nach der ersten Untersuchung mit einer negativen Virusisolierung einherging, oder daß das isolierte Agens nicht zellfrei übertragbar war, bzw. keinen zytopathischen Effekt zeigte. Außerdem blieben die $CD4^{+}$-Zellzahlen dieser Patienten stabil.

Änderungen in der prädominanten Sequenz wurden nur bei 2 Patienten beobachtet. Im Fall des Patienten A weisen die 4 Reversionen zur Consensussequenz auf eine diskontinuierliche Sequenzänderung hin, deren Vorkommen schon von Simmonds et al. beschrieben wurde [11].

Im Gegensatz dazu zeigte die provirale Sequenz des Patienten E zusätzliche Mutationen im Vergleich zur Consensussequenz. Darüber hinaus erzeugte der Virusstamm, der aus dem Blut dieses Patienten angezüchtet wurde, einen zytopathischen Effekt, und das isolierte Virus war zellfrei übertragbar. Die genetischen Austausche änderten die Anzahl der potentiellen N-Glykosylierungsstellen sowie der geladenen Aminosäuren und beeinflußten so die mutmaßliche Sekundärstruktur des entsprechenden gp120-Fragments. Mehrere Untersuchungen in der Literatur zeigen, daß eine kleine Anzahl von Aminosäuresubstitutionen im gp120 die biologischen Eigenschaften von HIV-1 in vitro verändert, wie z.B. die virale Zytopathogenität [14, 15]. Dieser Parameter korreliert mit der Progression der HIV-Infektion im Patienten [16, 17, 3]. Auffällig ist, daß bei dem von uns untersuchten Patienten eine Sequenzänderung mit der Isolierung eines zytopathogenen Virus und dem größten Abfall an $CD4^{+}$-Zellen (im Vergleich zu den anderen Patienten) verbunden war. Daher ist es denkbar, daß sich die Mutationen in der V1/V2-Region des proviralen Genoms auf die virale Zytopathogenität und auf die Progression der Krankheit auswirken.

Diese Untersuchung zeigt, daß sich die Direktsequenzierung – ohne Verdünnung der Ausgangsprobe vor der PCR [18] oder Klonierung der PCR-Produkte [19] – für die Bestimmung des prädominanten Sequenztyps in der frühen Phase der Infektion eignet. Burger et al. [20] haben die Direktsequenzierung sogar bei DNS-Proben von Patienten angewandt, die mehrere Jahre infiziert waren. Obwohl wir die Koexistenz von seltenen Varianten nicht ausschließen können, wird die Bestimmung des prädominanten Genotyps durch wenige abweichende Sequenztypen nicht gestört. Bei den beschriebenen Sequenzänderungen kann jedoch nicht unterschieden werden, ob es sich um aktuelle Mutationen in der prädominanten Sequenz handelt, oder ob diese Variante schon zu einem früheren Zeitpunkt als seltener Genotyp im Patienten vorhanden war und dann durch Selektion zum dominierenden Sequenztyp wurde.

Der Nachweis von Sequenzähnlichkeiten hinsichtlich einer gemeinsamen Infektionsquelle wird schwieriger, wenn Blutproben um den Zeitpunkt der Serokonversion nicht verfügbar sind. In diesem Fall ist die Klonierung und Sequenzanalyse von mehreren PCR-Produkten notwendig, um Homologien zwischen den proviralen Sequenzen unterschiedlicher Patienten feststellen und damit Rückschlüsse auf die Infektionsquelle ziehen zu können [13].

Die hier vorgestellten Resultate weisen darauf hin, daß die Viruspopulationen nicht nur in der akuten, immunologisch inaktiven Phase bemerkenswert stabil bleiben, sondern auch in der frühen, sog. latenten Phase der HIV-Infektion. Es kann jedoch in manchen Fällen zu einem Drift in der Population kommen, wobei genetische Veränderungen mit einer Zunahme der Zytopathogenität einhergehen. Diese Virusdifferenzierung scheint mit einer Verschlechterung des Immunstatus zu korrelieren. Zu einer Diversifikation in höherem Ausmaß kommt es wahrscheinlich erst in späteren Stadien der HIV-Infektion, in denen eine erhöhte Virusreplikation mit dem selektiven Druck des Immunsystems verbunden ist.

Literatur

1. Kleim J-P, Bailly E, Schneweis KE, Brackmann H-H, Hammerstein U, Hanfland P, Loo B van, Oldenburg J (1990) Acute HIV-1 infection in patients with hemophilia B treated with β-propiolactone-UV-inactivated clotting factor. Thrombosis Haemostasis: 64:336–337
2. Kleim J-P, Ackermann A, Brackmann HH, Gahr M, Schneweis KE (1991) Epidemiologically closely related viruses from hemophilia B patients display high homology in two hypervariable regions of the HIV-1 ENV gene. AIDS Res Human Retroviruses: 7:417–421
3. Schneweis KE, Kleim J-P, Bailly E, Niese D, Wagner N, Brackmann HH (1990) Graded cytopathogenicity of the human immunodeficiency virus (HIV) in the course of HIV infection. Med Microbiol Immunol: 179:193–203
4. Miller SA, Dykes DD, Polesky HF (1988) A simple salting out procedure for extracting DNA from human nucleated cells. Nucl Acids Res: 16:1215
5. Kwok S, Higuchi R (1989) Avoiding false positives with PCR. Nature: 339:237–238
6. Higuchi R, Beroldingen CH von, Sensabaugh GF, Erlich HA (1988) DNA typing from single hairs. Nature: 332:543–546
7. Baltimore D, Feinberg MB (1989) HIV revealed – toward a natural history of infection. N Engl J Med: 321:1673–1675
8. Saag MS, Hahn BH, Gibbons J, Li Y, Parks ES, Parks WP, Shaw GM (1988) Extensive variation of human immunodeficiency virus type 1 in vivo. Nature: 334:440–444
9. Wolfs TFW, Jong J-J de, Berg H van den, Tijnagel JMGH, Krone WJA, Goudsmit J (1990) Evolution of sequences encoding the principal neutralization epitope of human immunodeficiency virus 1 is host dependent, rapid, and continuous. Proc Natl Acad Sci USA: 87:9938–9942
10. Pang S, Shlesinger Y, Daar ES, Moudgil T, Ho DD, Chen SY (1992) Rapid generation of sequence variation during primary HIV-1 infection. AIDS: 6:453–460
11. Simmonds P, Zhang LQ, McOmish F, Balfe P, Ludlam CA, Brown AJL (1991) Discontinuous sequence change of human immunodeficiency virus (HIV) type 1 ENV sequences in plasma viral and lymphocyte-associated proviral populations in vivo: implications for models of HIV pathogenesis. J Virol: 65:6266–6276
12. Wolfs TFW, Zwart G, Bakker M, Goudsmit J (1992) HIV-1 genomic RNA diversification following sexual and parenteral virus transmission. Virology: 189:103–110
13. Ou C-Y, Chiesielski CA, Myers G et al., Laboratory Investigation Group, Epidemiologic Investigation Group (1992) Molecular epidemiology of HIV transmission in a dental practice. Science: 256:1165–1171

14. Willey RL, Ross EK, Buckler-White AJ, Theodore TS, Martin MA (1989) Functional interaction of constant and variable domains of human immunodeficiency virus type 1 gp120. J Virol: 63:3595–3600
15. Cheng-Mayer C, Shioda T, Levy JA (1991) Host range, replicative, and cytopathic properties of human immunodeficiency virus type 1 are determined by very few amino acid changes in tat and gp120. J Virol: 65:6931–6941
16. Cheng-Mayer C, Seto D, Tateno M, Levy JA (1988) Biological features of HIV-1 that correlate with virulence in the host. Science: 240:80–82
17. Tersmette M, Goede REY de, Al BJM, Winkel N, Gruters RA, Cuypers HT, Huisman HG, Miedema F (1988) Differential syncytium-inducing capacity of human immunodeficiency virus isolates: frequent detection of syncytium-inducing isolates in patients with acquired immunodeficiency syndrome AIDS and AIDS-related complex. J Virol: 62:2026–2032
18. Simmonds P, Balfe P, Peutherer JF, Ludlam CA, Bishop JO, Brown AJL (1990) Human immunodeficiency virus-infected individuals contain provirus in small numbers of peripheral mononuclear cells and at low copy number. J Virol: 64:864–872
19. Goodenow M, Huet T, Saurin W, Kwok S, Sninsky J, Wain-Hobson S (1989) HIV-1 isolates are rapidly evolving quasispecies: evidence for viral mixtures and preferred nucleotide substitutions. J Acquired Immune Defic Syndr: 2:344–352
20. Burger H, Weiser B, Flaherty K, Gulla J, Nguyen P-N, Gibbs RA (1991) Evolution of human immunodeficiency virus type 1 nucleotide sequence diversity among close contacts. Proc Natl Acad Sci USA: 88:11236–11240

Weiterentwicklung der HIV-PCR in verschiedenen Gebieten der Diagnostik

R. Kaiser, A. Ackermann, H. Börner, R. Rolf, J. Oldenburg, H. H. Brackmann, M. Hartje, K. Diedrich, R. Bialek, E. Bailly, B. Matz, K. E. Schneweis

Bei dem Nachweis einer HIV-Infektion im Screeningtest (ELISA, EIA) und im Bestätigungstest (Westernblot, Immunfluoreszenz) handelt es sich um Detektion von Antikörpern gegen HIV. Da durch diese Tests das Virus nicht direkt nachgewiesen wird, war anfänglich unklar, ob jeder HIV-Antikörpernegative tatsächlich HIV-negativ ist, bzw. ob jeder Antikörperpositive auch HIV infiziert ist. Es war gerade bei den Hämophilen denkbar, daß diese durch inaktiviertes Virus in den Gerinnungspräparaten immunisiert worden waren. In der Virologie der Medizinischen Mikrobiologie in Bonn werden daher außer HIV-Antikörper-ELISA, Westernblot und Immunfluoreszenz auch p24-Antigentests, Virusanzüchtungen und PCR-Analysen durchgeführt.

Die PCR-Analysen beinhalteten zunächst eine einfache PCR mit der aus Blutleukozyten präparierten DNA und anschließende Southernblothybridisierung [1]. Die verwendeten Primer waren aus dem GAG-Bereich des HIV-1-Genoms mit den Bezeichnungen SK38 (Nukleotid [nt] 1543 – nt 1570; Abb. 1) und SK39 (nt 1657 – nt 1630; [2]). Die Detektion der PCR-Produkte erfolgte mittels Southernblot und radioaktiv markiertem Oligonukleotid ^{32}P-SK19 (nt 1590 – 1624; [2, 3]).

Nach dieser PCR-Analyse waren keine HIV-Antikörpernegativen positiv, jedoch blieben 12 Antikörperpositive negativ. Es bestand die Vermutung, daß die verwendete Methode nicht sensitiv genug war, um diese Proben in der PCR als positiv

```
5' GUACCCUUCAGGAACAAAUAGGAUGGAUGACAAAUAAUCCACCUAUCCCAGUAGGAGAAA 3'
           1519      1529      1539      1549      1559      1569
3' CAUGGGAAGUCCUUGUUUAUCCUACCUACUGUUUAUUAGGUGGAUAGGGUCAUCCUCUUU 5'

5' UUUAUAAAAGAUGGAUAAUCCUGGGAUUAAAUAAAAUAGUAAGAAUGUAUAGCCCUACCA 3'
           1579      1589      1599      1609      1619      1629
3' AAAUAUUUUCUACCUAUUAGGACCCUAAUUUAUUUUAUCAUUCUUACAUAUCGGGAUGGU 5'

5' GCAUUCUGGACAUAAGACAAGGACCAAAGGAACCCUUUAGAGACUAUGUAGACCGGUUCU 3'
           1639      1649      1659      1669      1679      1689
3' CGUAAGACCUGUAUUCUGUUCCUGGUUUCCUUGGGAAAUCUCUGAUACAUCUGGCCAAGA 5'
```

Abb. 1. GAG-Bereich des HIV-1 Genoms, Primerpaar der 1. PCR: SK38E (nt 1521 – nt 1541) / SK39E (nt 1687 – nt 1666), Primerpaar der 2. PCR: SK38 (nt 1543 – nt 1570) / SK39 (nt 1657 – nt 1630), Detektionsoligonukleotid: SK19 (nt 1590 – nt 1624)

I. Scharrer/W. Schramm (Hrsg.)
23. Hämophilie-Symposion Hamburg 1992
© Springer-Verlag Berlin Heidelberg 1993

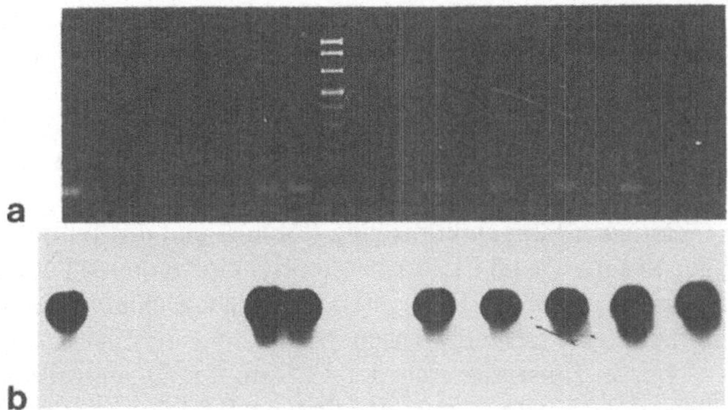

Abb. 2 a, b. Gelanalyse und nachfolgendes Autoradiogramm einer „nested" PCR: **a** Gelanalyse nach „nested" PCR. 4% Agarose Gel; Spur 9: Molekulargewichtsmarker VIII (Boehringer Mannheim), Spur 1: positive Kontrolle, Spur 2: negative Kontrolle, Spuren 7, 8, 12, 14, 16, 18, 20: Proben HIV-Antikörperpositiver, die Signale erscheinen auf der erwarteten Höhe von 115bp; Spuren 3, 4, 5, 6, 10, 11, 13, 15, 17, 19: Proben HIV-Antikörpernegativer. **b** Southernblot hybridisiert mit dem Oligonukleotid DIG-ddUTP-SK19, Spuren: siehe **a**, alle bereits in der Gelanalyse sichtbaren Signale bestätigen sich nach der Hybridisierung

erkennen zu können. Es wurde daher eine sog. „nested" PCR etabliert. Dabei wurde zunächst eine PCR mit dem Primerpaar SK38E/SK39E (nt 1521 – nt 1541/1687 – nt 1666; Abb. 1) durchgeführt, anschließend erfolgte eine PCR mit einem Aliquot des erhaltenen PCR-Produkts mit dem Primerpaar SK38/SK39 (s. oben). Die PCR-Bedingungen für die erste PCR waren: 94 °C 1 min, 40 °C 1 min, 72 °C 1,5 min; die Bedingungen für die zweite PCR: 94 °C 1 min, 60 °C 2,3 min. Die Anzahl der Zyklen war in beiden Fällen 30. Die anschließende Southernblotanalyse wurde mit einem nichtradioaktiv markierten Oligonukleotid durchgeführt (DIG-ddUTP-SK19). Digoxigenin-ddUTP wird bei diesem Verfahren mittels terminaler Transferase an das Oligonukleotid SK19 gekoppelt und ist im Gegensatz zur Markierung mit ^{32}P bis zu 6 Monate lagerbar und bis zu 10mal wiederverwendbar. Die Sensitivität unterschied sich in dieser Studie nicht von ^{32}P-markiertem SK19-Oligonukleotid. Es kommt im Ablauf der Analyse zu keiner Verzögerung, wie sie u.a. durch die Wartezeit bei der Nachlieferung von ^{32}P und die Expositionszeit bei der Autoradiographie entsteht. In der Abb. 2 sind die Signale der PCR-Analyse nach gelektrophoretischer Analyse (4% Agarose, Abb. 2 oben) zu sehen, die sich alle nach der Hybridisierung bestätigten (Abb. 2 unten).

Insgesamt blieben 561 antikörpernegative Proben nach der PCR-Analyse negativ, und 166 antikörperpositive Proben erwiesen sich in der PCR als positiv, darunter auch die 12 Proben, die nach der einfachen PCR negativ geblieben waren. Bei einer weiteren Probe konnte nach der Präparation keine DNA detektiert werden, die PCR-Analyse blieb – wahrscheinlich aus diesem Grund – negativ. Aus den beschriebenen Analysen schließen wir, daß es einerseits keinen Antikörperpositiven unter unseren Patienten gibt, die nicht HIV infiziert sind und daß es andererseits auch keinen Infizierten unter den hier Analysierten gibt, bei dem es nicht zur Antikörperbildung gekommen ist. Berichte von langen Zeiten zwischen Infektion und Serokonversion, i.e. Fälle bei denen ein positives PCR-Ergebnis bis zu 35 Monate vor einem positiven Antikörperbefund liegt [4, 5], werden von unseren Daten nicht unterstützt.

Nach den beschriebenen Ergebnissen erscheint die PCR-Analyse in den nachfolgend aufgeführten Bereichen als diagnostischer Zugewinn: Der erste Bereich bezieht sich auf bislang 8 analysierte Fälle mit nicht eindeutigen serologischen Befunden, d.h. grenzwertige Ergebnisse im ELISA und/oder uncharakteristische Banden im Westernblot. Bei sieben dieser Patienten ergab sich ein negatives PCR-Ergebnis. Für die Richtigkeit des PCR-Ergebnisses in diesen Fällen sprechen die völlig unauffälligen klinischen Befunde und die Tatsache, daß sich keine Steigerung der Reaktivität im ELISA zeigte. Bei einem dieser Patienten ergab sich ein positives Ergebnis nach der PCR, hier waren auch charakteristische Symptome einer HIV-Infektion festgestellt worden.

Der 2. Einsatzbereich der PCR in der Diagnostik stellt sich bei Personen, bei denen der Verdacht auf eine frische Infektion besteht. Die in dieser Studie untersuchten 5 Fälle waren ein Fall von oberflächlichem Kontakt mit Blut eines HIV-Positiven, 2 Nadelstichverletzungen, ein Fall eines Kondomunfalls und ein Fall eines sexuellen Kontaktes mit Beteiligung eines fraglich HIV-Infizierten. Die PCR-Analysen erfolgten ab 2 Wochen nach dem jeweiligen Ereignis und wurden nach weiteren 2–4 Wochen, bzw. z.T. bis mehrere Monate nach dem Vorfall wiederholt. Die erste Analyse mittels ELISA erfolgte nach 4–6 Wochen und wurde ebenfalls wiederholt. Die Tests sind bislang, ebenso wie die klinischen Befunde, negativ. Die Fälle werden, soweit dies von den Betreffenden gewünscht wird, jetzt noch weiterverfolgt.

Der 3. Einsatzbereich der PCR Diagnostik bezieht sich auf die Analyse von Säuglingen HIV-positiver Mütter. Zehn Säuglinge wurden in dieser Studie untersucht, bei allen waren erwartungsgemäß Antikörper gegen HIV feststellbar. Es bestand aber die Möglichkeit, daß es sich hierbei lediglich um Antikörper handelte, die von der Mutter aquiriert worden waren, 4 der 10 Säuglinge konnten wiederholt untersucht werden. In einem dieser Fälle war eine Verminderung der Reaktivität des HIV-ELISA und eine Abnahme der Bandenintensität im Westernblot erst nach 18 Monaten zu beobachten. Bei allen vier Säuglingen war die PCR stets negativ geblieben, klinische Auffälligkeiten waren nicht zu beobachten. Bei 2 der 10 Säuglinge war das Ergebnis der PCR positiv und es waren deutliche Symptome zu beobachten. Beide Kinder waren in Afrika entbunden worden; bei einem der beiden Kinder war dort eine Bluttransfusion durchgeführt worden, das andere war mindestens 2 Monate gestillt worden. Alle 10 Säuglinge waren in der Virusisolierung negativ. Offenbar schließt ein negatives PCR-Ergebnis ab der 4.–9. Lebenswoche bei Säuglingen eine prä- oder perinatale HIV-Infektion zuverlässig aus [6].

Der 4. in dieser Studie vorgestellte Einsatzbereich bezieht sich auf die Untersuchung von Spermaproben HIV-Positiver, bei denen eine künstliche Insemination der HIV-negativen Partnerinnen beabsichtigt ist. Dabei wurden bislang 18 Analysen durchgeführt. Vom Blut der Patienten wurde p24-Antigentest, anti-p24-Antikörperbestimmung (Westernblot) und Virusisolierung durchgeführt. Das Sperma wurde nativ und in verschiedenen Fraktionen nach einer Aufreinigung mit der „swim-up"-Technik [7] untersucht. Vom „swim-up" wurden jeweils Virusisolierungsversuche unternommen, die jedoch sämtlich negativ verliefen. Mit der PCR wurden natives Sperma, Sediment und „swim-up" untersucht. Im Unterschied zu den oben beschriebenen Analysen ging der PCR hier der Schritt der Reversen Transkription voraus, um nicht nur provirale DNA, sondern auch virale RNA im Test zu erfassen. Zur Steigerung der Sensitivität der Analyse wurden außerdem die Nukleinsäuren parallel aus jeder der 3 Sperma-Fraktionen mit Proteinase K [3] und Guanidiniumisothiocyanatpuffer (GTC; [8]) aufgearbeitet, d.h. pro untersuchter Spermaprobe wurden 6 Nukleinsäurepräparationen und mindestens 6 PCR-Analysen durchgeführt. In 14 von 18 analysierten Proben ergab sich ein positives PCR-Signal. Mit einer vorher verwendeten Methode erwiesen sich 3 von 3 Proben als negativ. Bei der Entscheidung über die Durchführung der künstlichen Insemination werden zu den Ergebnissen der PCR Virusisolierungen und p24-Antigentests aus dem Blut mitberücksichtigt. Bis auf eine Ausnahme zeigten sich nur dann positive Ergebnisse bei der Virusisolierung aus Blut, wenn der betreffende Patient in der Spermaprobe „PCR-positiv" war. Die eine Ausnahme könnte einerseits durch Polymeraseinhibitoren im Sperma bedingt sein, könnte aber auch daran liegen, daß die Virusproduktion von HIV in Blut und Sperma voneinander unabhängig sind. Wir selbst übersehen zwei erfolgreiche Inseminationen. In beiden Fällen blieben Mutter und Kind HIV-negativ.

Aufgrund der Ergebnisse dieser Studie betrachten wir die HIV-PCR als eine Ergänzung zu den serologischen Tests und der Virusisolierung. Wir halten sie in folgenden Fällen für angezeigt:

- bei Patienten mit *nicht* eindeutigen serologischen Befunden,
- bei Personen, bei denen der Verdacht auf eine frische, noch seronegative Infektion besteht;
- bei Neugeborenen von HIV-positiven Müttern,
- bei Spermaproben, wenn eine künstliche Insemination beabsichtigt ist.

Literatur

1. Bailly E, Kleim JP, Schneweis KE, van Loo U, Hammerstein U, Brackmann HH (1992) Absence of human immunodeficiency virus (HIV) proviral sequences in seronegative hemophilic men and sexual partners of HIV-seropositive hemohpiliacs. Transfusion 32:104–108
2. Ou CY, Kwok S, Mitchel SW, Mack DH (1988). DNA amplification for direct detection of HIV-1 in DNA of peripheral blood mononuclear cells. Science 239:295–297
3. Sambrook J, Fritsch EF, Maniatis T (1989) Molecular Cloning. Cold Spring Harbour Press
4. Imagawa DT, Lee MH, Wolinsky SM et al. (1989) Human immunodeficiency virus type 1 infection in homosexual men who remain seronegative for prolonged periods. N Engl J Med 320:1458–1462
5. Pezella M, Mannella E, Mirolo M et al. (1989) HIV genome in peripheral blood mononuclear cells of seronegative regular sexual partners of HIV-infected subjects. J Med Virol 28:209–214
6. Krivine A, Firtion G, Cao L et al. (1992) HIV replication during the first weeks of life. Lancet 339:1187–1189
7. Tünnerhof A, van der Ven H, Al-Hasani S et al. (1986) Effectiveness of various sperm preparation techniques for human in vitro fertilization. Human Reprod (Vol 1, Suppl)
8. Chomcqynski P, Sacchi N (1987) Single-step method of RNA isolation by acid guanidinium thiocyanate-phenol-chloroform extraction. Anal Biochem 162:156–159

Probleme der Resistenzentwicklung und Resistenzbestimmung bei der Chemotherapie der HIV-Infektion

K. E. SCHNEWEIS, R. ROLF, B. MATZ, R. KAISER, J. OLDENBURG, J. ROCKSTROH, H.-H. BRACKMANN

3′-azido-3′-deoxythymidin (Azidothymidin, AZT, Zidovudine, Retrovir) wird nach der Phosphorylierung von der reversen Transkriptase des humanen Immundefizienzvirus (HIV) 100mal besser als Substrat akzeptiert als von den zellulären Polymerasen. Es wird in die naszierende DNA-Kette eingebaut und führt – da das nachfolgende Nukleotid am Azid nicht binden kann – zum Kettenabbruch (Abb. 1). Der Wirkungsmechanismus besagt, daß die Neuinfektion von Zellen, also die Virusausbreitung gehemmt wird. Die Virusvermehrung aus dem Pool bereits infizierter Zellen wird dagegen nicht beeinflußt.

Die hohe Mutationsrate des HIV wird der reversen Transkriptase zugeschrieben. Bestimmte Mutationen im Polymerase-Gen führen zu AZT-resistenten Mutanten. Wenn die reverse Transkriptase unter Einwirkung von AZT keine DNA synthetisiert, kann sie auch keine Mutanten erzeugen. Die AZT-resistenten Mutanten müssen also offenbar schon vor Beginn der Therapie entstanden sein. Daß sie üblicherweise bis dahin nicht zur Geltung kamen, muß daran liegen, daß mit der Mutation zur AZT-Resistenz in der Regel eine Verminderung der Virulenz verbunden ist. Erst unter Einwirkung der Behandlung werden die AZT-resistenten Mutanten aus dem Pool der zahlreichen Virusquasispezies selektiert.

Wenn das AZT-resistente Virus in vivo offensichtlich durch das virulentere sensitive Wildvirus verdrängt wird, muß man befürchten, daß dies ebenso geschieht, wenn das Virus zur Resistenzbestimmung angezüchtet wird. Um dem zuvorzukommen, müßte der in vivo bestehende Selektionsdruck in der Kultur beibehalten werden. Andererseits läuft man dabei aber Gefahr, in vitro ein resistentes Virus zu

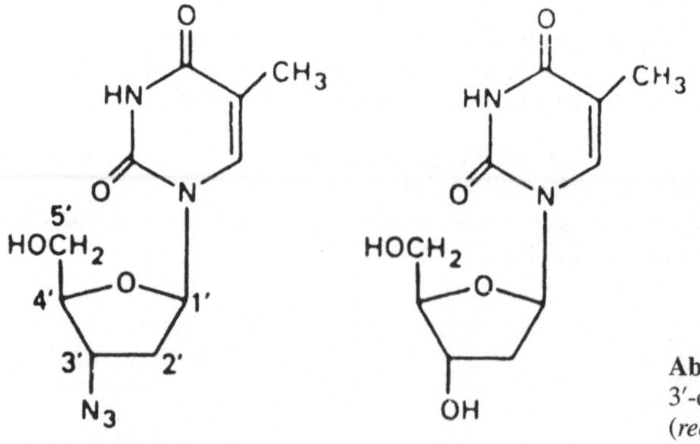

Abb. 1. Strukturformeln von 3′-Azido-3′-deoxythymidin (*links*) und Thymidin (*rechts*)

I. Scharrer/W. Schramm (Hrsg.)
23. Hämophilie-Symposion Hamburg 1992
© Springer-Verlag Berlin Heidelberg 1993

Tabelle 1. Zwei Verfahrensmöglichkeiten zum Nachweis AZT-resistenter HIV-Mutanten

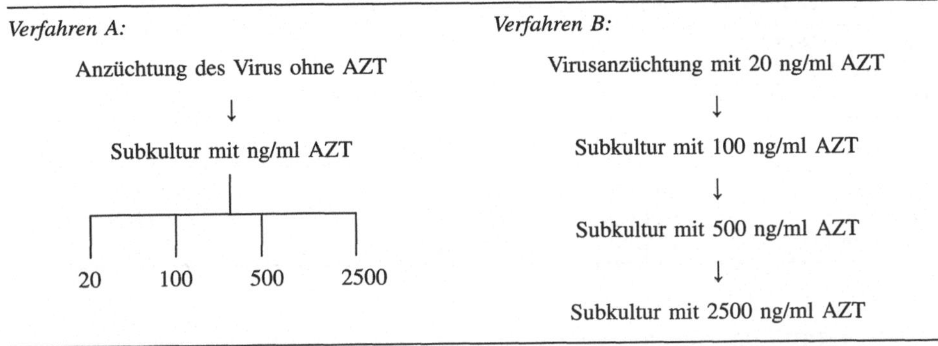

Tabelle 2. Resistenzbestimmung gegenüber AZT mit dem HIV-1-Isolat von einem Patienten, der bisher nicht mit AZT behandelt worden war

Unters.-Nr.: 1407
Kein AZT
Originalkultur ohne AZT: zytopathischer Effekt nach 6 Tagen = CPE (6)

	AZT-Konzentration (ng/ml)			
Res.-Best.	20	100	500	2500
Verfahren A	CPE(18)	p24	p24	p24
Verfahren B	CPE(18)	CPE(19)	CPE(9)	p24

selektieren, das in vivo gar keine Rolle gespielt hat. Somit bieten sich zwei verschiedene Verfahren für die Resistenzbestimmung an (Tabelle 1): Das Verfahren A, bei dem das Virus ohne AZT angezüchtet und dann in Kulturen mit ansteigenden Konzentrationen von AZT subkultiviert wird, und das Verfahren B, bei dem das Virus unter einer geringen Konzentration von AZT angezüchtet und dann stufenweise mit steigenden Dosen von AZT subkultiviert wird.

Wir haben die beiden Verfahren miteinander verglichen. An dem in Tabelle 2 dargestellten Fall zeigt sich, daß mit beiden Verfahren u.U. in vitro ein AZT-resistentes Virus selektiert werden kann, wenn in vivo zuvor keine Selektion erfolgt ist. Allerdings induziert das im Verfahren B analysierte Virus bis zu höheren AZT-Konzentrationen einen zytopathischen Effekt als das im Verfahren A analysierte Virus, bei dem in den höheren Viruskonzentrationen der Nachweis des p24-Antigens im Kulturüberstand zur Feststellung der Virusvermehrung herangezogen werden mußte. Wenn eine Behandlung vorausgegangen war, gab es einerseits Fälle, bei denen beide Verfahren zu gleichsinnigen Ergebnissen führten (Tabelle 3). Andererseits zeigten sich aber auch Fälle, bei denen die hintereinander geschalteten Kulturen des Verfahrens B einen hochresistenten Stamm, die parallel geschalteten Kulturen des Verfahrens A aber kein eindeutig resistentes Virus auswiesen (Tabelle 4). Welches der beiden Verfahren das richtigere ist, müssen – im Vergleich mit den klinischen Daten – weitere Untersuchungen zeigen.

Tabelle 3. HIV-1-Isolat, das bei zwei verschiedenen Verfahren der AZT-Resistenzbestimmung zu gleichsinnigen Ergebnissen führte

Unters.-Nr.: 1418
AZT seit 27 Wo., 500 mg/Tag
Originalkultur ohne AZT: zytopathischer Effekt nach 6 Tagen = CPE (6)

	AZT-Konzentration (ng/ml)			
Res.-Best.	20	100	500	2500
Verfahren A	CPE(5)	CPE(5)	CPE(6)	CPE(8)
Verfahren B	CPE(6)	CPE(2)	CPE(6)	CPE(5)

Tabelle 4. HIV-1-Isolat, das bei zwei verschiedenen Verfahren der AZT-Resistenzbestimmung zu differenten Ergebnissen führte

Unters.-Nr.: 1417
AZT seit 15 Mo., 500 mg/Tag
Originalkultur ohne AZT: zytopathischer Effekt nach 8 Tagen = CPE (8)

	AZT-Konzentration (ng/ml)			
Res.-Best.	20	100	500	2500
Verfahren A	p24 ±	0	0	0
Verfahren B	CPE(12)	CPE(9)	CPE(12)	CPE(16)

Tabelle 5. Charakteristische Mutationen im Polymerase-Gen bei AZT-resistenten HIV-1-Stämmen

Position	Wildvirus	Mutante
67	Asp	Asn
70	Lys	Arg
215	Thr	Tyr oder Phe
219	Lys	Gln

Tabelle 6. Einsendungen zur HIV-Isolierung und evtl. AZT-Resistenzbestimmung bei HIV-seropositiven Hämophilen in Bonn vom Mai bis September 1992

Patienten-Gruppe	Anzahl der Pat.	mittl. $CD4^+$ Zellzahl/µl	Virus-anzucht	CPE der Isolate	AZT-Resistenz
Keine AZT-Behandlung	25	500	6/25	1mal (+) 5mal 0	–
AZT seit '89, '90 oder '91	14	121	14/14	12mal ++ 2mal 0	11/13
AZT seit '89, '90 oder '91	9	315	0/9	–	–

Es gibt aber auch noch die Möglichkeit, anstelle der Viruskultivation von der direkt aus dem Blut gewonnenen Virus-DNA auszugehen und die Resistenz durch Sequenzanalyse im Polymerase-Gen zu bestimmen, nachdem es mittels Polymerase-Ketten-Reaktion (PCR) amplifiziert wurde. Nach den Angaben in der Literatur wird bei geringgradiger Resistenz nur in der Position 215 des Polymerase-Gens eine Mutation beobachtet, während ein Umfeld vieler weiterer Mutationen Resistenzen höheren Grades bedingt (Tabelle 5). Die automatischen Sequenzier-Einrichtungen machen den routinemäßigen Einsatz dieser Methode möglich. Zukünftige Untersuchungen müssen zeigen, ob den verschiedenen Mutationsmustern [1–5] bestimmte Resistenzgrade zugeordnet werden können.

Routinemäßig haben wir bislang nach dem Verfahren A gearbeitet. Die AZT-behandelten Patienten gliedern sich auf in 2 Gruppen, diejenigen mit höherer $CD4^+$-Zellzahl und erfolgloser Virusisolierung und diejenigen mit niedriger $CD4^+$-Zellzahl, erfolgreicher Virusanzucht und hochzytopathogenen, meist AZT-resistenten Isolaten (Tabelle 6).

Literatur

1. Brun-Vézinet F, Ingrand D, Deforges L, Gochi K, Ferchal F, Schmidt MP, Jung M, Masquelier B, Aubert J, Buffet-Janvresse C, Fleury H (1992) HIV sensitivity to zidovudine: a consensus culture technique validated by genotypic analysis of the reverse transcriptase. J Virol Meth 37:177
2. Gao Q, Gu ZX, Parniak MA, Li XG, Weinberg MA (1992) In vitro selection of variants of human immunodeficiency virus type 1 resistant to 3′-azido-3′-deoxythymidine and 2′,3′-dideoxyinosine. J Virol 66:12
3. Gingeras TR, Prodanovich P, Latimer T, Guatelli JC, Richmann DD, Barringer KJ (1991) Use of self-sustained sequence replication amplification reaction to analyze and detect mutations in zidovudine-resistant human immunodeficiency virus. J Inf Dis 164:1066
4. Muckenthaler M, Gunkel N, Levantis P, Breadhurst K, Goh B, Colvin B, Forster G, Jackson GG, Oxford JS (1992) Sequence analysis of an HIV isolate which displays unusually high level AZT resistence in vitro. J Med Virol 36:79
5. Kellam P, Boucher CA, Larder BA (1992) Fifth mutation in human immunodeficiency virus type 1 reverse transcriptase contributes to the development of high level resistence to zidovudine. Proc Natl Acad Sci 89:1934

Langzeitstudie einer Therapie mittels lymphozytärer Autovakzine bei HIV-infizierten Patienten

H. Th. Brüster, A. Holder, A. Illes, B. M. E. Kuntz, E. Lehnert, R. Molling, J. W. Scheja, M. Schneider

HIV 1, der Erreger der erworbenen Immunschwäche (Aids) zeichnet sich als Retrovirus durch besonders hohe Antigenvariationen und Heterogenität des Genoms aus. Dadurch kann das Immunsystem unterlaufen werden. Die Entwicklung einer effektiven Heterovakzine ist aus demselben Grund erschwert.

Durch die hohe Mutationsrate dieser Viren kann ein Patient im Laufe der Zeit Träger mehrere Virusvarianten werden. Zusätzliche Reinfektionen können als Triggerereignisse die Krankheitsprogredienz noch steigern.

Als Therapie hat sich die Behandlung mit AZT immer mehr durchgesetzt, doch muß man im Laufe der Zeit mit erheblichen Nebenwirkungen rechnen.

Umstritten ist auch der Zeitpunkt für den Beginn der AZT-Therapie. In einer groß angelegten klinischen Studie konnten keine signifikanten Unterschiede festgestellt werden, ob eine sofortige AZT-Behandlung bei symptomlosen HIV-infizierten Patienten im Vergleich zu unbehandelten Patienten die Überlebenswahrscheinlichkeit erhöht bzw. die Progression zum klinischen Vollbild verlangsamt werden kann [1].

Seit 1985 wurden in unserem Institut über 300 HIV-infizierte Patienten mit einer hitzeinaktivierten Autovakzine nach einer von Brüster et al. entwickelten Methode behandelt [2–4].

Methodik

Mononukleäre Zellen HIV-infizierter Patienten werden mittels maschineller Zellseparation (Lymphozytapherese) und diskontinuierlicher Durchflußzentrifugation am Zellseparator (Haemonetics V50) gewonnen.

Die mittlere Ausbeute an mononukleären Zellen liegt in Abhängigkeit vom Ausgangswert bei 10^8 bis 10^9 Zellen. Diese Lymphozytenpräparate werden durch Ultraschallbehandlung 45 KHz, 400 W sowie Schockgefrieren im Äthanol-Trokkeneis-Gemisch und Lagerung bei –78 °C für mindestens 17 h behandelt, um die korpuskulären Bestandteile zu zerstören.

Nachfolgend wird das Produkt bei 37 °C im Wasserbad aufgetaut und die Suspension bis zum endgültigen Gebrauch bei –18 °C gelagert.

Vor Retransfusion, die aus praktischen Gründen je eine Woche später erfolgt, wird das Präparat zur Inaktivierung der HI-Viren für 30 min bei 56 °C inkubiert. Zelldetritus, Nuklei sowie hitzelabile Proteine werden durch Zentrifugation bei 1200 · g für 30 min und Mikrofiltration entfernt.

I. Scharrer/W. Schramm (Hrsg.)
23. Hämophilie-Symposion Hamburg 1992
© Springer-Verlag Berlin Heidelberg 1993

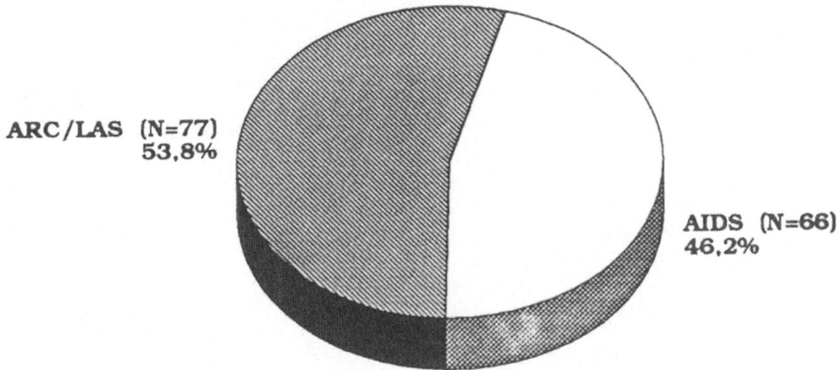

Abb. 1. Prozentuale Verteilung der mit Auva behandelten HIV-Patienten

Die Qualitätskontrolle des hergestellten Präparates wird nach den Arzneimittelrichtlinien DAB, USP und eigenen Kriterien durchgeführt [5, 6].

Die resultierende lymphozytäre Autovakzine (Auva) wird im Anschluß an die nächste Lymphozytapherese rücktransfundiert.

Dieses Vorgehen wird wöchentlich über 6 Wochen beibehalten, gefolgt von einer 6wöchigen Therapiepause.

Für die seit 1985 mit der lymphozytären Autovakzine behandelten Patienten wurde eine Überlebenszeit von mittlerweile 7 Jahren erreicht.

Zu einer statistischen Auswertung von mit der lymphozytären Autovakzine behandelten Patienten wurden folgende Selektionskriterien angewandt:

- Mindesttherapiedauer 6 Monate,
- $CD4^+$-Absolutzellzahl mindestens 100/µl,
- keine gleichzeitige AZT- oder andere interferierende Therapien, z.B. Immunglobuline.

Ergebnisse

143 Patienten entsprachen diesen Selektionskriterien.

Die Patienten wurden nach der CDC-Klassifikation (1987) in Gruppen eingeteilt. Die absolute und prozentuale Verteilung ist in Abb. 1 dargestellt; Abb. 2 zeigt die Überlebenswahrscheinlichkeit der analysierten Patientengruppen nach 76 Monaten in einer Zeit-Ereignis-Analyse nach Kaplan-Meyer. Eine multivariante Analyse der Krankheitsprogredienz bei HIV-Patienten nach dem ausgearbeiteten Bewertungsmodell ist in Vorbereitung [7].

Für die CDC-Klassen IIIA bis IVA (ARC/LAS) ergibt sich eine Überlebenswahrscheinlichkeit von 79,7%, für die DCD Klassen IVC1 bis IVD (Aids) von 47,1%. Die Kaplan-Meyer-Kurve der Aids-Gruppe verläuft nach ca. 55 Monaten plateauförmig, die Gruppe der ARC/LAS-Patienten erreicht das Plateau bereits nach 42 Monaten.

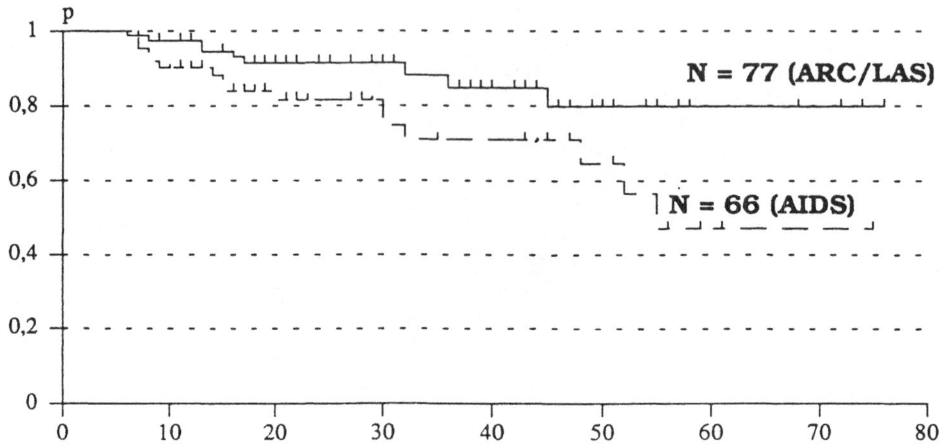

Abb. 2. Überlebenswahrscheinlichkeit (Zeit-Ereignis-Anlage nach Kaplan-Meier) von HIV-Patienten unter Behandlung mit der Autovakzine

In einer klinischen AZT-Studie von Fischl et al. zeigt sich nach nur 21 Monaten eine Überlebenswahrscheinlichkeit bei ARC-Patienten von 71,8%, bei Aids-Patienten von 47,5% [8].

Eine andere Studie von Vella et al. kommt zu ähnlichen Ergebnissen. Bei 195 mit AZT behandelten Aids-Patienten, betrug die berechnete Überlebenswahrscheinlichkeit nach 24 Monate 45,9% [9].

HIV-Antigenkonzentrationen in den Autovakzinepräparaten wurden repräsentativ mit Hilfe des p24-ELISA bestimmt. Das Ausgangsleukapheresematerial individueller Patienten variiert bezüglich des Gehalts an Lymphozyten (0,8–13 $\cdot$ 10^6/ml).

In einigen Fällen (17/45 Proben) war mit Hilfe dieser Methode kein freies HIV-Antigen im Plasma nachweisbar. In den übrigen Proben lagen die Konzentrationen an freiem p24-Antigen zwischen 5 und 200 pg/ml. Ein Anteil aktiver HIV-Partikel liegt gebunden an Antikörper oder T-Zellen und Monozyten und damit komplexiert vor, so daß zusätzlich der Antigengehalt sedimentierter und kälteschockbehandelter Zellen aus dem Leukapheresematerial bestimmt wurde. In allen Fällen wurde p24-Antigen in den gewaschenen und lysierten Lymphozyten des Auvaausgangsmaterials quantifiziert: die bestimmten Werte schwankten zwischen 0,5 und 45 pg p24/ml als komplexiertes Antigen im Auva oder 0,0009–1,17 pg p24 Antigen in 10^3 CD4-positiven Zellen.

Der p24-Antigengehalt korrelierte damit nicht mit dem absoluten Gehalt an $CD4^+$-Lymphozyten (13–921 Zellen/µl Auva) und auch nicht mit dem prozentualen Anteil $CD4^+$-Zellen (1–47%).

Zusätzlich wurde das HIV-Replikationspotential von HIV im Auvamaterial nach Stimulation von T_H-Zellen unter optimalen Konzentrationen von IL-1, IL-2, IL-6, GM-CSF und Stimulation der T-Zellen durch 0,5% PHA nachbestimmt (7tägige Kultur). Hier fanden sich hohe Unterschiede bzgl. der Menge nachweisbaren Antigens nach Kultur. Höchste Werte mit 20–87 pg p24 Antigen/10^3 $CD4^+$-Lymphozyten wurden bei Patienten in einem fortgeschrittenen klinischen Stadium (CDC IVC) gemessen.

Für die Wirksamkeit einer De-novo-Sensibilisierung gegen HIV-Epitope durch die wiederholte Auvabehandlung (mit einem Antigenvariationsbereich von 20–7400 pg p24/Auva) kann mit einem Auvazyklus von 6 Wochen mit 1000 pg p24/Auva (als freies Antigen und als Immunkomplex) eine T-zelluläre Sensibilisierung erreicht werden, die in vitro durch Restimulation mit autologem und heterologem Auva dokumentiert werden kann. Außerdem reagieren die T-Zellen dieser autovakzinierten Patienten gegen synthetische 16-Peptide aus dem HIV-nef. Ein entsprechendes Reaktionsmuster gegen Auva und nef-Peptide wird bei nicht mit Auva behandelten Patienten nicht gefunden.

Die Patienten, die in vitro keine positive Restimulationskinetik aufweisen, erhielten nach bisheriger Datenanalyse weniger als 200 pg p24/Auvaeinheit.

Diskussion

Für die Bildung einer kompletten Immunantwort (T- und B-Zellimmunität mit der Entstehung Ag-spezifischer T_H-Zellen mit MHC-Klasse II-restringierten Reaktionsmuster, Ag-spezifischer T_H-Zellen mit spezifischer Kooperation Ag-spezifischer B-Zellen und zytotoxischer T-Zellen mit MHC-Klasse-I-restringierter Funktion) gegen ein infektiöses Agens ist das Vorhandensein morphologisch intakter Lymphknoten erforderlich.

Anerkanntermaßen erfolgt an den follikulären dendritischen Zellen (FDC) der Lymphknoten das primäre HIV-Trapping, so daß das weitgehende Fehlen freien Antigens in der Peripherie während langer Phasen der Erkrankung erklärt werden kann [10, 11]. Es wurde auch beobachtet, daß die CD4-Zone im HIV-positiven Lymphknoten vergrößert ist und daß die Symptomatik des sog. *„full-blown AIDS"* mit einer massiven Produktion des inflamatorischen Zytokins IL-1β einhergeht.

Die permanente Reinfektion von FDC durch infizierte T-Lymphozyten führt zu einer Zerstörung des follikulären Netzwerks im Lymphknoten, so daß neben dem Ausbleiben einer ständig neukontrollierten und immunologisch angepaßten Immunantwort durch Ag-spezifische T-Zellen, die nichtkontrollierte Hypergammaglobulinämie durch exzessive Plasmazellaktivität überwiegt, im Rahmen derer infektionsirrelevante Antikörper gebildet werden.

Schließlich besteht eine Reihe von Hinweisen dafür, daß definierte Proteine aus dem HIV als Superantigene fungieren und daß über einen Mechanismus, der als *„programmed cell death"* (PCD) bekannt geworden ist, diese Superantigene zur Eliminierung von definierten $CD4^+$-T-Zellen führen, die wie HIV-induzierte zythopatische Effekte erscheinen [12–14].

Entsprechende PCD wurden in Ag-spezifischen T-Zellen in vitro dann gefunden, wenn T-Zellen über ihren Antigen-Rezeptor aber in Abwesenheit eines kostimulierenden Agens (d.h. CD28, CD4, IL-2) stimuliert wurden. Schließlich scheint PCD, wie bei progredientem Aids beobachtet, unabhängig von der HIV-Superinfektion der T-Zelle vorzukommen [15] und auch eine wesentliche Rolle bei der Entstehung von Autoimmunphänomenen zu spielen, was die Ähnlichkeit von HIV-Infektion und chronischer GvHD nach Knochenmarktransplantation zu erklären vermag [16].

Freies gp 160 ist molekular mit MHC-Klasse-II-Antigenen verwandt, und diese Mimikry führt neben der Induktion einer gestörten Toleranz gegen MHC-Klasse-II-restringierte Liganden des T-Zellrezeptors zu PCD von $CD4^+$-T-Zellen.

Das Hauptanliegen der Auva besteht demnach in der Rekonstitution einer spezifischen T-Zellantwort, die durch die normale Kontrolle über ein Zweisignalsystem gegeben ist und die damit von *antigenpräsentierenden Zellen* (APC) kontrolliert wird.

Bei Störung der Antigenprozessierung, die in einigen Fällen auch eine immungenetische Basis durch in der MHC-Region kodierte TAP-1-, TAP-2- und LMP-1-, LMP-2-Genprodukte aufweisen die als Transporter und Proteasomenkomponenten die Antigenprozessierungskapazität modulieren, kann die Aufarbeitung von autologem Virusmaterial aus dem Lymphozytenpräparat wesentlich zur Verfügbarkeit von „kleineren" HIV-Bruchstücken führen, die eine zweisignalgesteuerte T-Zellantwort erlauben.

Ferner enthalten die Auvapräparationen biologisch wirksames TGF-β, das als Supressor IL-1β-aktivierter Entzündungsprozesse die klinische Situation des Patienten akut verbessern. TGF-β liegt in vivo weitgehend inaktiv als Produkt aus Thrombozyten und Makrophagen vor. Freigesetzte Urokinase und andere Plasmaproteasen führen zur Abspaltung des Inhibitors, so daß i.v. appliziertes Plasma-TGF-β seine biologische Funktion auch bezüglich der Stimulation der Hämatopoese ausüben kann [17].

Schlußbetrachtung

Zusammenfassend gilt: es soll durch Herstellung einer patientenspezifischen Autovakzine eine effektive immunologische Antwort gegen die aktuell im Patienten vorhandenen Virusvarianten erreicht werden. Sowohl der Nachweis einer T-zellulären Sensibilisierung sowie die vorgelegten Überlebensdaten sprechen für die Wirksamkeit der Methode. Zusätzliche Vorteile sind die Nebenwirkungsfreiheit, insbesondere das Fehlen eines myelotoxischen Effektes. Die Mehrzahl der so behandelten Patienten ist in der Lage, ambulant an der Therapie teilzunehmen; ihre Arbeitsfähigkeit bleibt erhalten.

Aufgrund der theoretischen Zusammenhänge oder bestimmten immungenetischen Konstellationen (TAP, LMP) ist die Auvatherapie nicht in allen Fällen oder allen HIV-Infektionsstadien wirksam. Derzeit laufen Untersuchungen bei Patienten, bei denen eine fehlende Ansprechbarkeit auf die Therapie beobachtet wird.

Eine gleichzeitig laufende Studie befaßt sich mit der HLA-assoziierten Suszeptibilität gegenüber der HIV-Infektion und untersucht eine mögliche Involvierung der immungenetischen Struktur (HLA-Konstellation) der Patienten mit dem Therapieerfolg. Die bisherigen Ergebnisse ergaben eine zeitabhängige Beteiligung verschiedener HLA-Antigene an der Suszeptibilität und Resistenz gegenüber HIV-Infektionen [18]. So scheint das Vorhandensein des HLA-Supratyps HLA 1-B8, -DR3 infektionsprotektiv zu sein.

Zu Beginn der Aids-Epidemie (in den Jahren 1983–1985) fand sich eine hohe Assoziation des HLA-DR5 mit der HIV-Infektion. Diese Assoziation ist in Übereinstimmung mit den Ergebnissen anderer Untersucher für das Kaposi-Sarkom im

Laufe der Jahre abgeschwächt worden. Auch hierfür ist möglicherweise die hohe Antigenvariation der HI-Viren verantwortlich. Weiter fand sich eine hohe Assoziation des Antigens A-28 mit Kaposi-Sarkom.

Demzufolge sind die HLA-Antigene HLA A28 und DR5 als prognostisch ungünstige Marker anzusehen. Eine Bewertung der Überlebenswahrscheinlichkeit in Abhängigkeit von bestimmten HLA-Antigenen und Autovakzination ist in Arbeit.

Literatur

1. Aboulker J-P, Swart AM (1993) Preliminary analysis of the Concordia trial. Lancet 341:889–890
2. Brüster HT, Kuntz BME, Scheja JW (1987) Die Behandlung von AIDS- und ARC-Patienten mit einer lymphozytären Auto-Vaccine. Dtsch Ärztebl 13:818–824
3. Brüster HT, Kuntz BMF, Scheja JW (1988) Autovaccination plus heat-inactivated autologous plasma in AIDS-patients. Lancet 1:1284–1285 (letter)
4. Brüster HT (1990) HIV-autovaccine: a new method to treat AIDS and ARC patients. Transfusion Today:8
5. Brüster HT, Scheja JW (1986) Quality control of blood and it's compounds. Lab Med 8:471–481, 564–570
6. Scheja JW, Brüster HT (1984) A method for the determination of kallikrein system in plasma and blood products. Lab Med 7:276–281, 344–350
7. Scheja JW, Brüster HT (in press) Multivaried analysis in staging and monitoring HIV-infected individuals
8. Fischl MA et al. (1989) Prolonged Zidovudine therapy in patients with AIDS and advanced AIDS-related complex. JAMA 262/17:2405–2410
9. Vella et al. (1992) Survival of zidovudine-treated patients with AIDS compared with that of contemporary untreated patients. JAMA 267:1232–1236
10. Janossy et al. (1991) Accessory cells in HIV and other retroviral infections. In: Racz P et al. Karger, Basel, pp 111–123
11. Fox CH, Couttler-Fox M (1992) The pathobiology of HIV infection. Immunology Today 13:353–356
12. Groux H, Torpier G, Monte D et al. (1992) [Beitrag in:] J Exp Med 175:331–340
13. Terai C, Kornbluth R, Pauza C, Richman D, Carson D (1991) [Beitrag in:] J Clin Invest 87:1710–1715
14. Laurent-Crawford AG, Krust B, Müller S et al. (1991) [Beitrag in:] Virology 185:829–839
15. Ameisen JC (1992) Programmed cell death and AIDS: from hypothesis to experiment. Immunology Today 13:388–391
16. Harms B, Kögler G, Wernet P, Brüster HT, Schneider EM (1991) Modulation of haematopoetic colony formation of stem cells in peripheral blood by anti-TGF-β in patients with severe immunosuppression. Klin Wochenschr 69:1139–1145
17. Habeshaw J, Hounsell H, Dalgleish A (1992) Does the HIV envelope induce a chronic graft-versus-host-like disease? Immunology Today 13:207–210
18. Kuntz BMF, Brüster HT (1989) Time-dependent variation of HLA-antigen-frequencies in HIV-1-infection (1983–1988). Tissue Antigens 34:164–169

Stufentherapie bei pädiatrisch HIV-infizierten Hämophilen und perinatal HIV-infizierten Kindern. Eine Studie über 4 Jahre

W. Kreuz, M. Funk, T. Güngör, T. Beeg, D. Mentzer, R. Linde, S. Ehrenforth, D. Klarmann, S. Enenkel, I. Kynast, B. Stastny, D. Hofmann, B. Kornhuber

Einleitung

Die perinatale HIV-Infektion unterscheidet sich von der HIV-Infektion der Erwachsenen sowohl in Krankheitsmanifestation wie auch im Krankheitsverlauf [1]. Ungefähr 25% aller perinatal-infizierten HIV-Patienten entwickeln Aids innerhalb des ersten Lebensjahres, ca 15% im 2. Lebensjahr und jeweils 10% in den folgenden Jahren [2, 3]. Dieses Phänomen wurde als bi- bzw. trimodaler Krankheitsverlauf der pädiatrischen HIV-Erkrankung interpretiert [4, 5].

Der Krankheitsverlauf der Kinder, die über Blutprodukte infiziert wurden, ist vergleichbar mit dem der Erwachsenen. Bei hämophilen Kindern, die im Lebensalter von 1–17 Jahren infiziert wurden, entwickelten 26% das Vollstadium Aids innerhalb von 8 Infektionsjahren [6].

Unter Berücksichtigung dieses unterschiedlichen Krankheitsverlaufes bei HIV-infizierten Kindern, haben wir den Langzeiterfolg einer Stufentherapie über den Zeitraum von 4 Jahren untersucht.

Patienten und Methoden

In unserer Ambulanz werden 78 HIV-exponierte Kinder (0,1–16 Jahre) betreut. Davon sind 52 sicher HIV-infiziert, wobei 39 Kinder vertikal und 13 über Blutprodukte infiziert wurden. Über einen Zeitraum von 4 Jahren (1988–1991) wurde ein Patientenkollektiv, bestehend aus 28 HIV-infizierten Kindern, 8 Kindern mit Gerinnungsstörungen mit einem Median von 106 Infektionsmonaten (Variationsbreite 14–123 Monate) und 20 perinatal HIV-infizierten Kindern mit einem Median von 61 Lebensmonaten (11–107 Monate) untersucht. Seit 1987 bzw. seit dem uns die beschriebenen Substanzen zur Verfügung standen, wurden diese Patienten nach dem in Tabelle 1 angegebenen Therapieschema betreut.

Alle 3 Patientengruppen wurden vor Beginn der IVIG-Therapie auf CMV-Seropositivität untersucht. CMV-negative Kinder bekamen definitionsgemäß eine CMV-Prophylaxe, um eine CMV-Erstinfektion zu verhindern. Kinder mit CMV-IgG-Titern über 1:240 bekamen ebenfalls ein Immunoglobulinpräparat mit hohem CMV-/EBV-Titer, um eine CMV-Reaktivierung zu verhindern.

Die Kriterien für eine frische CMV-Infektion waren ein positiver Antigennachweis im Urin oder im Liquor, und/oder erhöhte Transaminasen, und/oder ein positives CMV-IgA oder IgM sowie begleitende CMV-spezifische Symptome.

I. Scharrer/W. Schramm (Hrsg.)
23. Hämophilie-Symposion Hamburg 1992
© Springer-Verlag Berlin Heidelberg 1993

Tabelle 1. Frankfurter Stufentherapie bei HIV-infizierten Kindern

	Medikation		Indikation
Zusatztherapie	rhu-G-CSF		Neutropenie (Zellzahl <600/μl)
	rhu-Erythropoetin		AZT- oder HIV-assoziierter Anämie (Hämoglobin <10 g/l)
	HIV-Immunglobulin		permanent positives p24-Antigen und Verlust von Banden im Westernblot
	ddI-eventuell ddC		AZT-Versager/Resistenz
Basis	AZT	Cotrimoxazol Pentamidin	Verlust von Meilensteinen Neurologische Symptome CD4-Zellen <400/μl (Ausnahme Kinder <2 Jahre)
	polyvalentes 7S-IVIG CMV-EBV-Hyperimmunglobulin		Rezidivierende bakterielle Infekte, reduzierte B-Zell-Funktion, Wachstumsstillstand, Entwicklungsverzögerung

Für die Auswertung wurde entsprechend dem zweigipfligen Verlauf, wie von Lampert u. Blanche beschrieben, die Gruppe der perinatal infizierten Kinder in eine schnell bzw. mittelschnell verlaufende Untergruppe eingeteilt. Betrachtet man den CD4-Zellverlauf in den verschiedenen Gruppen, so zeigte sich ein Zellabfall von 140 Zellen/μl/Jahr bei der Gruppe der durch Blutprodukt infizierten Patienten (Gruppe 2, n=8), von 190 Zellen/μl/Jahr bei den mittel- bis langsamverlaufenden vertikal infizierten Patienten (Gruppe 1b, n=17) und von 630 Zellen/μl/Jahr bei den schnell verlaufenden vertikal infizierten Patienten (Gruppe 1a, n=3).

Während des Beobachtungszeitraumes (1988–1991) wurden folgende Untersuchungen durchgeführt:

- Alle 3 Monate: Neben Krankengeschichte, Wachstums- und Gewichtskontrolle sowie allgemeinen Laborparametern, eine Bestimmung der Lymphozytensubpopulationen (CD4, CD8), eine Lymphozytenstimulation mit verschiedenen Mitogenen, eine HIV-p24-Antigen-Bestimmung, Western-Blot-Bestimmung, CMV-Nachweis im Urin und Bestimmung von CMV-IgG, -IgA und -IgM im ELISA-Verfahren aus dem Serum.
- Alle 6 Monate: Zusätzliche neurologische oder entwicklungsneurologische Untersuchungen.
- Alle 12 Monate: Ultraschalluntersuchungen des Abdomens, augenärztliche Untersuchung und eine Stadieneinteilung nach CDC-Kriterien.
- Zerebrale Magnetresonanztomographie (MRT), Thoraxröntgenaufnahmen wurden durchgeführt, wenn sie notwendig erschienen.

Ergebnisse

IVIG-Therapie

Alle Kinder der Gruppe 1a (3 perinatal infizierte Patienten mit schnellem Krankheitsverlauf) entwickelten in einem Zeitraum von 12 Monaten schwere bakterielle Infekte (Meningitis, Sepsis, Pneumonie). Zwei der Kinder hatten eine Reaktivierung ihrer CMV-Erstinfektion mit ZNS- bzw. Retinabefall. Bei den Kindern der Gruppe Ib zeigte sich in dem gleichen Zeitraum, bei einem von 12 Kindern unter IVIG-Therapie eine schwere bakterielle Infektion (Pneumokokkensepsis) und bei 3 Kindern eine CMV-Reaktivierung. Bei 9 dieser Patienten konnte in diesem Zeitraum und auch später eine primäre CMV-Infektion verhindert werden. Im gleichen Zeitraum hatte keines der blutplasmaproduktinfizierten Kinder aus Gruppe 2 eine schwere bakterielle Infektion oder eine CMV-Reaktivierung.

AZT-Therapie

Wie in Abb. 1 zu sehen, zeigte sich ein deutlich unterschiedlicher CD4-Zellverlauf der 3 untersuchten Gruppen unter Zidovudin-Therapie. In der Gruppe 1a (n=3) konnte der CD4-Zellabfall zu keinem Zeitpunkt aufgehalten werden, in der Gruppe 1b (n=5) zeigte sich eine Abschwächung des CD4-Zellabfalles und bei den Hämophilen, Gruppe 2 (n=6), kam es zu einem CD4-Zellanstieg und einer Rückkehr zu den Ausgangswerten in einem Zeitraum von 9 Monaten. Lediglich bei einem von 14 Kindern unter retroviraler Therapie zeigte sich eine AZT-induzierte Anämie, eine Dosisreduktion wegen einer Neutropenie war bei 4 dieser Kinder notwendig.

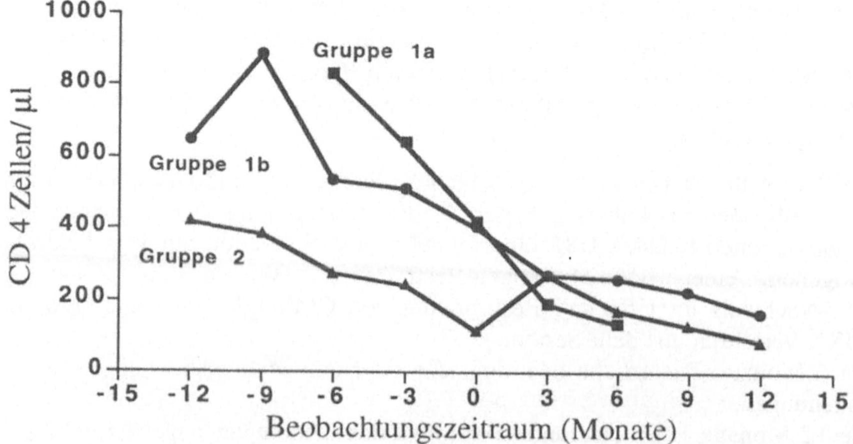

Abb. 1. CD4-Zellverlauf unter antiretroviraler Therapie bei den 3 untersuchten Gruppen, Zeitpunkt 0 entspricht dem Therapiebeginn mit AZT

Tabelle 2. Indikation zur PCP-Primärprophylaxe

Alter [Jahre]	CD4-Zellen [µl]
<1	<1500
1–2	<750
2–6	<500
>6	<200–300

PCP-Prophylaxe

Bei 8 perinatal infizierten Kindern (2 aus Gruppe 1a) und 7 Hämophilen (Gruppe 2) wurde eine PCP-Prophylaxe nach dem in den Tabellen 1 und 2 angegebenen Schema durchgeführt.

Pentamidin-Isothionat inhalierten 3 Kinder der Gruppe 1 und 7 Kinder der Gruppe 2. Cotrimoxazol oral erhielten 5 Kinder mit perinataler Infektion. Während der Beobachtungszeit von 9–38 Monaten (Median 23 Monate) wurde weder eine PCP noch ein anderer Organbefall durch Pneumocystis carinii in allen 3 Gruppen beobachtet. Die Nebenwirkungen waren bei den Pentamidininhalationen ein metallischer Geschmack und eine bronchiale Reizung, die aber durch vorherige Gabe von Betamimetika gut unterdrückt werden konnte. Allergische Hautreaktionen auf Cotrimoxazol wurden bei 50% der Fälle beobachtet. Alle diese Kinder sprachen gut auf eine graduelle Desensibilisierung an [7].

Einsatz von ddI bei fehlendem Ansprechen auf AZT

Didesoxyinosin (Videx, Bristol-Myers) wurde bei einem Patienten, der sich seit über 3 Jahren im Vollstadium Aids befand, eingesetzt. Der perinatal infizierte Junge zeigte nach 18 Monaten AZT-Gabe eine neurologische Symptomatik mit verwaschener Sprache, Entwicklungsverzögerung und einer Rückentwicklung der geistigen und motorischen Fähigkeiten. Nach dem Beginn der ddI-Therapie, anfänglich mit 6 mg/kgKG/Tag, später mit 8 mg/kgKG/Tag, zeigte sich eine Besserung der neurologischen Symptomatik, wenn auch eine altersentsprechende Entwicklung weiterhin ausblieb. Nach 18 Monaten ddI-Dauertherapie kam es zu einer erneuten, massiven Verschlechterung der neurologischen Störung, so daß zu diesem Zeitpunkt mit einer AZT/ddI-Kombinationstherapie (AZT 8 mg/kgKG/Tag in 3 Einzeldosen und ddI 7 mg/kgKG/Tag in 2 Einzeldosen) begonnen wurde. Unter dieser Kombination zeigte sich ebenfalls eine vorübergehende Besserung des Allgemeinzustandes und eine Besserung der neurologischen Symptomatik. Als Nebenwirkung unter ddI-Therapie wurde von der Mutter ein mäßiger Durchfall beschrieben. In Abb. 2 wird der CD4-Zellverlauf dieses Patienten unter der beschriebenen Therapie dargestellt.

Stadienwechsel unter Stufentherapie

Wie aus Tabelle 3 zu ersehen ist, zeigte die Progression der HIV-Erkrankung bei den 3 untersuchten Gruppen deutliche Unterschiede. In der Gruppe 1a erreichten alle

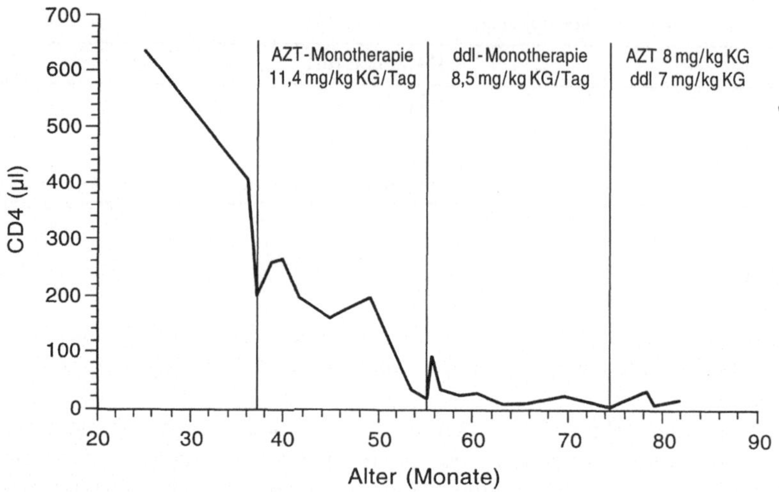

Abb. 2. CD4-Zellverlauf unter antiretroviraler Therapie bei einem perinatal HIV-infizierten Jungen

Tabelle 3. Stadienverläufe der Studienpatienten

Vertikal infizierte Kinder („therapieresistent") Gruppe 1a (n=3)	Progredienter Krankheitsverlauf Überlebenszeit Median 19 Monate	
Vertikal infizierte Kinder („therapiesensibel") Gruppe 1b (n=17)	Stadium 1988 P1 n = 7 P2 n = 6 AIDS n = 4	Stadium 1991 P1 n = 5 P2 n = 4 AIDS n = 8, verstorben 4
Horizontal infizierte Kinder Gruppe 2 (n=8)	Stadium 1988 P1 n = 6 P2 n = 6 AIDS keine	Stadium 1991 P1 n = 1 P2 n = 3 AIDS n = 8, verstorben 0

3 Kinder innerhalb des ersten Lebensjahres das Stadium Aids und verstarben innerhalb des zweiten Jahres aufgrund bakterieller/CMV/Pilz-Infektionen und massiver neurologischer Störungen (Enzephalopathie). In der Gruppe 1b befanden sich am Anfang des Beobachtungszeitraumes (1988) bereits 4 von 17 Kindern im Stadium Aids. Nach 4 Jahren hatte sich diese Rate verdoppelt. Von diesen 8 Patienten starben 3 Patienten im 3. Jahr; zwei Patienten mit kompletter immunologischer Dysfunktion und ein Patient mit schwerem Wasting-Syndrom. Das 4. Kind verstarb aufgrund eines Herz- und Nierenversagens im Rahmen eines progredienten systemischen Lupus erythematodes.

In Gruppe 2 verblieben nach 4 Jahren Beobachtungszeitraum (und mindestens 8 Infektionsjahren), 4 Kinder im Stadium P1 bzw. P2, während die anderen 4 Kinder in das Stadium Aids wechselten, wobei bis dahin keines der Kinder starb.

Diskussion

Es konnte gezeigt werden, daß bei dem unterschiedlichen Krankheitsverlauf HIV-infizierter Kinder von einem unterschiedlichen Ansprechen auf die verschiedenen Bestandteile des Stufentherapieschemas ausgegangen werden muß. So konnte z.B. nach einer primären CMV-Infektion eine sekundäre CMV-Manifestation durch Hyperimmunglobulingabe nicht sicher verhindert werden. Die Kinder der Gruppe 1a zeigten kein Ansprechen auf AZT, es konnte aber in allen 3 Gruppen eine erfolgreiche PCP-Prophylaxe mit Pentamidin-Inhalationen oder mit oralen Cotrimoxazol-Gaben durchgeführt werden. Nach den Erfahrungen mit der AZT/ddI-Kombinationstherapie bei einem unserer Patienten stellt sich für uns die Frage nach einem frühzeitigeren Beginn der antiretroviralen Kombinationstherapie.

Für den gleichzeitigen Einsatz zweier antiretroviraler Substanzen, einer vorbeugenden CMV-spezifischen ZNS-Protektion und dem Etablieren von aussagekräftigen Laborparametern für ein besseres Therapiemonitoring, sind weitere Studien notwendig.

Literatur

1. Rogers MF, Pauline A, Starcher E, Noah M, Timothy J, Jaffe H (1987) Acquired immunodeficiency syndrome in children: report of the Centers for Disease Control National Surveillance, (1982–1985). Pediatrics 79:1008–1014
2. Gwinn M, Fleming P, Oxtoby M, Green T, Mofenson L, Hannon WH, George JR (1991) HIV seroprevalence in childbearing women and predicted incidence of perinatally-acquired AIDS, United States. W. C. 34, p 31, VII. International Conference on AIDS, Florence
3. Oxtoby M, Byers R, Simonds RJ, Fogers M, Berkelman R (1991) Age at AIDS diagnosis for perinatally-infected children; United States W. C. 36, p 31, VII. International Conference on AIDS, Florence
4. Blanche S, Tardieu M, Duliege AM, Rouzioux C, Le Deis F, Fukunaga K, Caniglia M, Jacomet C, Messiah A, Griscelli C (1990) Longitudinal study of 95 symptomatic infants with perinatally acquired immunodeficiency virus infection. AJDC 144:1210–1215
5. Fundaro C, Martino A, Genovese O, Moschese V, Noia G, Segni G (1991) HIV-infection in children: natural history and outcome, M. C. 3140, p 333, International Conference on AIDS, Florence
6. Eyster ME, Gail MH, Ballart JO, Al-Mondhiry H, Goedert JJ (1987) Natural history of human immunodeficiency virus infection. Effects of T-cell subsets, platelets counts and age. Ann Intern Med 107:1–6
7. Kreuz W, Güngör T, Lotz C, Funk M, Kornhuber B (1990) „Treating through" hypersensitivity to cotrimoxazole in children with HIV infection. Lancet ii:508–509

Hämophile Arthropathie des Kniegelenks

Diskussionsleitung:

L. Hovy (Frankfurt am Main)
H.-H. Brackmann (Bonn)

Pathogenese der Arthropathie

W. MOHR

Die Arthropathie bei Hämophilie ist Folge rezidivierender intraartikulärer Blutungen, denen strukturelle Veränderungen am synovialen Gewebe und Gelenkknorpel folgen. Immunpathologische Reaktionen spielen bei der Entwicklung der Arthropathie wohl keine Rolle [15].

Die initiale Blutung liegt in der Synovialmembran [11]; aus Untersuchungsbefunden an Hunden geht hervor, daß die frühesten Hämorrhagien häufig in den synovialen Zotten auftreten [24]. Die nachfolgende Ruptur des synovialen Gewebes über dem oder den Hämatomen erlaubt den Übertritt des Blutes in den Gelenkraum und damit die Entwicklung des Hämarthros. In der Synovialflüssigkeit zerfallen die Erythrozyten – der Hämoglobinabbau kann zur Bildung von unkonjugiertem Bilirubin führen, das histologisch als Hämatoidin in mikrokristalliner Form auftritt [6]. Ex vivo können solche Kristalle, die nach Tate et al. [25] allerdings ein Reduktionsprodukt des Biliverdin's darstellen, in länger aufbewahrten hämorrhagischen Gelenkergüssen entstehen [12]. In vivo soll der Entstehung dieser Kristalle ein intrazytoplasmatischer Hämoglobinabbau in Makrophagen zugrunde liegen [28]. Erythrozyten werden aber auch von den Synovialdeckzellen phagozytiert und können zwischen den Deckzellen in die Synovialmembran gelangen [21, 22]. Der intrazytoplasmatische Hämoglobinabbau hinterläßt in den phagozytierenden Synovialdeckzellen, synovialen Makrophagen und auch Fibroblasten Siderinpigment.

Für die strukturellen Veränderungen, die sich am synovialen Gewebe abspielen, muß wohl zwischen rezidivierenden Mikroblutungen und „großen“ Blutungen unterschieden werden.

Ähnlich wie die synoviale Umgestaltung bei Gelenkhämangiomen sind die rezidivierenden Blutungen für eine villöse Hyperplasie der Synovialmembran anzuschuldigen. Diese Gewebsvermehrung ist bevorzugt in areolären synovialen Gewebszonen anzutreffen, das fibröse synoviale Gewebe neigt weniger zu einer solchen Reaktion (Abb. 1a). Als mikroskopisches Korrelat finden sich schlanke, reichlich vaskularisierte synoviale Zotten, die von einer verbreiterten Synoviozytenlage überzogen werden; in den Synoviozyten und Zellen des Stratum synoviale sind dicht gepackte Siderinpigmentablagerungen vorhanden (Abb. 1b, c). Das elektronenmikroskopische Korrelat besteht aus Zellen, die im Zytoplasma in großer Anzahl Siderosomen enthalten (Abb. 2a, b). Bei der näheren Betrachtung der synovialen Zotten sieht man oft in Spitzenbereichen der schlanken Zotten oberflächliche homogene eosinophile Ablagerungen (Abb. 3a, b), von deren Ultrastruktur zu schließen ist, daß sie kleinste Fibrinpräzipitate darstellen (Abb. 3c).

I. Scharrer/W. Schramm (Hrsg.)
23. Hämophilie-Symposion Hamburg 1992
© Springer-Verlag Berlin Heidelberg 1993

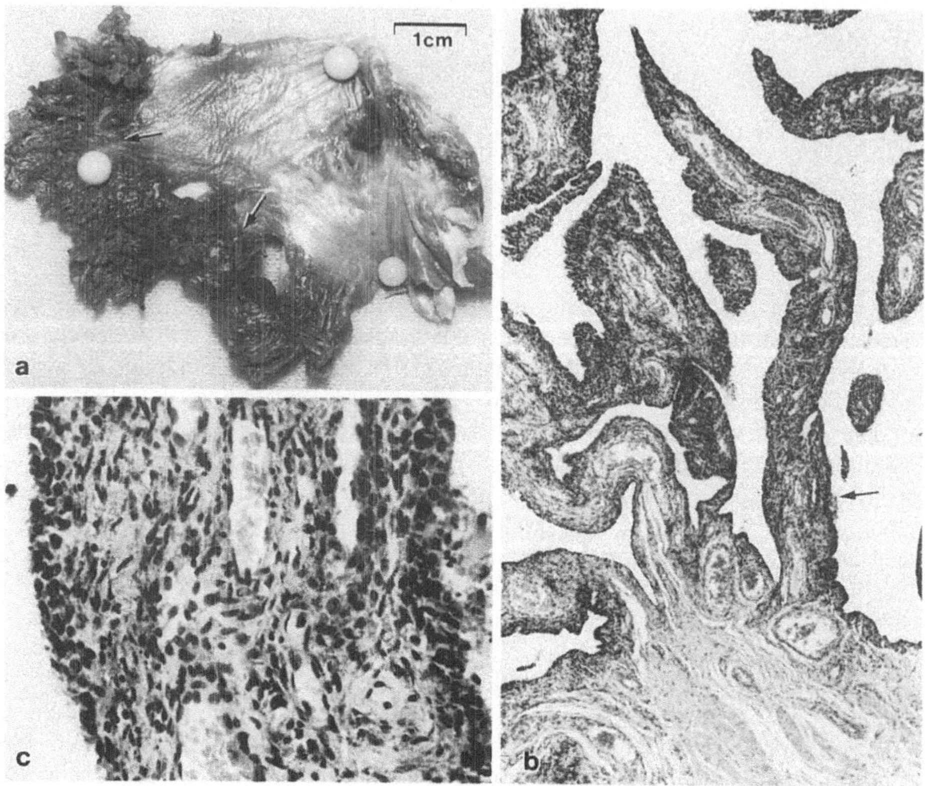

Abb. 1a–c. Synovialmembran bei Hämophilie (10jähriger Junge). **a** Makroskopisches Erscheinungsbild: braune Verfärbung der zottig hyperplastischen areolären Synovialmembran (*Pfeile*), nur geringfügige Siderose der flachen fibrösen Synovialmembran. **b** Schlanke synoviale Zotten mit reichlich siderinpigmentbeladenen Makrophagen kennzeichnen die villöse Hyperplasie. Färbung: Berlinerblau-Reaktion, Kernechtrot, Vergr. 35:1. **c** Stärkere Vergrößerung der in **b** durch Pfeil gekennzeichneten Region: dichte Packung von Siderosomen in Zellen der Synovialzellschicht und im Stratum synoviale. Färbung: Berlinerblau-Reaktion, Kernechtrot, Vergr. 200:1

„Große" Blutungen können zu flächenhaften Blutkoageln führen, die das synoviale Gewebe bedecken (Abb. 4a). Histologisch folgt diesen zur Peripherie hin ein Granulationsgewebe, in dem einzelne mehrkernige Riesenzellen auftreten (Abb. 4g). In einiger Entfernung solcher flächenhafter Blutungen sind aber auch schlanke synoviale Zotten vorhanden, die sich durch eine starke Siderose auszeichnen. Sie wechseln mit Zotten ab, in denen kein Siderinpigment enthalten ist, und die aus einem deckenden Fibrinpräzipitat mit nachfolgendem Granulationsgewebe bestehen (Abb. 4b, c). In den synovialen Buchten zwischen den Zotten findet man hin und wieder Fragmente aus hyalinem Knorpel, die vom umrandenden Granulationsgewebe abgebaut werden (Abb. 4b, d, e). Über den Chondrozyten dieser Knorpelfragmente sind herdförmig Hämatoidinablagerungen als kleine, polarisationsoptisch doppelbrechende Kristalle gelegen (Abb. 4f).

Aus den morphologischen Untersuchungsbefunden kann somit geschlossen werden, daß die villöse Hyperplasie der Synovialmembran wie auch die narbige Ver-

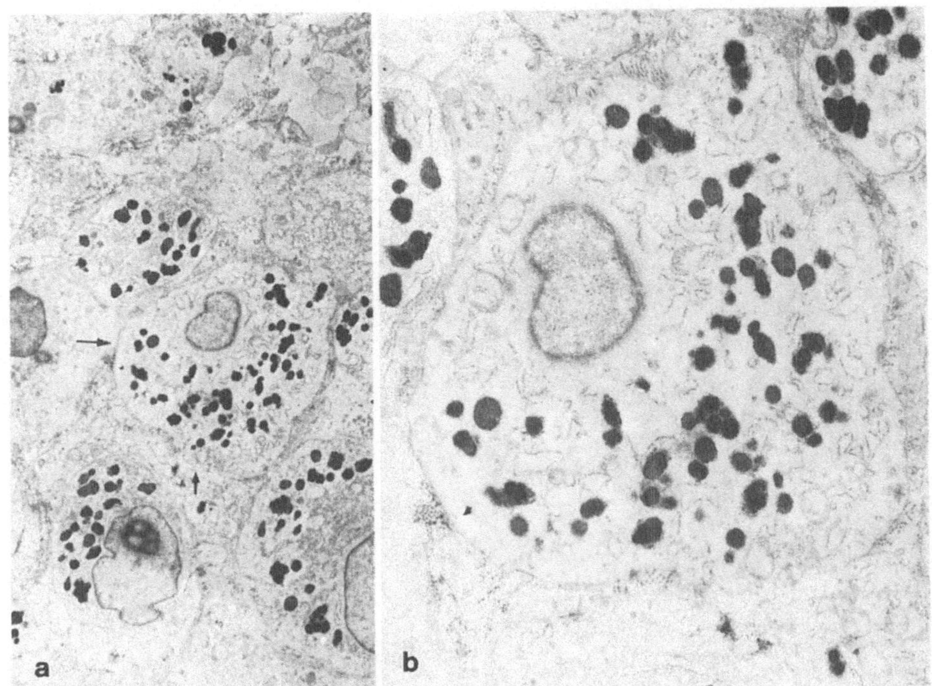

Abb. 2a, b. Elektronenmikroskopische Struktur der Synovialmembran bei Hämophilie (10jähriger Junge, zuvor formalinfixiertes Gewebe). **a** Mononukleäre Rundzellen ausgefüllt mit elektronendichten Granula. Vergr. 3700:1. **b** Stärkere Vergrößerung der in **a** durch *Pfeil* gekennzeichneten Zelle: intrazytoplasmatisch dicht gepackte Siderosomen. Vergr. 8900:1

dickung des Gewebes durch die Organisation der Blutungen zu erklären ist. Da im synovialen Gewebe Orte mit Fibrinpräzipitaten durch eine stärkere Zellproliferation gekennzeichnet sind [7], darf angenommen werden, daß die Blutungen einen Proliferationsstimulus darstellen, der für die Ausbildung der feinen Zottenrasen und Vernarbungen verantwortlich ist.

Für das weitere Schicksal des Blutergelenks sind die nachfolgenden strukturellen Veränderungen des Knorpels von wesentlicher Bedeutung. Makroskopisch finden sich an den Gelenken unterschiedlich ausgeprägte Knorpeldefekte (Abb. 5a). Histologisch stellen sich bei dieser sekundären Arthrose verschmälerte Knorpelanteile dar, die von tiefen Fissuren durchsetzt sind (Abb. 5b). Die Chondrozyten, in denen lichtmikroskopisch Siderinpigment nachweisbar ist, sind in diesem residualen Knorpel oft zu großen Brutkapseln vermehrt (Abb. 5c). Solche Brutkapseln sind auf eine gesteigerte Chondrozytenproliferation zurückzuführen [20]. Lichtmikroskopisch zeigt sich aber auch, daß in Knorpelgewebe, das von Patienten mit rezidivierenden intraartikulären Blutungen gewonnen wird, die Chondrozyten in diesen Chondronen teilweise intakt sind und teilweise als zugrunde gegangene Zellen nur noch schattenhaft erkennbar sind (Abb. 6a, b).

Elektronenmikroskopisch zeichnen sich die Chondrozyten durch unregelmäßig gestaltete elektronendichte Zytoplasmaeinschlüsse aus. Solche Einschlüsse können

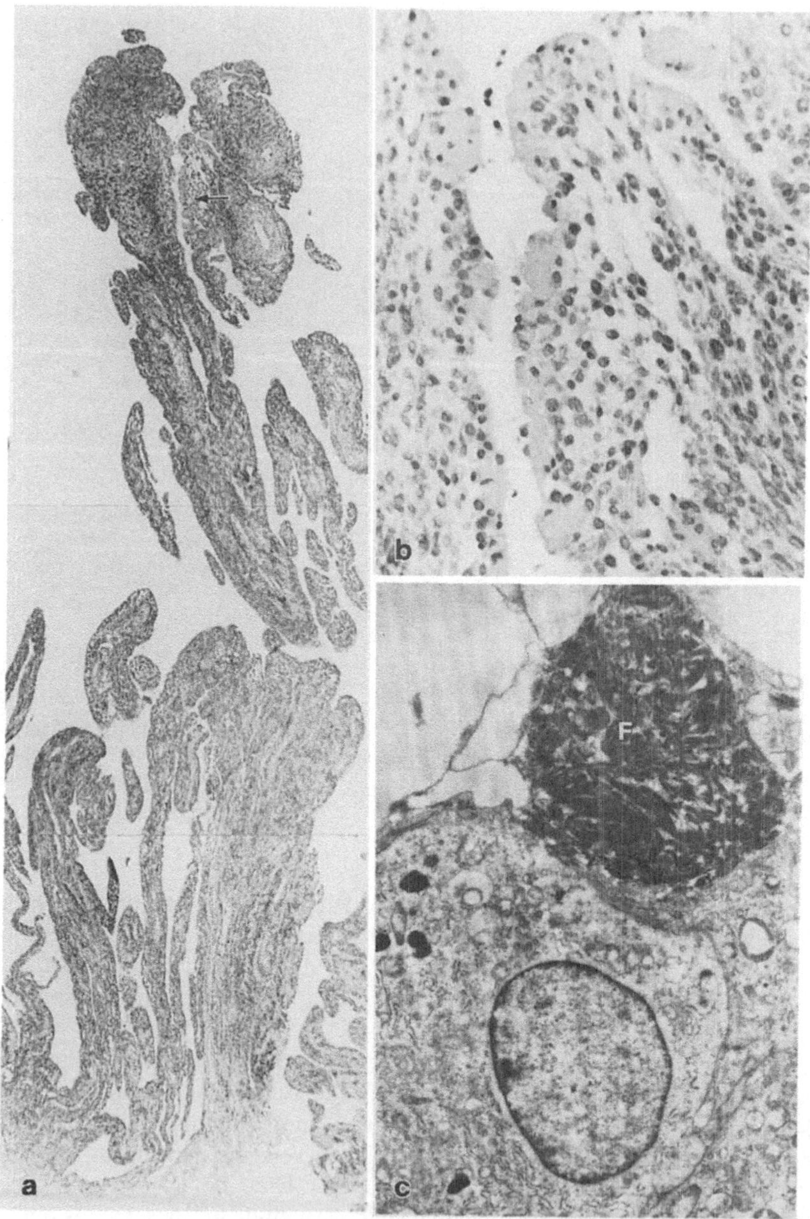

Abb. 3a–c. Synoviale Zotten mit fokalen Fibrinablagerungen (10jähriger Junge). **a** Lange schlanke synoviale Zotten als Kennzeichen rezidivierender Mikroblutungen (Photomontage). Färbung: HE, Vergr. 35:1. **b** Stärkere Vergrößerung der in **a** durch *Pfeil* gekennzeichneten Region: der synovialen Oberfläche aufgelagert kleinste Fibrinpräzipitate. Färbung: HE, Vergr. 200:1. **c** Elektronenmikroskopische Struktur eines synovialen Fibrinpräzipitates (*F*) oberhalb einer synovialen Zelle mit Siderinpigment. Vergr. 5800:1

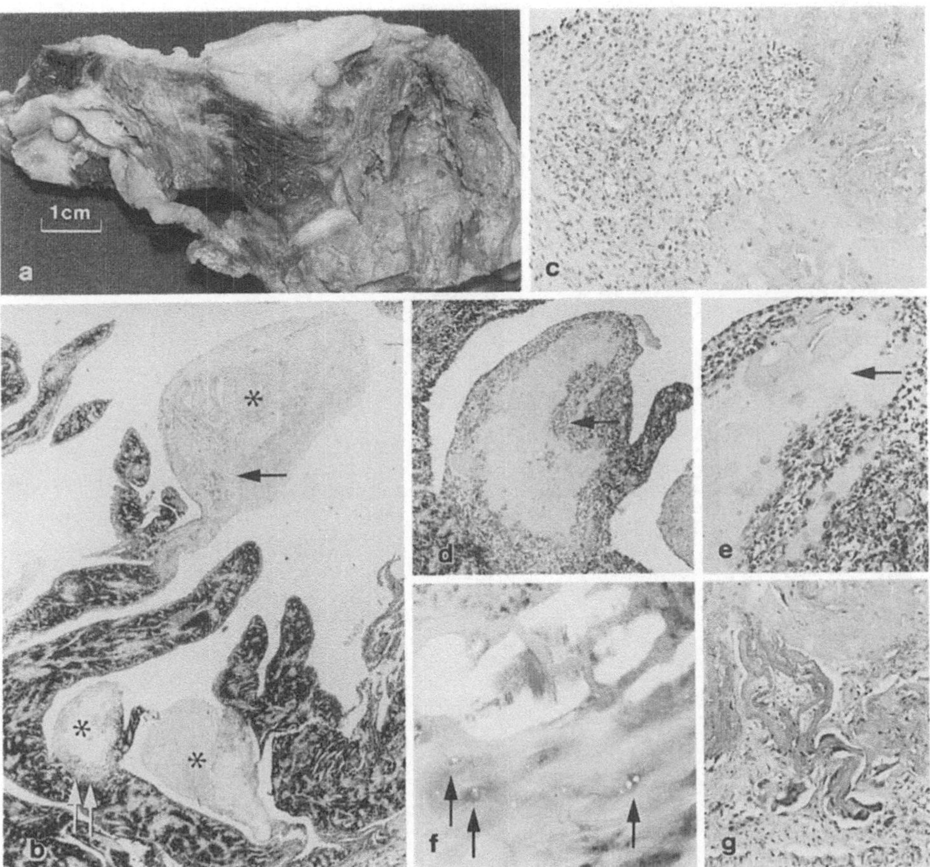

Abb. 4a–g. Synovialmembran bei Hämophilie (52jähriger Mann). **a** Makroskopisches Erscheinungsbild: dichte Fibrinpräzipitate bedecken das synoviale Gewebe. **b** Zone der villösen synovialen Umgestaltung mit Zotten, die teilweise Siderinpigment enthalten, teilweise aus Fibrin in Organisation (*) bestehen. Färbung: Berlinerblau-Reaktion, Kernechtrot, Vergr. 14:1. **c** Stärkere Vergrößerung der in **b** durch *Pfeil* gekennzeichneten Region: Fibrin wird von Granulationsgewebe organisiert. Färbung: HE, Vergr. 85:1. **d** Stärkere Vergrößerung der in **b** durch *Doppelpfeil* gekennzeichneten Region: Knorpelfragment von Granulationsgewebe umgeben. Färbung: Berlinerblau-Reaktion, Kernechtrot, Vergr. 35:1. **e** Stärkere Vergrößerung der in **d** durch *Pfeil* gekennzeichneten Region: Knorpelfragment von Granulationsgewebe umgeben. Färbung: Berlinerblau-Reaktion, Kernechtrot, Vergr. 85:1. **f** Stärkere Vergrößerung der in **e** durch *Pfeil* gekennzeichneten Region: Knorpelfragment mit Chondrozyten mit polarisationsoptisch doppelbrechenden Bilirubinkristallen (*Pfeile*). Färbung: Berlinerblau-Reaktion, Kernechtrot, Vergr. 220:1. **g** Organisation der flächenhaften Fibrinablagerungen durch Granulationsgewebe mit Ausbildung einzelner mehrkerniger Riesenzellen an der Grenze zum Fibrin. Färbung: HE, Vergr. 85:1

in Zellen vorliegen, die strukturell intakt erscheinen (Abb. 7a, b), die eine stärkere Zytoplasmavakuolisierung aufweisen oder zu Fragmenten zerfallen sind (Abb. 8a–c). Mit der Röntgenmikroanalyse läßt sich nachweisen, daß die elektronendichten Einschlüsse eisenhaltiges Siderinpigment darstellen (Abb. 9). Da Hämoglobin in den Knorpel diffundieren kann [2], darf geschlossen werden, daß Hämoglobin von den

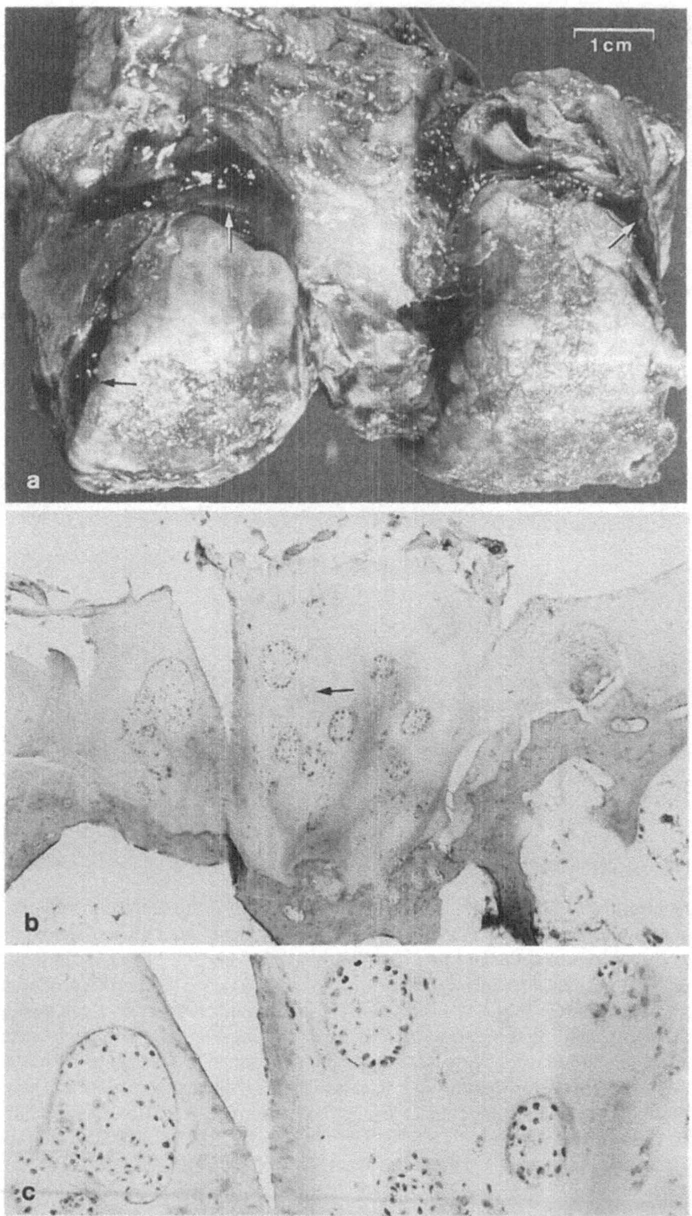

Abb. 5a–c. Fortgeschritttene hämophile Arthropathie mit sekundärer Arthrose der Femurkondylen (28jähriger Mann). **a** Makroskopisches Erscheinungsbild der arthrotischen Femurkondylen und der am Präparat belassenen Anteile der siderotischen Synovialmembran (*Pfeile*). **b** Histologische Struktur des Knorpels: verschmälerter Knorpel durchzogen von Fibrillationen mit Brutkapselbildung der Chondrozyten. Färbung: Berlinerblau-Reaktion, Kernechtrot, Vergr. 35:1. **c** Stärkere Vergrößerung der in **b** durch *Pfeil* gekennzeichneten Region: ausgeprägte Brutkapselbildung der Chondrozyten mit Chondrozytensiderose. Färbung: Berlinerblau-Reaktion, Kernechtrot, Vergr. 85:1

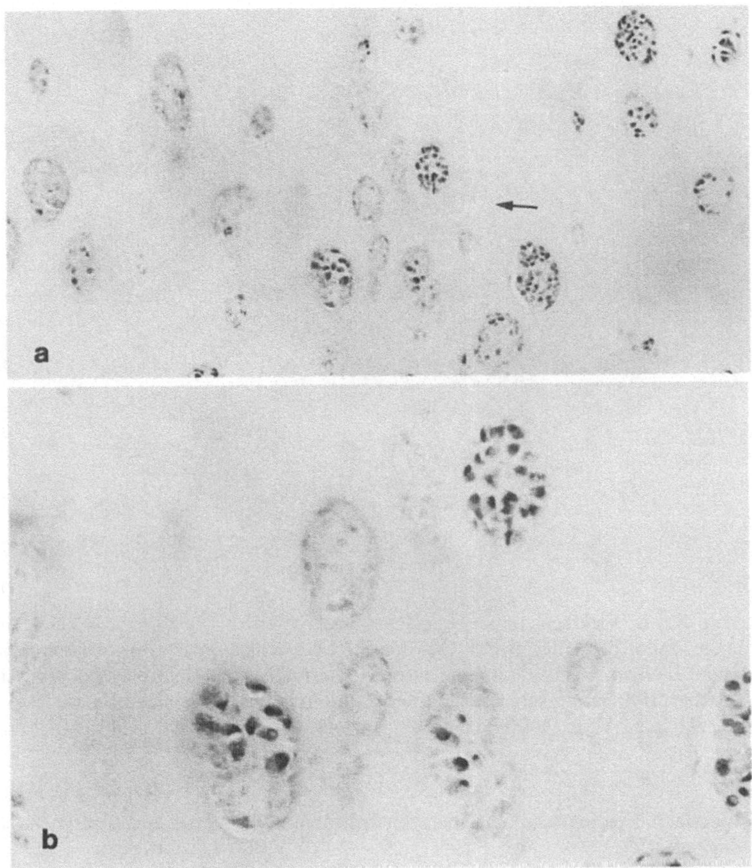

Abb. 6a, b. Struktur des Knorpels eines 9jährigen Kindes mit rezidivierenden Gelenkblutungen bei synovialem Hämangiom. **a** Übersicht des hyalinen Knorpels mit unterschiedlich großen zellreichen Brutkapseln. Färbung: Berlinerblau-Reaktion, Kernechtrot, Vergr. 85:1. **b** Stärkere Vergrößerung der in **a** durch *Pfeil* gekennzeichneten Region: Neben Brutkapseln mit intakten Chondrozyten Brutkapseln mit nekrotischen Chondrozyten, in denen die Zellen schattenhaft erkennbar sind. Färbung: Berlinerblau-Reaktion, Kernechtrot, Vergr. 220:1

Chondrozyten aufgenommen und intrazytoplasmatisch abgebaut wird, wobei Siderinpigment als Residuum zurückbleibt.

Die Mechanismen, die der Knorpelschädigung zugrunde liegen, wurden in Tierexperimenten und an Chondrozytenzellkulturen von verschiedenen Autoren weiter verfolgt.

Brighton et al. [3] beobachteten bei nicht ausgewachsenen, im Gegensatz zu ausgewachsenen Kaninchen, daß nach der intramuskulären Injektion von Eisendextran neben einer synovialen Siderose auch eine Siderose der Chondrozyten auftritt, und daß sich nach häufigeren Injektionen auch oberflächliche Knorpelfibrillationen entwickeln. Ob diese Veränderungen jedoch alleine auf das Eisen zurückzuführen sind, ist nicht ganz klar, da die alleinige Injektion von Dextran bei Ratten neben Gelenkblutungen ebenfalls zu Knorpelläsionen führt [10].

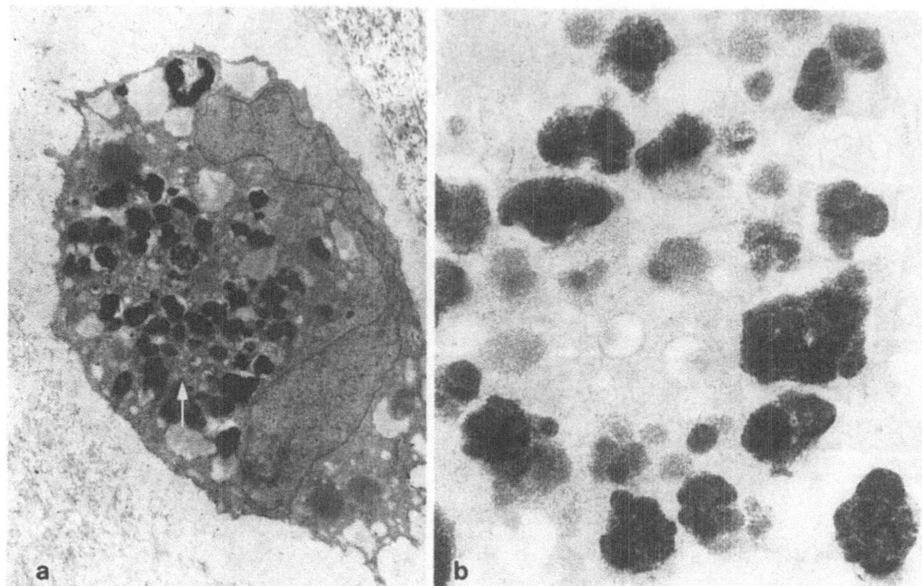

Abb. 7a, b. Elektronenmikroskopische Struktur eines Chondrozyten bei Hämophilie (10jähriger Junge, zuvor formalinfixiertes Gewebe). **a** Übersichtsaufnahme des Chondrozyten mit gut erkennbarem Zellkern und multiplen intrazytoplasmatischen elektronendichten Ablagerungen. Vergr. 11000:1. **b** Stärkere Vergrößerung der in **a** durch *Pfeil* gekennzeichneten Region: elektronendichte Siderosomen. Vergr. 44000:1

Tabelle 1. Zytotoxische Wirkung von Bilirubin auf verschiedene Zelltypen. (Nach Mohr u. Wessinghage 1992)

Zelltyp	Autoren
Gliazellen	Sugita et al. 1987 [23]
Neuroblastomzellen	Kimura et al. 1990 [13]
Hepatomzellen	Thaler 1971 [26]
Nierenzellen	Elias et al. 1987 [9]
Neutrophile Granulozyten	Miler et al. 1988 [16]
Lymphozyten	Miler et al. 1988 [16]
Chondrozyten: reduzierter Sulfateinbau	Vassilopoulou-Sellin et al. 1989 [27]

An Chondrozytenkulturen wurde nachgewiesen, daß Eisensalze einen zytotoxischen Effekt auf Chondrozyten ausüben [5]. Neben dem Zelltod ist aber evtl. auch mit einer funktionellen Beeinträchtigung der Synthesefähigkeit der Chondrozyten zu rechnen. Untersuchungen an Chondrozytenkulturen belegen, daß sowohl Hämoglobin (Abb. 10) als auch verschiedene Eisenverbindungen (FeII, FeIII und Ferritin) sowohl die Chondrozytenproliferation als auch die Glykosaminoglykansynthese inhibieren [14]. Die zellschädigende Wirkung des Eisens ist durch die katalytische Transformation von nicht toxischen Superoxidradikalen in freie Radikale zu erklären [4].

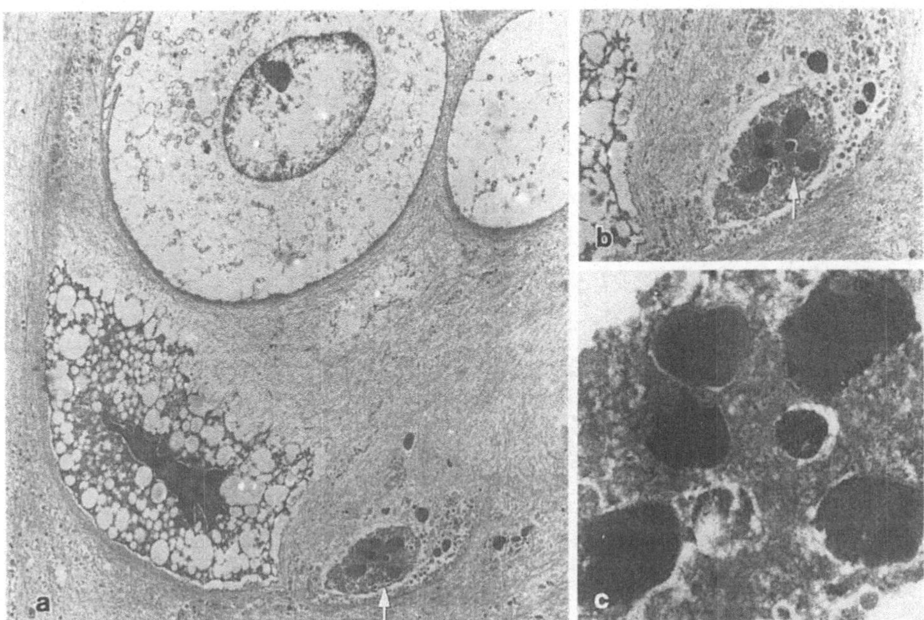

Abb. 8a–c. Struktur einer Brutkapsel aus Chondrozyten bei Hämophilie (10jähriger Junge, zuvor formalinfixiertes Gewebe). **a** Neben Zellen mit weitgehend normal erscheinenden Zellkernen Chondrozyt mit kondensiertem Zellkern und multiplen Zytoplasmavakuolen sowie nekrotischer Chondrozyt (*Pfeil*). Vergr. 5800:1. **b** Stärkere Vergrößerung der in **a** durch *Pfeil* gekennzeichneten Region: nekrotischer Chondrozyt mit elektronendichten Zytoplasmaeinschlüssen. Vergr. 9000:1. **c** Stärkere Vergrößerung der in **b** durch *Pfeil* gekennzeichneten Region: nekrotische Zytoplasmaanteile und Siderosomen. Vergr. 45000:1

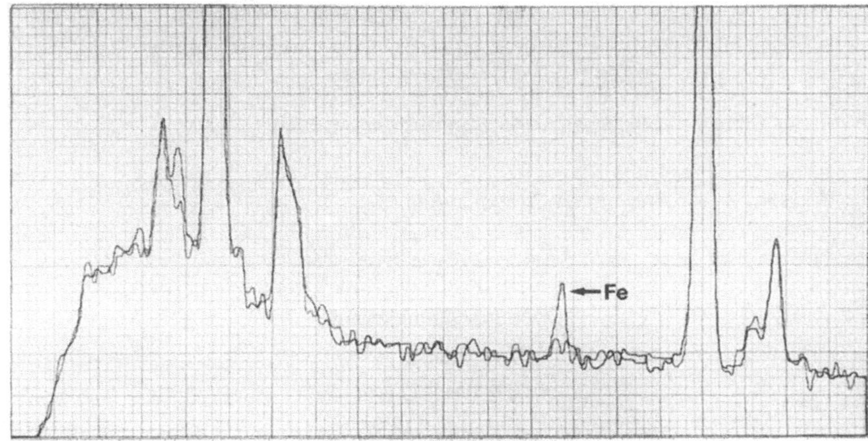

Abb. 9. Röntgenmikroanalytischer Nachweis des Eisens (Fe *obere* Kurve; *untere Kurve*: „Kontrolle") der Siderosomen der in Abbildung **8c** dargestellten zerfallenen Knorpelzellen

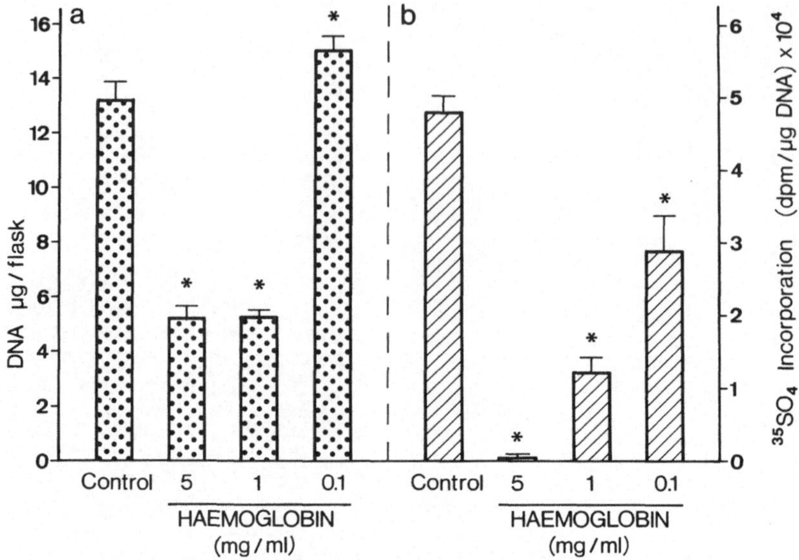

Abb. 10. DNS-Gehalt (**a**) und ^{35}S-Inkorporation (**b**) von Chondrozytenkulturen ohne und in Gegenwart von Hämoglobin in einer Konzentration von 0,1, 1,0 und 5,0 mg/ml. (Aus Kirkpatrick et al. 1982)

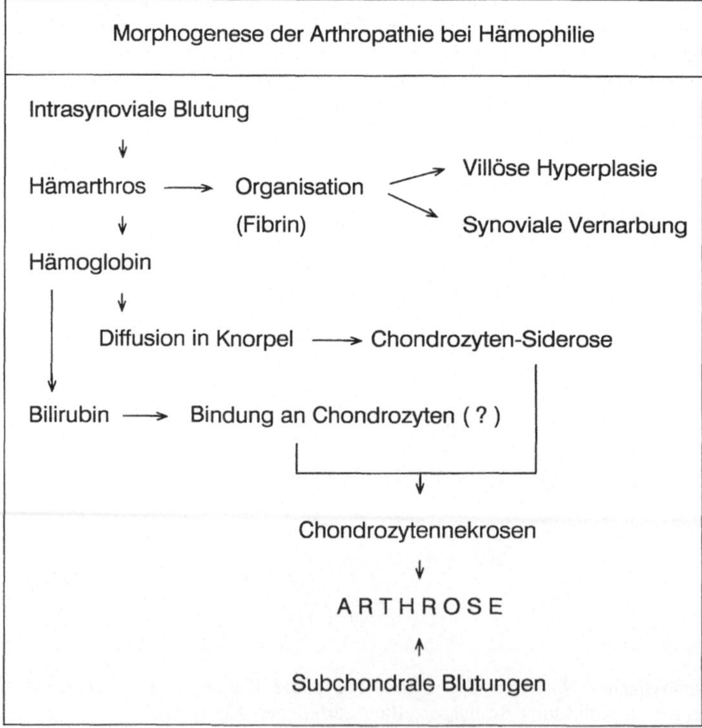

Abb. 11. Zusammenfassung der Vorstellungen zur Morphogenese der Arthropathie bei der Hämophilie

Nicht berücksichtigt wurde bisher bei der Deutung der Entstehung von Knorpelläsionen, daß evtl. auch das Bilirubin oder seine Abbauprodukte einen zellschädigenden Einfluß ausüben können. Sowohl in Gelenken bei Hämophilie (vgl. Abb. 4f) als auch in nicht hämophilen Gelenken nach intraartikulären Blutungen kann beobachtet werden, daß über nekrotischen Chondrozyten Hämatoidinablagerungen auftreten [18]. Da Bilirubin nicht nur auf neurogene Zellen, sondern unter In-vitro-Bedingungen auch auf andere Zellen toxisch wirkt (Tabelle 1), kann diese Beobachtung ein Indiz dafür sein, daß nicht siderinpigmenthaltige Abbauprodukte des Hämoglobins auch an den Knorpelzellen schädigend wirken [18]. Diese Ansicht kann unterstützt werden durch Befunde von Vassilopoulou-Sellin et al. [27], die unter In-vitro-Bedingungen eine Reduktion der Proteoglykansynthese der Chondrozyten unter dem Einfluß von Bilirubin beobachteten.

In Abb. 11 ist die aus den geschilderten Veränderungen ableitbare Pathogenese der Arthropathie bei der Hämophilie zusammengefaßt. Intrasynoviale Blutungen führen nach der Ruptur zum Hämarthros – der Fibrinorganisation folgt die villöse Hyperplasie oder synoviale Vernarbung. Hämoglobin und seine Abbauprodukte wie Siderin und auch Bilirubin können Ursache für Störungen der Chondrozytenfunktion und Chondrozytennekrosen sein. Einer reduzierten Synthese der interfibrillären Matrix (Proteoglykane) folgt die arthrotische Knorpelzerstörung, evtl. unterstützt durch subchondrale Hämatome. Für den Knorpelverlust muß man annehmen, daß, vergleichbar der Situation bei der „banalen" Arthrose [17], dem Proteoglykanverlust eine reduzierte Elastizität des Knorpels folgt, womit es unter Belastung zum fortschreitenden Knorpelschwund bis zur kompletten Knorpelzerstörung [8] kommen kann, so daß dann anstelle des Knorpels nur noch ein eburnisierter Knochen zurück bleibt [1].

Literatur

1. Arnold WD, Hilgartner MW (1977) Hemophilic arthropathy. J Bone Joint Surg [Am] 59:287–305
2. Beneke G, Nitschke H, Schlüter G, Sandritter W (1966) Untersuchungen zur Eosinophilie des hyalinen Knorpels. Histochemie 7:303–317
3. Brighton CT, Bigley EC, Smolenski BI (1970) Iron induced arthritis in immature rabbits. Arthritis Rheum 13:849–857
4. Cazzola M, Bergamaschi G, Dezza L, Arosio P (1990) Manipulations of cellular iron metabolism for modulating normal and malignant cell proliferation: Achievements and prospect. Blood 75:1903–1919
5. Choi Y-C, Hough AJ, Morris GM, Sokoloff L (1981) Experimental siderosis of articular chondrocytes cultured in vitro. Arthritis Rheum 24:809–823
6. Cottier H (1980) Pathogenese. Ein Handbuch für die ärztliche Fortbildung. Springer, Berlin Heidelberg New York
7. Danger J (1983) Die Abhängigkeit der Proliferation synovialer Zellen von der Struktur der Synovialmembran. Med. Diss., Universität Ulm
8. DePalma AF (1967) Hemophilic arthropathy. Clin Orthop 52:145–165
9. Elias MM, Comin EJ, Grosman ME, Galeazzi SA, Rodriguez Garay EA (1987) Possible mechanism of unconjugated bilirubin toxicity on renal tissue. Comp Biochem Physiol [A] 87:1003–1007
10. Hall CE, Hall O, Ayachi S (1971) Experimental hemorrhagic disease and hemarthrosis produced in the rat by dextran injections. Lab Invest 24:67–73

11. Handelsman JE (1979) The knee joint in hemophilia. Orthop Clin North Am 10:139–173
12. Kerolus G, Clayburne G, Schumacher HR (1989) Is it mandatory to examine synovial fluids promptly after arthrocentesis? Arthritis Rheum 32:271–278
13. Kimura M, Matsumura Y, Konno T, Miyauchi Y, Maeda H (1990) Enzymatic removal of bilirubin toxicity by bilirubin oxidase in vitro and excretion of degradation products in vivo. Proc Soc Exp Biol Med 195:64–69
14. Kirkpatrick CJ, Mohr W, Haferkamp O (1982) Alterations in chondrocyte morphology, proliferation and binding of $^{35}SO_4$ due to Fe(III), Fe(II), ferritin and haemoglobin in vitro. Virchow Arch Cell Pathol 38:297–306
15. Madhok R, Bennett D, Sturrock RD, Forbes CD (1988) Mechanisms of joint damage in an experimental model of hemophilic arthritis. Arthritis Rheum 31:1148–1155
16. Miler I, Šíma P, Větvičká V, Indrová M, Slavíková M (1988) The potential immunosuppressive effect of bilirubin. Allerg Immunol 34:177–184
17. Mohr W, Lehmann H (1992) Osteoarthrosis of the ankle joints in old rats. Z Rheumatol 51:35–40
18. Mohr W, Wessinghage D (1992) Zur Pathogenese von Knorpelläsionen bei intraartikulären Blutungen. Aktuel Rheumatol 17:123–127
19. Mohr W, Kirkpatrick CJ, Köhler G (1982) Arthropathie bei Hämophilie. Ihr morphologisches Erscheinungsbild und experimentelle Untersuchungen zur Pathogenese der Knorpeldestruktion. Aktuel Rheumatol 7:179–183
20. Rötzer A, Mohr W (1992) ^{3}H-Thymidin-Inkorporation in Chondrozyten arthrotischen Knorpels. Z Rheumatol 51:172–176
21. Roy S, Ghadially FN (1966) Pathology of experimental haemarthrosis. Ann Rheum Dis 26:402–415
22. Roy S, Ghadially FN (1967) Ultrastructure of synovial membrane in human hemarthrosis. J Bone Joint Surg [Am] 49:1636–1646
23. Sugita K, Sato T, Nakajima H (1987) Effects of pH and hypoglycemia on bilirubin cytotoxicity in vitro. Biol Neonate 52:22–25
24. Swanton MC (1957) Pathology of hemarthros in hemophilia. In: Brinkhaus KM (ed) Hemophilia and hemophilioid diseases. Intern. Symp. New York. University of North Carolina Press, Chapel Hill, N. C. (pp 219–224)
25. Tate GA, Schumacher HR, Reginato AJ, Algeo SB, Gratwick GM, Di Battista WT (1992) Synovial fluid crystals derived from erythrocyte degradation products. J Rheumatol 19:1111–1114
26. Thaler MM (1971) Bilirubin toxicity in hepatoma cells. Nature 230:218–219
27. Vassilopoulou-Sellin R, Oyedeji CO, Samaan NA (1989) Bilirubin inhibits cartilage metabolism and growth in vitro. Metabolism 38:759–762
28. Zaharopoulos P, Wong JY, Keagy N (1985) Hematoidin crystals in cervicovaginal smears. Report of two cases. Acta Cytol 29:1029–1035

Konservative und operative Therapie

L. Hovy

Das Kniegelenk ist das größte menschliche Gelenk mit einer ausgedehnten und verzweigten cavitas glenoidalis. Die synoviale Gelenkinnenauskleidung hat dementsprechend eine sehr große Oberfläche. Zusammen mit der komplexen Biomechanik erklärt sich daraus die Prädisposition dieses Gelenkes zu Blutungskomplikationen beim Hämophilen. Als Folge der meist rezidivierenden Einblutungen entwickelt sich bereits im Kindesalter zunächst eine Synovitis und sehr früh die typische hämophile Arthropathie, die unter anderem durch die Hämosiderinablagerungen im Knorpel entsteht.

Die radiologische Klassifikation der hämophilen Arthropathie wird allgemein nach dem Pettersson-Score [19] der WFH vorgenommen. Im klinischen Alltag hat sich jedoch nach unserer Erfahrung die Klassifikation nach Arnold u. Hilgartner ([2]; vgl. Tabelle 1) besser bewährt, da die klinischen Befunde sehr gut den entsprechenden radiologischen Stadien zugeordnet werden können.

Nur die Beachtung der klinischen und radiologischen Zeichen läßt eine Differentialindikation zur konservativen oder operativen Therapie der hämophilen Arthropathie zu.

Konservative Therapie

Die massive spontane oder auch traumatisch bedingte Gelenkblutung sollte in Kenntnis der formalen Pathogenese der hämophilen Arthropathie nach Faktorsubstitution einer sofortigen *Gelenkpunktion* zugeführt werden. Die Punktion ist auch nach 1–2 Tagen durchaus noch zu empfehlen (vgl. dazu auch [10, 11]). Nach der Punktion wird ein elastischer Schaumstoffkompressionsverband für 12–24 h angelegt. Zur Vermeidung einer Muskelatrophie erfolgt bewußt keine Ruhigstellung im

Tabelle 1. Radiologische Klassifikation der hämophilen Arthropathie. (Mod. nach [2])

Stadium I	Weichteilschwellung, keine Gelenkveränderungen
Stadium II	Epiphysenvergrößerung, normaler Gelenkspalt
Stadium III	Geringe Gelenkspaltverschmälerung, subchondrale Zysten, Patellaveränderung, interkondylärer Umbau
Stadium IV	Ausgeprägte Gelenkspaltverschmälerung, subchondrale Zysten, Gelenkverformung
Stadium V	Vollständig zerstörter Gelenkspalt, schwere Gelenkverformung, Ankylose

I. Scharrer/W. Schramm (Hrsg.)
23. Hämophilie-Symposion Hamburg 1992
© Springer-Verlag Berlin Heidelberg 1993

Gips; das Gelenk wird lediglich mit Unterarmgehstützen für 2–3 Tage entlastet und im Bett hochgelagert. Die Resorption kann durch externe Eisanwendung bzw. antiphlogistische Salbenverbände, sowie interne Antiphlogistikagabe (z.B. Diclofenac) unterstützt werden. Danach aktive Mobilisierung, die ggf. bei atropher Muskulatur durch Krankengymnastik unterstützt werden muß.

Oberstes Ziel unserer therapeutischen Bemühungen sollte selbstverständlich die rechtzeitige Diagnostik und Prophylaxe der Arthropathie sein. Dennoch entwickelt sich auch bei Kindern und Jugendlichen in Einzelfällen eine Arthropathie in den Stadien I und II [2]. In diesen initialen Stadien hat die konservative Therapie absoluten Vorrang. Insbesondere die *Krankengymnastik* ist dabei von zentraler Bedeutung, denn nur über ein gut ausgebildetes Muskelkorsett ist auch eine physiologische Gelenkführung möglich (vgl. auch [10, 11]). Dies vermeidet sowohl sekundäre mechanische Komplikationen, wie insbesondere die erneute Einblutung durch synoviale Verletzungen.

Auch in der bereits weiter fortgeschrittenen Arthropathie im Stadium III und evtl. IV (vgl. Tabelle 1) bei den zumeist erwachsenen Patienten sollte immer zuerst eine konsequente konservative Therapie durchgeführt werden. Diese umfaßt als zentrale Maßnahme ebenfalls die regelmäßige, auch selbständig durchgeführte Krankengymnastik zur Muskelkräftigung, die bei akuten Reizzuständen auch mit Eisanwendungen kombiniert werden kann. Unterstützend wirken physikalische Therapiemaßnahmen, wie Diadynamik und Iontophoresen (mit Antiphlogistika). Auch die Verordnung von stützenden *Bandagen* sowie die lokale und systemische Gabe von *nichtsteroidalen Antiphlogistika* hat sich bewährt. Bei anhaltenden Reizzuständen der sekundären Arthrose kann eine ein- bis zweimalige *intraartikuläre Kortisoninjektion* [21] über lange Zeiträume Linderung verschaffen.

Im Endstadium V der Arthropathie sind konservative Maßnahmen i. allg. nicht mehr erfolgversprechend.

Operative Therapie

Die regelmäßige Prophylaxe durch Faktorsubstitution (Heimselbstbehandlung) bereits im Kindesalter verhindert sehr effektiv die Ausbildung chronischer Synovitiden mit rezidivierenden Einblutungen. Nur bei Versagen der konservativen Therapie ist aber im Einzelfall dennoch die *Frühsynovektomie* [8, 10, 18] mit subtotaler Entfernung der Gelenkinnenhaut angezeigt. Es ist jedoch eine zurückhaltende Indikationsstellung bei Kindern unterhalb des 8.–10. Lebensjahres angebracht, da keine genügende Mitarbeit bei der postoperativ unabdingbaren, zum Teil schmerzhaften krankengymnastischen Übungsbehandlung erwartet werden kann [8]. Die Ergebnisse der Frühsynovektomie sind, in Analogie zur Behandlung der chronischen Polyarthritis [2], als absolut günstig einzuschätzen.

Demgegenüber hat die früher häufiger durchgeführte *Spätsynovektomie* mit und ohne *Gelenkdébridement* im Stadium II, III und evtl. IV nicht die erwünschten Langzeitresultate ergeben. Durch die Synovektomie kann eine sichere Kontrolle der chronisch rezidivierenden Einblutungen sowie eine Schmerzausschaltung bei chronischen Reizzuständen erreicht werden. Ein gleichzeitig durchgeführtes Gelenkdébridement verbessert leider nur initial v.a. die Streckfähigkeit (vgl. Tabelle 2).

Tabelle 2. Funktionelle Ergebnisse nach Synovektomie und Gelenkrevision

Op.-Verfahren	n	präop.	1 Jahr postoperativ	2 Jahre postoperativ	4–5 Jahre postoperativ	Blutungs-kontrolle
Frühsynovektomie						
– Knie	1	0-60-60°	0-30-60°	0-30-90°	0-30-90°	+
– Ellbogen	2	0-15-110°	0-10-120°		0-10-110°	+
Spätsynovektomie						
– Knie	5	0-32-74°	0-15-67°	0-23-59°	0-29-50°	+
Synovektomie bei Synovitis villonod. pig. und v.-Willebrand-Syndrom (Knie)	1	0-0-130°	0-0-130°	0-0-130°	0-0-130°	+

Durch zunehmende fibröse Einsteifung der Gelenkkapsel [17] und fortschreitende Muskelatrophie [11] kommt es innerhalb von 2–5 Jahren zu einem deutlichen Funktionsverlust [17, 20]. Montane et al. [18] fand jedoch auch hier noch in einigen Fällen eine Verzögerung der radiologischen Arthropathiezeichen, wie bei einer Frühsynovektomie.

Die auch von uns bisher durchgeführte offene Synovektomie ist nicht durch postoperative Blutungen kompliziert, wie sie für die arthroskopische Technik in bis zu 50% aller Fälle angegeben wurde [17]. Demgegenüber soll bei der arthroskopischen Technik der postoperative Funktionsverlust geringer sein (9° gegenüber 20°; nach [17]). Insgesamt erscheint somit für die Spätsynovektomie besonders am Kniegelenk eine zurückhaltende Indikationsstellung angebracht zu sein. Alternativ stehen die obengenannten konservativen Maßnahmen zur Verfügung und gegebenenfalls die Radiosynoviorthese (s. unten).

Eine weiter fortgeschrittene Arthropathie bzw. sekundäre Arthrose im Stadium IV und V kann i. allg. nur noch durch die Implantation eines *Kunstgelenkes* verbessert werden. Oberstes Ziel ist dabei die Schmerzausschaltung und die Verbesserung der Gelenkbeweglichkeit. Bei jüngeren Patienten ohne substantielle Gelenkzerstörungen bzw. mechanische Achsabweichungen kann bei noch suffizientem Kollateralbandapparat ein *bikondylärer Oberflächenersatz* vorgenommen werden [6, 15, 16, 17].

Es kommen verschiedene Oberflächenprothesen zur Anwendung. Bei der Indikationsstellung sollte jedoch sehr wohl die relativ hohe Komplikationsrate von bis zu 52%, sowie die Rate der radiologischen Lysezonen am Tibiaplateau von sogar bis zu 68% bei einigen Modellen beachtet werden [6, 16]. Insbesondere beim zementfreien Gelenkersatz ist mit einer höheren Komplikationsrate zu rechnen, da in den weiter fortgeschrittenen Arthropathiestadien beinahe regelhaft eine mehr oder weniger ausgeprägte Osteoporose vorliegt.

Aus diesen Gründen verwenden wir nur bei jüngeren Patienten ein formkongruentes Prothesenmodell (Typ LCS) zum Oberflächenersatz und bevorzugen aber besonders bei älteren Patienten mit starken Gelenkzerstörungen und Achsabweichungen in den Arthropathiestadien IV und V eine *achsgeführte Knieendoprothese* (Typ Blauth; [9, 13]).

Tabelle 3. Funtionelle Ergebnisse nach Blauth – Knieendoprothese

Patient	Präoperativ	4 Wochen postoperativ	1 Jahr postoperativ	2 Jahre postoperativ	Letzte Kontrolle	Nu-Intervall (Jahre)
RW	re.: 0-30-60 °	0-5-60 °	0-5-50 °	0-5-30 °	0-20-25 °	7,5
	li.: 0-20-50 °	0-0-60 °	0-5-55 °	0-5-35 °	0-20-20 °	6,5 (✞ b. HIV)
HW	0-30-30 °	0-15-70 °	0-15-80 °	0-15-80 °	0-15-80 °	2 (✞ b. HIV)
ES	0-40-80 °	0-10-80 °	0-20-80 °	0-45-75 °	0-25-80 °	5
MH	0-0-110 °	0-5-100 °		0-0-100 °	0-0-95 °	3

Das operative Vorgehen stellt erhöhte Anforderungen an den Operateur, da in diesen Stadien ausgeprägte Fibrosierungen der Kapselbandstrukturen [16, 17] mit Beugekontrakturen und z.T. zystische Knochendefekte vorliegen. Oft ermöglicht erst die primär ausgedehnte Resektion der Tibiagelenkfläche verbunden mit einer weitgehenden Kapselablösung vor allem dorsal eine genügende Gelenkdarstellung [13].

Trotz intensiver Krankengymnastik, kontinuierlicher Wechsellagerungsschiene, bzw. Motorschiene und Frühmobilisation der Patienten verbleibt postoperativ in vielen Fällen ein aktives und passives Streckdefizit von 5–15 °, das im Einzelfall sogar progredient sein kann (vgl. Tabelle 3). Dies resultiert einerseits aus der ausgeprägten Schwäche und Atrophie der Streckmuskulatur [11], der zunehmenden Kapselfibrose [17], sowie andererseits aus der gleichzeitig bestehenden Beugekontraktur der Hüftgelenke und der Spitzfußkontraktur der Sprunggelenke. Ein wesentlicher Schlüsselpunkt für ein gutes funktionelles Langzeitergebnis ist der korrekte Ersatz des retropatellaren Gleitlagers, da es sonst innerhalb von etwa 4 Jahren zur zunehmenden Lateralisation der Patella mit einer entsprechenden retropatellaren Symptomatik kommt. Weiterhin muß eine regelmäßige Krankengymnastik zur Erhaltung der Muskulatur und der Gelenkbeweglichkeit durchgeführt werden. Insgesamt konnte in unserem Patientengut nur eine durchschnittliche Verbesserung des Bewegungsumfangs um 16 ° erreicht werden, mit einer Gesamtbeweglichkeit von 64 ° im Mittel. Figgie et al. [6] und Lachiewicz et al. [16] konnten mit einem bikondylären Oberflächenersatz ebenfalls nur eine um 12–15 ° bessere Gesamtbeweglichkeit, ebenfalls mit Streckdefizit, erzielen. Die guten Gesamtergebnisse in 68% bzw. 87% werden vor allem durch die Schmerzfreiheit und verbesserte Gesamtbeweglichkeit erreicht. Dies deckt sich mit unseren Erfahrungen (vgl. Tabelle 3).

Die relativ große Zahl an radiologischen Lysezonen, wie beim bikondylären Ersatz (s. oben, vgl. [6, 16]) bzw. auch beim GSB-Knie [14] konnten wir in unserer Serie nicht bestätigen (vgl. Abb. 1); ebenso traten keine intra- oder postoperativen Komplikationen auf.

Ein begleitender HIV-Infekt stellt allerdings eine relative Kontraindikation für den elektiven Gelenkersatz dar, da mit einer Verschlechterung des Immunstatus durch den operativen Eingriff zu rechnen ist [3, 4, 7, 12, 15]. In diesen Fällen stellt die *Radiosynoviorthese* das Mittel der Wahl dar. Sie ist in allen Stadien der Arthropathie erfolgversprechend [5]; dabei kommt radioaktives Gold, Technetium und Yttrium zur Anwendung [1, 5].

Durch die Verschorfung der Synovia wird dabei eine gute Kontrolle der Blutungsneigung, aber auch der sekundären arthrotischen Reizzustände erreicht. Wir verwenden darüber hinaus die Radiosynoviorthese mit Yttrium bei der Hemmkörperhömophilie mit gutem Erfolg.

Zusammenfassend sollte sich die Indikationsstellung zu vorzugsweise konservativen Behandlungsmaßnahmen am klinischen Bild *und* dem radiologischen Stadium der hämophilen Arthropathie orientieren. Eine operative Therapie ist i. allg. erst bei fortgeschritteneren Arthropathiestadien indiziert. Die Prophylaxe einer Arthropathie ist somit das vordringliche therapeutische Ziel!

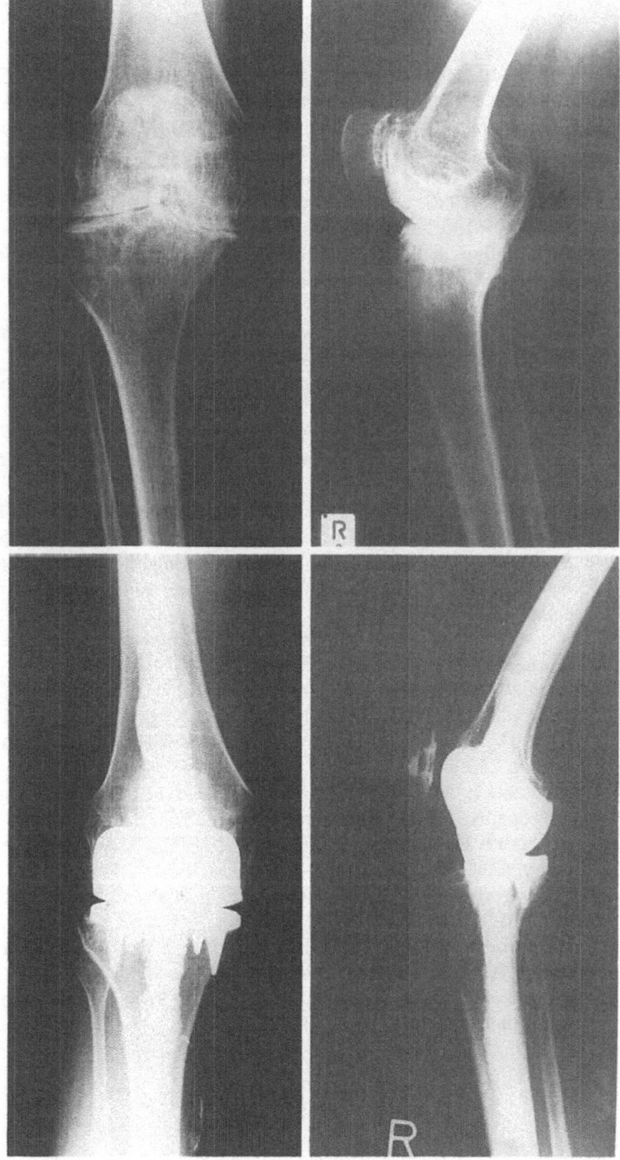

Abb. 1. Fortgeschrittene hämophile Arthropathie; Versorgung mit achsgeführter Knieendoprothese (5 Jahre nach Operation)

Literatur

1. Ahlberg A, Pettersson H (1979) Synoviorthesis with radioactive gold in hemophiliacs. Acta orthop scand 50:513–517
2. Arnold WD, Hilgartner MW (1977) Hemophilic arthropathy. J Bone Joint Surg 59:287–305
3. Bello JL, Burgaleta C, Magallon M, Herruzo R, Villar JM (1990) Hematological abnormalities in hemophilic patients with human immunodeficiency virus infection. Am J Hematol 33 (4):230–233
4. Buehrer JL, Weber DJ, Meyer AA, Becherer PR, Rutala WA, Wilson B, Smiley ML, White GC (1990) Wound infection rates after invasive procedures in HIV-1 seropositive versus HIV-1 seronegativ hemophiliacs. Ann Surg 211 (4):492–498
5. Fernandez-Palazzi F (1990) Radioactive synoviorthesis in haemophilic haemarthrosis. In: Hämäläinen M, Hagena F-W, Schwägerl W, Teigland J (eds): Revisional surgery in rheumatoid arthritis. Rheumatology 13. Karger, Basel pp 251–260
6. Figgie MP, Goldberg VM, Figgie HE, Heiple KG, Sobel M (1989) Total knee arthroplasty for the treatment of chronic hemophilic arthropathy. Clin Orthop 248:98–107
7. Greene WB, Degnore LT, White GC (1990) Orthopaedic procedures and prognosis in hemophilic patients who are seropositive for human immunodeficiency virus. J Bone Joint Surg 72:2–11
8. Greer RB (1980) Operative management of hemophilic arthropathiy – an overview. Orthopedics 3 (2):135–138
9. Hassenpflug J, Harten K, Hahne HJ, Hobeck K, Holland C, Maronna U (1988) Ist die Implantation von Kniegelenkscharnierendoprothesen heute noch vertretbar? Z Orthop 126: 398–407
10. Hellinger J, Manitz U (1980) Konservative und operative Therapie der hämophilen Arthropathie. Dt. Gesundh-Wesen 35:1–5
11. Hofmann P, Rössler H, Brackmann HH (1977) Orthopädische Probleme bei der Hämophilie. Z Orthop 115:342–355
12. Hovy L, Aygören E, Mondorf W, Scharrer I (1990) Long term follow up after orthopedic surgery in HIV antibody positive hemophiliacs. Poster. 19. Int. Congr. of the World Federation of Hemophilia 14.–19. August 1990, Washington
13. Hovy L, Maronna U (1992) Die Knieendoprothese nach Blauth bei Hämophilie und Neuropathie. In: Hassenpflug J (Hrsg): Die Blauth-Knieendoprothese-Grundlagen, gegenwärtiger Stand und Ausblick. H. Huber Bern, Göttingen, Toronto, Seattle pp 166–170
14. Karthaus RP, Novakova IR (1988) Total knee replacement in haemophilic arthropathy. J Bone Joint Surg 70-B:382–385
15. Kjaersgaard-Anderson P, Christiansen SE, Ingerslev J, Sneppen O (1990) Total knee arthroplasty in classic hemophilia. Clin Orthop 256:137–146
16. Lachiewicz PF, Inglis AE, Insall JN, Sculco TP, Hilgartner MW, Bussel JB (1985) Total knee arthroplasty in hemophilia. J Bone Joint Surg 67:1361–1366
17. Luck JV, Kasper CK (1989) Surgical management of advanced hemophilic arthropathy. Clin Orthop 242:60–82
18. Montane I, McCollough NC, Lian EC-J (1986) Synovectomy of the knee for hemophilic arthropathy. J Bone Joint Surg 68:210–216
19. Pettersson H, Ahlberg A, Nilsson IM (1980) A radiologic classification of hemophilic arthropathy. Clin Orthop 149:153–159
20. Schwägerl W, Niessner H, Novotny CH, Thaler E, Lechner K (1977) Synovektomie bei Blutern. Orthopäde 6:44–46
21. Seiler G, Weseloh G (1975) Fortschritte in der Behandlung von Gelenkblutungen bei Hämophilen. Medizin 24:1942–1948
22. Storti E, Traldi A, Tosatti E, Davoli TG (1969) Synovectomy, a new approach to haemophilic arthropathy. Acta Haemat 41:193–205

Arthrosonographie – eine moderne Methode zur morphologischen und funktionellen Gelenkbeurteilung bei der Hämophilie

D. Wiemann, V. Aumann, Ute Kluba, U. Mittler

Die Arthrosonographie hat neben der Computertomographie und Magnetresonanztomographie zunehmend an Bedeutung gewonnen. Die Verwendung hochauflösender Linearschallköpfe mit einer Centerfrequenz von 7,5 MHz erlaubt nicht nur einen Einblick in das Kniegelenk, es können auch alle übrigen Gelenke untersucht werden. Ein wesentlicher Vorteil dieser Methode liegt in der Möglichkeit der funktionellen Gelenkbeurteilung [2, 3, 4]. Morphologische Differenzierungen sind wie folgt möglich:

- Entscheidungshilfe bei der Differenzierung von rheumatischem, septischem und hämorrhagischem Erguß,
- exsudative und proliferative Synovialitis,
- Hämosiderinablagerungen in der Synovialis,
- Knorpel-/Knochendefekte,
- subchondrale Zysten,
- freie Gelenkkörper,
- Menisci,
- Baker-Zysten,
- Tendovaginitis/Bursitis,
- gelenknahe Weichteilprozesse.

Bei der hämophilen Arthropathie sind zur Einschätzung des Schweregrades u.a. Knorpel-/Knochendefekte (Abb. 1), subchondrale Zysten (Abb. 2), Hämosiderinablagerungen (Abb. 3) und die proliferative Synovialishypertrophie (Abb. 4) von besonderem Interesse.

Methoden

Aus einem Pool von 40 Kindern und Jugendlichen mit einer Hämophilie und v.-Willebrand-Jürgens-Syndrom (vWJS) sind 17 mit schwerer Hämophilie bzw. vWJS mit häufigen Gelenkblutungen einer vergleichenden Untersuchung mittels Arthrosonographie, Röntgendiagnostik und Gelenkfunktionsbeurteilung unterzogen worden. Die Sonographie erfolgte in den entsprechenden Standardschnittebenen [4]. Die hämophile Arthropathie ist nach Stadien I–V klassifiziert worden [1]. Die Funktionsbeurteilung der Gelenke erfolgte nach der Neutral-0-Durchgangsmethode.

I. Scharrer/W. Schramm (Hrsg.)
23. Hämophilie-Symposion Hamburg 1992
© Springer-Verlag Berlin Heidelberg 1993

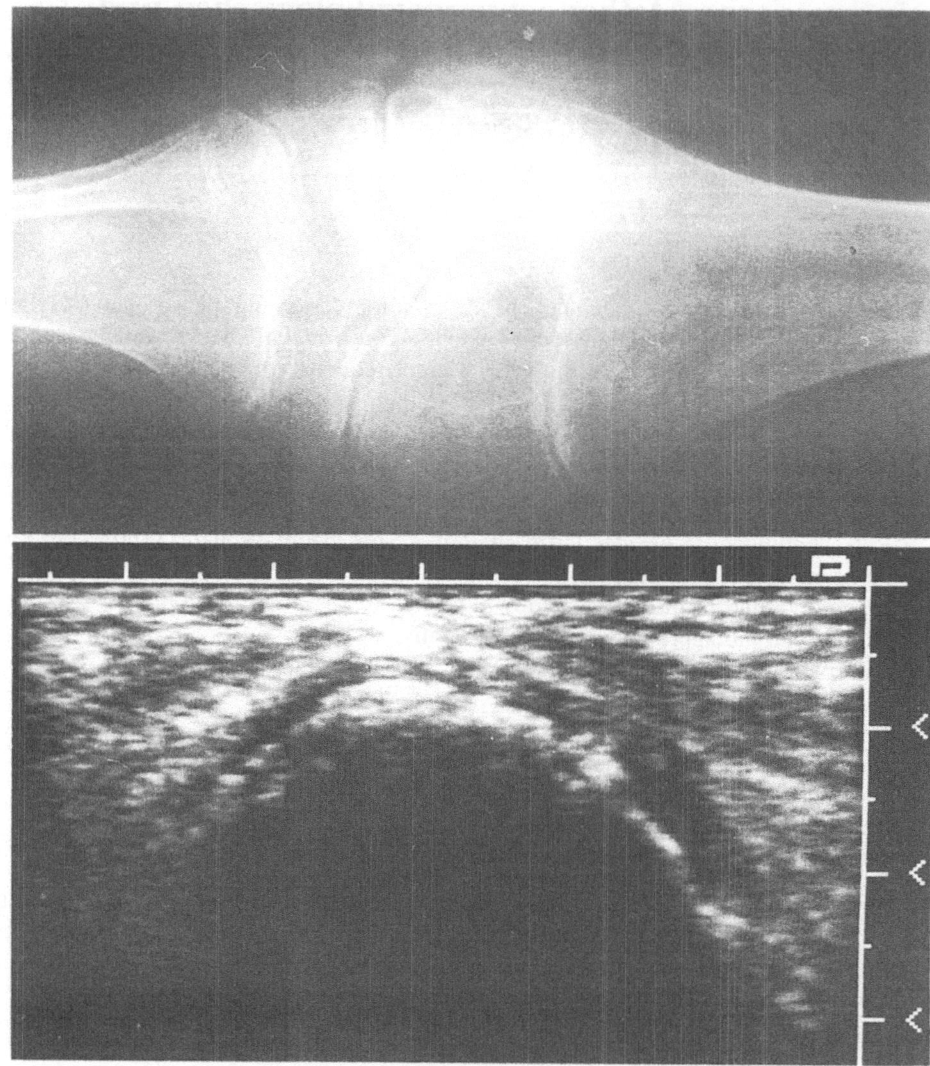

Abb. 1. 13jähriger, Hemmkörperhämophilie, linkes Kniegelenk, im Sonogramm (f=7,5 MHz) kein Gelenkknorpel mehr nachweisbar, echoarme („schwarze") Zone oberhalb der Kortikalis entspricht einem geringem Erguß, deutliche Kortikalisdefekte mit unregelmäßiger Oberfläche. Röntgenologisch hämophile Arthropathie Stadium V

Ergebnisse

Die Ergebnisse der zum Einsatz gekommenen drei Untersuchungsmethoden korrellierten in 14 von 17 Fällen (Abb. 1, 2, 5, 6, 7). Bei 9 Kindern und Jugendlichen ist eine hämophile Arthropathie diagnostiziert worden, 5 Patienten hatten unauffällige Gelenke.

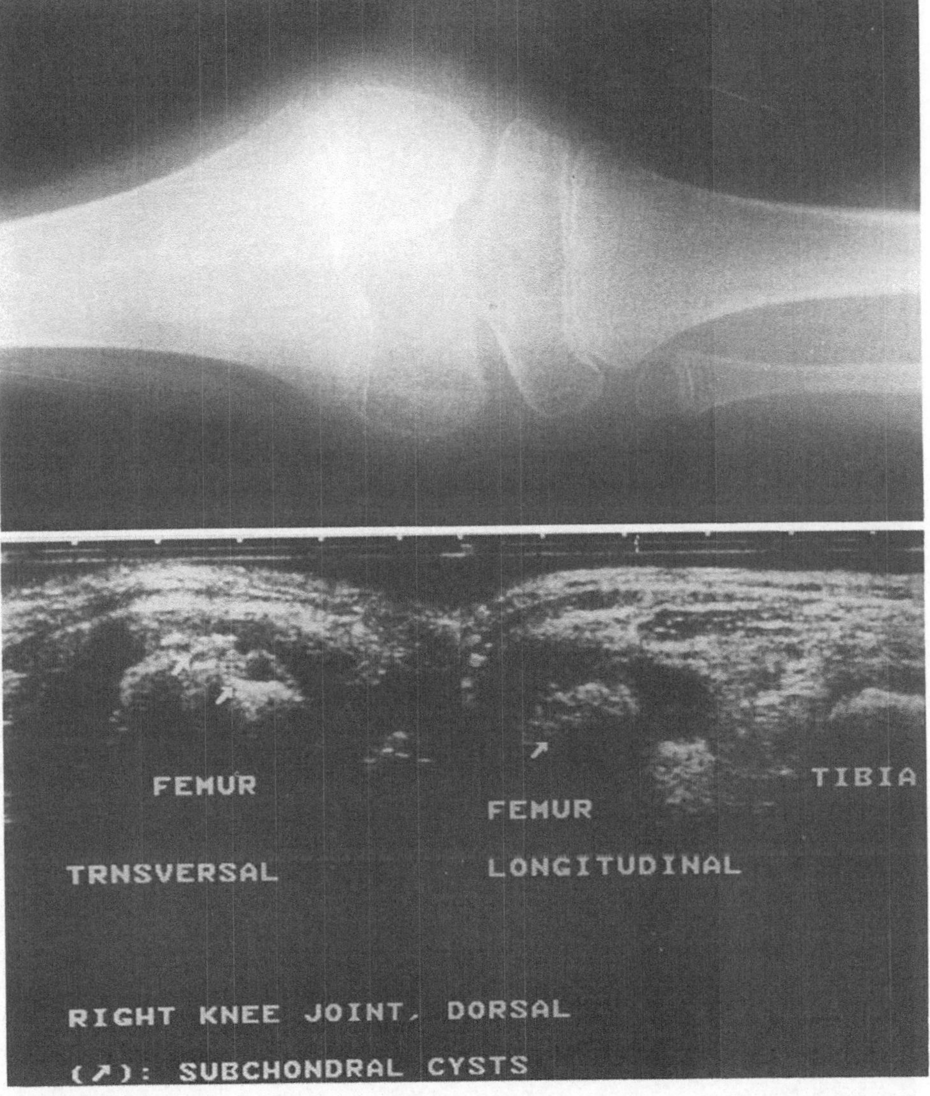

Abb. 2. 7jähriger, schwere Hämophilie B, rechtes Kniegelenk, im Sonogramm (f=7,5 MHz) und Röntgenbildnachweis von mehreren subchondralen Zysten (↗) kleinere subchondrale Zysten (2–3 mm) stellen sich nur im Ultraschall dar

Wenn man die Ergebnisse der beiden bildgebenden Methoden gegenüberstellt, so liegt bei 15 von 17 eine Übereinstimmung vor.

In 2 Fällen konnten sonomorphologische Veränderungen am Gelenk frühzeitig entdeckt werden, welche der konventionellen Röntgendiagnostik noch verborgen blieben.

Bei diesen Patienten handelte es sich um isolierte Knorpel-/Knochenschädigungen (Abb. 8).

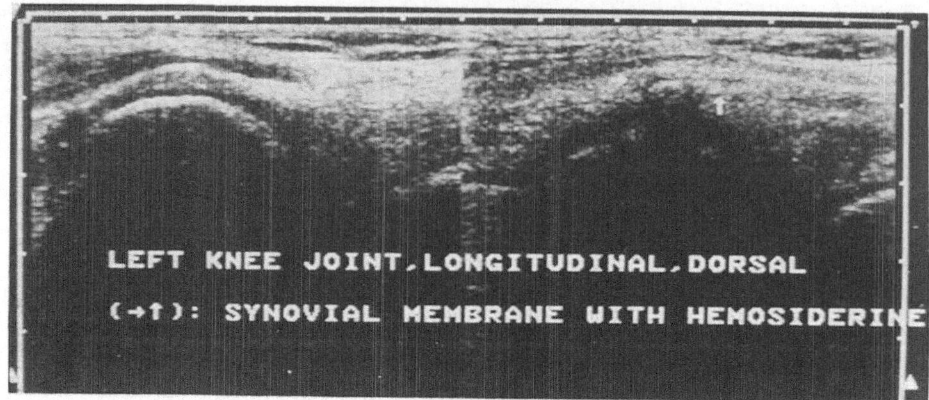

Abb. 3. 17jähriger, schwere Hämophilie A, Sonogramm des linken Kniegelenks (f=7,5 MHz), insgesamt echoreiche Gelenkkapsel mit zum Teil nachfolgenden Schallschatten (↗, ←) infolge von Hämosiderinablagerungen

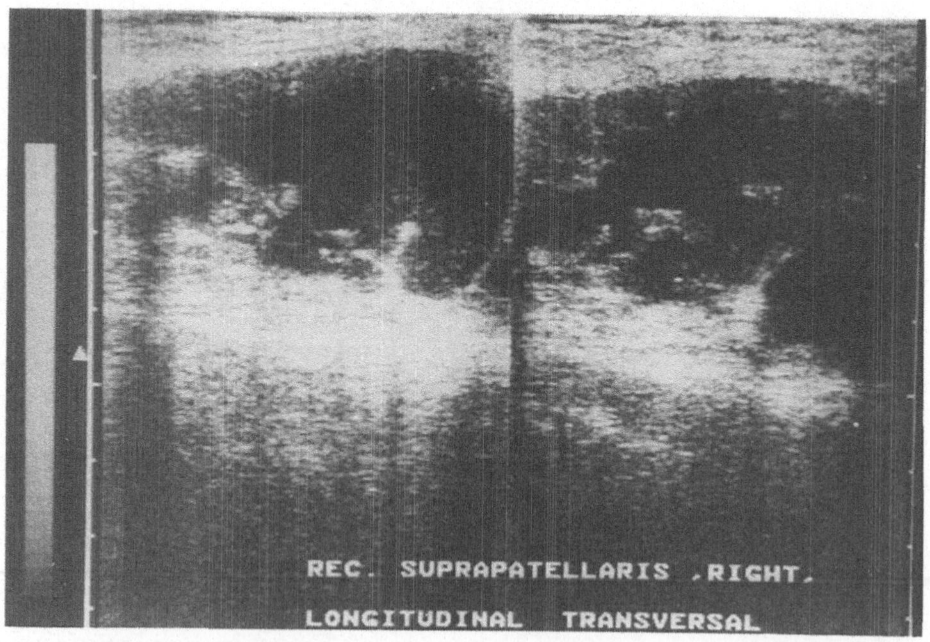

Abb. 4. 9jähriger mit schwerer Hämophilie B, Transversalschnitt des Recessus suprapatellaris, rechtes Kniegelenk, 3 Tage nach akuter Gelenkblutung. Der echoarme („schwarze") Bereich entspricht dem deutlich erweiterten Resessus infolge der Einblutung. Von der Synovialmembran gehen mehrere echoreiche („weiße") polypartige Strukturen aus, die Synovialzotten entsprechen

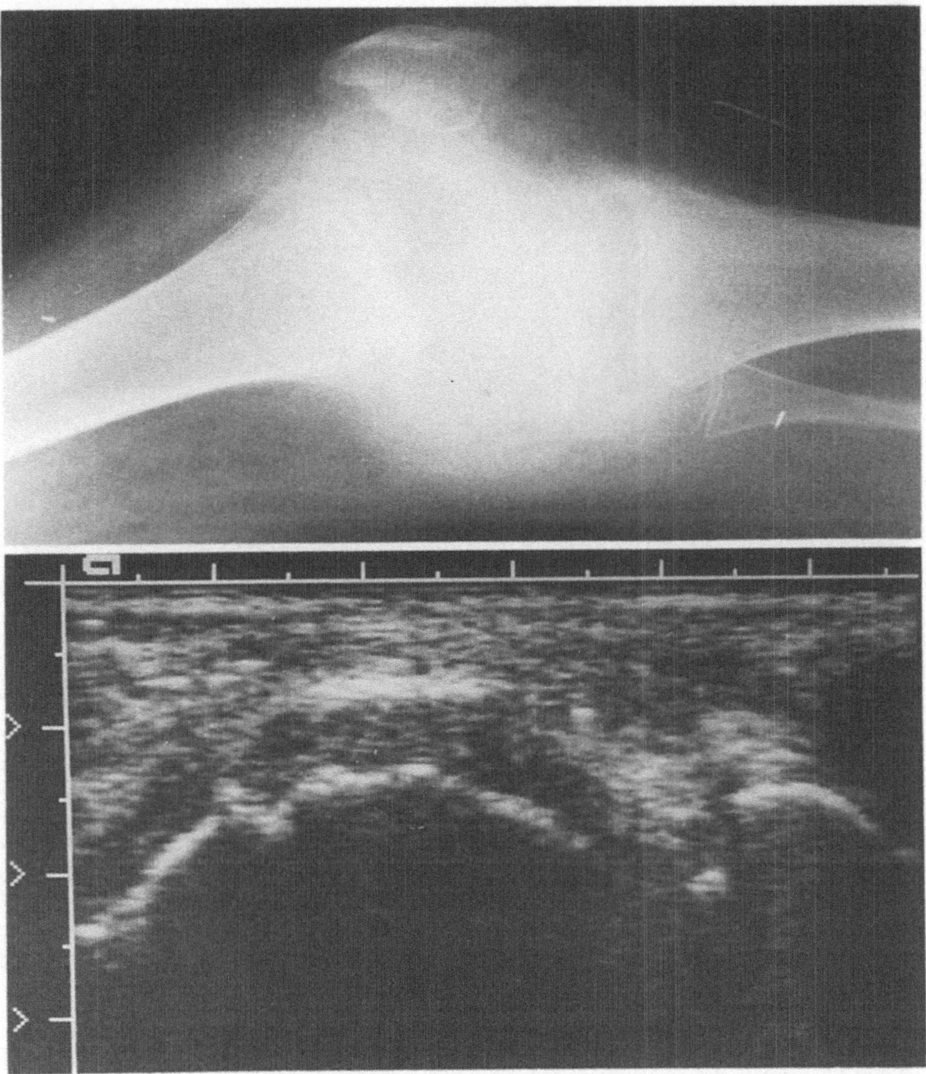

Abb. 5. 17jähriger mit schwerer Hämophilie A, linkes Kniegelenk, Sonogramm (f=7,5 MHz) mit erheblichen Unregelmäßigkeiten der Femurkopfoberfläche, kein Knorpel mehr nachweisbar, lediglich ein ca. 4–5 mm breiter Gelenkerguß, Röntgenbild mit hämophiler Arthropathie Stadium V

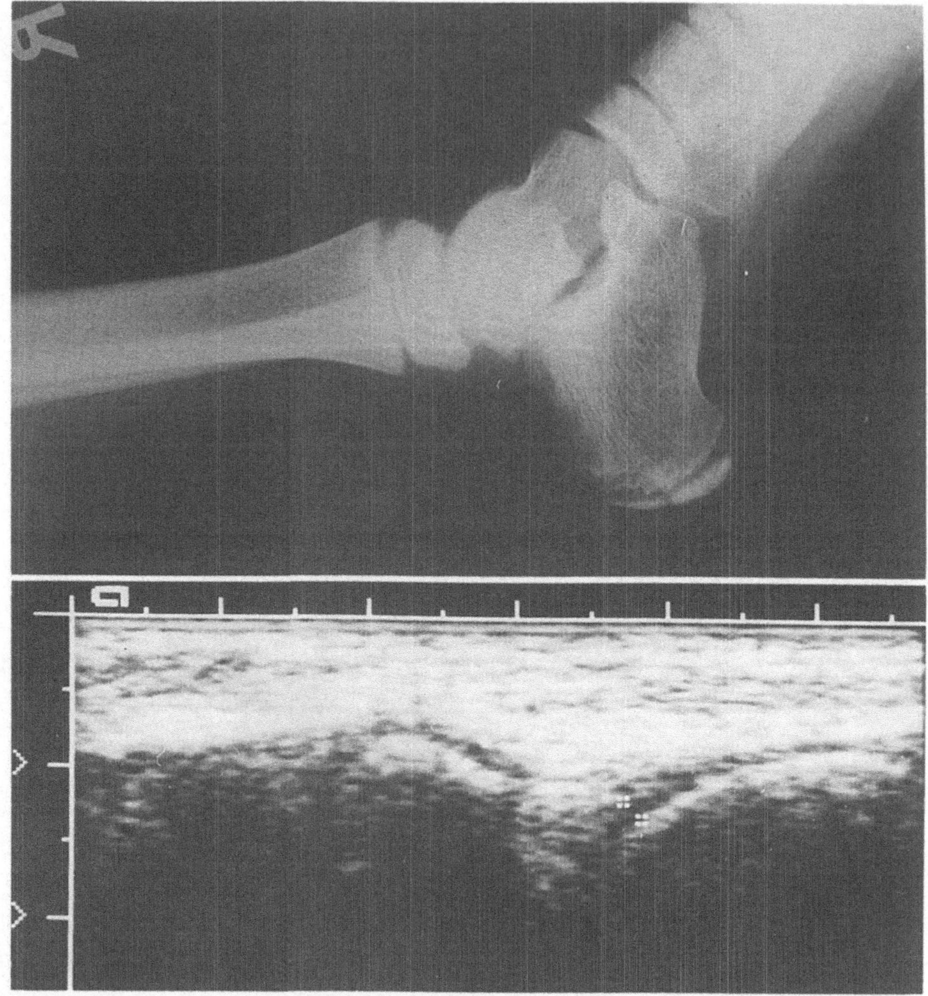

Abb. 6. 11jähriger mit schwerer Hämophilie A, Sonogramm (f=7,5 MHz) im Longitudinalschnitt durch das rechte obere Sprunggelenk mit normaler Knorpel-/Knochenstruktur, ebenso ein unauffälliges Röntgenbild

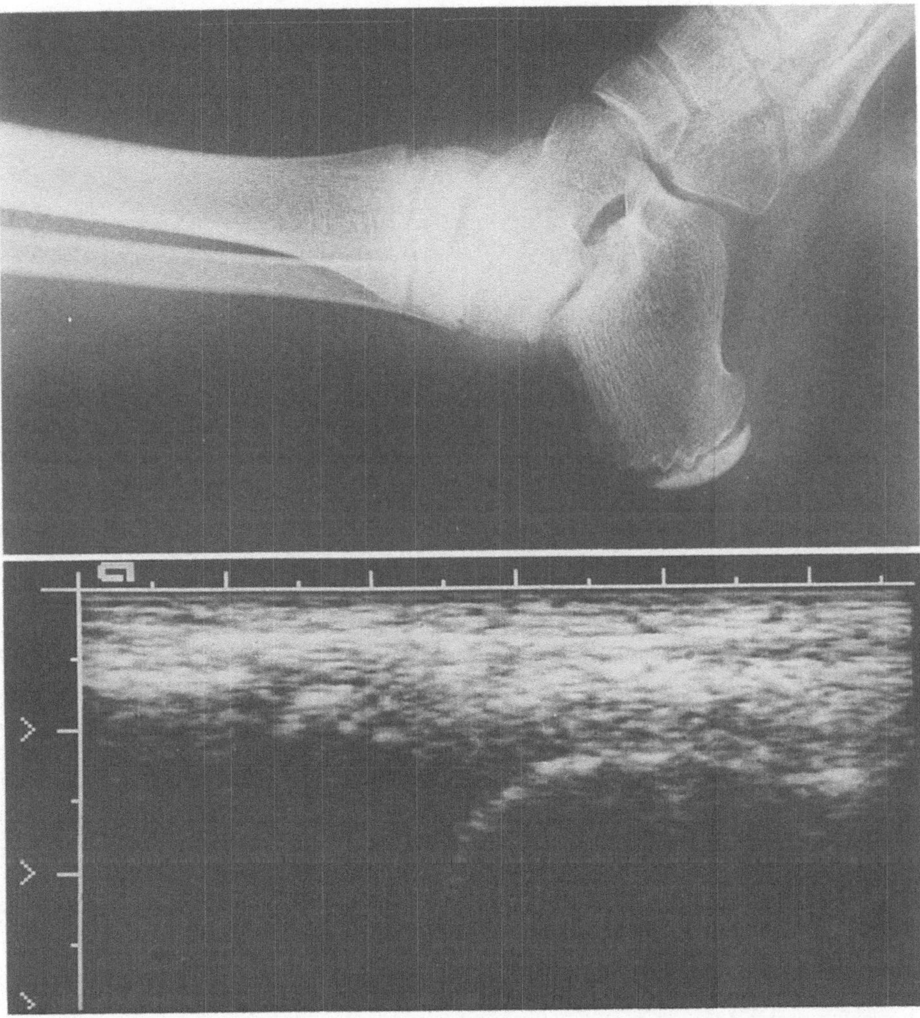

Abb. 7. 11jähriger (aus Abb. 5), Sonogramm des linken oberen Sprunggelenks mit kaum noch nachweisbarer Knorpelschicht, besonders im tibialen Bereich, röntgenologisch Gelenkspaltverschmälerung

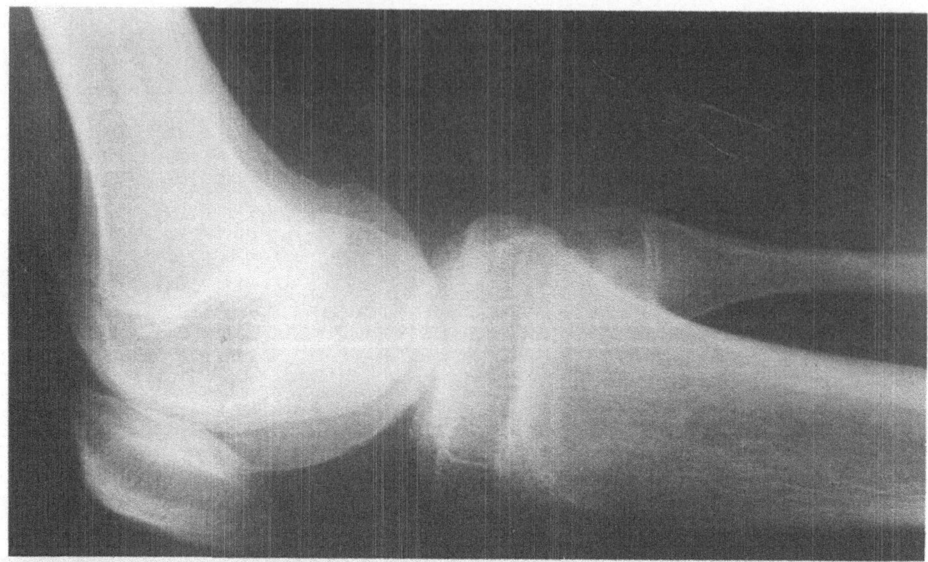

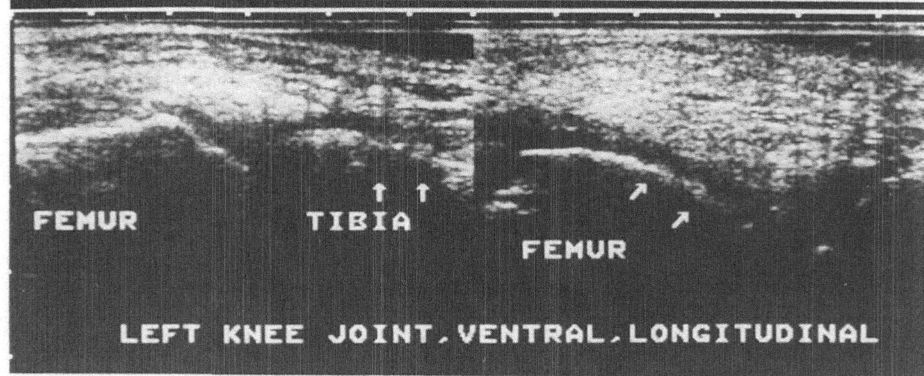

Abb. 8. 15jähriger, schwere Hämophilie A, Sonogramm (f=7,5 MHz) des linken Kniegelenks mit unregelmäßiger Knorpel-/Knochengrenze (↗) im lateralen Femurkondylus bei röntgenologisch unauffälligem Befund, zusätzlich mehrere senkrecht verlaufende Schallschatten in Höhe der Tibia („schwarze Bänder") infolge von Hämosiderinablagerungen

Diskussion

Im Vergleich der bildgebenden Methoden besteht bei der Diagnostik der hämophilen Arthropathie eine gute Korrelation zwischen Sonographie und Röntgendiagnostik. Die Vorteile der Arthrosonographie liegen in der kombinierten morphologischen und funktionellen Diagnostik. Bewegungsabläufe können bildlich dargestellt werden. Gelenkinstabilitäten lassen sich sonographisch leichter diagnostizieren. Weitere Vorteile liegen in der exakten Beurteilung des Gelenkknorpels, der Knochenoberfläche, der Synovialmembran und der Differenzierung zwischen gelenknaher Weichteilblutung und Hämarthros (Abb. 9).

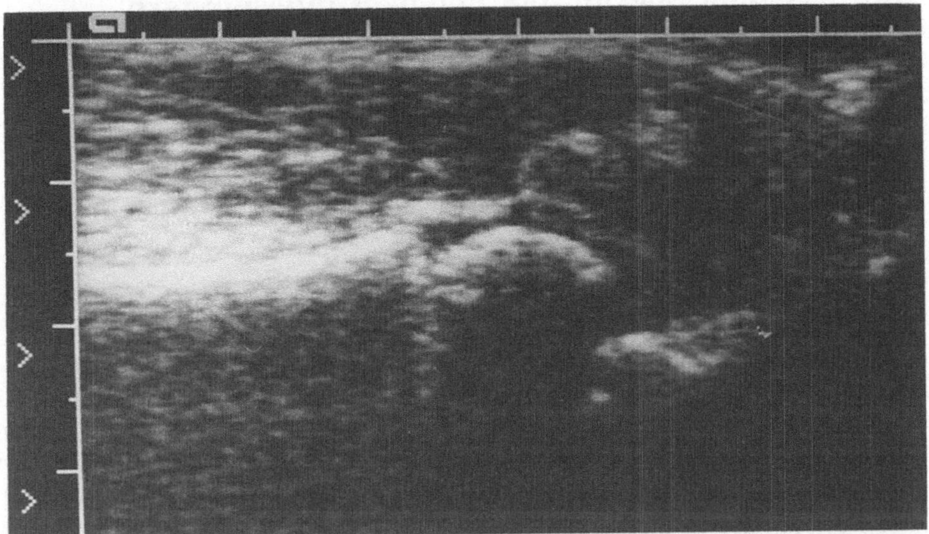

Abb. 9. 12jähriger, schwere Hämophilie A, linkes oberes Sprunggelenk im Longitudinalschnitt, von dorsal untersucht (Schallkopfposition auf der Achillessehne). In Höhe der Tibia 2 kreisförmige echoreiche Strukturen 7–8 mm im Durchmesser als Verkalkungen im gelenknahen Weichteilgewebe nach häufigen Blutungsepisoden

Die radiologische Diagnostik erlaubt eine übersichtlichere Darstellung der knöchernen Gelenkanteile, osteoporotische Veränderungen lassen sich sonographisch nicht beurteilen. Die Nachteile der Arthrosonographie liegen darin, daß ein Gelenk nur einen begrenzten diagnostischen Zugang hat. Besonders beim Hüftgelenk werden jenseits des Säuglingsalters immer diagnostische Grauzonen bleiben.

Trotz dieser genannten Nachteile ist die Arthrosonographie eine wertvolle Ergänzung im Rahmen der Frühdiagnostik und Verlaufsbeurteilung der hämophilen Arthropathie. Sie stellt keine Strahlenbelastung für die Patienten dar. In zunehmendem Maße kann durch den Einsatz dieser Methode die Zahl der Röntgenkontrollen deutlich reduziert, in einzelnen Fällen eventuell auch darauf völlig verzichtet werden [5].

Literatur

1. Arnold WD, Hilgartner MW (1977) Hemophilic arthropathy. Current conceps of pathogenesis and management. J Bone Joint Surg 59:287
2. Czembirek H, Haller J (1985) Bildgebende Verfahren bei Hämophilie, In: Heene DL (Hrsg) Handbuch der inneren Medizin Bd. II/9 Blutgerinnung und hämorrhagische Diathesen II: Angeborene und erworbene Koagulopathien. Springer, Berlin Heidelberg New York, S 201–222
3. Laine HR, Harjula A, Peltokallio P (1987) Ultrasound in the evaluation of the knee and patellar regions. J Ultrasound Med 6:33–36
4. Sattler H (1988) Arthrosonographie. Int Welt 3:70–78
5. Wiemann D, Aumann V, Mittler U (1990) Die Arthrosonographie – eine moderne Methode zur morphologischen und funktionellen Gelenkbeurteilung bei der Hämophilie Folia Haematol (Leipzig) 117:511–518

Die Arthropathie bei hämophilen Jugendlichen und Erwachsenen in den neuen Bundesländern

W. Effenberger, G. Weissbach

Bis 1989 waren in den neuen Bundesländern nur schwach konzentrierte nicht standardisierte Plasmafraktionen verfügbar, die durch den Transfusionsdienst hergestellt wurden. Das Aufkommen genügte den Anforderungen in den meisten dieser Ländern nicht. Trotzdem wurde seit 1973 die prophylaktische Substitution bei Kindern zunehmend durchgesetzt (Abb. 1). Da der Faktorengehalt der Präparate erheblichen Schwankungen unterlag, konnte die Substitutionsprophylaxe nur nach dem klinischen Effekt der Blutungsfreiheit gesteuert werden. Kriterien für die Aufnahme der Patienten in dieses Regime waren v.a. die Gelenkblutungen: mehr als 3 Blutungen pro Jahr in das gleiche Gelenk oder mehr als 5 Gelenkblutungsepisoden pro Jahr insgesamt. Trotzdem erwies sich das Regime als effektiv [2]. Hämophile Kinder, die in den Sommerferienlagern untersucht wurden, wiesen einen guten Gelenkzustand und niedrige Gelenkscores auf [8, 9]. Über den Gelenkzustand bei Jugendlichen und Erwachsenen dieser Regionen gab es bisher keinen Überblick. Ausgangspunkt dieser Arbeit ist es, einen solchen zu gewinnen.

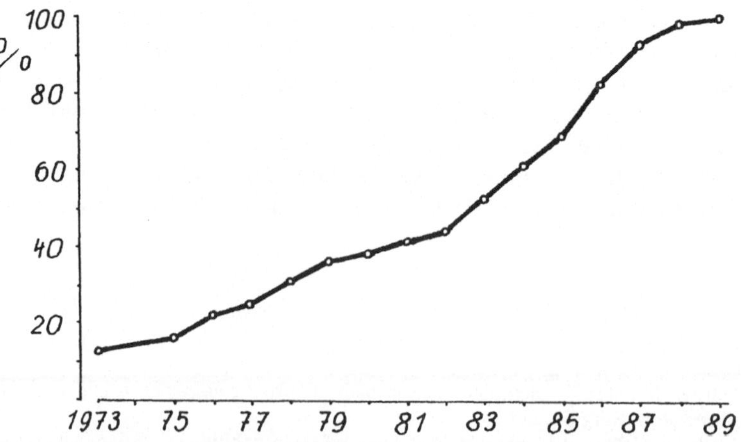

Abb. 1. Beginn der prophylaktischen Substitution. Seit 1973 wurden immer mehr Hämophile in das Regime einbezogen. Summenprozentkurve

I. Scharrer/W. Schramm (Hrsg.)
23. Hämophilie-Symposion Hamburg 1992
© Springer-Verlag Berlin Heidelberg 1993

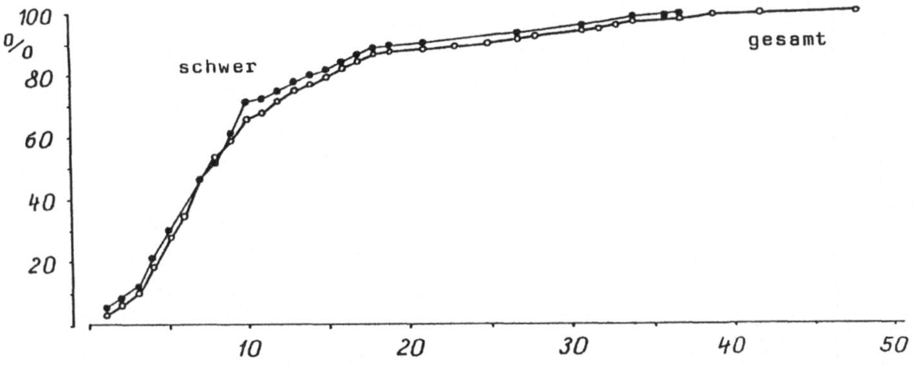

Abb. 2. Beginn der Substitutionsprophylaxe; sie begann nur ausnahmsweise im frühen Kindesalter. Summenprozentkurve

Tabelle 1. Hämophilieformen

	Schweregrad			
	schwer	mittelschwer	leicht	Gesamt
Hämophilie A	141	116	92	349
- mit Prophylaxe	87	48	3	138
Hämophilie B	31	32	25	88
- mit Prophylaxe	15	9	0	24

Methodik und Patienten

Ein Fragebogen wurde erarbeitet und in den Jahren 1989 und 1990 an alle ostdeutschen Hämophiliezentren versandt. Er erfaßte folgende Gelenksymptome: ständige Bewegungseinschränkung, äußerlich sichtbare Deformität, Krepitation und Hinweise auf eine chronische Synovialitis. Diese und andere einfache Fragen haben Mitarbeiter aus 25 Hämophiliezentren beantwortet, so daß nun die Befunde von 437 Hämophilen im Alter bis zu 78 Jahren analysiert werden konnten (Tabelle 1). 208 der Patienten waren Kinder. Patienten mit Hemmkörpern sind nicht in die Analyse einbezogen worden. 87 von 141 Patienten mit schwerer Hämophilie A erhielten Substitutionsprophylaxe, einige schon seit 1973. Bei den Kindern mit schwerer Hämophilie A betrug dieser Anteil etwa 80%, bei mittelschwerer Hämophilie A etwa 50%. Die Prophylaxe begann in der Regel im Kindesalter (Abb. 2). Bei etwa 80% der in die Substitutionsprophylaxe einbezogenen Patienten war diese vor dem 15. Lebensjahr, aber eben selten in den ersten Lebensjahren, begonnen worden. Obwohl nur bei insgesamt 27 Patienten eine einmal begonnene prophylaktische Substitution später wieder aufgegeben wurde, ist der Anteil unter den Erwachsenen bedeutend geringer. 40 von 80 Erwachsenen mit schwerer Hämophilie erhielten niemals eine solche. Bei Kindern hingegen waren dies 14 von 61.

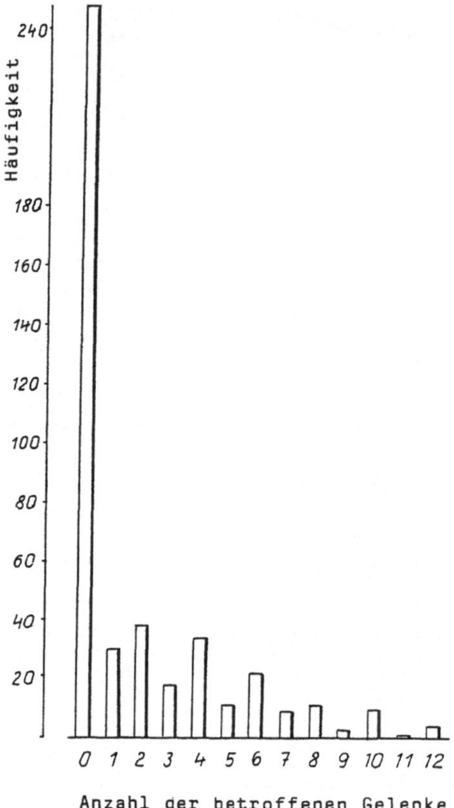

Abb. 3. Anzahl der betroffenen Gelenke; bei 248 Patienten sind alle Gelenke völlig frei von Symptomen. Man beachte die größere Häufigkeit von geradzahligen Manifestationen

Tabelle 2. Anteil der Patienten mit Arthropathie (alle Formen) in %

	Schweregrad	Hämophilie A	Hämophilie B
Kinder	– schwer	42,4	31,6
	– mittelschwer	29,2	31,2
	– leicht	6,1	0
Erwachsene	– schwer	91,7	61,5
	– mittelschwer	71,7	27,3
	– leicht	22,8	5,3

Ergebnisse

Der Anteil der von Gelenksymptomen irgendwelcher Art betroffenen Patienten war unter den Erwachsenen wesentlich höher als im Kindesalter (Tabelle 2). Oft sind die Gelenke nur leicht betroffen und ohne wesentliche Bewegungseinschränkung. Bei schwerer und mittelschwerer Hämophilie B fanden sich seltener Gelenksymptome als bei Hämophilie A vergleichbaren Schweregrades. Bei über der Hälfte der Patienten sind keine Gelenkschäden registriert (Abb. 3). Dabei ist der hohe Anteil an

Patienten mit leichter Hämophilie und von Kindern im Krankengut zu bedenken. Geradzahlige Gelenkmanifestationen sind häufiger. Eine Seitenbevorzugung besteht nicht. Im Gesamtkrankengut waren beide Kniegelenke mit je 30, die Sprunggelenke mit je 25 und die Ellenbogengelenke mit je 20% betroffen.

Der Gelenkbefall erwies sich als ein altersabhängiger Prozeß (Abb. 4). Jenseits des 15. Lebensjahres nimmt der Anteil der Patienten mit Bewegungseinschränkungen in mehreren Gelenken drastisch zu. Nach dem 30. Lebensjahr haben alle Patienten mit schwerer Hämophilie Bewegungseinschränkungen in mehreren Gelenken. Der Prozeß des multiplen Gelenkbefalls läßt sich durch Summenprozentkurven noch besser darstellen (Abb. 5). Im Kindesalter sind keine, ein oder zwei Gelenke von Arthropathie betroffen. Der Befall von 3 und mehr Gelenken setzt deutlich später ein, wie der Abstand zwischen den beiden Scharen von Kurven erkennen läßt: jenseits des 20. Lebensjahrs.

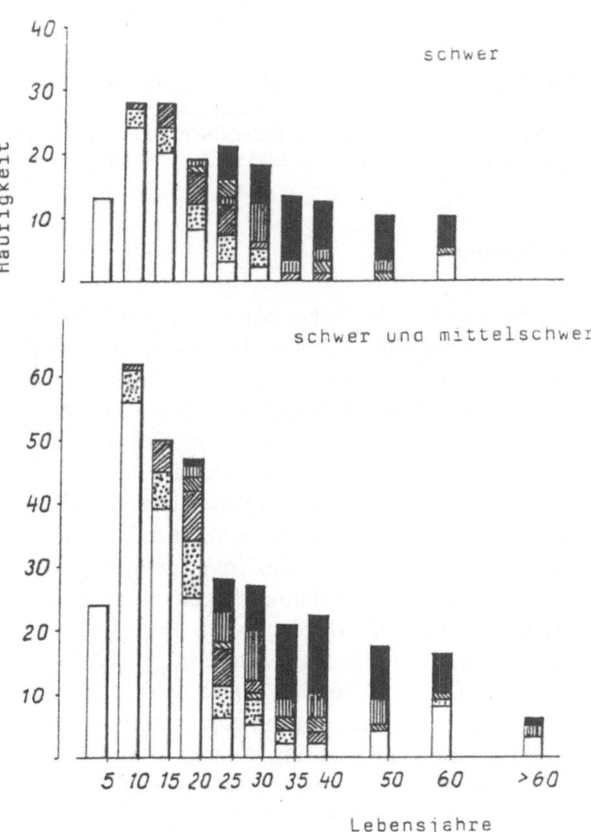

Abb. 4. Anzahl der Patienten mit Bewegungseinschränkungen in den einzelnen Altersstufen. Die Anzahl der betroffenen Gelenke wird durch folgende Zeichengebung verdeutlicht: □ 0 □ 1 □ 2 □ 3 □ 4 ■ >4; jenseits des Adoleszentenalters dominiert der multiple Gelenkbefall, besonders bei der schweren Hämophilie *(oben)*

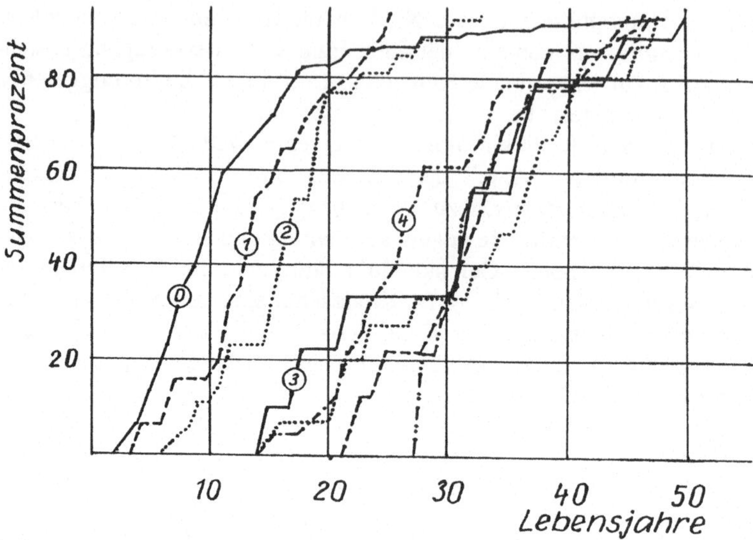

Abb. 5. Der multiple Gelenkbefall bei Patienten mit schwerer und mittelschwerer Hämophilie wird durch Summenprozentkurven charakterisiert. Man erkennt 2 Scharen von Kurven: ganz *links* stehen die Kurven für Patienten ohne Gelenkbefall und mit 1 oder 2 betroffenen Gelenken; nach einem Intervall folgen nach *rechts* die Kurven der Untergruppen mit mehr als 3 arthropathischen Gelenken

Diskussion

Die prophylaktische Substitution hat einen Wandel im Krankheitsbild der Hämophilie herbeigeführt [7]. Die Häufigkeit von Gelenkblutungen läßt sich erheblich vermindern und der Zustand bereits betroffener Gelenke oft wesentlich bessern [2, 5, 6]. Auch an großen Kollektiven konnte in letzter Zeit dies bewiesen werden [1]. Schon früher bestand der Verdacht, daß die in der Kindheit erworbenen Schäden weiterschwelen und mit zunehmendem Alter wieder dominant werden können. Die hier vorgelegten Ergebnisse müssen nachdenklich stimmen. Immerhin weisen aber solche Patienten die schwersten Veränderungen auf, die in ihrer Kindheit noch keine Substitutionsprophylaxe und nur gelegentliche Substitutionsbehandlungen mit Plasma oder Vollblut erfahren haben. Dann erhebt sich die Frage, ob die Substitutionsprophylaxe mit den schwach konzentrierten Präparaten tatsächlich effektiv genug war, die Progression erworbener Gelenkschäden zu verhindern. Litten doch auch Patienten im Alter von 20–25 Jahren an Arthropathien in mehreren Gelenken, denen eine Substitutionsprophylaxe zuteil geworden war. Sie setzte in vielen Fällen erst dann ein, wenn Gelenkblutungen schon häufig auftraten. Der Krankheitsverlauf unterscheidet sich sehr wesentlich danach, ob die Dauersubstitution im 3. oder im 5. Lebensjahr begonnen wird [4]. Ganz frei von Arthropathien sind Hämophile, bei denen die Substitutionsprophylaxe noch vor dem Auftreten der ersten Gelenkblutungen, im 1. oder 2. Lebensjahr einsetzt [3]. Darüber liegen nun Beobachtungen über Jahrzehnte vor, die keinen Zweifel mehr aufkommen lassen. Die erwachsenen Patienten in Ostdeutschland haben in Blutungssituationen häufig keine ausreichende Substitution erfahren, vor allem wegen des Mangels an Präparaten. Man kann mit der Führung der Patienten auch sonst nicht zufrieden sein, wie der zu hohe Anteil an Bewegungseinschränkungen in den Ellenbogengelenken zeigt. Solche Befunde an nicht statisch belasteten Gelenken müssen als vermeidbar gelten. Vermutlich stellt das Adoleszentenalter eine sehr kritische Phase dar. Das Nachlassen der elterlichen Kontrolle und der häufig in diese Zeit fallende Wechsel der Behandlungsstelle wirken sich sicher ungünstig aus.

Literatur

1. Aledort LM (1992) Therapy of hemophilia and orthopedic outcome. Vortrag 8th Meeting of the Danubian League against thrombosis and haemorrhagic disorders. Munich (July 9 to 11)
2. Domula M, Weissbach G, Lenk H (1979) The prophylactic treatment of haemophilic children with nonstandardized plasma fractions. Forschungsergeb Transfusionsmed Immunhaematol Bd 6, 59–62. Medicus, Berlin
3. Nilsson IM, Berntorp E, Löfqvist T, Pettersson H (1992) Twenty-five years' experience of prophylactic treatment in severe haemophilia A and B. J Intern Med 232:25–32
4. Petrini P, Lindvall N, Egberg N, Blombäck M (1991) Prophylaxis with factor concentrates in preventing hemophilic arthropathy. Am J Pediatr Hematol Oncol 13:280–287
5. Pollmann H (1987) Häufigkeit von Gelenkblutungen bei Kindern und Jugendlichen mit Hämophilie. 18. Hämophilie-Symposion Hamburg. Springer, Berlin Heidelberg New York Tokyo, S 316–324
6. Schimpf K, Fischer B, Rothmann P (1976) Die ambulante Dauerbehandlung der Hämophilie A. Eine kontrollierte Studie. Dtsch Med Wochenschr 101:141–148
7. Weissbach G, Domula M, Lenk H (1981) Über den sogenannten Wandel im Krankheitsbild der Hämophilie. Kinderärztl Prax 49:430–436
8. Weissbach G, Zimmer T, Wendisch J (1989) Gelenkbefunde bei hämophilen Kindern und Jugendlichen in der DDR. 20. Hämophilie-Symposion Hamburg. Springer, Berlin Heidelberg New York Tokyo, S 370–374
9. Zimmer T, Weissbach G, Wendisch J (1990) Gelenkstatus nach prophylaktischer Substitution. Eine Untersuchung an hämophilen Kindern und Jugendlichen in der DDR. Folia Haematol 117:491–498

Langzeitergebnisse der kniegelenknahen Umstellungsosteotomien bei der Behandlung der hämophilen Arthropathie

H. H. Eickhoff, C. Klein, W. Koch, A. Seuser, J. Oldenburg, H.-H. Brackmann (Troisdorf, Bonn)

Die hämophile Kniegelenkarthropathie kann umfangreich mit konservativen und operativen Maßnahmen therapiert werden [3]. Unter den operativen Verfahren unterscheiden wir zwischen gelenkerhaltenden und gelenkersetzenden Operationen. Zu den gelenkerhaltenden Eingriffen zählen u.a. auch die kniegelenknahen Umstellungsosteotomien zur Beinachsenkorrektur.

Die Ausrichtung der mechanischen Beinachse ist abhängig von der Stellung der Femur- und Tibiaachsen sowie der das Bein stabilisierenden Muskelkraft. Hier ist an erster Stelle das sog. „pelvic deltoid" bestehend aus M. gluteus maximus, M. tensor fasciae latae und iliotibialem Band zu nennen [14]. Im Laufe der Entstehung der hämophilen Kniegelenkarthropathie wird die Achsstellung der unteren Extremität durch eine Imbalance der Kniestreckmuskulatur beeinflußt [9]. Diese Imbalance wird auf eine reflektorische Innervationshemmung analog des vorliegenden intraartikulären Reizzustandes zurückgeführt. Bei der hämophilen Arthropathie finden sich pathologische Achsenabweichungen im Valgus- oder Varussinne in rund der Hälfte der Kniegelenke der über 20jährigen Patienten. Bei der Valgusfehlstellung ist die mechanische Beinachse in bezug auf die Kniemitte in der Frontalebene nach lateral, bei der Varusfehlstellung nach medial abgewichen. Im hierdurch überlasteten Gelenkkompartiment kommt es zur fortschreitenden Destruktion der ohnehin durch die Grunderkrankung geschädigten Gelenkflächen. Zusätzlich kommt es zur Schrumpfung bzw. Instabilität des kollateralen Kapsel-Band-Apparates.

Durch eine Umstellungsosteotomie läßt sich die mechanische Achse in ihrer Lage zur Kniemitte korrigieren. Üblicherweise wird die Osteotomie nahe der Fehlstellung – suprakondyläre Osteotomie am Femur oder Tibiakopfosteotomie – durchgeführt. Zur Osteosynthese hat sich am Femur die AO-Platte weitgehend durchgesetzt. Am Tibiakopf konkurrieren Staples [1, 2], der Fixateur externe [8], T- oder L-Platten [16], Rechtwinkelplatten [19] und die Platte nach Giebel [7].

Material und Methode

Zwischen 1973 bis 1984 wurden am Bonner Zentrum 48 kniegelenknahe Osteotomien bei 38 Patienten mit hämophiler Arthropathie durchgeführt. Von diesen konnten 20 Patienten (25 Operationen) nachuntersucht werden. 24mal handelte es sich um eine Hämophilie A, 1mal um ein Hämophilie B. In allen Fällen lag die Faktorenrestaktivität unter 1%. Es wurden 7 suprakondyläre Osteotomien und 18

I. Scharrer/W. Schramm (Hrsg.)
23. Hämophilie-Symposion Hamburg 1992
© Springer-Verlag Berlin Heidelberg 1993

Tibiakopfosteotomien durchgeführt. Das Alter zum Zeitpunkt der Operation betrug im Median 27 (17–49) Jahre.

Die Nachuntersuchung erfolgte als retrospektive Studie mit einer Nachuntersuchungszeit von im Median 13 (8–19) Jahren. Die Auswertung der klinischen Untersuchung erfolgte nach dem HSS-Score (Hospital for Special Surgery; [18]).

Schmerz	30 Pkt.
Funktion	22 Pkt.,
ROM	18 Pkt.,
Muskelkraft	10 Pkt.,
Deformität	10 Pkt.,
Instabilität	10 Pkt.

Bewertung des HSS-Score:

85–100 Pkt.:	exzellent
70–84 Pkt.:	gut
60–69 Pkt.:	mäßig
<60 Pkt.:	schlecht

Die Beurteilung der Röntgenbilder des Kniegelenks (a.-p. und seitlich) wurde nach dem Pettersson-Score durchgeführt [17]. Zusätzlich erfolgte eine Vermessung des tibiofemoralen Winkels. Dieser beträgt physiologisch 5–7° valgus. Ergänzend wurde durch die Patienten eine subjektive Bewertung der Operation vorgenommen.

Operationstechnik und Nachbehandlung des Patientenkollektivs

1. Operationstechnik

Die Planung der Operation erfolgte bei dem Kollektiv anhand der klinischen und röntgenologischen Voruntersuchung. Mittels einer a.-p.-Röntgenaufnahme im Stand (lange Platte oder Ganzbein) wurde das Alignement bestimmt und der Korrekturwinkel festgelegt. Hierbei wurde, wie schon oben erwähnt ein normaler tibiofemoraler Winkel von 5–7° zugrunde gelegt.

Die Tibiakopfosteotomien wurden als „High-tibia"-Osteotomien in der von Coventry beschriebenen Technik durchgeführt [1]. Für die Stabilisierung der Osteotomieflächen wurden Staples verwandt.

Die suprakondylären Femurosteotomien wurden nach den Richtlinien der Arbeitsgemeinschaft für Osteosynthesefragen (AO) vorgenommen [16]. Die Stabilisierung erfolgte mit der AO-Kondylenplatte.

2. Nachbehandlung

Nach Tibiakopfosteotomien wurde postoperativ ein Gipstutor für 6 Wochen angelegt. Mit diesem war den Patienten beim Gang mit Gehstützen nur eine Belastung mit Bodenkontakt erlaubt. Nach Beendigung der Ruhigstellung im Tutor setzte krankengymnastische Übungsbehandlung ein. Für weitere 4 Wochen war nur die langsam gesteigerte Teilbelastung erlaubt. Entsprechend der durchgeführten Röntgenkontrollen war die Vollbelastung nach 10–12 Wochen erlaubt.

Bei den suprakondylären Osteotomien, welche entsprechend der durchgeführten Plattenosteosynthese als primär übungsstabil anzusehen sind, war eine Ruhigstellung im Gips nicht erforderlich. Bewegungsübungen konnten sofort durchgeführt werden. Nach 6–8 Wochen war die langsam gesteigerte Teilbelastung möglich. 12 Wochen postoperativ war entsprechend der durchgeführten Röntgenkontrollen die Vollbelastung gegeben.

Komplikationen

In einem Fall kam es nach suprakondylärer Osteotomie zum Auftreten eines tiefen Infektes. 3 Monate postoperativ war die Revision mit Metallentfernung erforderlich. Eine Spül-/Saugdrainage mußte angelegt werden. Das Endergebnis war schlecht.

In allen Fällen der Tibiakopfosteotomie (n=18) kam es nach Ruhigstellung im Gipstutor zur Gelenkkontraktur. Eine Narkosemobilisation war 1mal erforderlich. Die übrigen Fälle bedurften der intensiven krankengymnastischen Mobilisation.

Ergebnisse

1. HSS-Score (Abb. 1 u. 2)

Der präoperative Score – Wert lag bei im Median 42 (16–92). Im Verlauf kam es 1 Jahr postoperativ zu einer Verbesserung auf 65 (23–97). Zum Zeitpunkt der Nachuntersuchung betrug der Score 66 (14–96). In 19 der 25 Fälle war es zu einer Verbesserung gekommen.

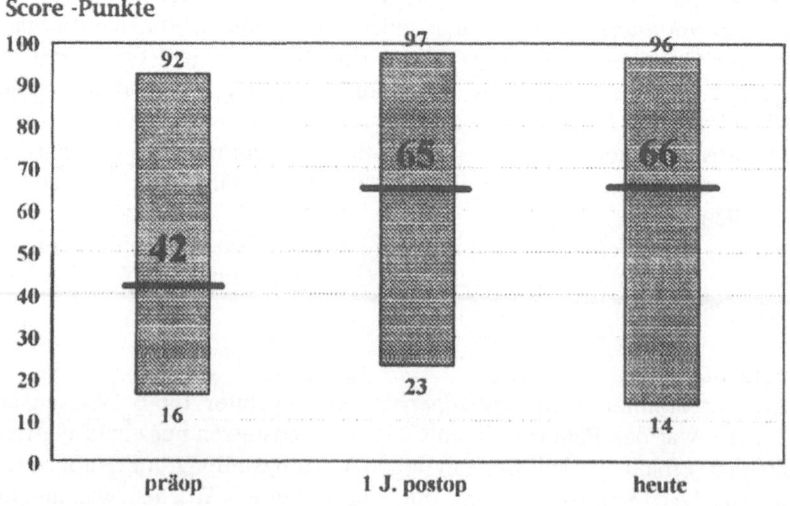

Abb. 1. Verlauf des HSS-Score

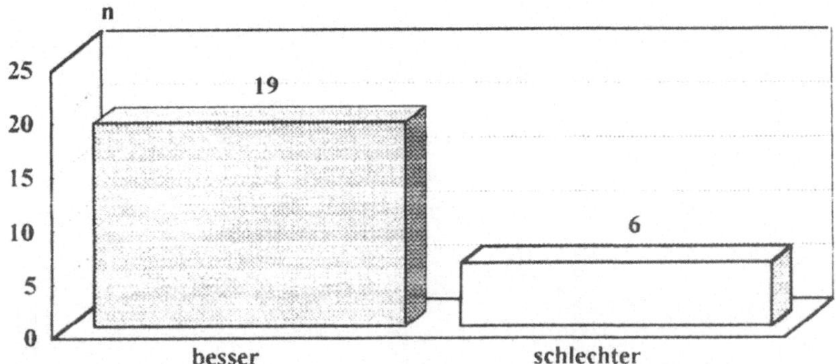

Abb. 2. Veränderung des HSS-Score (n=25)

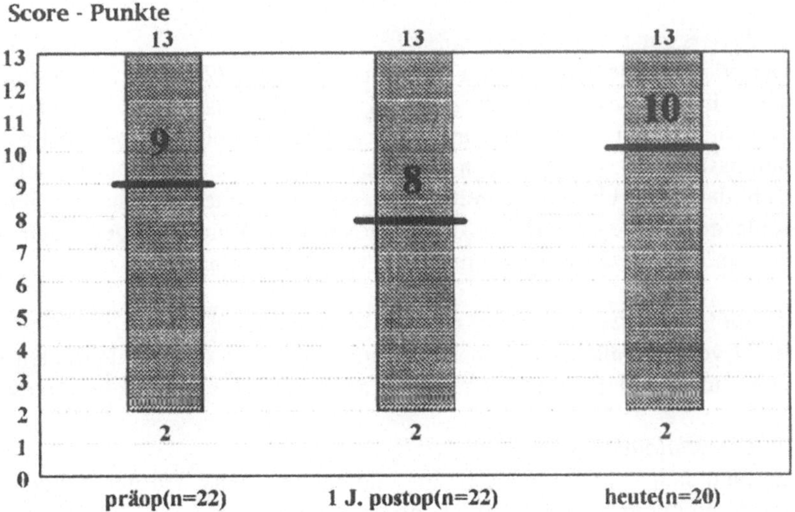

Abb. 3. Verlauf des Pettersson-Score

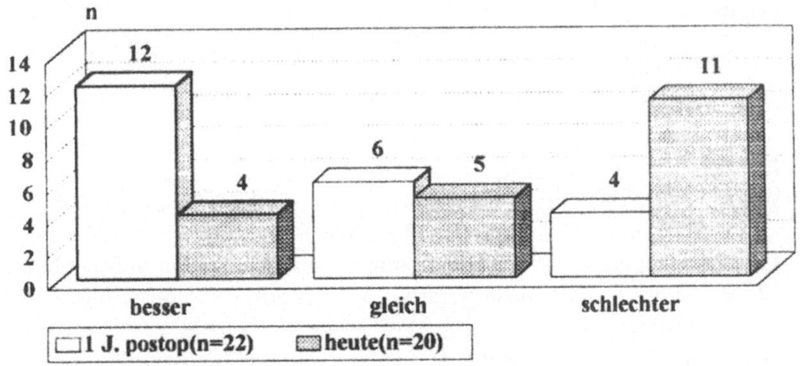

Abb. 4. Veränderung des Pettersson-Score

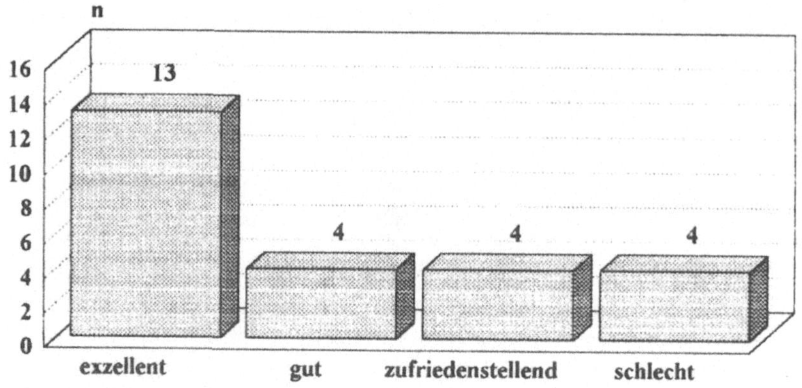

Abb. 5. Subjektive Bewertung der Operation (n=25)

2. Pettersson-Score (Abb. 3 und 4)
Der präoperative Score – Wert lag bei im Median 9 (2–13). 1 Jahr postoperativ stellte sich eine Verbesserung auf 8 (2–13) ein. Dies ist nicht verwunderlich, da die Achsstellung in die Bewertung mit eingeht und eine Verbesserung der Achsverhältnisse durch die Operation erfolgt. Zum Zeitpunkt der Nachuntersuchung hatte sich das Bild bei Fortschreiten der arthropatischen Veränderungen wieder verschlechtert. Über die Hälfte der ausgewerteten Röntgenbilder zeigte im Vergleich zum präoperativen Befund eine Scoreverschlechterung.

3. Subjektive Bewertung des Operationsergebnisses (Abb. 5)
In 17 von 25 Fällen wurde das Operationsergebnis von den Patienten mit exzellent oder gut bewertet. In 4 Fällen wurde das Ergebnis als schlecht eingestuft.

4. Korrelationen
Es fand sich kein Unterschied im Endergebnis zwischen den suprakondylären Femurosteotomien und den Tibiakopfosteotomien.

Ebenfalls kein Unterschied bestand zwischen den Varus- oder Valgusosteotomien. Ausschlaggebend war die Erzielung physiologischer Achsenverhältnisse von 5–7 ° valgus.

Kasuistiken

1. Fall

W. L.: 35 Jahre, valgisierde Tibiakopfosteotomie, HSS-Score präoperativ 37, bei Nachuntersuchung 85; subjektive Bewertung exzellent;

10/78: präoperativ 4 ° varus, medialer Kniegelenkspalt aufgehoben (Abb. 6a),

12/79: über 1 Jahr postoperativ, 3 ° valgus, Verbreiterung des Gelenkspaltes (Abb. 6b),

11/89: 11 Jahre postoperativ, 0 ° valgus, leichte Verschmälerung des Gelenkspaltes (Abb. 6c).

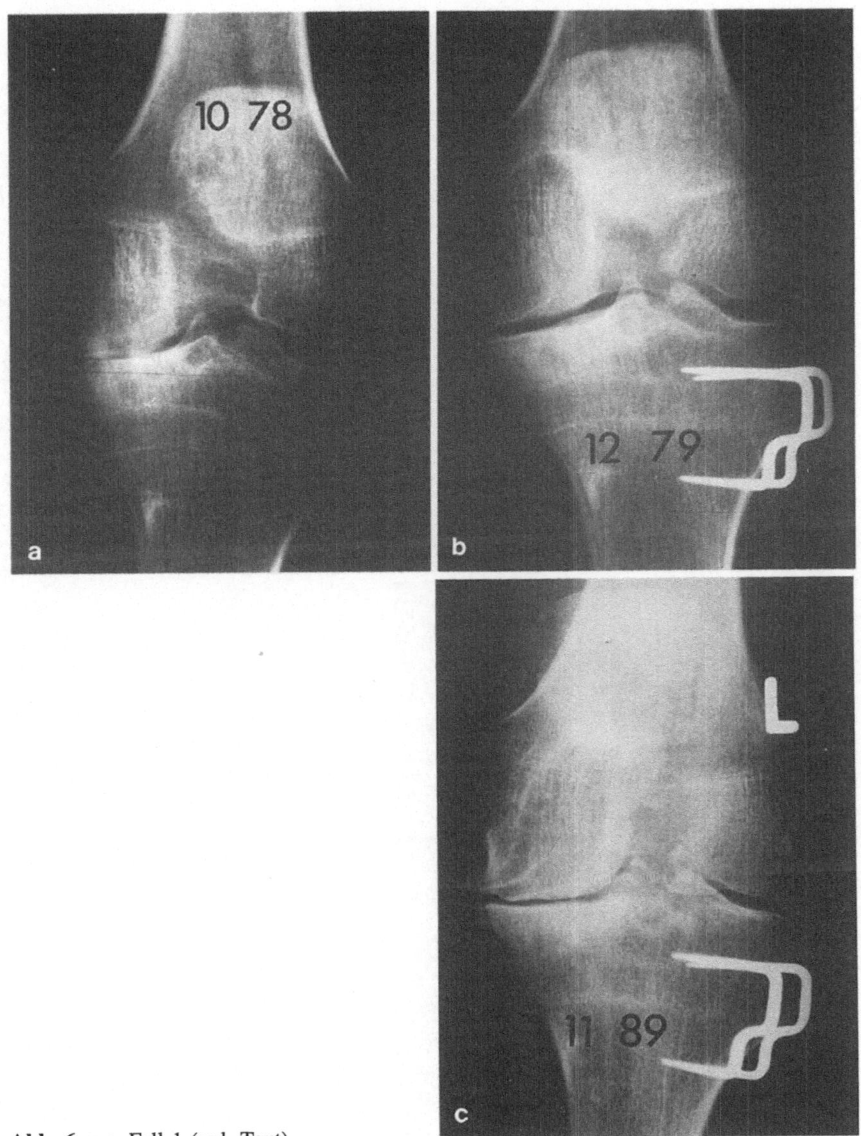

Abb. 6.a–c. Fall 1 (vgl. Text)

Die Operation ist als voller Erfolg anzusehen. Der präoperativ vorhandene Schmerz hatte abgenommen. Die Gehstrecke und der Bewegungsumfang wurden langfristig verbessert.

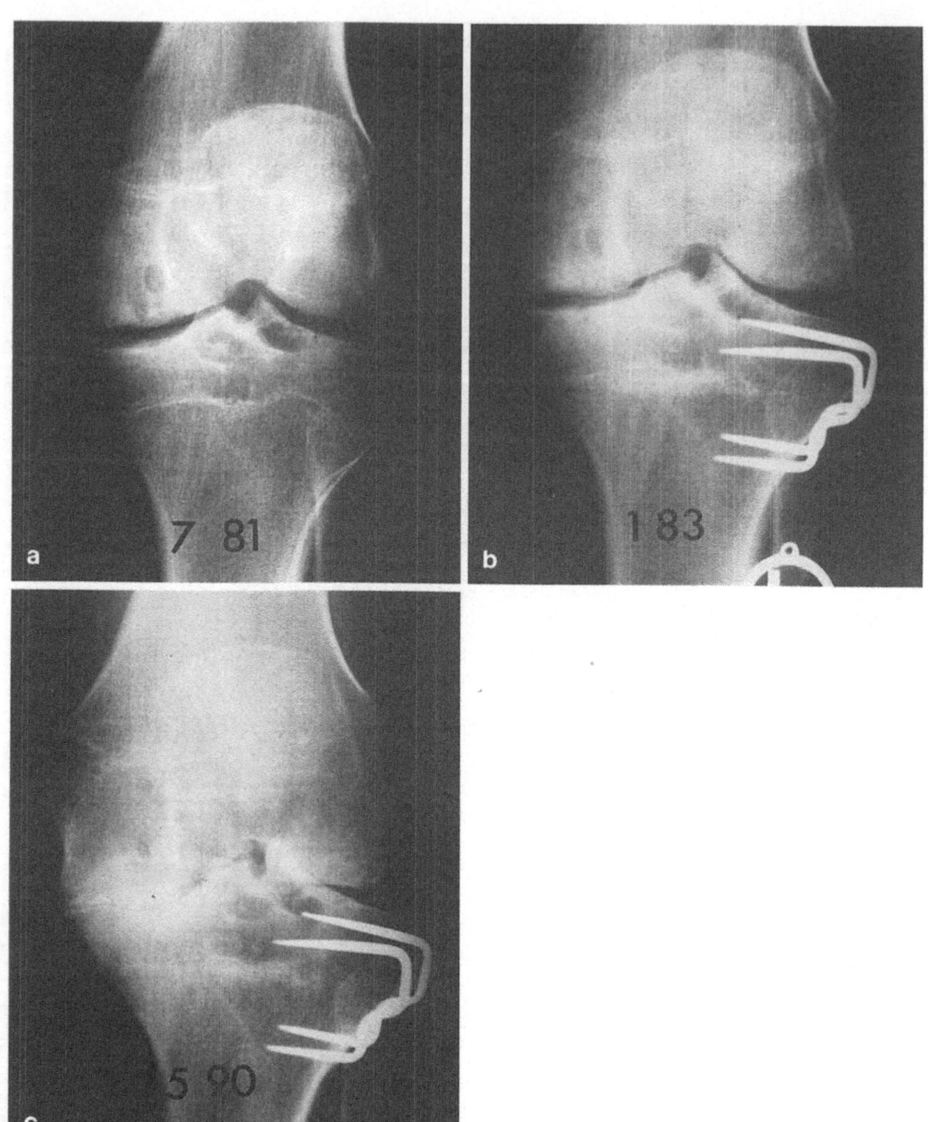

Abb. 7 a–c. Fall 2 (vgl. Text)

2. Fall

M. C.: 22 Jahre, valgisierende Tibiakopfosteotomie, HSS-Score präoperativ 69, bei Nachuntersuchung 59; subjektive Bewertung schlecht;

7/81: präoperativ, 4 ° valgus, Indikation zur Operation war die Knochencyste in der medialen Femurrolle (Abb. 7a),

1/83: $1^1/_2$ Jahre postoperativ, 1 ° valgus (Abb. 7b),

5/90: fast 9 Jahre postoperativ, 3 ° varus!, medialer Kniegelenkspalt aufgehoben (Abb. 7c).

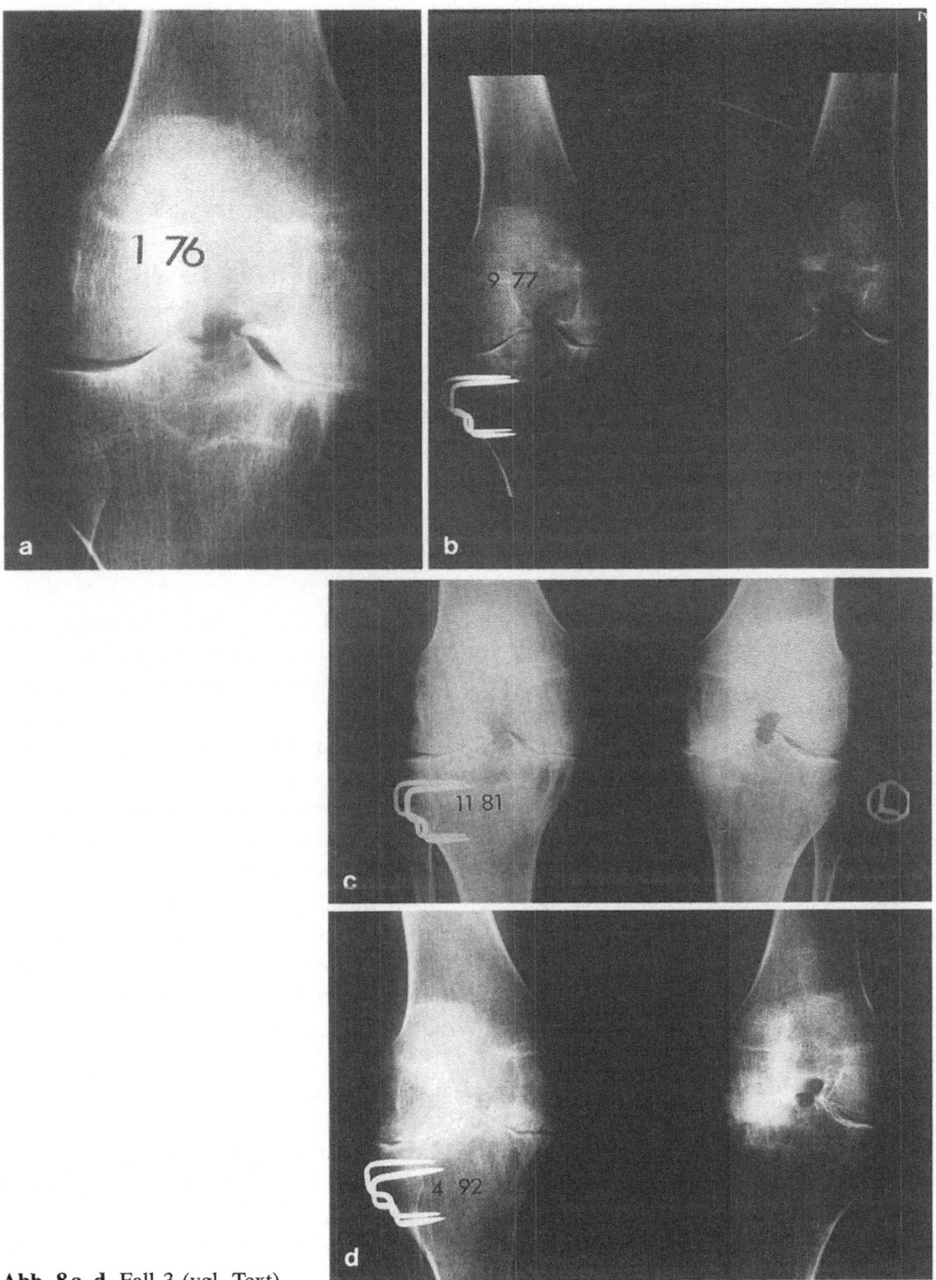

Abb. 8 a–d. Fall 3 (vgl. Text)

Die Operation ist als völliger Therapieversager einzustufen. Bei technischem Operationsfehler war die Achsstellung $1^1/_2$ Jahre nach der Operation schlechter als vorher. Es hätte bei einer Ausgangsstellung von 4 ° valgus eine leichte Überkorrektur auf 8 ° valgus erfolgen müssen.

3. Fall

H. P.: 29 Jahre, valgisierende Tibiakopfosteotomie rechts, HSS-Score präoperativ 53, 5 Jahre postoperativ 75, bei Nachuntersuchung 49; subjektive Bewertung exzellent;

1/76: präoperativ, 2° valgus, medialer Kniegelenkspalt aufgehoben (Abb. 8a),

9/77: $1^1/_2$ Jahre postoperativ, 7° valgus (rechts), 5° valgus (links; Abb. 8b),

11/81: $5^1/_2$ Jahre postoperativ, 5° valgus (rechts), 4° valgus (links), zunehmende mediale Gelenkspaltverschmälerung auf der linken Seite (Abb. 8c),

4/92: 16 Jahre postoperativ 7° valgus (rechts), 3° varus! (links), Verschmälerung des lateralen Gelenkspaltes auf der operierten rechten Seite, medialer Kniegelenkspalt links aufgehoben (Abb. 8d).

Die Operation ist als voller Erfolg anzusehen. Bei zunehmender Achsfehlstellung auf der Gegenseite hätte dort Anfang der 80er Jahre ebenfalls eine Achskorrektur durchgeführt werden müssen.

Diskussion

Die erzielten Langzeitergebnisse zeigen, daß auch in Fällen fortgeschrittener hämophiler Arthropathie bei gleichzeitig vorliegender Achsendeformität die Indikation zur Durchführung von kniegelenknahen Korrekturosteotomien weit gestellt werden kann und mit in das Therapiekonzept gehören.

Die Ergebnisse unseres Kollektivs sind mit denen der Literatur vergleichbar. Merchan u. Galindo fanden nach 14 Umstellungsosteotomien bei hämophiler Kniegelenkarthropathie im Mittel 6,5 Jahre postoperativ eine Verbesserung bei 11 Patienten [15]. Ein Vergleich mit den Operationsergebnissen bei Patienten mit Gonarthrose zeigt ebenfalls eine weitgehende Übereinstimmung [20].

Kontraindikationen sehen wir bei nicht mehr ausgleichbarer Gelenkinstabilität, endgradiger bikompartimentaler Gelenkdestruktion und ausgeprägter Kontraktur. Bei Achsfehlern über 20–25° ist im Bereich des Tibiakopfes vermehrt mit operationtechnischen und neurogenen Komplikationen zu rechnen. Bei positivem HIV-Status [5] und unbehandelter Hemmkörperhämophilie ist von einer Operation abzusehen.

Für den Therapieerfolg ist neben der richtigen Indikationsstellung die präoperative Planung entscheidend. Hierzu gehört die Anfertigung von a.-p.-Röntgenaufnahmen im belasteten Stand [20] und bei besonderer Fragestellung, insbesondere aber bei Problemen in den Nachbargelenken die Ganzbeinaufnahme. Anhand der Röntgenaufnahmen läßt sich neben der Achsbestimmung auch die Höhe des Krümmungsscheitels erkennen, was die Lokalisation der Osteotomie festlegt. Mittels Planungsskizzen kann die Osteotomie dann sozusagen am Reißbrett durchgespielt werden. Entscheidend ist, daß postoperativ der Kniegelenkspalt in der Frontalebene horizontal steht, damit Scherbewegungen ausbleiben. Ein Streckdefizit läßt sich mit einer alleinigen Tibiakopfosteotomie in nur begrenztem Ausmaß von etwa 5–10° korrigieren [11, 20], da das Tibiaplateau sonst nach vorne abschüssig eingestellt wird, was wiederum Schubkräfte zur Folge hat. Bei vermehrtem Streckdefizit kann die Korrektur nur suprakondylär erfolgen. Gegebenenfalls ist eine Tibiakopfosteotomie mit einer suprakondylären Femurosteotomie zu kombinieren, was unserer Meinung durchaus auch bei Hämophilen in einer Operation durchgeführt werden kann.

Das Ausmaß des Korrekturwinkels wird entsprechend obigen Angaben durch die vorhandene Achsfehlstellung vorgegeben. Postoperativ sollte eine Valgusstellung von 5–7 ° erreicht werden. Bei präoperativer Varusfehlstellung scheint sogar eine leichte Überkorrektur wünschenswert, da im Verlauf mitunter eine Revarisierung eintritt.

Die Stabilisierung der Osteotomie erfolgt suprakondylär üblicherweise nach Angaben der AO mittels Kondylenplattenosteosynthese und bedarf keiner weiteren Diskussion. Die Tibiakopfosteotomien wurden im nachuntersuchten Kollektiv mit Blountklammern fixiert und anschließend im Gipsverband über mehrere Wochen ruhiggestellt. Eine spätere zum Teil mühevolle Mobilisation wurde erforderlich. Zusätzlich hat die Ruhigstellung nach Tibiakopfosteotomien in über 70% ein Tiefertreten der Patella zufolge [12], was die biomechanischen Verhältnisse deutlich negativ beeinflußt, insbesondere im Hinblick auf einen möglichen späteren endoprothetischen Ersatz. Aus diesen Gründen halten wir heute gerade beim hämophilen Patienten mit ohnehin geschwächten muskulären Stabilisatoren die frühfunktionelle Nachbehandlung in Kombination mit kontinuierlich passiver Bewegung auf der Motorschiene für erforderlich. Eine solche Nachbehandlung erfordert auch am Tibiakopf eine primär übungsstabile Osteosynthese. Wir bevorzugen die L- oder T-Platte der AO. Diese gibt eine gute Stabilität, läßt im Gegensatz zur Winkelplatte geringe intraoperative Positionskorrekturen zu und trägt der geringen Weichteildeckung am Schienbeinkopf Rechnung, wo größere Implantate häufig Probleme beim Wundverschluß bereiten.

Bei gleichzeitigem Vorliegen einer chronischen Synovitis und Achsfehlstellung führen wir neuerdings in der Orthopädischen Klinik St. Josef-Hospital in Troisdorf zuerst eine arthroskopische Synovektomie [3, 4] und etwa 1 Monat später nach zwischenzeitlicher Entlassung aus stationärer Behandlung in einer zweiten Operation die eigentliche Achskorrektur durch. Eine einzeitige Operation erscheint hier aus Gründen der Blutsperrendauer nicht praktikabel.

Als gelenkerhaltende Operation bietet die Korrekturosteotomie immer noch die Rückzugsmöglichkeit des Gelenkersatzes. Auch bei der hämophilen Arthropathie ist hier der Gleitflächenersatz angeraten [6, 13]. Wir empfehlen einen zementierten halbgekoppelten posterior stabilisierten Prothesentyp (Insall-Burstein II Modular Knee System) [10]. Eine gekoppelte Stielprothese sollte nur bei ausgesprochen schwierigen Kapsel-Band-Verhältnissen, welche durch release oder balancierende Maßnahmen nicht mehr zu beeinflussen sind, primär implantiert werden. Bei dem o.g. Modularsystem ist zudem bei Bedarf die Anbringung eines Schaftes möglich. Ungekoppelte Prothesen sollten bei den meist vorhandenen Beugekontrakturen, welche nach notwendigen dorsalen release einer gewissen Stabilität bedürfen, die Ausnahme sein.

Zusammenfassung

Zusammengefaßt läßt sich bei der hämophilen Arthropathie mit Achsfehlstellung auch in fortgeschrittenen Stadien durch eine Achskorrektur ein langfristig positives Resultat erzielen. Im Gegensatz zur unikompartimentalen Gonarthrose beinhaltet die hämophile Arthropathie immer eine Schädigung des gesamten Gelenkes. Bedingt durch die Achsfehlstellung ist das vermehrt belastete Kompartiment lediglich vermehrt betroffen. Wie allerdings auch Ergebnisse bei der Gonarthrose zeigen, kann die operative Achskorrektur auch hier erstaunliche Ergebnisse erzielen. Das Kniegelenk ist offensichtlich auch bei globaler Schädigung mit weitgehendem Verlust des Knorpels bei achsengerechter Belastungsstabilität zur mehrjährigen Kompensation in der Lage [20]. Als gelenkerhaltende Operation ist die kniegelenknahe Umstellungsosteotomie bei richtiger Indikation gut in das Therapiespektrum der hämophilen Arthropathie zu integrieren und hat nach wie vor ihre Berechtigung.

Literatur

1. Coventry MB (1965) Osteotomy of the upper portion of the tibia for degenerative arthritis of the knee: A preliminary report. J Bone Joint Surg [Am] 47:984
2. Coventry MB (1973) Osteotomy about the knee for degenerative and rheumatoid arthritis. J Bone Joint Surg [Am] 55:23
3. Eickhoff HH, Brackmann HH, Koch W (1991) Orthopädische Therapie der hämophilen Kniegelenkarthropathie unter besonderer Berücksichtigung der operativen Arthroskopie. In: Landbeck G, Scharrer I, Schramm W (Hrsg) 21. Hämophilie-Symposium Hamburg 1990. Springer, Berlin Heidelberg New York
4. Eickhoff HH, Koch W, Brackmann HH (1992) Arthroskopische Behandlung der hämophilen Kniegelenkarthropathie. Arthroskopie 5:267
5. Eickhoff HH, Oldenburg J, Brackmann HH, Koch W (1992) HIV-Infektion und orthopädische Operation? In: Landbeck G, Scharrer I, Schramm W (Hrsg) 22. Hämophilie-Symposium Hamburg 1991. Springer, Berlin Heidelberg New York
6. Figgie MP, Goldberg VM, Figgie HE, Kingsbury GH, Sobel M (1988) Total knee arthroplasty for the treatment of chronic hemophilic arthropathy. Clin Orthop 248:98
7. Giebel G, Tscherne H, Daiber M (1985) Die Tibiakopfosteotomie zur Behandlung der Gonarthrose. Orthopäde 14:144
8. Haas N, Behrens S, Jacobitz J (1978) Technik und Ergebnisse der kniegelenknahen Osteotomien. Unfallheilkunde 81:634
9. Hofmann P (1987) Orthopädische Probleme der plasmatischen Gerinnungsstörungen. In: Witt AN, Rettig H, Schlegel KF (Hrsg) Orthopädie in Praxis und Klinik, Bd VII, Teil 1. Thieme, Stuttgart New York
10. Insall JN, Lachiewicz PF, Burstein AH (1982) The posterior stabilized condylar prosthesis: A modifikation of the total condylar design: Two to four year clinical experience. J Bone Joint Surg [Am] 64:1317
11. Kleinert B, Scheier HJG, Munzinger U, Steiger U (1985) Ergebnisse der Tibiakopfosteotomie. Orthopäde 14:154
12. Koch W, Wagner U, Verhaestraeten B, Puls P, Naegele M (1991) Vergleichende Untersuchungen zum Patellahochstand nach Tibiakopfosteotomie. Orthop Prax 8:520
13. Lachiewicz PF, Inglis AE, Insall JN, Sculco TP, Hilgartner MW, Bussel JB (1985) Total knee arthroplasty in hemophilia. J Bone Joint Surg [Am] 67:1361
14. Maquet PGJ (1984) Biomechanics of the knee, 2nd edn. Springer, Berlin Heidelberg New York Tokyo
15. Merchan ECR, Galindo E (1992) Proximal tibial valgus osteotomy for hemophilic arthropathy of the knee. Orthop Rev 21:204

16. Müller ME, Allgöwer M, Schneider R, Willenegger H (1977) Manual der Osteosynthese, 2nd edn. Springer, Berlin Heidelberg New York
17. Pettersson H, Ahlberg A, Nilsson IM (1980) A radiologic classification of hemophilic arthropathy. Clin Orthop 149:153
18. Ranawat CS, Insall J, Shine J (1976) Duo-condylar knee arthroplasty: Hospital for Special Surgery design. Clin Orthop 120:76
19. Schmitt E, Schmitt O, Mittelmeier H (1984) Indikation, Technik und Ergebnisse der kniegelenknahen Umstellungsosteotomie bei hemilateraler Gonarthrose mit der Autokompressionswinkelplatte. Orthop Prax 11:903
20. Wagner H, Zeiler G, Baur W (1985) Indikation, Technik und Ergebnisse der supra- und infrakondylären Osteotomie bei der Kniegelenkarthrose. Orthopäde 14:172

Zementfreie Knieprothese bei jungen Hämophilen

M. Rodriguez, E. Meili, H. Müller

Trotz adäquater Faktorsubstitution führen die rezidivierenden Blutungen im Kniegelenk zwangsläufig zu schweren destruktiven Arthropathien, da die Substitutionsbehandlungen diese Entwicklung zwar verzögern können, jedoch nicht ausschließen. Daraus wird man mit der Tatsache konfrontiert, daß Hämophile mit schwerer Behinderung seitens ihrer Knie sich praktisch gezwungen sehen, eine Verbesserung ihrer Lebensqualitäten, sogar schon eine minime körperliche Aktivität, in der chirurgischen Behandlung zu suchen. Bei den eigenen, vorwiegend enttäuschenden Resultaten der gelenknahen Osteotomien und gestützt auf die sehr guten positiven Erfahrungen bei anderen Patientengruppen, heißt unsere Tendenz, das Knie auch bei jungen Patienten durch Endoprothesen zu ersetzen. Die Indikation wird aufgrund der funktionellen Behinderung bei polytopem Gelenkbefall, der Dauerschmerzen und nicht zuletzt der nicht beherrschbaren Hämarthrosrezidive gestellt. Absolute Kontraindikationen stellen, neben irgendeinem Infektionsfokus, hämatologische Bedingungen dar, zudem ist eine Gelenkersatzoperation im Falle einer Monarthrose relativ kontraindiziert.

Material und Methode

Seit 1985 wurden 11 Knieprothesen bei 10 Patienten implantiert, wobei es sich um Patienten mit schwerer Hämophilie A oder B, ohne Hemmkörper handelte, einer davon uns bei dem Eingriff als HIV positiv bekannt. Das Durchschnittsalter bei der Operation war 45,5 Jahre (Tabelle 1), wobei mehr als die Hälfte davon bei Patienten im Alter zwischen 20 und 50 Jahren (Abb. 1). Es wurde ausschließlich eine scharnierlose Gleitflächenprothese benützt, nämlich die PCA-Prothese oder ihre Modularvariante, jeweils ohne Zementfixation. Routinemäßig wurde eine totale Synovektomie auch der dorsalen Gelenkkompartimente vorgenommen.

Nach entsprechender Faktorsubstitution, unter Infektionsprophylaxe mit Cephalosporin, wurde die Operation in einer sterilen Box oder dem sog. „Greenhouse“

Tabelle 1. Krankengut (1985–1992)

Patienten gesamt	10
Alter bei Operation (Spanne: 25–64 Jahre)	45,5 Jahre
Prothesen gesamt, PCA-System, zementfrei	11
Beobachtungszeit (Spanne: 3–88 Monate)	44,3 Monate

I. Scharrer/W. Schramm (Hrsg.)
23. Hämophilie-Symposion Hamburg 1992
© Springer-Verlag Berlin Heidelberg 1993

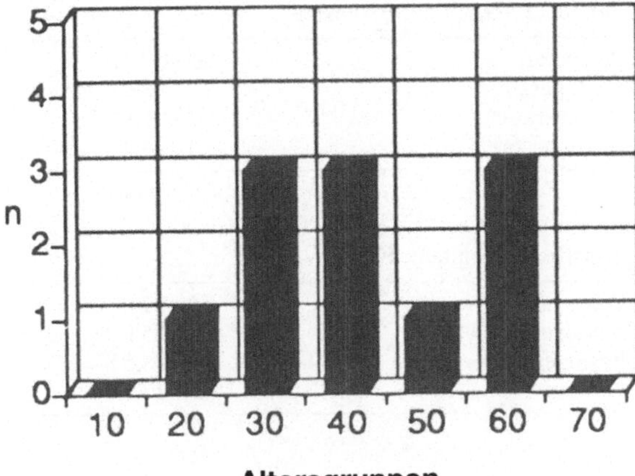

Abb. 1. Altersverteilung der Knieprothesenoperation

Tabelle 2. Nachbehandlung

Postoperativ	CPM Flex. 90°, Ext. 0°
4. Tag	Aktiv-assistierte Mobilisation, CPM 2mal 2 h/Tag, Stöcke für 6–12 Wochen
3. Woche	Austritt, Badekur
Kontrolle	3., 6., 12. Monat, jährlich

in Neuroleptanalgesie vorgenommen. Der Eingriff wurde teilweise mit oder ohne Blutsperre durchgeführt, die Hämostase erfolgte, ohne Elektrokoagulation, durch Ligaturen oder Umstechungen.

Die Nachbehandlung wird stets sofort begonnen. Das Knie wird auf einer Motorschiene bei einem Bewegungsumfang von 90° Flexion und voller Extension während 3 Tagen dauernd mobilisiert, danach alternierend mit aktiv-assistierten Übungen und zusätzlichem Bewegungsbad nach erfolgter Wundheilung.

Die Patienten stehen am 5. Tag auf und gehen an Stöcken für 6–12 Wochen. Kontrolliert werden sie regelmäßig im 3., 6. und 12. postoperativen Monat, danach klinisch und röntgenologisch jährlich (Tabelle 2). Über die perioperative Substitutionstherapie orientiert folgende Übersicht:

- ∅ Körpergewicht 81 kg (58–99),
- ∅ Gesamtdosis 74556 IE (58500–87000) (Haemate P Behring, Premofil M SRK),
- Behandlungsdauer 54 Tage (31–79),
- Mindestens Fakt.-VIII-Tagesspiegel >40 E/dl während der ersten Woche.

Resultate

Die 10 Prothesen der lebenden 9 Patienten wurden programmgemäss kontrolliert und werden hier berücksichtigt. 3 Jahre nach Protheseimplantation starb ein Patient infolge eines Hepatoms bei HIV Stadium IV C1, er wird in der gesamten Protheseauswertung nicht miteinbezogen.

Tabelle 3. Resultate: Extension

Präoperativ	∅ −17,5 °	(10–40 °)
Intraoperativ	∅ − 3,0 °	(0–15 °)
Postoperativ	∅ − 6,0 °	(0–20 °)
Gewinn	∅ 14,4 °	

Tabelle 4. Resultate: Flexion

Präoperativ	∅ 67,0 °	(15–105 °)
Intraoperativ	∅ 105,0 °	(60–120 °)
Postoperativ	∅ 78,5 °	(70–105 °)
Gewinn	∅ 17,7 °	

Tabelle 5. EC-Konzentratersatz

Knieprothese (PCA zementfrei)	mit BS	ohne BS	Einheiten
Hämophilie	+		∅ 5,8 (2–9)
		+	∅ 4,8 (4–6)
Nichthämophile	+		
– mit Synovektomie	+		∅ 2,0 (0–4)
– ohne Synovektomie	+		∅ 1,7 (0–4)
Synovektomie	+		∅ 0,25 (0–2)

Die subjektive Erfolgsbeurteilung seitens der Patienten wird ausnahmslos als gut bis exzellent geäußert, wobei sie im Detail über Schmerzen, Blutungen und Medikamentengebrauch (Faktor, Analgetika) befragt wurden, des weiteren über die spezifische Funktion der Prothese in bezug auf Leistung beim Gehen, Treppensteigen sowie ihre Belastbarkeit im Beruf und Sport. Die objektiven Kontrollkriterien basieren neben den Röntgenbefunden auf der Funktion, Stabilität und Bewegungsamplitude des Knies sowie auf der Achse, der muskulären Suffizienz des Beines, ferner der lokalspezifischen Trophik, Erguß, Temperatur etc. Man konnte in allen Fällen eine durchschnittliche Verbesserung der Flexion von 17,7 ° bzw. der Extension von 14,5 ° feststellen (Tabellen 3 und 4). Alle Knie sind stabil und die Prothesen wiesen weder Lockerungen noch Infekte auf, worauf auch keine gewechselt werden mußte.

Als unmittelbar postoperative Komplikationen traten fünfmal Hämarthros auf, eines davon mußte arthroskopisch ausgeräumt werden, die restlichen kamen unter Faktorsubstitution und konservativer Behandlung zur Resorption. Im späteren Verlauf sind weitere 7 Blutungsrezidive, 6 davon in einem einzelnen Knie, zu verzeichnen.

Unsere Kontrollen des Erythrozytenkonzentratgebrauchs nach Knieoperationen, nämlich Prothesen und Synovektomien bei Hämophilen und anderen Patientengruppen zeigen, daß bei Prothesenimplantationen in Hämophilenknien unter Blutsperre eine größere Zahl von EC-Konzentraten verabreicht wurden (Tabelle 5). Daraus haben wir die Konsequenz gezogen, daß in Zukunft Knieprothesen beim

Hämophilen unter exakter Hämostasekontrolle mittels Elektrokoagulation bzw. Ligaturen ohne Blutsperre vorgenommen werden.

Kommentar

Aufgrund unserer Kontrolluntersuchungen konnte nachgewiesen werden, daß

- ausnahmslos alle Patienten schmerzfrei selbständig und praktisch uneingeschränkt stockfrei gehfähig wurden,
- kein Infekt und praktisch kein Blutungsrezidiv auftrat,
- eine stabile, funktionstüchtige Gelenksbeweglichkeit erzielt wurde,
- alle Prothesen ohne Lockerungszeichen röntgenologisch gut sitzen.

Die subjektiven und objektiven Ergebnisse unserer scharnierlosen zementfreien Totalendoprothesen bei jungen Hämophilen bestätigen bei allgemeiner subjektiver Zufriedenheit und ausgezeichneten objektiven Befunden, daß sie die sicherste und wahrscheinlich auch die dauerndere Lösung zur Behandlung der Kniearthropathien bei Hämophilen darstellen. Es kann dennoch die Tatsache nicht minimiert werden, daß dies für den Orthopäden eine äußerst schwierige und sehr anspruchsvolle Operation ist und deshalb nur mit Knieprothesen sehr vertrauten Operateuren vorbehalten bleiben sollte.

Endoprothetische Versorgung beider Hüft- und Kniegelenke bei einem Patienten mit hämophiler Arthropathie und rheumatoider Arthritis

A. Seuser, U. von Deimling, O. Schmitt, J. Oldenburg, H.-H. Brackmann

Anamnese

Der Patient, ein 42jähriger Mann leidet unter einer schweren Verlaufsform der Hämophilie A. Wegen vorausgegangener massiver Blutungen bei mangelnder Faktor-VIII-Substitution hatte er schwerste Hämarthropathien aller Großgelenke (Abb. 1). 1980 entwickelte sich zusätzlich eine seropositive rheumathoide Arthritis. Hierdurch kam es zu einer weiteren Verschlechterung der Gelenksituation.

Seit Juni 1989 ist der Patient rollstuhlpflichtig. Bei der stationären Aufnahme im Oktober 1990 bestand absolute Immobilität mit stärksten Schmerzen. Die Hauptbeschwerden lagen in beiden Hüft- und Kniegelenken.

Befund

Der Befund beider Hüftgelenke vor der Therapie zeigte eine Wackelsteifigkeit beider Hüftgelenke in alle Bewegungsrichtungen. Es bestand eine Beugekontraktur: rechts 20 °, links 10 ° (Abb. 2).

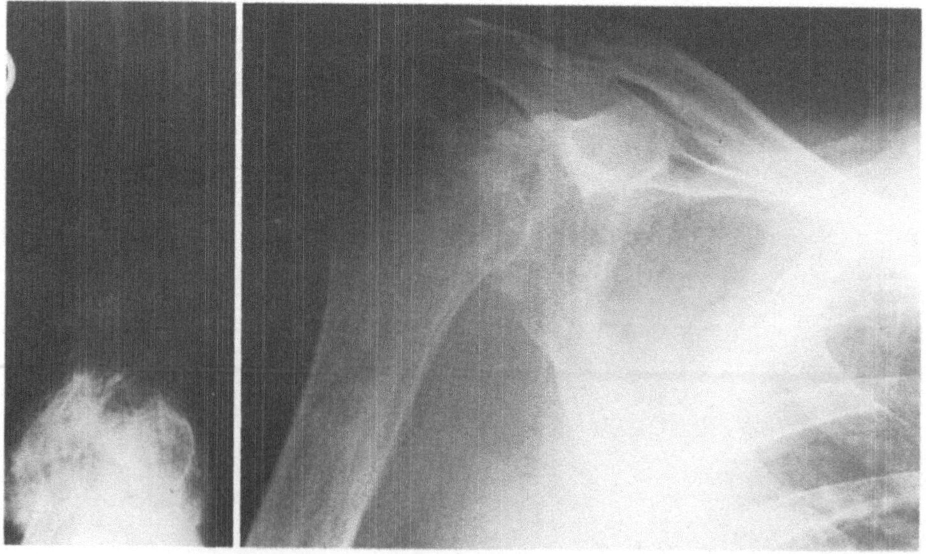

Abb. 1. OSG links a.-p. vom 22.5.91 (*links*), rechte Schulter a.-p. vom 9.11.90 (*rechts*)

I. Scharrer/W. Schramm (Hrsg.)
23. Hämophilie-Symposion Hamburg 1992
© Springer-Verlag Berlin Heidelberg 1993

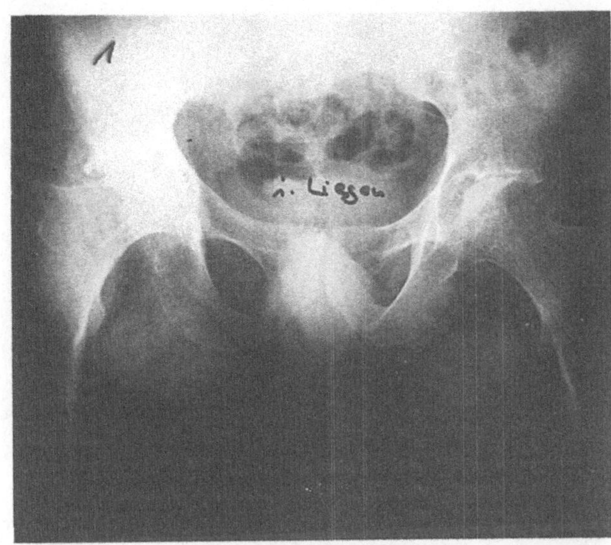

Abb. 2. Beckenübersicht vom 21.5.90

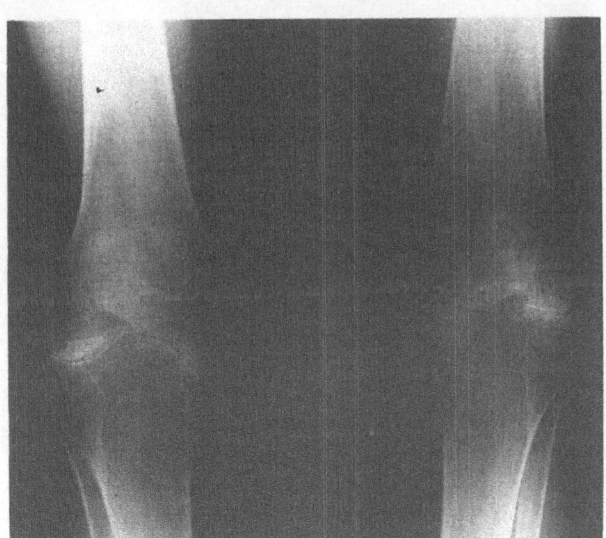

Abb. 3. Beide Knie a.-p. vom 8.4.91

Beide Knie waren in Beugestellung eingesteift: rechts 25 °, links 35 ° (Abb. 3). Neben ausgeprägter Hämarthropathie mit Schmerzen und Bewegungseinschränkung in beiden Schultern und Sprunggelenken fanden sich die typischen Veränderungen einer rheumatoiden Arthritis in fast allen Fingergelenken (Abb. 4).

Während des stationären Aufenthalts kam es unter der Einstellung auf Methotrexat und einem Antiphlogistikum zur deutlichen Besserung der rheumatischen Schmerzsymptomatik.

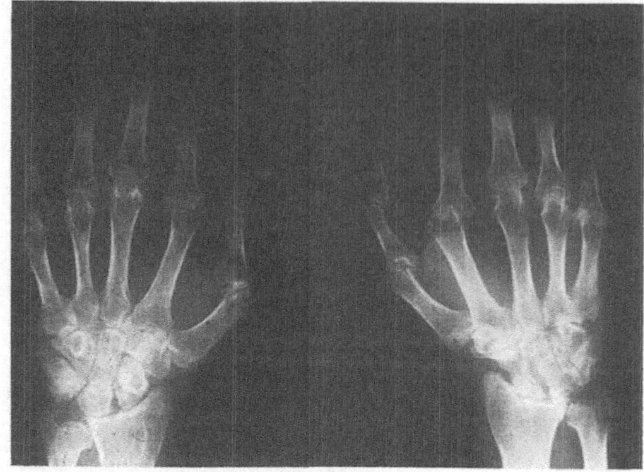

Abb. 4. Beide Hände a.-p. vom 9.11.90

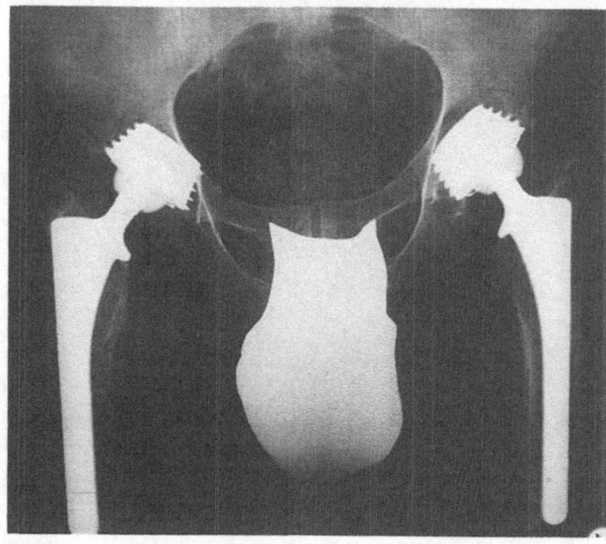

Abb. 5. TEP beidseits vom 14.2.92

Therapie

Nach gründlicher präoperativer Vorbereitung erfolgte am 9.10.90 die Implantation einer zementfreien Hüfttotalendoprothese rechts (Abb. 5). Perioperativ wurde mit 4000–6000 E Faktor VIII/12 h substituiert.

10 Tage nach der Operation entwickelte sich ein Hemmkörper mit 1,8 Bethesda-Einheiten.

Dieser erforderte eine Substitution mit 10.000 E/8 h für eine Woche. Danach konnte schrittweise auf die perioperative Dosis zurückgegangen werden.

Der Einbau der zweiten zementfreien Hüfttotalendoprothese links erfolgte am 31.1.91 (Abb. 5). Die perioperative Substitution entsprach der 1. Operation.

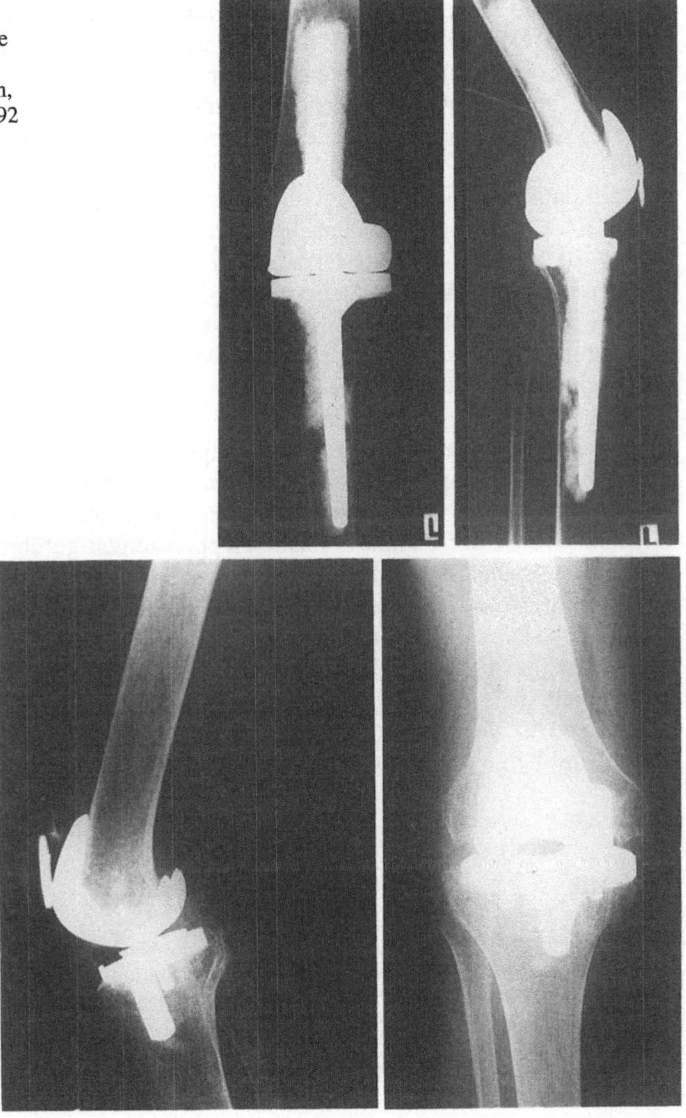

Abb. 6.: *oben:* li. Knie in 2 Ebenen mit GSB-Prothese vom 10.10.91; *unten:* re. Knie in 2 Ebenen, Genesisprothese vom 27.8.92

10 Tage nach der Operation benötigte der Patient immer Faktor VIII zur adäqaten Gerinnungseinstellung. Ein Hemmkörper konnte jedoch nicht nachgewiesen werden. Mit 10.000 E/12 h für eine Woche wurde diese Situation ohne Blutung beherrscht. Danach erfolgte die schrittweise Reduktion auf die perioperative Dosis.

Krankengymnastisch wurde nach den ersten beiden Operationen jeweils eine intensive Therapie mit Atemtherapie, Thromboseprophylaxe, Brunkow, PNF, BMR, Voita, Tilt-Table, Sitzen auf Bettkante, Bewegungsbad nach Fädenextraktion und Ergotherapie der oberen Extremitäten eingeleitet.

Der Einbau der ersten zementierten Knietotalendoprothese links vom Typ GSB am 18.4.91 erfolgte unter der üblichen perioperativen Faktorsubstitution. Die intraoperativ deutlich ausgeprägtere Zerstörung des Gelenkes als auf dem Röntgenbild vermutet und die starke Achsfehlstellung sowie die enorme Flexionskontraktur machten die Versorgung mit einem zementierten Achsknie notwendig (Abb. 6 unten).

Bei komplikationslosem Verlauf wurden in der ersten Woche je nach Gerinnung 10000 E/12 h verabreicht. Danach schrittweise Reduktion auf perioperative Dosis.

Am 20.2.92 erfolgte der letzte Eingriff mit Einbau eines zementfreien Oberflächenersatzes rechts, Typ Genesis (Abb. 6 unten).

Perioperativ erfolgte die übliche Substitution. Postoperativ konnte, je nach Gerinnung mit bis zu 5.000 E/12 h für eine Woche ausreichend substituiert werden. Zur Zeit spritzt der Patient 2000 E/24 h.

Nach der 3. und 4. Operation erfolgte in der Nachbehandlung am 1. postoperativen Tag die Anwendung einer Bewegungsschiene sowie isometrisches später auch isotonisches Training der knieumgebenden Muskulatur.

Unter langsamer krankengymnastischer, ergo- und trainingstherapeutischer Mobilisation wurde der Patient bis zum Treppensteigen geführt.

Bei Entlassung bestand eine Hüftbeweglichkeit von beidseits 0-0-90° in der Extension/Flexion. Die Rotation war beidseits in Innenrotation/Außenrotation 15-0-20 möglich. Die Abduktion/Adduktion betrug beidseits 30-0-20.

Die Kneibeweglichkeit war links in Extension/Flexion 0-10-80 und rechts 0-10-60 möglich.

Zur Zeit ist der Patient in der Lage, mit 2 Gehstöcken Treppen zu steigen. Zu Hause sind keine Hilfsmittel mehr nötig, die Selbstversorgung des Patienten ist erreicht.

Literatur

1. Brackmann HH, Egli H (1979) Treatment of heamophilia patients with inhibitors. In: Symposia held during the XIIIth Congress of the World Federation of Hemophilia. Tel-Aviv, Israel
2. Brackmann HH, Hofmann P, Egli JE (1979) Current management of hemophilia including self-treatment. In: Proc. 1st Int. Symp. H.T., pp 1–18
3. Hofmann P, Brackmann HH, Pichotka H (1979) Ortopaedic surgery in hemophiliacs. In: Proc. 1st Int. Symp. H.T., pp 133–153

Intraarterielle lokoregionäre Kortisonperfusion bei Patienten mit therapierefraktären hämophiler Arthropathie

A. Seuser, M. Nägele, H.-H. Brackmann, H. H. Eickhoff, J. Oldenburg

Patienten mit Hämarthropathie leiden häufig an den schmerzhaften Folgen einer chronischen Synovitis. Nach einer erfolglosen antiphlogistischen Behandlung sind weitere therapeutische Möglichkeiten wegen systemischer Nebenwirkungen begrenzt.

Die Studie soll zeigen ob die intraarterielle lokoregionäre Kortisongabe ein sinnvolles alternatives Behandlungskonzept darstellt.

Durch eine höhere Konzentration des Medikaments vor Ort soll die Gesamtdosis reduziert werden. Es soll die bei intraartikulärer Gabe beobachtete sterile Synovitis vermieden und das damit verbundene höhere Blutungsrisiko minimiert werden. Zusätzlich könnten lokale und systemische Nebenwirkungen reduziert werden.

Untersucht wurden die Ansprechrate des entzündlichen Prozesses, die Perfusionsveränderung des Pannus und der Einfluß auf die klinische Symptomatik der Gelenke.

Material und Methoden

12 Patienten mit Hämarthropathie des Kniegelenks bei Hämophilie A mit schwerer Verlaufsform wurden perfundiert, MR-tomographiert und klinisch untersucht. Das durchschnittliche Alter betrug 38 Jahre, die chronische Synovitis bestand zwischen 4 und 46 Jahren. Alle Patienten litten unter bisher therapieresistenten Gelenkbeschwerden.

11 Patienten zeigten eine spontane Restaktivität des Faktors VIII von weniger als 1% (schwere Verlaufsform) und ein Patient von weniger als 5% (mittelschwere Verlaufsform).

Dynamisches MRT

Die dynamischen Untersuchungen wurden mit Fast Field Echo (FFE) durchgeführt. Alle Aufnahmen erfolgten in saggitaler Schnittführung. Die Schichtauswahl erfolgte in der Ebene der größten Befundausdehnung auf einer T1 gewichteten Aufnahme, vor Gd-DTPA-Gabe (Abb. 1).

Nach der ersten Sequenz erfolgte die i.v. Bolusinjektion von Gd-DTPA.

Der prozentuale Anstieg der Signalintensität im Pannus wurde ermittelt.

I. Scharrer/W. Schramm (Hrsg.)
23. Hämophilie-Symposion Hamburg 1992
© Springer-Verlag Berlin Heidelberg 1993

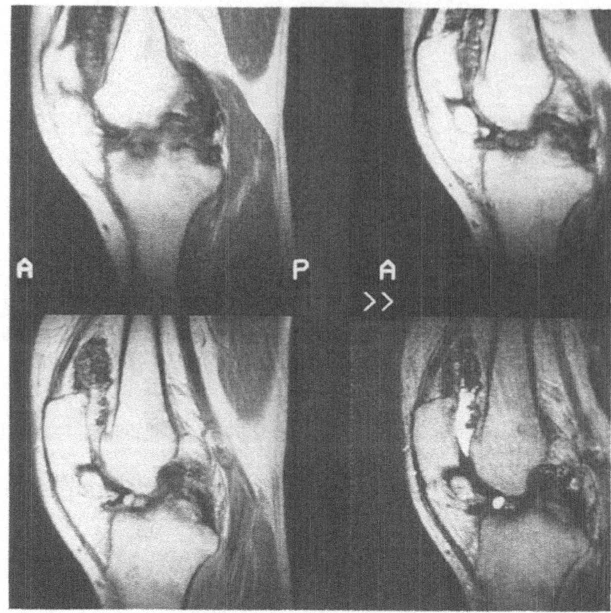

Abb. 1. MRT eines Patienten mit Hämarthropathie

Diese Untersuchung wurde vor Therapie sowie 1 Woche und 1 Monat nach Therapie durchgeführt.

Lokoregionäre arterielle Kortisonperfusion

Über einen kontralateral gelegenen A.-femoralis-superficialis-Katheter wurde das Knie zunächst mit Kontrastmittel in DSA-Technik dargestellt. Dann erfolgte unter suprasystolischem Stau die Kortisonperfusion mit 250 mg 6-Methylprednisolon (Urbason forte) über 30 min.

Schmerz	**kein=0**	**gering**	**=1**	**deutlich**	**=2**	**stark=3**
Schwellung	**kein=0**	**gering**	**=1**	**deutlich**	**=2**	**stark=3**
Synovitis	**kein=0**	**gering**	**=1**	**deutlich**	**=2**	
Erguß	**kein=0**	**gering**	**=1**	**deutlich**	**=2**	
Instabilität	**kein=0**	**gering**	**=1**	**deutlich**	**=2**	
Ex-Defizit	**kein=0**	**< 10°**	**=1**	**>10°**	**=2**	
Flex-Defizit	**kein=0**	**< 10°**	**=1**	**>10°**	**=2**	
Fehlstellung	**kein=0**	**<=15°X**	**=1**	**>15°X**	**=2**	
Fehlstellung	**kein=0**	**< 5°O**	**=1**	**>5°O**	**=2**	
Atrophie	**kein=0**	**> 2cm**	**=1**			

Abb. 2. Untersuchungsscore

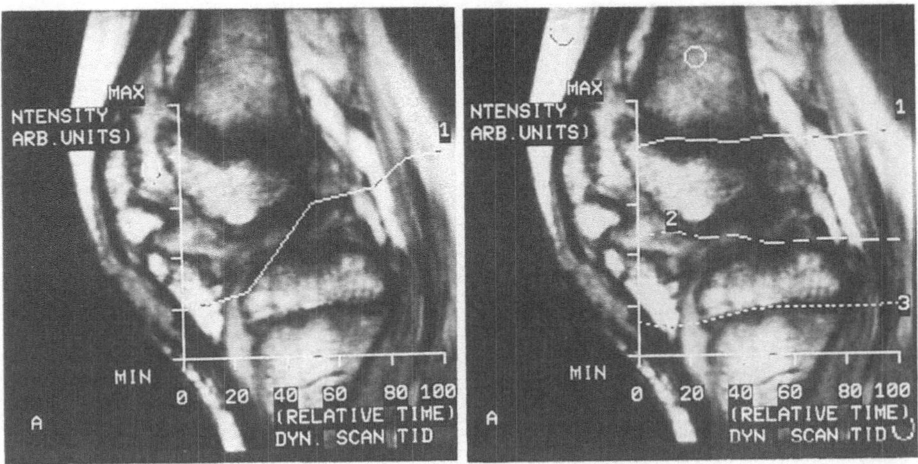

Abb. 3. MRT nach Kontrastmittelgabe, *links* vor Therapie, *rechts* 1 Monat nach Therapie. Die eingezeichneten Kurven zeigen die Abnahme des Anstieges der Signalaktivität im Pannus

Klinische Untersuchung

Die klinische Untersuchung [3] umfaßte die Parameter Schmerz, Schwellung, Synovitis, Erguß, Instabilität sowie Beweglichkeit, Fehlstellung und Muskelathrophie jeweils vor, 1 Woche und 1 Monat nach Therapie. Die Bewertung erfolgte mit unterschiedlichen Abstufungen (Abb. 2).

Ergebnisse

Dynamisches MRT

Der durchschnittliche Wert aller 12 Patienten für den Anstieg der Signalaktivität des Pannus lag vor Therapie bei 36,3%±14,9%. Dieser sank eine Woche nach Therapie auf zunächst 14,1%±6,3% und nach einem Monat auf 9,2%±% ab. Der t-Test ergab für den Vergleich vor und nach Therapie (1 Woche p <0,005 und 1 Monat p <0,001) jeweils signifikante Ergebnisse. Der Unterschied 1 Woche zu einem Monat nach Therapie war nicht signifikant abzusichern (Abb. 3).

Angiographie

In der Angiographie zeigte sich bei jedem Patienten ein hypervaskulärer Pannus mit Zunahme der Gefäßkaliber und der Gefäßinjektion. Es wurde bei keinem Patienten ein Extravasat als Hinweis auf eine Blutungszone festgestellt (Abb. 4).

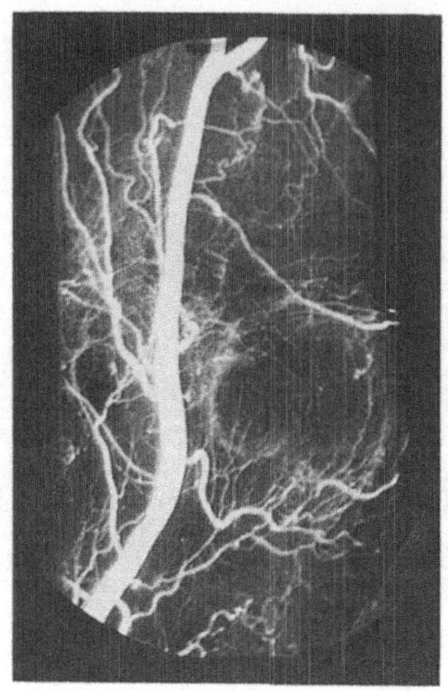

Abb. 4. Typische Angiographie einer Kniegelenks-hämarthropathie mit hypervaskulärem Pannus

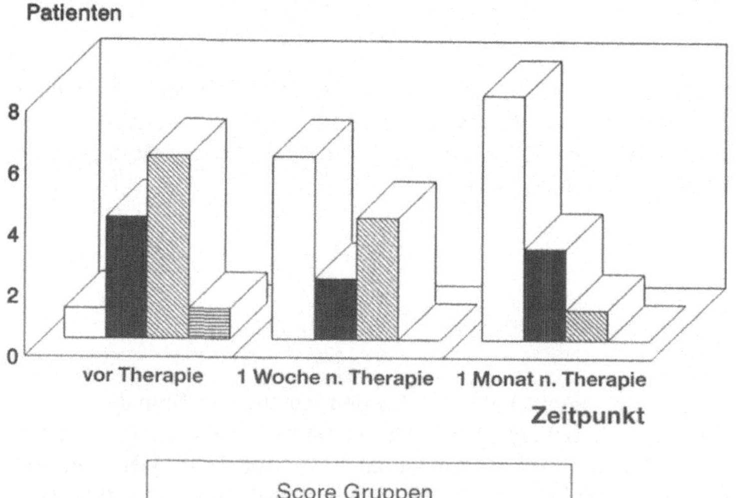

Abb. 5. Gruppenverteilung der Patienten vor Therapie, sowie 1 Woche und 1 Monat danach

Klinische Untersuchung

Vor der Therapie war eine Gruppenverteilung vorgenommen worden:

In der Gruppe mit 0–5 Punkten befanden sich vor Therapie 1 Patient, 1 Woche nach Therapie 6 und 1 Monat nach Therapie 8 Patienten.

In der Gruppe 2 mit 6–10 Punkten befanden sich vor Therapie 4 Patienten, 1 Woche nach Therapie 2 und 1 Monat nach Therapie 3 Patienten.

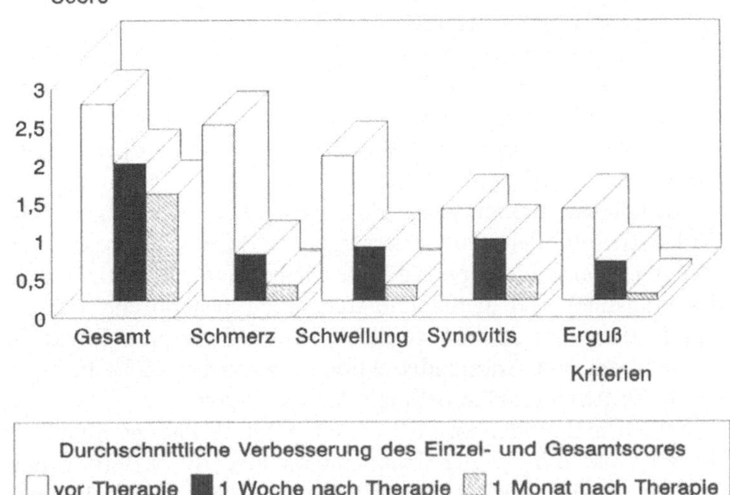

Abb. 6. Durchschnittliche Verbesserung des Einzel- und Gesamtscores aller Patienten, vor und nach Therapie

In der Gruppe 3 mit 11–15 Punkten befanden sich vor Therapie 6 Patienten, 1 Woche nach Therapie 4 und 1 Monat nach Therapie 1 Patient.

In der Gruppe 4 mit 15–19 Punkten befand sich vor Therapie 1 Patient, 1 Woche und 1 Monat nach Therapie kein Patient mehr (Abb. 5).

Der Rückgang der durchschnittlichen Score-Werte aller Parameter von allen 12 Patienten lag bei 2,58; 1 Woche nach Therapie sank er auf 1,8 und nach einem Monat auf 1,4.

Der t-Test ergab für den Vergleich vor und nach Therapie (1 Woche $p < 0{,}005$ und 1 Monat $p < 0{,}001$) jeweils signifikante Ergebnisse. Der Unterschied 1 Woche zu 1 Monat nach Therapie war nicht signifikant abzusichern ($p > 0{,}05$).

Insbesondere die Parameter Schmerz, Schwellung, Synovitis und Erguß zeigten im t-Test signifikante Werte für den Vergleich vor Therapie und 1 Woche/1 Monat nach Therapie ($p < 0{,}001$). Bei dem Parameter Gelenkerguß ergab auch der Vergleich zwischen 1 Woche und 1 Monat nach Therapie einen signifikanten Unterschied ($p < 0{,}01$) (Abb. 6).

Bei den anderen Parametern, denen mehr strukturelle Veränderungen zu Grunde liegen, konnte keine signifikante Verbesserung erreicht werden.

Diskussion

Die intraartikuläre Injektion von Kortison kann durch dessen antiphlogistische Wirkung zu einer schnellen Besserung des lokal entzündlichen Prozesses führen. Die Corticoidkristalle werden innerhalb weniger Stunden in der Synovialmembran gespeichert, hydrolisiert und dann in hoher Konzentration als wirksames Hormon in das Gelenk abgegeben. Nicht von der Synovialmembran aufgenommene Kristalle werden innerhalb von 2 h hydrolisiert und in die Blutbahn abgegeben, wo sie ihre systemische Wirkung entfalten [2].

Nach Empfehlung der ARA (American Rheumatoid Arthitis Association) sind kristallsuspensionen von Glucocorticoiden nicht öfter als 3–6mal jährlich in ein Gelenk zu injizieren. Neben systemischen Nebenwirkungen sind weiter Komplikationen die Kristallarthritis (2% der Fälle) sowie Knorpelschäden, Knochennekrosen und Gelenkinfektion (0,01%).

Die hohe antiphlogistische Wirkung wird durch die lokale hohe Konzentration des Wirkstoffes in den pannusversorgenden Arterien erreicht. Die suprasystolische Stauung unterhalb des perfundierten Kniegelenkes verhindert den schnellen Abfluß des Präparates und damit eine frühzeitige systemische Wirkung. Die protrahierte Applikation über 30 min verhindert einen First pass Effekt. Komplikationen wie Thrombosen und Arteriendissektionen liegen bei <3%. In der Studie gab es keine durch die Angiographie bedingte Komplikation.

Niksch und Wittenborg [4] erzielten bei 10 Patienten unter intraartikulärer Kortisontherapie mit 40 mg Triamcinolon eine Verbesserung der durchschnittlichen Schmerzangabe von 2,2 (Skala 0–3) auf 0,5 nach 1 Woche und 1,1 nach 1 Monat.

Bei der intraarteriellen Therapie lag der Vergleich im Durchschnitt bei 2,3 vor Therapie und 0,6 nach 1 Woche sowie 0,2 nach 1 Monat. Das spricht für einen deutlich protrahierten Therapieeffekt.

Zusammenfassung

Nach den bisherigen Ergebnissen ist die lokoregionäre arterielle Kortisongabe ein risikoarmes und erfolgversprechendes Therapiekonzept bei chronischen Arthritiden. Sowohl klinisch als auch im MRT zeigen sich statistisch signifikante Befundverbesserungen.

Langzeitergebnisse, größere Fallzahlen und Vergleichstudien müssen die Wirksamkeit dieser Methode jedoch noch untermauern helfen.

Literatur

1. Arnett FC, Edworthy SM, Bloch DA (1988) The 1987 revised ARA criteria for classification of rheumatoid arthritis. Arthritis Rheum 31:315–324
2. Hollander JL (1966) Intrasynovial corticoid therapy. In: Hollander JL, McCarty DJ jr. (eds) Arthritis and allied conditions. Lea&Febinger, Phildelphia, pp 381–403
3. Michet CJ, Hunder GG (1985) Examinations of joints. In: Kelley WN, Harris ED, Ruddy S, Sledge CB (eds) Textbook of rheumatology. Saunders, Philladelphia, pp 369–390
4. Niksch E, Wittenborg A (1986) Ergebnisse einer Pilotstudie: Intraartikuläre Monotherapie mit Corticoiden im Vergleich zur chemischen Synoviorthese mit Varicoid kombiniert mit einer geringen Corticoidmenge bei chronischer Gonarthritis. In: Hettenkofer HJ (Hrsg) Synoviorthese/ Synovektomie: Ergebnisse und Differentialindikationen. EULAR, Basel, 44–52

Thrombophilie – Fibrinolyse

Diskussionsleitung:

F. BACHMANN (Lausanne)
B. R. BINDER (Wien)

Physiologie und Pathophysiologie des fibrinolytischen Systems

U. PRIGLINGER und B. R. BINDER

Definition

Das fibrinolytische System umfaßt eine Vielzahl von regulatorischen Serinproteasen und Serinproteaseinhibitoren (Serpinen) und ist für die Auflösung von Blutgerinnseln zur Wiederherstellung des vaskulären Blutflusses verantwortlich. Dieses System spielt jedoch auch eine wichtige Rolle in der Auflösung der extrazellulären Matrix während Wachstums- und Gewebeumbauprozessen, Entzündung und Gewebereparatur als auch in der Tumorinvasion und Metastasierung. Diese beiden unterschiedlichen teleologischen Funktionen des fibrinolytischen Systems werden durch die beiden unterschiedlichen Plasminogenaktivatoren, den Gewebeplasminogenaktivator (t-PA) und die Urokinase (u-PA) repräsentiert, welche das inaktive Enzym Plasminogen zu Plasmin aktivieren. Plasmin, das eigentliche Effektorenzym des fibrinolytischen Systems, spaltet ein weites Spektrum von Substraten zwischen den Aminosäuren Lysin und Arginin. Infolge verschiedener positiver Rückkopplungsmechanismen kommt es initial zu einer substratspezifisch lokalisierten Amplifikation des fibrinolytischen Systems: einerseits aktiviert Plasmin die Prourokinase und Metalloproteinasen, andererseits generiert Plasmin durch Spaltung seiner Substrate, wie des Fibrins, C-terminale Lysinreste, die ihrerseits wiederum eine weitere Bindung von Plasminogenaktivatoren und Plasminogen ermöglichen.

Aufgrund der breiten Wirkspezifität des Plasmins sind Kontrollmechanismen, welche die Plasminwirkung auf verschiedene spezifische Substrate beschränken, erforderlich. Einer der Kontrollmechanismen besteht darin, daß Plasmin als inaktives Zymogen im Blut und in der extravasalen Flüssigkeit vorkommt und zunächst, nach Bindung an spezifische Substrate, zu der aktiven Form, dem Plasmin, aktiviert werden muß. Bei der Freisetzung aktivierter, proteolytischer Serinproteasen in die flüssige Phase werden diese durch Serpine inaktiviert. Die Hemmung des fibrinolytischen Systems in der flüssigen Phase kann auf 2 Ebenen erfolgen, einerseits auf der Ebene des Effektorenzyms durch α_2-Antiplasmin und andererseits auf der Ebene der Aktivierung hauptsächlich durch den Plasminogenaktivatorinhibitor Typ 1 (PAI-1). Entsprechend der dualen Rolle des fibrinolytischen Systems, nämlich einerseits die Auflösung eines Fibringerinnsels und andererseits die extravasale Proteolyse, ist es verständlich, daß in diesem System eine weitere Kontrolle einerseits durch gebildetes Fibrin selbst und andererseits durch die Zelloberfläche mittels spezifischer Rezeptoren erfolgen muß. Die beiden oben genannten Kontrollmechanismen führen zu einer Lokalisierung des proteolytischen Geschehens, um unter physiologischen Bedingungen eine generalisierte Proteolyse zu verhindern.

I. Scharrer/W. Schramm (Hrsg.)
23. Hämophilie-Symposion Hamburg 1992
© Springer-Verlag Berlin Heidelberg 1993

Allgemeine Charakteristika der Hauptkomponenten des fibrinolytischen Systems

Serinproteasen

Plasmin und die Plasminogenaktivatoren Urokinase und t-PA (s. Tabellen 1–3) gehören zur Familie der Serinproteasen. Serinproteasen sind aus 2 unterschiedlichen funktionellen Anteilen zusammengesetzt. Die C-terminale, katalytische Region (leichte Kette oder B-Kette) besitzt Homologie zu dem unspezifischen Verdauungsenzym Trypsin. Die N-terminale, nichtkatalytische Region (A-Kette oder schwere Kette) umfaßt unterschiedliche Kombinationen von „Domänen", welche primär für die Regulation der Proteaseaktivität verantwortlich sind. Domänen sind Proteinmodule mit einer ausgeprägten strukturellen und funktionellen Autonomie, welche im Rahmen der Evolution sehr stark konserviert wurden. Durch Einbau, Verdopplung und Deletion von Domänen – ein Prozeß, der durch „exon-shuffling" erklärt werden kann – wurde die Spezifität der Protease modifiziert und so ein gemeinsamer evolutionärer Stammbaum von Serinproteasen entwickelt.

Folgende Domänen sind in den fibrinolytischen Proteasen vertreten:

Kringeldomäne: Die Kringeldomäne ist eine Dreifachschleife, die durch 3 Disulfidbrücken stabilisiert wird und sowohl hoch- als auch niedrigaffine Lysinbindungsstellen enthält, welche teilweise in die Bindung an Fibrin und andere Substrate involviert sind. Plasminogen enthält 5 Kringel, t-PA 2 Kringel und Urokinase 1 Kringel.

Tabelle 1. Biochemische Charakteristika der Komponenten des fibrinolytischen Systems (*MW* Molekulargewicht, *Pg* Plasminogen)

	MW	Aminosäuren (n)	Kohlenhydrate [%]	Reaktives Zentrum	Domänen
Pg	92000	791	2	His_{602} Asp_{654} Ser_{740}	5 Kringel
t-PA	70000	530	7/13	His_{322} Asp_{371} Ser_{478}	1 Finger 1 EGF 2 Kringel
u-PA	54000/33000	411	7	His_{204} Asp_{255} Ser_{356}	1 EGF 1 Kringel
α_2-PI	70000	452	13	Arg_{364} Met_{365}	
PAI-1	52000	379	13	Arg_{346} Met_{347}	
PAI-2	46000/60000	393	21	Arg_{358} Thr_{359}	

Tabelle 2. Biochemische Charakteristika der Komponenten des fibrinolytischen Systems (*Glu-Pg* Glu-Plasminogen, *Lys-Pg* Lys-Plasminogen)

	Plasmakonzentration		Plasmahalbwertszeit
	(mg/l)	(mol/l)	
Plasminogen	200	2 μmol/l	2,2 Tage (Glu-Pg) 0,8 Tage (Lys-Pg)
t-PA	0,005	70 pmol/l	5 min
u-PA	0,008	150 pmol/l	5–10 min
α_2-PI	70	1 μmol/l	2,6 Tage
PAI-1	0,05	1 nmol/l	
PAI-2	<0,005	<100 pmol/l	

Tabelle 3. Molekularbiologische Charakteristika der Komponenten des fibrinolytischen Systems (*kB* Kilobasen)

	Chromosomen	Exons	Gen (kB)	mRNAs (kB)
Plasminogen	6q26–27	19	52,5	2,7
t-PA	8	14	32,7	2,7
u-PA	10q24-qter	11	6,4	2,4
α_2-PI	18q11.1–11.2	10	16	2,2
PAI-1	7q21.3–q22	9	12,2	2,3, 3,2
PAI-2	18q21–23	8	16,5	1,9

EGF-Domäne: Aufgrund der Homologie zu einer Sequenz im „epidermal growth factor precursor protein" so bezeichnet, kann diese Domäne an spezifische Rezeptoren binden. Für die Urokinase, welche eine dieser EGF-Domänen enthält, ist die Bindung an den spezifischen Urokinaserezeptor gesichert. Auch t-PA enthält eine EGF-Domäne, wobei die EGF-abhängige Bindung des t-PA an seinen Rezeptor (s. Tabelle 4) jedoch auch durch andere in dieser Region vorhandene Strukturen verursacht sein könnte.

Fingerdomäne: Die Fingerdomäne des t-PA, welche der Fingerdomäne des Fibronektins ähnelt, ist in die nichtlysinabhängige Bindung von t-PA an Fibrin involviert.

Serin-proteaseinhibitoren (Serpine)

Alle Serpine sind einkettige Glykoproteine mit einem Molekulargewicht zwischen 40000 und 60000 (s. Tabellen 1–3). Der C-terminale Anteil des Moleküls enthält das reaktive Zentrum, wobei die Bindung zwischen dem P1–P1′-Rest durch die Zielprotease gespalten wird. Der P1- und P2-Rest des reaktiven Zentrums determinieren die Enzymspezifität. Die relativ breite Reaktivität des C-Terminus wird weiterhin eingeschränkt durch im N-Terminus lokalisierte Sequenzen, welche ebenfalls die Spezifität des Serpins determinieren.

Das native Molekül liegt in einer gespannten Form (S-Form, S = „stressed",) vor, wobei hierdurch das aktive Zentrum auf einer Schleife exponiert wird. Die Spaltung des reaktiven Zentrums resultiert in einer stabilen Verlagerung der beiden gespaltenen Reste (P1 und P1′) an gegenüberliegende Pole des Moleküls (R = Form, R = „relaxed",). Bei den meisten Serpinen wird die S-Form durch eine Disulfidbrücke stabilisiert, während beim Plasminogenaktivatorinhibitor Typ 1 (PAI-1) keine solche Disulfidbrücke vorkommt. PAI-1 kann daher reversibel aus der S-Form in eine inaktive Pseudo-R-Form (latenter PAI-1) übergehen, aus der er in vitro durch verschiedene Substanzen wie SDS oder Guanidinhydrochlorid und vielleicht auch in vivo durch negative Phospholipide wiederum in die aktive S-Form übergeführt werden kann.

In vivo wird die S-Form des PAI-1 sowohl in der flüssigen Phase als auch in der extrazellulären Matrix durch Bindung an Vitronektin teilweise stabilisiert.

Serpine sind „suicide inhibitors" welche kovalente 1:1-Komplexe mit der jeweiligen Zielprotease bilden, wobei diese Komplexe unter bestimmten Umständen in vitro als auch in vivo dissoziieren können, um die aktive Protease und einen gespaltenen, inaktiven Inhibitor wiederum freizusetzen. Üblicherweise binden die Protease-Serpin-Komplexe jedoch an Rezeptoren (SEC-Rezeptor = Serin-Enzym-Complex-Rezeptor für die Bindung von α_1-Proteaseinhibitor-Elastase-Komplexen; LRP = LDL-Receptor-related-Protein für die Bindung von u-PA-PAI-1- und t-PA-PAI-1-Komplexen; (s. Tabelle 4) und werden über Rezeptor-mediierte Endozytose aus der Zirkulation entfernt.

Funktion und Interaktion der Faktoren des fibrinolytischen Systems im Rahmen der Thrombolyse

Physiologie

Ziel der Thrombolyse ist die Auflösung eines Blutgerinnsels unter Vermeidung einer systemischen Plasminämie einerseits und einer zu raschen Auflösung eines reparativen Thrombus andererseits. Plasmin, das Schlüsselenzym in der Lyse von Fibringerinnseln und im Abbau der extrazellulären Matrix, wird durch die proteolytische

Tabelle 4. Rezeptoren des fibrinolytischen Systems (*MW* Molekulargewicht, *glyk.* glykosyliert, *non-glyk.* nichtglykosyliert, *PI* Phosphatidylinositol, α_1*-PI* α_1-Proteaseinhibitor)

Rezeptoren	MW	Aminosäuren (n)	Liganden	Bemerkungen
u-PA (glyk.) (non-glyk.)	55000–60000 35000	313	EGF	GPI-verankert, u-PA ist aktiv
t-PA I.	40000		EGF,	t-PA ist aktiv
II.	175000		Mannose	Clearance
LRP (α-Kette) LRP (β-Kette)	500000 85000	4525	α_2-MRAP, Komplexe (PA-PAI, α_2M-Protease)	Clearance
SEC			α_1-PI, Elastase u. a.	Reguliert Synthese von Serpinen

Aktivität des Gewebeplasminogenaktivators (t-PA) aus dem inaktiven Zymogen Plasminogen freigesetzt. Plasminogen wird in der Leber synthetisiert, zirkuliert in relativ hoher Konzentration im Blut (80–160 mg/l; 1–2 µmol/l) und bindet über seine Lysinbindungsstellen, welche insbesondere in den Kringeln 1–3 lokalisiert sind, an Plasminogenrezeptoren verschiedener Zellen (Thrombozyten, Endothelzellen) und/oder Fibrin. Gewebeplasminogenaktivator wird aus Endothelzellen in Reaktion auf Thrombin, vasoaktive Substanzen, Streß oder venösen Stau freigesetzt. t-PA bindet an Fibrin ebenfalls über Lysinbindungsstellen, welche im Kringel 2 lokalisiert sind, und lysinunabhängig mittels der Fingerdomäne. Infolge dieser Fibrinbindung kommt es zu einer Veränderung der molekularen Konformation des t-PA-Moleküls, wodurch t-PA mit höherer Affinität Plasminogen bindet und in der Folge zu Plasmin aktiviert. Zusätzlich zu dieser Konformationsänderung im t-PA spielt auch der „Template“,-Mechanismus für die Erhöhung der Affinität zwischen t-PA und Plasminogen eine Rolle, da beide an die Fibrinmatrix unter Bildung eines trimolekularen Komplexes binden. Die fibrinabhängige Aktivierung des Zymogens sowie die lokale Freisetzung und fibrinabhängige Wirkung der Plasminogenaktivatoren führt zu einer Lokalisierung der breiten proteolytischen Aktivität des Plasmins auf den Bereich des Fibringerinnsels. α_2-Antiplasmin, welches unter Wirkung von FXIIIa kovalent an Fibrin gebunden wird, hemmt eine verfrühte Auflösung des reparativen Thrombus. Ein ähnlicher Effekt wird auch durch Fibronektin herbeigeführt, welches ebenfalls an den Thrombus quervernetzt wird und die fingerabhängige Bindung von t-PA an Fibrin verhindert. Dadurch ist ein reparativer Thrombus wesentlich resistenter gegenüber Lyse durch t-PA als ein „Überschußthrombus“,. Weiter besteht ein wesentlicher Unterschied in der Lysierbarkeit zwischen einem venösen, thrombozytenarmen und einem arteriellen, thrombozytenreichen Thrombus: Obwohl aus Thrombozyten freigesetzter PAI-1 nur zu 5% aktiv ist, trägt dieser aufgrund der lokalen hohen Konzentration wesentlich zur Hemmung von t-PA in arteriellen Thromben bei. In der flüssigen Phase wird freier t-PA beziehungsweise Plasmin durch die jeweiligen Serpine effizient gehemmt, wodurch eine weitere Lokalisierung des fibrinolytischen Geschehens auf das Fibringerinnsel erfolgt. Während α_2-Antiplasmin von der Leber synthetisiert wird, im Plasma zirkuliert und seine Funktion hauptsächlich als zirkulierendes Serpin zur Hemmung von freiem Plasmin in der flüssigen Phase erfüllt, wird der Plasminogenaktivatorinhibitor Typ 1 von verschiedenen Zellen synthetisiert. Ein Teil des im Plasma zirkulierenden PAI-1 stammt sicherlich aus der Leber, während der Syntheseort des verbleibenden Plasma-PAI-1 unter Normalbedingungen nicht eindeutig sichergestellt ist. Möglicherweise tragen dazu glatte Muskelzellen aus der Wand großer Gefäße hierbei einen wesentlichen Anteil bei. Die Endothelzelle dürfte jedenfalls nur unter stimulierten Bedingungen, als Folge der Wirkung von Zytokinen, Thrombin oder möglicherweise auch durch Aktivierung von Stretchrezeptoren in Folge turbulenter Strömung oder Wanddehnung, vermehrt PAI-1 synthetisieren. Darüber hinaus wird der in Gefäßen gebildete PAI-1 vorwiegend in Richtung Matrix abgegeben, wo er an Vitronektin gebunden die extrazelluläre Matrix vor proteolytischem Abbau schützt. Auch der in die Zirkulation abgegebene PAI-1 wird an zirkulierendes Vitronektin gebunden und dort in seiner S-Form stabilisiert, so daß im Plasma PAI-1 zu mehr als 80% aktiv vorliegt. In Thrombozyten andererseits, welche eine große Menge PAI-1 in ihren α-Granula enthalten, ist dieser PAI-1 nur zu 5% aktiv. Die Plasma-PAI-1-Konzentration ist unter Normalbedingungen ausreichend höher als die t-PA-Konzentration, um eine generalisierte t-PA-Wirkung in der flüssigen Phase zu verhindern, welche allerdings bei Abwesenheit von Fibrin nur langsam abläuft. An der Fibrinoberfläche kommt es jedoch auch zu einer langsameren Interaktion zwischen t-PA und PAI-1, so daß lokal die plasminogenaktivierende t-PA-Wirkung zusätzlich gefördert wird.

Pathophysiologie

Aufgrund des oben Gesagten ist es verständlich, daß grundsätzlich 2 unterschiedliche pathologische Veränderungen vorstellbar sind: einerseits eine durch Hyperfibrinolyse bedingte Blutungsneigung, wobei als auslösende Ursache v.a. jene Prozesse, welche normalerweise zu einer Lokalisierung des fibrinolytischen Geschehens führen, beeinträchtigt sind. Durch die entstehende systemische Plasminämie kommt es infolge der breiten Wirkspezifität des Plasmins zu einer proteolytischen Spaltung von Plasmaproteinen, wie Fibrinogen, Faktor V und Faktor VIII, sowie zur weiteren Beeinträchtigung von anderen Proteinsystemen, wie z.B. des Komplementsystems. Auslösend hierfür kann ein angeborener oder erworbener Mangel, bzw. eine Dysfunktion von α_2-Antiplasmin, dem hauptsächlichen Plasmininhibitor, sein oder ein angeborener Mangel an funktionsfähigem PAI-1.

Unter endogenen Bedingungen steigen die t-PA-Plasmaspiegel, insbesondere aufgrund einer mangelhaften Clearance durch die Leber, z.B. im Rahmen einer Leberzirrhose an. Überraschenderweise führen solche hohen t-PA-Plasmaspiegel jedoch nur in den seltensten Fällen zu systemischer Plasminämie, da wahrscheinlich aufgrund eines endogenen Regelmechanismus über t-PA und/oder t-PA-PAI-1-Komplexe die Synthese von PAI-1 gesteigert wird, so daß die erhöhten t-PA-Plasmaspiegel nicht auf freien aktiven t-PA, sondern auf t-PA-PAI-1-Komplexe zurückzuführen sind. Möglicherweise ist dieser Regelmechanismus an der Endothelzelle lokalisiert.

Unter exogenen Bedingungen kommt es im Rahmen der Thrombolyse zu so hohen t-PA-Plasmaspiegeln (1000 ng/ml), daß freier t-PA vorliegt, der dann nicht nur lokal an Stellen gebildeten Fibrins, sondern auch systemisch zu einer Plasminogenaktivierung und nachfolgenden Plasminämie führt; aufgrund des fibrinabhängigen Mechanismus der Plasminogenaktivierung durch t-PA tritt dieser systemische Effekt allerdings erst bei höheren t-PA-Spiegeln auf als etwa bei Urokinase oder Streptokinase.

Wichtiger als eine systemische Hyperfibrinolyse sind sicherlich Zustände mit einer durch Hypofibrinolyse bedingten Thromboseneigung. Neben den seltenen Fällen von lyseresistenten Fibrinogenvarianten (Fibrinogen Chapel Hill III) und von Dysplasminogenämien mit gestörter funktioneller Aktivität (defekte Zymogenaktivierung oder Defekt im aktiven Zentrum) spielen auch eine verminderte Synthese und/oder Freisetzung von t-PA aus Endothelzellen (verminderter Anstieg von t-PA nach venösem Stau) oder erhöhte Plasmaspiegel von PAI-1 eine Rolle bei Thromboseneigung. So wurden bei Patienten mit chronischer koronarer Herzkrankheit und mit akutem Myokardinfarkt höhere PAI-1-Plasmaspiegel gefunden. Bei solchen Patienten konnte ferner ein Zusammenhang zwischen dem zirkadianen Auftreten von Myokardinfarkten oder dem Wiederverschluß nach PTCA und Veränderungen im PAI-1-Plasmaspiegel gefunden werden. Als Ursache für diese Korrelation zwischen PAI-1 und dem atherosklerotischen Geschehen, insbesondere in den Koronargefäßen, kommen entweder die lokale Aktivierung durch Veränderungen der Blutströmung (dehnungsaktivierte Ionenkanäle) und/oder die Wirkung von lokal gebildetem Thrombin oder von Zytokinen im Rahmen einer Entzündungsreaktion in Frage. Offensichtlich durch Zytokine ausgelöst ist der Anstieg von PAI-1 im Rahmen von Entzündung, Sepsis, Trauma oder Operationen und dem Tumorgeschehen. Weiterhin besteht eine Korrelation zwischen hohen PAI-1-Plasmaspiegeln und dem Syndrom X, bestehend unter anderem aus Fettsucht, Hyperinsulinismus, Hypertriglyzeridämie und Thromboseneigung. Im letzteren Zusammenhang ist noch nicht eindeutig klargestellt, über welche Mechanismen hierbei der PAI-1-Anstieg ausgelöst wird.

Funktion und Interaktion der Faktoren des fibrinolytischen Systems im Rahmen der extravasalen Proteolyse

Physiologie

Während die intravasale Fibrinolyse in erster Linie durch die Fibrinbildung selbst reguliert wird, ist für die extravasale Proteolyse die Regulation vor allem zellassoziiert. Obwohl in manchen Systemen, wie bei der Ovulation, offensichtlich auch t-PA zellspezifisch freigesetzt wird und lokal wirkt, ist der 2. Plasminogenaktivator, die Urokinase, in diesem Zusammenhang offensichtlich von wesentlicherer Bedeutung. Aktivierte Zellen, wie etwa Makrophagen, Monozyten, Endothelzellen, aber auch viele Tumorzellen, synthetisieren Urokinase in ihrer inaktiven Zymogenform Pro-uPA; diese Pro-uPA bindet mittels der EGF-Domäne an spezifische Urokinaserezeptoren an denselben oder auch an benachbarten Zellen. Gebundene Prourokinase kann dann lokal durch ebenfalls zellgebundenes Plasminogen/Plasmin zur aktiven Urokinase gespalten werden und ihrerseits lokal gebundenes Plasminogen aktivieren. In der Folge kann dann auch lokal das Metalloproteasesystem aktiviert werden, wodurch die Zelle ein hervorragendes proteolytisches Arsenal besitzt, um die extrazelluläre Matrix abzubauen und durch Gewebebarrieren zu wandern. An den Rezeptor gebundene Urokinase kann durch PAI-1 gehemmt werden und der Komplex aus u-PA/PAI-1 wird dann internalisiert, wobei hier wahrscheinlich LRP als u-PA/PAI-1-Rezeptor fungiert. Obwohl der Urokinaserezeptor selbst über ein Glykolipid in der Membran verankert ist, kann die Bindung aktiver Urokinase an den Rezeptor eine von der Tyrosinkinase abhängige Phosphorylierung intrazellulär auslösen und über diesen Mechanismus einen mitogenen Effekt ausüben. Entsprechend der Regulation dieses Systems durch Zytokine wird auch die Expression des Urokinaserezeptors durch z.B. Interferon-γ reguliert.

Die Bedeutung dieses Systems in den verschiedensten physiologischen Prozessen, für welche eine proteolytische Aktivität notwendig ist, wie etwa Implantation der befruchteten Eizelle, Embryogenese, Organogenese, Angiogenese und Immunabwehr, konnte gezeigt werden.

Pathophysiologie

In typischer Weise findet man eine Korrelation zwischen dem u-PA-abhängigen fibrinolytischen System und dem Tumorgeschehen. Viele maligne Zellen exprimieren u-PA und/oder den u-PA-Rezeptor vermehrt, und es konnte ein Zusammenhang zwischen der Expression von Urokinase und dem invasiven Phänotyp eines Tumors gezeigt werden. Ein solcher Zusammenhang zwischen der Fibrinolyse und der Malignität eines Tumors besteht etwa für das Mammakarzinom, bei dem die Überlebensrate hochsignifikant negativ mit der Urokinaseexpression der Tumorzellen korreliert. Für manche Tumoren konnten auch erhöhte Plasmaspiegel von Urokinase als zusätzlicher Tumormarker verwendet werden, wobei die Sensitivität und Spezifität anderer etablierter Tumormarker hierdurch wesentlich ergänzt wird (primäres Leberkarzinom, Kolonkarzinom). Im Rahmen des Tumorgeschehens dürfte jedoch auch ein Zusammenhang zwischen der tumorassoziierten Expression von PAI-1 und der Ausbildung von Lungenmetastasen bestehen, da etwa in Experimenten an Nacktmäusen eine positive Korrelation zwischen der Zahl der Lungenmetastasen und der Expression von PAI-1 durch die Tumorzellen, nicht jedoch mit der Expression von Urokinase gefunden wurde.

Zusammenfassung

Das fibrinolytische System, repräsentiert durch seine beiden Aktivatoren t-PA und u-PA, stellt ein proteolytisches System dar, das entsprechend der beiden Hauptaufgaben – intravasale Thrombolyse und extravasale Proteolyse – einerseits durch Fibrin und andererseits durch zelluläre Rezeptoren reguliert wird und bei vielen physiologischen und pathologischen Prozessen eine wesentliche Rolle zu spielen scheint. Experimente mit transgenen Knock-out-Mäusen, welche für einen der beiden Plasminogenaktivatoren defizient sind, zeigten jedoch, daß ein normales Überleben mit dem Fehlen von Plasminogenaktivatoren vereinbar ist.

Literatur

1. Bachmann F (1987) Fibrinolysis. In: Verstraete M, Vermylen J, Lijnen R, Arnout J (eds) Thrombosis and Haemostasis. Leuven University Press, Löwen, pp 227–265
2. Binder BR (1990) Influence of urokinase on cell proliferation and invasion. Blood Coagul Fibrinol 1:717–720
3. Binder B, Geiger M (1990) Plasminogen activator inhibitors: biological effects. In: Hasenberg J, Heene DL, Stehle G, Scheller G (eds) New trends in haemostasis, coagulation proteins, endothelium and tissue factors. Springer, Berlin Heidelberg New York Tokyo, pp 221–231
4. Blasi F, Cubellis MV, Roldan AL, Masucci MT, Behrendt N, Ellis V, Appella E, Dano K (1990) A key molecule dictating and regulating surface plasmin formation: the receptor for urokinase plasminogen activator. In: Festoff BW (ed) Serine proteases and their serpin inhibitors in the nervous system. Plenum Press, New York, pp 51–68
5. Carrell RW, Boswell DR (1986) Serpins: the superfamily of plasma serine inhibitors. In: Barett AJ, Salvesen G (eds) Protease inhibitors. Elsevier, New York Amsterdam, pp 304–320
6. Eisenberg PR, Broze GJ Jr, Miletich JP, Tracy PB, Marcus AJ, Lucore CL (1991) Endothelial cell mediators of thrombosis and fibrinolysis. Coron Artery Dis 2:129–166

7. Ellis V, Pyke C, Eriksen J, Solberg H, Dano K (1992) The urokinase receptor: involvement in cell surface proteolysis and cancer invasion, Ann NY Acad Sci 667:13–31
8. Kwaan HC, Keer HN (1990) Fibrinolysis and cancer. Semin Thrombosis Hemostasis 16 No. 3:230–235
9. Loskutoff DJ (1991) Regulation of PAI-1 gene expression. Fibrinolysis 5:197–206
10. Patthy L (1987) Intron-dependent evolution: preferred types of exons and introns. FEBS Letters 214, No. 1:1–7
11. Podor TJ, Curriden SA, Loskutoff DJ (1988) The fibrinolytic system of endothelial cells. In: Ryan US (ed) Endothelial cells, CRC Press, Boca Rabon/Fla
12. Ponting CP, Marshall JM, Cederholm-Williams SA (1992) Plasminogen: a structural review. Blood Coagulation Fibrinolysis 3:605–614
13. Tulinsky A (1991) The structures of domains of blood proteins. Thromb Haemost 66:16–31
14. Zonneveld AJV, Vries CD, Pannekoek H (1990) Structure and function of tissue-type plasminogen activator. In: Festoff BW (ed) Serine proteases and their serpin inhibitors in the nervous system. Plenum Press, New York, pp 51–68

Fibrinolysestörungen – analytische Voraussetzungen und klinische Bedeutung

C. Kluft

Gerinnung und Fibrinolyse sind 2 Prozesse, die die Formung und Auflösung des Fibrins bestimmen. Theoretischerweise können sowohl Störungen der Gerinnung als auch der Fibrinolyse (oder eine Dysbalance beider Prozesse, die durch relativ kleine, aber einander verstärkende Änderungen entsteht) zu klinischen Konsequenzen wie Blutungen, gestörter Gewebereparatur und Thrombosen führen, die zusammenhängen mit insuffizienter oder übermäßiger Anwesenheit des Fibrins.

Verstärkte Fibrinolyse und insuffiziente Fibrinquantität wurden angetroffen bei Defizienzen des Fibrinolysehemmers α_2-Antiplasmin [1] und in einigen Fällen erniedrigter Plasmakonzentrationen des Inhibitors PAI-1 („plasminogen activator inhibitor 1"; [2, 3]) oder erhöhten Gehalts des t-PA („tissue-type plasminogen activator"; [4, 5]; Abb. 1).

Einen Zusammenhang zwischen insuffizienter Fibrinolyse und venösen Thrombosen vermutete man bei angeborenen Defizienzen des Plasminogens [6, 7], einigen Formen von Dysfibrinogenaemie [8, 9] und familiären Erhöhungen des histidinereichen Glykoproteins [10, 11]. Außerdem wurden erhöhte PAI-1-Werte und/oder reduzierte t-PA-Freisetzung gefunden bei einem Großteil der Patienten mit Thrombophilie [12–14]. Ein Bericht vermeldet eine abnormale Freisetzung des u-PA („urokinase plasminogen activator") in Patienten mit venösen Thrombosen ([15]; Abb. 1).

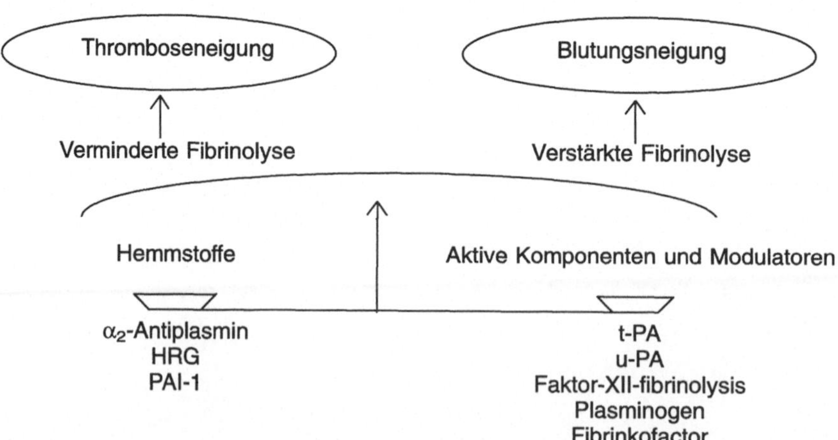

Abb. 1. Schematische Übersicht der Balance zwischen Aktivation und Hemmung im Fibrinolysemechanismus

I. Scharrer/W. Schramm (Hrsg.)
23. Hämophilie-Symposion Hamburg 1992
© Springer-Verlag Berlin Heidelberg 1993

Neuere Studien weisen auf einen Bezug zwischen arteriellen Thrombosen und Fibrinolysevariabelen; v.a. erhöhtes t-PA-Antigen [16], erhöhte PAI-1-Aktivität [17] und verminderte t-PA-Aktivität [18] und Faktor-XII-abhängige fibrinolytische Aktivität [19] wurden in Zusammenhang gebracht mit kardiovaskulären Erkrankungen und beschrieben als Risikoindikatoren [20].

Labordiagnostik der Fibrinolyse

Es stellt sich die wichtige Frage, auf welche Weise man Fibrinolyse am besten untersuchen kann, um ihre Störungen retrospektiv feststellen zu können, aber auch bevor diese Störungen klinisch zum Ausdruck kommen. Für fast alle Fibrinolysekomponenten gibt es derzeit spezifische Tests, die entweder kommerziell erwerblich sind oder in verschiedenen Forschungslabors ausgeführt werden können.

Der (praktische) Wunsch der Kliniker ist, am besten einen oder jedenfalls nicht mehr als 2 oder 3 Tests für das Aufspüren von Fibrinolysestörungen zu haben.

Man kann sich einen einfachen Versuch vorstellen: man mißt die Lysezeit geronnenen Blutes in vitro. Untersuchungsverfahren in dieser Richtung sind die Verdünntes-Blut-Lysezeit und die Euglobulinlysezeit. Es hat sich jedoch erwiesen, daß bei solchen Verfahren der wichtige Beitrag der Gefäßwand fehlt, die die Möglichkeit hat, das t-PA und u-PA schnell zu erhöhen [21, 22]. Außerdem ist auch die Freisetzung größerer Mengen von PAI-1 aus den Blutplättchen keine Spiegelung des Vorgangs bei Thromben in vivo, wo sich Blutplättchen aus der Zirkulation auf der Thrombusoberfläche akkumulieren. Infolgedessen ist der PAI-1-Gehalt von Ex-vivo-Thromben weit größer als der in vitro aus einem bestimmten Blutvolumen bereiteter Gerinnsel. Die Anreicherung von PAI-1 in Ex-vivo-Thromben ist im Mittelwert das 4 bis 10fache [23]. In-vitro-Analyse von Blut bezieht die oben erwähnten (und andere) Faktoren nicht mit ein, obwohl sie von größter Bedeutung sind. Es mag deutlich sein, daß außer der Analyse zirkulierenden Blutes auch die Analyse der Gefäßwand und des Plättchenverhaltens mit einbezogen werden sollte, was allerdings die Zahl der Bestimmungen vergrößern würde.

Auch in der Blutgerinnung, wo ursprünglich 3 Verfahren zur Analyse des Extrinsic-, Intrinsic- und gemeinsamen Systems genügten, hat sich erwiesen, daß abgesehen von den wichtigen lokalen Faktoren auch ein ganzer Antigerinnungsmechanismus mit Antithrombin III, Protein C und S, in den ursprünglichen Bestimmungsverfahren nicht mit eingeschlossen wurden. Obwohl sich inzwischen das Konzept zweier Systeme bedeutend weiterentwickelt hat, ist die Untersuchung des Gerinnungssystems (jedenfalls teilweise) mittels verschiedener Aktivierungsmechanismen immer noch nützlich.

Im folgenden analysieren wir das fibrinolytische System, analog dem Gerinnungssystem, anhand seiner Wege der Plasminogenaktivation. In der Fibrinolyse unterscheidet man 3 solcher Wege. Wir konzentrieren uns hauptsächlich auf diese Analyseart und besprechen einige neue Aspekte. An dieser Stelle wird nicht weiter eingegangen auf die Analyse anhand von „turn-over markers" der Fibrinolyse wie Plasmin-α_2-Antiplasminkomplexe, Fibrinspaltprodukte etc.

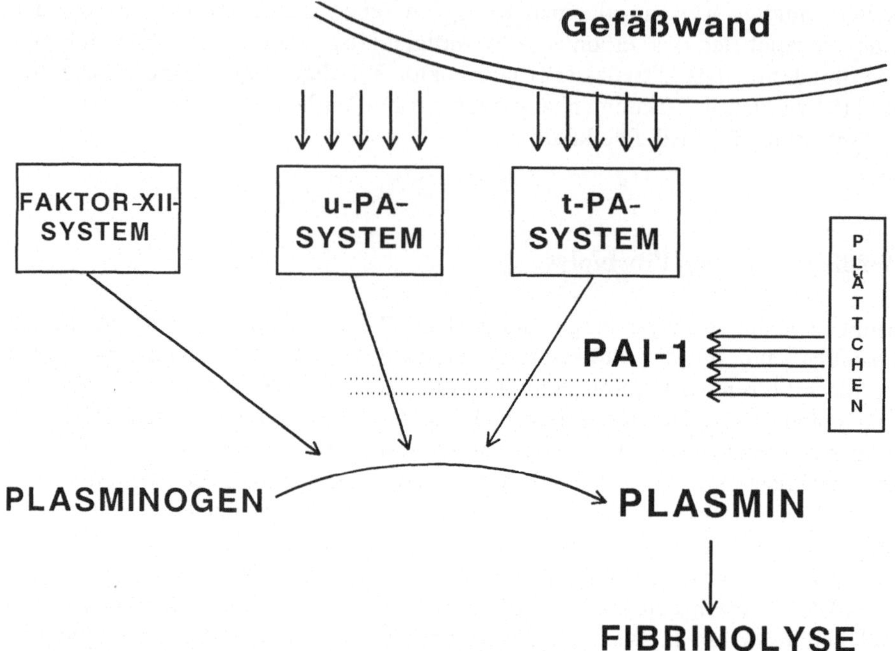

Abb. 2. Vereinfachtes Schema der 3 Wege der Plasminogenaktivation mit Hinweis darauf, an welchen Stellen die Zufuhr von Komponenten in das Plasma erhöht werden kann durch akute Freisetzung aus Zellen (*Pfeile*). Nicht eingezeichnet sind die Zwischenverbindungen der Wege, ebenfalls wichtige Feedbackmechanismen via Plasmin.

Für den Faktor-XII-abhängigen Weg, wird aktivierter Faktor XII benötigt, neben Zymogenen wie Prekallikrein, HMW-Kininogen und ein noch nicht vollständig entschlüsselter Plasminogenaktivator [24, 25].

Urokinase wird schnell umgesetzt, aufgrund der schnellen Leberclearance, und wird im Blut in der Proenzymform angetroffen (Prourokinase oder Einzelketten-u-PA).

t-PA wird fortwährend durch das Endothel produziert und wird von der Leber ebenfalls schnell wieder umgesetzt mit einer Halbwertszeit von ca. 5 min. Im Blut befindet sich t-PA in der aktiven form

Zur Zeit sind wir in der Lage, Fibrinolysestudien im Blut auszuführen, wobei die 3 Wege der Plasminogenaktivation mittels 3 verschiedener funktioneller Verfahren gemessen werden können.

Drei Wege der Plasminogenaktivation

Aus In-vitro-Analysen der Plasminogenaktivationskapazität von Blutplasma hat sich erwiesen, daß diese zusammengestellt ist aus 3 Hauptbeiträgen, die an 3 Aktivationswege gebunden sind: einen Faktor-XII-abhängigen Weg, einen Prourokinaseweg und einen t-PA-Weg (Abb. 2).

Der Faktor-XII-abhängige Weg der Fibrinolyse

Dieser Weg benötigt eine geeignete Auslösesubstanz, wovon die Identität in vivo noch unbekannt ist. In vitro können wir aber wählen zwischen negativ geladenen Oberflächen oder einfachheitshalber zwischen negativ geladenen löslichen Polymeren. Eine häufig benutzte Auslösesubstanz ist Dextransulfat [26]. Wenn man Dextransulfataktivierung kombiniert mit Euglobulinfraktionierung (wobei Dextransulfat auch die Formung eines guten Niederschlags befördert), erhält man eine Fraktion, worin dieser Weg im Test völlig aktiviert ist, mit einer optimalen Anreicherung der aktiven Komponenten und glücklicherweise der Entfernung des wichtigen Hemmers α_2-Antiplasmin. Wenn man einen Überschuß neutralisierender Antikörper gegen t-PA und u-PA zugibt, bleibt noch die Faktor-XII-abhängige Aktivität, die auf der Fibrinplatte quantifiziert werden kann [19, 27, 28]. Obwohl diese Methode nicht gut ist für den Routinegebrauch, hat sie in den letzten Jahren der Forschung geholfen, bemerkenswerte Daten über den Faktor-XII-abhängigen Weg herauszubekommen. Diese Ergebnisse lassen vermuten, daß eine verringerte Aktivität dieses Weges ein Risiko beinhaltet für Myokardreinfarkte [19, 27].

Der Urokinaseweg der Plasminogenaktivation

Urokinase zirkuliert zu einem Drittel in einem inaktiven Komplex mit Inhibitoren und zu zwei Dritteln in der Form eines Proenzyms. Die Antigenbestimmung von totalem u-PA wird beeinträchtigt durch eine große Variabilität der u-PA-Inhibitor-Komplexe. Spezifische Bestimmungen der Prourokinase dagegen (ermöglicht durch den Bioimmunassay) zeigen, daß die Mengen dieses Faktors individuell ziemlich konstant sind – mit einer Standardabweichung von 20% [29]. Dies deutet darauf hin, daß der Blutspiegel reguliert wird.

Neuere Studien lassen interessante Variationen dieser Plasmaprourokinasekonzentrationen erkennen: im Plasma von Patienten mit unstabiler Angina pectoris findet man in der akuten Phase Konzentrationen, die im Mittel 20% höher liegen als bei Patienten während der akuten Phase eines Herzinfarkts [30]. Es wäre möglich, daß höhere Prourokinasewerte zum Schutz gegen die Entstehung von Infarkten bei unstabiler Angina pectoris beitragen.

Neulich wurde beschrieben, daß Plasmaprourokinasekonzentrationen plötzlich erhöht werden können, und zwar durch Anstrengung und dDAVP-Infusion [22, 31]. Dies suggeriert, daß Plasmaprourokinase eine Rolle spielt bei der vaskulären Fibrinolyse. Möglicherweise könnte die Unfähigkeit zur Freisetzung der Prourokinase eine Prädisposition zur Thrombose verstärken. Bis heute hat man bei einigen Patienten mit venösen Thrombosen eine anomale Prourokinasefreisetzung gefunden [15]. Erstaunlicherweise findet man bei Patienten mit Glomerulonephritis einen sehr großen Anteil von Nonrespondern [32].

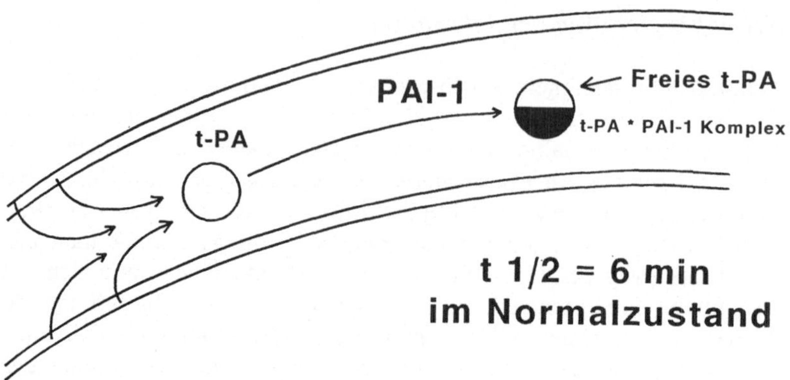

Abb. 3. Zeichnung eines Blutgefäßes, wobei die kontinuierliche Freisetzung von t-PA aus dem Endothel und die fortwährende Interaktion von t-PA mit PAI-1 in der Zirkulation angegeben ist. Die Zeit, in der die Hälfte freien t-PAs sich im Komplex mit PAI-1 befindet, beträgt im Mittel 6 min

Der Gewebetyp-Plasminogenaktivatorweg der Fibrinolyse

Das Endothel sezerniert fortwährend bedeutende Mengen des aktiven t-PA. Das Plasmaniveau von t-PA dagegen ist niedrig, was der schnellen Leberclearance zugeschrieben wird ($t_{1/2}$ = 5 min). Nicht das gesamte zirkulierende t-PA ist auch tatsächlich aktiv, weil es im Kreislauf gewöhnlich auf ein Übermaß des Hemmers PAI-1 trifft, mit dem es ständig interagiert ([33]; Abb. 3). Dieses kontinuierliche Zusammenspiel zwischen t-PA und PAI-1 wird erst seit kurzem bei den diagnostischen Untersuchungsmethoden mit in Betracht gezogen. Berechnungen ergeben, daß die Halbwertszeit von aktivem t-PA in PAI-1 enthaltendem Blut- oder Plasmamilieu bei einer durchschnittlichen gesunden Person ca. 6 min beträgt [33].

Liegt eine Krankheit vor, wobei oft erhöhte PAI-1-Plasmawerte gefunden werden, kann die Halbwertszeit des t-PA auf 30–40 s verkürzt werden (bei 10facher PAI-Konzentration). Dies impliziert, daß man sofort bei der Blutabnahme Maßnahmen treffen muß, um diese t-PA/PAI-Interaction zu unterbrechen. Die normale Blutabnahme in Zitrat würde sonst zu verschiedenen Ergebnissen des residualen t-PA führen, aufgrund der Unterschiede in den lokalen Verarbeitungsprozeduren (hauptsächlich in der Zeitdauer). Diese Standardisierungsprobleme sind weit bekannt.

Die heutige Methode, die t-PA/PAI-1 Interaction zu stoppen, basiert auf der Wahrnehmung, daß diese Reaktion in saurem pH von ca. 6 nicht oder kaum stattfindet. Sofortiges Auffangen des Blutes in einem Antikoagulans, das den pH sofort auf 6 sinken läßt, ist entscheidend für gute Ergebnisse [34, 35]. Dabei muß man jedoch bedenken, daß nach dem Stillsetzen dieser Reaktion während des Versuchs der Säuregrad wieder steigt und die t-PA/PAI-Interaction aufs neue beginnen kann. Deswegen sollte man auch die Bestimmungsmethoden soweit anpassen, daß man t-PA-Verluste verhindert [36].

Durch Benutzung der neuen Methoden wissen wir jetzt, daß wir früher sehr unterschiedliche Mengen des aktiven t-PA fanden und messen konnten: im Mittel

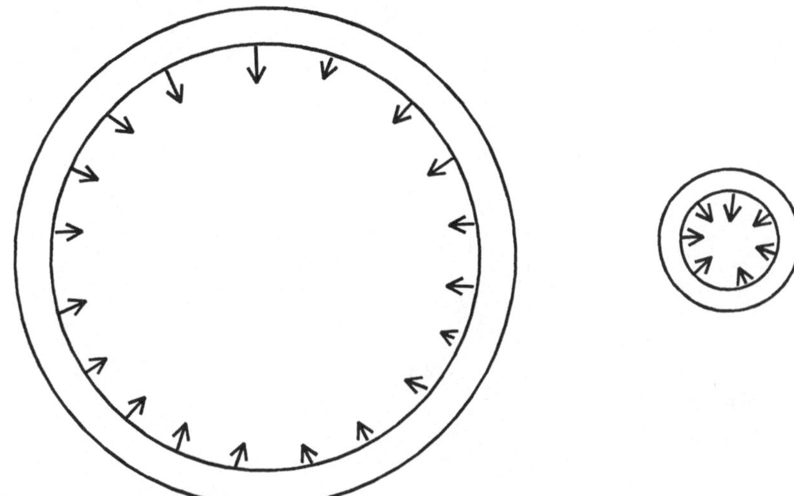

Abb. 4. Der Beitrag des lokal freigesetzten t-PA aus Endothel ist abhängig vom Durchmesser des Gefäßes und der Zelloberfläche / Blutvolumenratio, wie z.B. in dem größeren und kleineren Gefäß im Bild

waren dies nur ca. 5% des ursprünglichen aktiven t-PA. Früher lagen die Normwerte der t-PA-Aktivität um 10 mIU/ml, während die heutigen Normwerte 200–500 mIU/ml sind [36]. Man kann feststellen, daß alle Bestimmungsmethoden, die das aktive t-PA nicht schützen, unter starkem Einfluß der t-PA/PAI-1-Interaktion stehen, wobei auf diese Weise registrierte Schwankungen des t-PA eigentlich zurückzuführen sind auf Schwankungen des PAI-1. Was man heute mit den neuen Methoden mißt als aktives t-PA, sollte man als eine neue Variable betrachten, die noch nicht untersucht ist und deren Verhalten und klinische Bedeutung noch weitgehend erforscht werden muß.

Die neue Bestimmungsmethode kann angewendet werden, um das zirkulierende aktive t-PA unter Basalbedingungen zu messen. Man denkt, daß zirkulierendes aktives t-PA v.a. für die größeren Blutgefäße von Bedeutung ist, in denen die Rate Endotheloberfläche/Blutvolumen ungünstig ist und die lokale Anlieferung des t-PA durch das Endothel relativ geringer ist als in den sehr kleinen Blutgefäßen (Abb. 4). Die größeren Gefäße sind auch die Hauptgefährdeten bei thromboembolischen oder atherosklerotischen Erkrankungen. Auch in Blutgefäßen mit lokal dysfunktionellem Endothel ist das zirkulierende t-PA von großer Bedeutung, was natürlich auch für zirkulierende Prourokinase gilt [37].

Außer der zirkulierenden Menge von aktivem t-PA sind auch die plötzlichen t-PA-Freisetzungen von großer Wichtigkeit (Abb. 5).

Sehr akute Freisetzungen, die sich in Minuten vollziehen, sind vermutlich ein wichtiger Mechanismus, um lokaler Gerinnung, besonders auf gesundem Endothel, vorzubeugen. Dieser Mechanismus ist sehr potent, aber leider kennen wir keine diagnostischen Verfahren, die es ermöglichen, den Umfang oder Zeitbezug dieser Reaktion einzuschätzen. Aus praktischen Gründen bemüht man sich deswegen, unkontrollierte t-PA-Freisetzungen zu vermeiden [38].

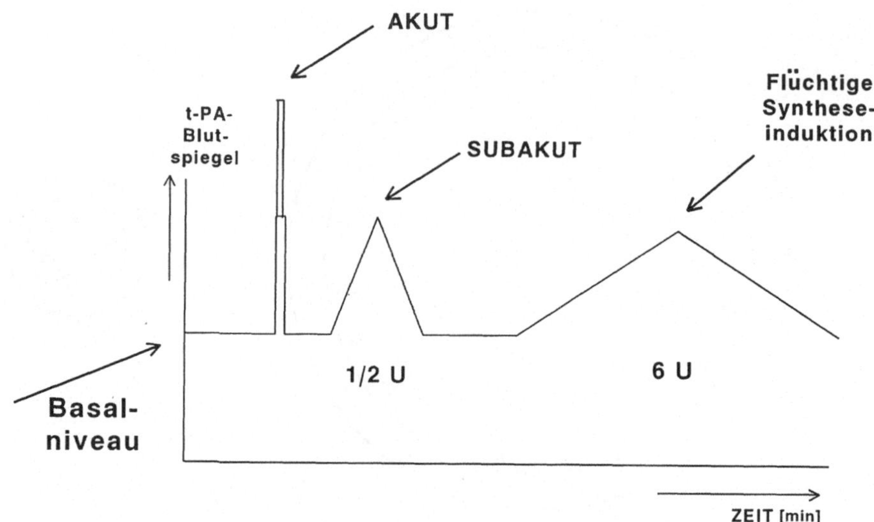

Abb. 5. Unterschiedliche Zeitspannen der t-PA Freisetzung im Blut: *akut* Zeitspanne Minuten; *subakut* Zeitspanne $^1/_2$ h; *kurzzeitige Syntheseinduktion* Zeitspanne 6 h

In langsameren, aber doch relativ schnellen Freisetzungsmechanismen (Zeitspanne 30 min) spielen Prostaglandine eine Rolle [21]. Diese Freisetzungszeitspanne sieht man nach dDAVP-Infusion, die häufig als Test benutzt wird, um t-PA-Freisetzung in der Fibrinolyse zu messen [39].

Kurzzeitige Schwankungen des t-PA (6stündlich), die auf Induktion der Synthese zurückzuführen sind, spielen eine Rolle bei dem „zirkadischen" Rhythmus und in akuten Krankheitsprozessen. Den zirkadischen Rhythmus kann man ziemlich einfach messen, die Reaktion auf Krankheit natürlich nur retrospektiv. Vor kurzem wurde entdeckt, daß Alkoholgenuß innerhalb von 6 h eine t-PA-Erhöhung zustande brachte. Es wäre interessant, genauer zu untersuchen, ob Alkohol brauchbar wäre als Stimulus für diesen Reaktionstyp [40].

Versuche wie Venenokklusion und Anstrengung erhöhen tatsächlich das zirkulierende t-PA, aber die Deutung ist sehr schwierig und komplex. Was die Venenokklusion angeht, wurde argumentiert, daß eine bloße Anhäufung wegen verhinderter Clearance den Großteil des t-PA-Anstiegs erklären kann [41]. Beim Effekt der Anstrengung beträfe es ebenfalls eine Minderung der Clearance, diesmal aufgrund einer verringerten Leberdurchblutung [42]. Bei diesem Versuch ist natürlich die (eventuelle) t-PA-Freisetzung schwierig festzustellen gegen den ebenfalls veränderten Hintergrund.

In allen erwähnten Situationen ist die erneute Bestimmung des aktiven t-PA mit der neuen Untersuchungsmethode erforderlich und könnte uns helfen, mehr Klarheit über die Untersuchungsmethoden und ihrer Brauchbarkeit zu gewinnen.

Literatur

1. Aoki N (1987) Hereditary abnormalities of the fibrinolytic system. In: Francis JL (ed) Fibrinogen, fibrin stabilization and fibrinolysis. Ellis Horwood, Chicester, pp 264–266
2. Dieval J, Gross S, Nguyen G, Kruithof EKO, Delobel J (1989) Bleeding diathesis related to a deficiency in plasminogen activator inhibitor 1 in a young patients. Thromb Haemostas 62:474
3. Schleef RR, Higgins DL, Pillemer E, Levitt LJ (1989) Bleeding diathesis due to decreased functional activity of type 1 plasminogen activator inhibitor. J Clin Invest 83:1747–1752
4. Booth NA, Bennett B, Wijngaards G, Grieve JHK (1983) A new life-long hemorrhagic disorder due to excess plasminogen activator. Blood 61:267–275
5. Aznar J, Estelles A, Vila V, Reganon E, Espana F, Villa P (1984) Inherited fibrinolytic disorder due to an enhanced plasminogen activator level. Thromb Haemostas 52:196–200
6. Dolan G, Preston FE (1988) Familial plasminogen deficiency and thromboembolism. Fibrinolysis 2 (Suppl 2):26–34
7. Lijnen HR, Collen D (1989) Congenital and acquired deficiencies of components of the fibrinolytic system and their relation to bleeding and thrombosis. Fibrinolysis 3:67–77
8. Samama M, Conard J, Soria J (1988) Congenital dysfibrinogenemia and thrombosis. Fibrinolysis 2 (Suppl 2):18–23
9. Koopman JL (1992) Structure-function analysis of hereditary variant human fibrinogens. Thesis, Leiden University, Netherlands
10. Engesser L, Kluft C, Briët E, Brommer EJP (1987) Familial elevation of plasma histidine-rich glycoprotein in a family with thrombophilia. Br J Haematol 67:355–358
11. Engesser L, Kluft C, Juhan-Vague I, Briët E, Brommer EJP (1988) Plasma histidine-rich glycoprotein and thrombophilia. Fibrinolysis 2 (Suppl 2):43–46
12. Nilsson IM, Ljungner H, Tengborn L (1985) Two different mechanisms in patients with venous thrombosis and defective fibrinolysis: low concentration of plasminogen activator or increased concentration of plasminogen activator inhibitor. Br Med J 290:1453–1455
13. Juhan-Vague I, Valadier J, Alessi MC, Aillaud MF, Ansaldi J, Philip-Joet C, Holvoet P, Serradimigni A, Collen D (1987) Deficient t-PA release and elevated PA inhibitor levels in patients with spontaneous or recurrent deep vein thrombosis. Thromb Haemostas 57:67–72
14. Kluft C (1990) Congenital deficiencies in fibrinolysis. Med Razgl 29 (Suppl 1):29–41
15. Levi M, Lensing AWA, Büller HR, Prandoni P, Dooijewaard G, Cuppini S, ten Cate JW (1991) Deep-vein thrombosis and fibrinolysis: defective urokinase type plasminogen activator release. Thromb Haemostas 66:426–429
16. Jansson H, Nilsson TK, Olofsson BO (1991) Tissue plasminogen activator and other risk factors as predictors of cardiovascular events in patients with severe angina pectoris. Eur Heart J 12: 157–161
17. Hamsten A, De Faire V, Walldius G, Dahlen G, Szamosi A, Landon C, Blombäck M, Wiman B (1987) Plasminogen activator inhibitor in plasma: risk factor for recurrent myocardial infarction. Lancet II:3–9
18. Gram J, Jespersen J (1987) A selective depression of tissue plasminogen activator (t-PA) activity in euglobulins characterises a risk group among young survivors of acute myocardial infarction. Thromb Haemostas 52:137–139
19. Jespersen J, Munkvad S, Pedersen OD, Gram J, Kluft C (1992) Evidence for a role of factor XII-dependent fibrinolysis in cardiovascular diseases. In: Brakman P, Kluft C (eds) Plasminogen activation in fibrinolysis, in tissue remodeling, and in development. Ann NY Acad Sci 667:454–456
20. Kluft C (1990) Disorders of the haemostatic system and the risk of development of thrombotic and cardio-vascular diseases: Limitations of laboratory diagnosis. Am J Obstet Gynecol 163:305–312
21. Emeis JJ (1992) Regulation of the acute release of tissue-type plasminogen activator from the endothelium by coagulation activation products. In: Brakman P, Kluft C (eds) Plasminogen activation in fibrinolysis, in tissue remodeling, and in development. Ann NY Acad Sci 667:249–258
22. Levi M, Ten Cate JW, Dooijewaard G, Sturk A, Brommer EJP, Agnelli G (1989) DDAVP induces systemic release of urokinase-type plasminogen activator. Thromb Haemostas 62: 686–689

23. Potter van Loon BJ, Rijken DC, Brommer EJP, van der Maas APC (1992) The amount of plasminogen, tissue-type plasminogen activator and plasminogen activator inhibitor type 1 in human thrombi and the relation to ex-vivo lysibility. Thromb Haemostas 67:101–105
24. Kluft C, Dooijewaard G, Emeis JJ (1987) Role of the contact system in fibrinolysis. Semin Thromb Hemost 13:50–68
25. Binnema DJ, Dooijewaard G, van Iersel JJL, Turion PNC, Kluft C (1990) The contact-system dependent plasminogen activator from human plasma: Identification and characterization. Thromb Haemostas 64:390–397
26. Kluft C (1978) Determination of prekallikrein in human plasma: optimal conditions for activating prekallikrein. J Lab Clin Med 91:83–95
27. Munkvad S, Jespersen J, Gram J, Kluft C (1991) Depression of Factor XII-dependent fibrinolytic activity characterizes patients with early myocardial reinfarction after recombinant tissue-type plasminogen activator therapy. J Am Coll Cardiol 18:454–458
28. Kluft C, Munkvad S, Gram J, Jespersen J (1992) Variable depletion of endogenous factor XII-dependent fibrinolytic activity following thrombolytic therapy of myocardial infarction and its relation to reinfarction. Agents & Actions 38 II:299–304
29. Gaussem P, Levy C, Saint-Jean O, Dooijewaard G, Angles-Cano E (1992) Plasma levels of single-chain urokinase in the elderly. Fibrinolysis 6 (Suppl 3):66–67
30. Munkvad S, Dooijewaard G, Jespersen J, Kluft C (1990) A depression of the urokinase-related fibrinolytic system in plasma in patients with acute myocardial infarction compared to unstable angina pectoris. Fibrinolysis 4 (Suppl 3):146 (abstract 376)
31. Dooijewaard G, de Boer A, Turion PN, Cohen AF, Breimer DD, Kluft C (1991) Physical exercise induces enhancement of urokinase-type plasminogen activator (u-PA) levels in plasma. Thromb Haemostas 65:82–86
32. Brommer EJP, Wall Bake W van de, Dooijewaard G (1991) Non-responsiveness of t-PA and u-PA to DDAVP in glomerulonephritis. Thromb Haemostas 65:975
33. Kluft C (1990) Endothelium as a source of tissue-type plasminogen activator (t-PA) for fibrinolysis. In: Warren JB (ed) The endothelium: An introduction to current research. Wiley-Liss, New York, pp129–139
34. Ranby M, Sundell IB, Nilsson TK (1989) Blood collection in strong acid citrate anticoagulant used in a study of dietary influence on basal t-PA activity. Thromb Haemostas 62: 917–922
35. Wejkum I, Rosen S, Sorskog L, Brandt B, Chmielewska J (1990) Blood sampling and determination of tissue plasminogen activator activity with COA-SET^{R} t-PA. Fibrinolysis, 4 (Suppl 2):152–154
36. Meijer P, Boon R, Jie AFH, Rosen S, Kluft C (1992) Bioimmunoassay for tissue-type plasminogen activator (t-PA) in human plasma: evaluation of blood sampling and handling procedures and comparison with other t-PA activity methods. Fibrinolysis 6, (Suppl 3):97–99
37. Dooyewaard G, Boheemen PA van, Binnema DJ, Kluft C (1992) The rationale of prevention of thrombosis by enhancing blood levels of single-chain urokinase-type plasminogen activator (scuPA). In: Brakman P, Kluft C (eds) Plasminogen activation in fibrinolysis, in tissue remodeling, and in development. Ann NY Acad Sci 667:278–280
38. Kluft C, Verheijen JH (1990) Leiden fibrinolysis working party: Blood collection and handling procedures for assessment of tissue-type plasminogen activator (t-PA) and plasminogen activator inhibitor-1 (PAI-1). Fibrinolysis 4 (Suppl 2):155–161
39. Brommer EJP, Gevers Leuven JA, Barrett-Bergshoeff MM, Schouten JA (1982) Response of fibrinolytic activity and factor VIII-related antigen to stimulation with Desmopressin in hyperlipoproteïnemia. J Lab Clin Med 100:105–114
40. Kluft C, Jie AFH, Kooistra T, Knijff P de, Geus EJC de, Schaafsma G, Veenstra J (1992) Alcohol and fibrinolysis. In: Veenstra J, Heij DG van de (eds) Alcohol and cardiovascular disease. Wageningen, Pudoc, pp45–63
41. Keber D (1988) Mechanism of tissue plasminogen activator release during venous occlusion. Fibrinolysis 2 (Suppl 2):96–103
42. Cohen AF, Burggraaf K, De Boer A, Kluft C (1992) Clearance of plasminogen activators- A major determinant of plasma concentration. Therapeutic and diagnostic implications. In: Brakman P, Kluft C (eds) Plasminogen activation in fibrinolysis, in tissue remodeling, and in development. Ann NY Acad Sci 667:443–449

Tumorassoziierte Fibrinolyse unter besonderer Berücksichtigung der klinischen und prognostischen Bedeutung von u-PA, t-PA und PAI-1 bei gynäkologischen Tumorerkrankungen

S. Ehrenforth, C. Ruppert, E. Aygören, M. Stegmüller, L. O. Hattenbach, H. G. Bender, I. Scharrer

Maligne Tumoren sind durch Gewebeinvasion und Metastasierung charakterisiert, welche mit der Bildung und dem Abbau von Strukturelementen in der Nachbarschaft der Tumorzellen einhergehen. Die zu durchdringenden Gewebestrukturen bestehen dabei vorwiegend aus Proteinen, Proteoglykanen und Kollagen, so daß es sich bei den zur Invasion und Metastasierung notwendigen Substanzen vorwiegend um Proteasen handelt. Bei den korrelierenden Umbauprozessen sind prokoagulatorische Substanzen und Faktoren der Fibrinolyse über die Bildung und den Abbau einer „Fibrin-Fibronectin-Matrix" direkt, und über die Aktivierung anderer Proteasesysteme indirekt beteiligt [7, 8, 16].

Anhand verschiedener Untersuchungen wurde offensichtlich, daß die Tumorzelle selbst über eine Vielzahl von Substanzen verfügt, um die Strukturen ihrer unmittelbaren Umgebung aufzubauen und auch wieder aufzulösen. So konnte beim Ovarialkarzinom mittels der Analyse von Tumorstromafragmenten nachgewiesen werden, daß die Protease Plasmin den Abbau von Fibrin und Fibronektin bewirkt [25, 26]. Auch andere Substanzen der extrazellulären Matrix und der Basalmembran werden zum Teil durch Plasmin, zum Teil durch andere Proteasen, wie Kollagenase IV und Kathepsin D abgebaut [10].

Dem *Plasminogenaktivator Urokinase (u-PA)* kommt bei diesen Vorgängen über die Aktivierung von Plasminogen zu Plasmin eine wesentliche Bedeutung zu. Schon 1976 konnten Astedt u. Holmberg die Bildung von Urokinase durch Zellen des Ovarialkarzinoms nachweisen [1]. Doch erst in den letzten Jahren wird in zunehmendem Maße die zentrale Rolle dieses Enzyms in der Biologie verschiedener Tumoren deutlich.

Nach erfolgter Synthese durch die Tumorzelle wird pro-u-PA an den Urokinaserezeptor der Tumorzelle gebunden und zu u-PA aktiviert [2, 6]. Eine hierbei immer mehr in den Vordergrund rückende Frage betrifft die Aktivierung des rezeptorgebundenen pro-u-PA. Pro-Urokinase kann sowohl durch Spuren von Plasmin [17], als auch durch das ebenfalls von der Tumorzelle gebildete Kathepsin B in die enzymatisch aktive Form überführt werden [15]. Hierdurch könnte die Tumorzelle zusätzlich die Menge an aktiviertem u-PA in ihrer unmittelbaren Umgebung steuern.

Außer ihrer wichtigen proteolytischen Aktivität wird den Plasminogenaktivatoren zusätzlich noch ein direkter Einfluß auf das Tumorwachstum zuerkannt. Sowohl u-PA als auch t-PA besitzt nahe dem N-terminalen Ende eine dem epidermalen Wachstumsfaktor („epidermal growth factor", EGF) homologe Sequenz. Durch Bindung der Plasminogenaktivatoren an EGF-Rezeptoren auf den Tumorzellen könnte eine direkte Stimmulierung der Zellproliferation erfolgen [20].

I. Scharrer/W. Schramm (Hrsg.)
23. Hämophilie-Symposion Hamburg 1992
© Springer-Verlag Berlin Heidelberg 1993

Ein weiterer wichtiger Aspekt der tumorassoziierten Fibrinolyse betrifft die Interaktion zwischen u-PA und seinem Inhibitor PAI-1 und die sich daraus möglicherweise ergebenden Konsequenzen für das Tumorverhalten.

An Rezeptoren der Tumorzelloberfläche gebundenes, enzymatisch aktives u-PA kann in Gegenwart von PAI-1, welcher ebenfalls von der Tumorzelle in stark erhöhtem Maße gebildet wird, gehemmt werden. Der sich dabei bildende Komplex aus u-PA/PAI-1 wird von der Zelle aufgenommen und abgebaut [6]. Theoretisch wäre es möglich, daß die Tumorzelle nach initialer u-PA vermittelter Loslösung aus dem Gewebeverband die proteolytische Aktivität über PAI-1 im Rahmen der Reimplantation und Metastasenbildung zur Bildung eines neuen Stromas reduzieren kann [10]. Diese Vorstellung unterstützend zeigen Metastasen im Vergleich zu den Zellen des Primärtumors eine verminderte enzymatische u-PA-Aktivität bei gleichzeitig erhöhter PAI-1-Konzentration [3, 12, 16].

Neben den Plasminogenaktivatoren und Plasmin spielen die ebenfalls von der Tumorzelle, primär als enzymatisch inaktive Proenzyme synthetisierten Kollagenasen und Kathepsine an den Um- und Abbauprozessen des Tumorstromas und der Basalmembran eine maßgebliche Rolle und modulieren das invasive und metastatische Verhalten von Tumorzellen in zusätzlicher Weise [4, 21, 22, 24].

Kollagen IV, welches den Hauptbestandteil der Basalmembran darstellt, ist unempfindlich gegenüber der Plasminwirkung. Die Aktivierung der Prokollagenase IV ist somit für die Tumorausbreitung eine der wesentlichen Voraussetzungen. Über die Aktivierung von Prokollagenase zu Kollagenase IV durch Plasmin [24] kommt den Plasminogenaktivatoren, wenn auch indirekt, wiederum eine besondere Bedeutung zu.

Kathepsin D bewirkt als lysosomale Protease den Abbau von Proteinstrukturen intrazellulär in Phagolysosomen und bedingt neben anderen somit die phagozytische Aktivität von Tumorzellen [4, 19, 22].

Die Arbeitsgruppen um Rochefort [18, 19, 22] und Tandon et al. [23] konnten zeigen, daß der Gewebespiegel von Kathepsin D bei Patienten mit Mammakarzinom einen von klassischen Prognosefaktoren unabhängigen Prädiktor für Rezidiv- und Überlebenswahrscheinlichkeit darstellt. Nodal-negative Mammakarzinompatientinnen mit hohem Kathepsin-D-Gehalt zeigten ein signifikant kürzeres krankheitsfreies Intervall als vergleichbare Patientinnen mit niedrigem Kathepsin-D-Spiegel.

In vergleichbaren Untersuchungen mit Markern der Zellproliferation, z.B. Aneuploidie oder S-Phasen Anteil, wurde eine Korrelation des Kathepsin-D-Gehalts mit dem Auftreten von Aneuploidie festgestellt. Durch die kombinierte Auswertung der Kriterien: Aneuploidie und hoher Kathepsin-D-Gehalt konnten jene nodalnegativen Mammakarzinompatientinnen selektiert werden, für die ein hohes Rezidivrisiko bei niedriger Überlebensrate besteht [5, 23]. Andere Daten zeigen eine statistisch signifikante Korrelation zwischen S-Phasen-Anteil und PAI-1 im Tumorgewebe sowie eine inverse Korrelation zwischen PAI-1 und dem Hormonrezeptorstatus [11].

Obwohl die Faktoren der Proliferation und Invasion bzw. Metastasierung primär voneinander unabhängig sind, bestehen somit zwischen diesen beiden Prozessen doch relevante Interaktionen (Tabelle 1).

Da vorangegangene (v.a. zellbiochemische) Untersuchungen die wesentliche Bedeutung der hier nur in Kürze vorgestellten Fibrinolyseparameter für die Invasion

Tabelle 1. Faktoren der Proliferation, Invasion und Metastasierung von Tumorzellen, (Mod. nach [10]).

Tumorzell assoziierte Proteolyse	Marker der Tumorzellproliferation
Tumorzellproteasen	
• u-PA	• S-Phase
• Kathepsin D, B L	• Ploidie
• Kollagenasen I, II, III, IV	• Ki-67
	• EGFR
Inhibitoren der Proteasen	• Steroid-Hormon-Rezeptoren
• Cystatin	
• PAI-1/-2	
• TIMPs	
Gewebeinvasion, Metastasierung	Zellwachstum

und Metastasierung erkennen ließen, erschien es naheliegend, ihre klinische und prognostische Bedeutung bei Patientinnen mit Tumorerkrankungen zu untersuchen.

Klinische und prognostische Bedeutung von u-PA, t-PA und PAI-1 bei gynäkologischen Tumorerkrankungen

Anhand unserer Untersuchungen möchten wir die Bedeutung der tumorassoziierten Fibrinolyseparameter für die klinische und prognostische Beurteilung sowohl des Mammakarzinoms, als auch für andere gynäkologische Tumoren – über die bisher weniger berichtet wurde – verdeutlichen und vorangegangene Untersuchungsergebnissen gegenüberstellen bzw. ergänzen.

Patienten und Methode

Jeweils 2–4 Gefrierschnitte wurden zu Tris-Triton-Puffer (0,4 ml Puffer 0,02 M Tris und 0,125 M NaCl, pH 8,5) gegeben, 15 min bei Raumtemperatur im Ultraschallbad behandelt, anschließend 20 h bei 4 °C stehen gelassen und dann abzentrifugiert (2000 g/15 min).

Die Bestimmung erfolgte durch ELISA mit kommerziell erhältlichen Kits Coaliza t-PA und Coaliza PAI-1 von Kabi Diagnostika, Schweden sowie TintELIZE u-PA von Biopool, Schweden.

Alle Bestimmungen erfolgten in Relation zum Proteingehalt (ng/mg Protein). Zur Proteinbestimmung wurde 0,01 ml Probe 1:160 verdünnt und Bio-Rad zugesetzt. Nach 5 min wurde bei 595 nm die Absorption gemessen.

Für die Hormonrezeptorbestimmungen im Zytosol wurde der ER-/PR-EIA (Abott) verwendet.

Die Bestimmung von EGFR erfolgte mit einer Einpunktsättigungsanalyse.

Die statistische Auswertung erfolgte mit dem Kruskal-Wallis-Test sowie der Spearman-Rangkorrelation.

Tabelle 2. Überblick über das Patientenkollektiv und die diagnostizierten Tumorerkrankungen (Beobachtungszeitraum Januar 1991 bis Juli 1992)

Maligne Tumorerkrankungen		Benigne Tumorerkrankungen	
Mamma-TU-Primärfälle:	132	Mamma-TU:	20
Mamma-TU-Rezidive:	20		
Ovarial-TU:	25	Ovarial-TU:	15
Zervix-TU:	15		
Vulva-TU:	12		

Insgesamt werteten wir die Daten von 239 Patientinnen aus, die seit Januar 1991 in der Universitätsfrauenklinik Frankfurt aufgrund diverser Tumorerkrankungen operiert wurden (s. Tabelle 2).

Das Alter der Patientinnen lag zum Zeitpunkt der Untersuchung zwischen 29 und 63 Lebensjahren (Median 60 Jahre).

Ergebnisse

Wie in der Abb. 1 zu sehen ist, lag der mediane Gehalt von u-PA-Antigen im Mammacarcinom-Gewebe statistisch signifikant (bzw. etwa 8 x) höher als in benigne verändertem Mammagewebe ($p < 0{,}05$).

Diese Untersuchungsergebnisse entsprechen denen der Münchner Arbeitsgruppe um Graeff et al., die im Tumorgewebeextrakt von Mammakarzinompatientinnen einen im Mittel um den Faktor 10 erhöhten u-PA-Gehalt als in normalem Brustdrüsengewebe fanden [10].

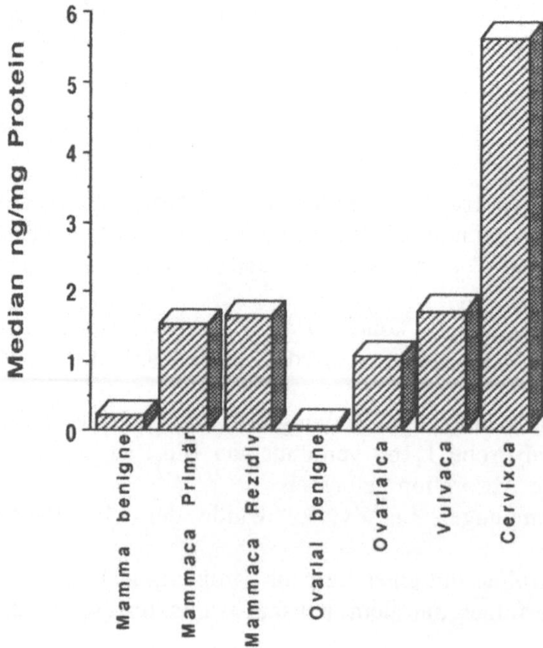

Abb. 1. u-PA-Antigen in Abhängigkeit vom untersuchten Gewebe

Auch in den von uns untersuchten malignen Ovarialtumoren lag der mediane u-PA-Spiegel deutlich über den bei benigne verändertem Ovarialgewebe gemessenem Wert, jedoch ließ sich hierbei keine statistische Signifikanz feststellen.

Den höchsten Gewebespiegel für u-PA-Antigen fanden wir in Zervixkarzinomgewebe mit einem Median von 5,63 ng/mg Protein.

Aufgrund seiner Eigenschaft, die enzymatische Aktivität von freiem und rezeptorgebundenem Plasminogenaktivator zu blockieren oder aber auch über eine eventuell eigenständige proliferationsstimmulierende Wirkung, könnte der tumorassoziierte Plasminogenaktivatorinhibitor PAI-1 ebenso für die Tumorbiologie bedeutsam sein.

Hypothetisch könnte ein erhöhter Gehalt von u-PA in Tumorzellen u.a. auf eine verminderte Expression des PAI-1 zurückgeführt werden.

Ähnlich der vorgefundenen Verteilung der u-PA-Gewebespiegel lagen jedoch auch die Werte für PAI-1 sowohl im malignen Mammatumorgewebe (p <0,01) als auch in Ovarialkarzinomgewebe (p >0,05) über den Spiegeln, die bei entsprechenden benigne veränderten Geweben gefunden wurden (s. Abb. 2).

Keine statistisch signifikanten Differenzen zwischen malignen und benignen Tumoren konnten bezüglich der t-PA Gewebespiegel gefunden werden (s. Abb. 3).

Dennoch ist die Beobachtung erwähnenswert, daß gegenläufig zu u-PA und PAI-1, der t-PA Gehalt im benignen Mammagewebe höher ist als in Mammakarzinomrezidivgewebe. Ein relevanter Unterschied zwischen benignem Mammagewebe und Mammakarzinomprimärfällen fand sich dagegen nicht.

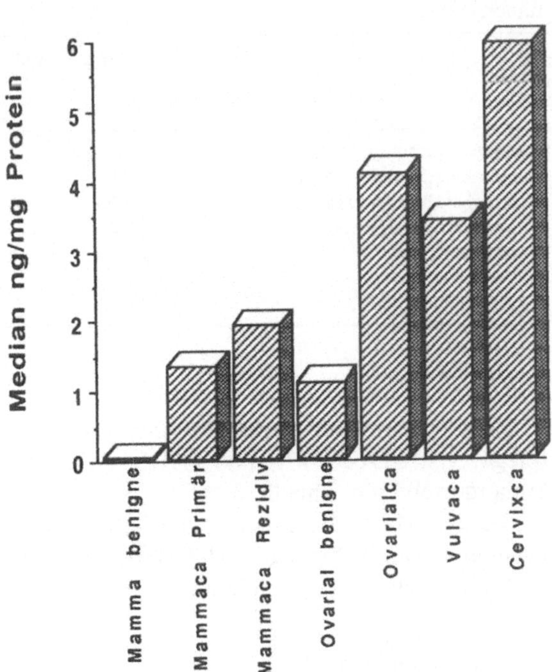

Abb. 2. PAI-1-Antigen in Abhängigkeit vom untersuchten Gewebe

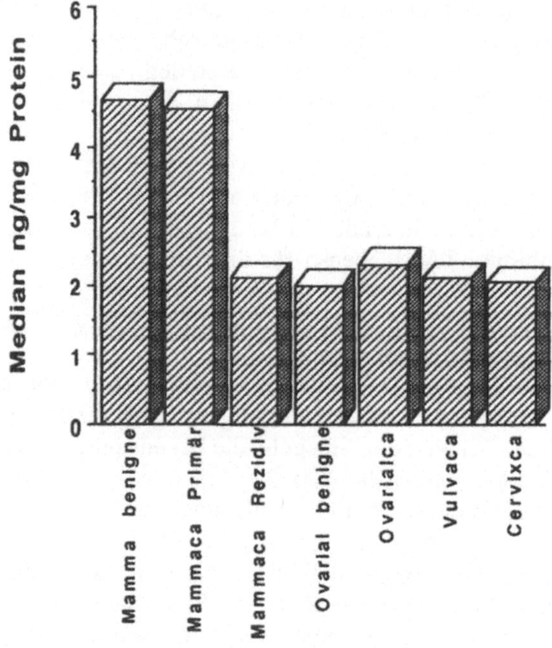

Abb. 3. t-PA-Antigen in Abhängigkeit vom untersuchten Gewebe

Tabelle 3. Zusammenfassung der Untersuchungsergebnisse

Mediane Antigengewebespiegel von t-PA, u-PA und PAI-1 in Abhängigkeit vom untersuchten Tumorgewebe

	(ng/mg Protein)		
	t-PA	u-PA	PAI-1
Benignes Mammagewebe	4,64	0,20	0,00
Mammakarzinom-Primärfälle	4,54	1,53	1,34
Mammakarzinom Rezidive	2,10	1,64	1,91
Benignes Ovarialgewebe	1,97	0,05	1,12
Ovarialkarzinom	2,30	1,07	4,10
Vulvakarzinom	2,10	1,73	3,43
Zervixkarzinom	2,05	5,63	5,94

Eine zusammenfassende Übersicht über die gemessenen medianen Gewebespiegel von t-PA-, u-PA- und PAI-1- Antigen in Abhängigkeit vom untersuchten Tumorgewebe gibt Tabelle 3.

Bei den Mammakarzinomprimärfällen haben wir zusätzlich die Ergebnisse der Plasminogenaktivator- und PAI-1-Bestimmungen hinsichtlich ihrer Korrelationen zu nachfolgenden konventionellen Prognosefaktoren untersucht:

- Tumorgröße,
- Lymphknotenbefall,

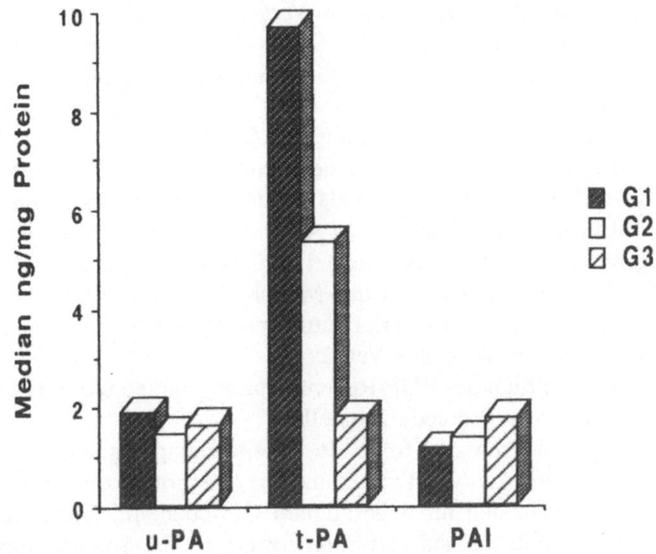

Abb. 4. u-PA-, t-PA-, PAI-1-Antigen in Abhängigkeit vom histologischen Grading

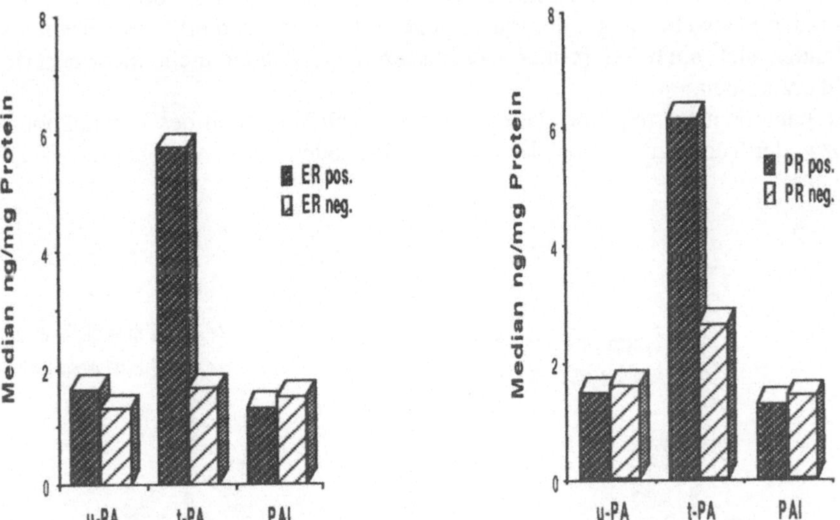

Abb. 5. u-PA-, t-PA-, PAI-1-Antigen in Abhängigkeit vom Hormonrezeptorstatus

- Lymphangiosis carcinomatosa, Hämangiosis carcinomatosa,
- histologisches Grading,
- Hormonrezeptorstatus (ER, PrgR),
- Epidermal-growth-factor-Rezeptorstatus (EGFR).

Hinsichtlich des t-PA Gewebespiegels in Abhängigkeit vom histologischen Grading konnten wir zwischen den unterschiedlich differenzierten Tumoren statistisch signifikante Unterschiede ermitteln: bei hochgradig entdifferenzierten G3-Tumoren liegt mit 1,81 ng/mg ein im Vergleich zu G1-Tumoren (Median bei 9,7 ng/mg) signifikant niedrigerer t-PA Spiegel vor ($p < 0{,}05$). Gegenläufig zeigt der PAI-1-Gewebegehalt mit zunehmendem Entdifferenzierungsgrad eine ansteigende Tendenz (s. Abb. 4).

Dazu korrelierend konnten wir feststellen, daß der t-PA Gehalt sowohl bei den östrogenrezeptor- als auch bei den progesteronrezeptorpositiven Mammatumoren signifikant höher ($p < 0{,}01$) als bei den Rezeptor negativen Geweben war (s. Abb. 5). Ein höherer Gehalt an t-PA scheint demnach wie der höhere Gehalt an Östrogenrezeptoren mit einem jeweils günstigeren Befund einherzugehen.

Ähnlich der u.a. von der Münchner Arbeitsgruppe beobachteten inversen Korrelation zwischen Rezeptorstatus und PAI-1 [11], fanden auch wir ein solches, wenn auch nur sehr diskretes Verhältnis.

Hinsichtlich des EGF-Rezeptorstatus konnten wir dagegen bei keinem Gewebetyp relevante Unterschiede feststellen.

Des weiteren sind folgende Untersuchungsergebnisse erwähnenswert:

Bei Vorliegen von Lymphangiosis carcinomatosa war der PAI-1-Gehalt doppelt so hoch wie in den nicht befallenen Geweben. Im Gegensatz hierzu ist in Geweben ohne Lymphangiosis carcinomatosa der t-PA-Spiegel doppelt so hoch wie in den befallenen Geweben (s. Abb. 6). Bei Vorliegen einer Haemangiosis carcinomatosa fanden sich ähnliche, wenn auch nicht so eindeutige Befunde (s. Abb. 6).

Verminderte Gewebespiegel der Plasminogenaktivatoren und erhöhte Spiegel von PAI-1 fanden sich auch bei primär metastasierten gegenüber nicht metastasierten Mammakarzinomen.

Keine bemerkenswerten Korrelationen fanden sich bezüglich des Lymphknotenstatus bzw. der Tumorgröße – weder bei der u-PA- oder t-PA-, noch bei der PAI-1-

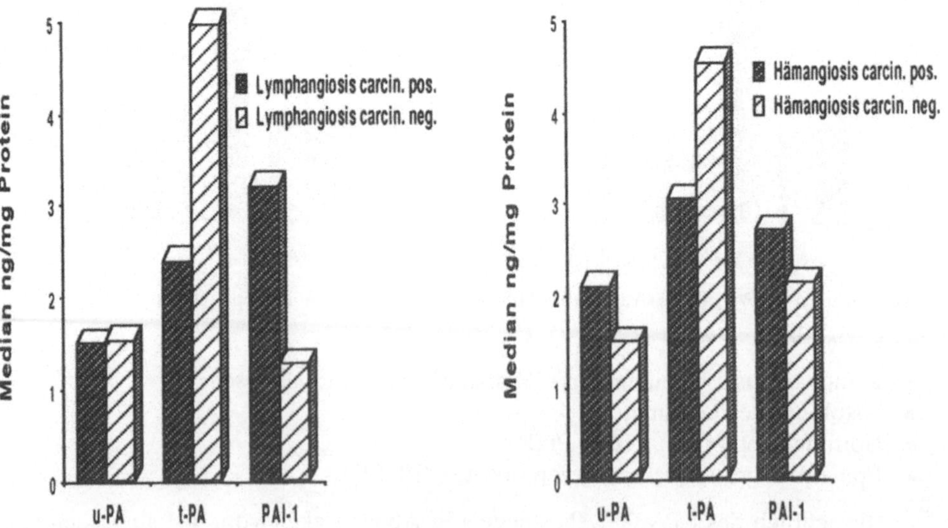

Abb. 6. u-PA-, t-PA-, PAI-1-Antigen in Abhängigkeit von Lymphangiosis/Hämangiosis carcinomatosa

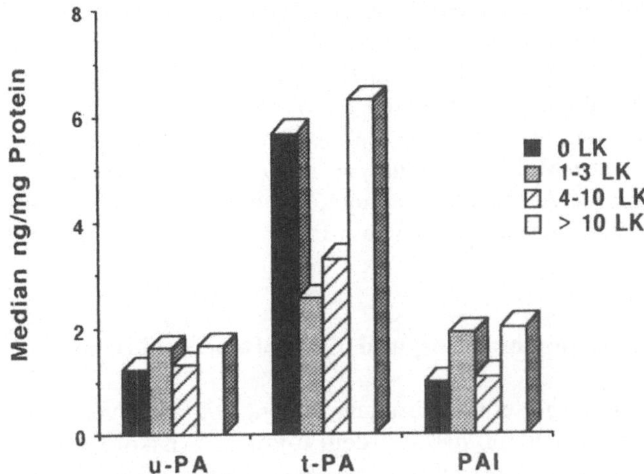

Abb. 7. u-PA-, t-PA-, PAI-1-Antigen in Abhängigkeit vom Lymphknotenbefall

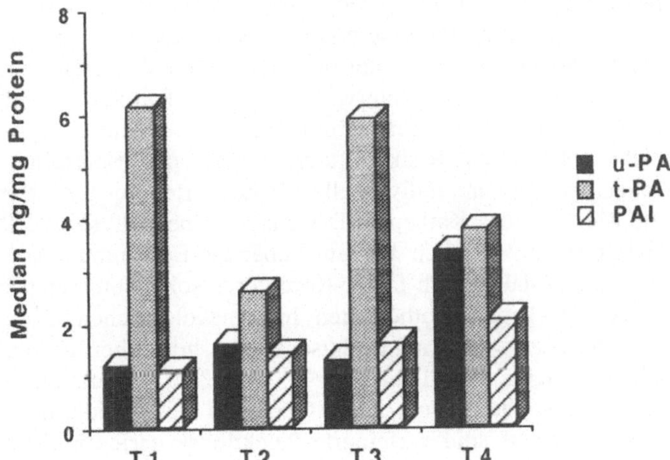

Abb. 8. u-PA-, t-PA-, PAI-1-Antigen in Abhängigkeit von der Tumorgröße

Bestimmung. Es ließ sich jedoch ein leichter Anstieg von PAI-1 mit zunehmendem T-Stadium feststellen (s. Abb. 7 und 8).

Die Bedeutung der u-PA- und PAI-1-Gewebespiegel für die prognostische Beurteilung von Mammakarzinomerkrankungen wurde in der Vergangenheit v.a. von der Münchner Arbeitsgruppe um Graeff belegt, die die Wahrscheinlichkeit des rezidivfreien Überlebens in Relation zum u-PA- und PAI-1-Antigengehalt des Mammakarzinomgewebes prospektiv untersuchten [10]. Sie konnten zeigen, daß beim Mammakarzinom ein erhöhter Antigengehalt von u-PA und PAI-1 mit einem hohen Risiko für ein frühes Rezidiv und kürzeren Überlebenszeiten der Patientinnen korreliert ist [14]. Patientinnen mit einem Mammakarzinom, bei denen der u-PA-Gehalt über 3 ng/mg oder der PAI-1-Level über 2,2 ng/mg Protein liegt, zeigen schon nach einer durchschnittlichen Nachbeobachtungszeit von 12,5 Monaten eine statistisch signifikant höhere Rezidivinzidenz als Patientinnen mit einem niedrigen u-PA- bzw. PAI-1-Spiegel [12]. Die multivariante Regressionsanalyse zeigte, daß im Vergleich zu den klassischen Prognosefaktoren der u-PA-Gehalt die stärkste Auswirkung auf die Rezidivrate hatte (relatives Risiko = 21,1; zum Vergleich: Hormonrezeptorstatus RR = 5,8; Lymphknotenbefall RR = 3,0, [12]). Diese Untersuchungen verdeutlichen, daß der u-PA-Gehalt von Mammakarzinomgewebe ein unabhängiger prognostischer Faktor zur Vorhersage v.a. von frühen Rezidiven darstellt [10].

Die Multivarianzanalyse zeigte zusätzlich, daß der PAI-1-Gehalt eine prognostische Abschätzung erlaubt, die unabhängig vom u-PA-Gehalt ist. Hierbei ist die prognostische Stärke von u-PA jedoch der von PAI-1 überlegen [9, 14].

Zusammenfassung und Zukunftsperspektiven

Die vorgestellten Resultate lassen, wie auch vorangegangene Literaturergebnisse, den Schluß zu, daß v.a. dem u-PA im gynäkologischen Tumorgeschehen über eine Aktivierung der Fibrinolyse sowie über eine indirekte Aktivierung anders gerichteter proteolytischer Enzyme (wie beispielsweise der Prokollagenase IV) eine Schlüsselrolle zukommt und eine erhöhte Expression von u-PA, aber auch von PAI-1, mit einer erhöhten Aggressivität der Tumorerkrankung und konsekutiv mit einem kürzeren krankheitsfreien Intervall einhergeht. Durch die kombinierte Auswertung der u-PA- und PAI-1-Antigenbestimmung in malignem Gewebe könnte unabhängig von bisher etablierten Risikofaktoren neben der Beurteilung der Überlebenswahrscheinlichkeit, eine individuelle Risikobeurteilung für ein frühes Rezidiv und durch die Messung des Kathepsin-D-Gehaltes eine individuelle Risikobeurteilung für ein spätes Rezidiv möglich werden. Neben der Bestimmung von Östrogen-, Progesteron- und Epidermal-growth-factor-Rezeptoren sollte somit stets eine Quantifizierung von u-PA, PAI-1 und Kathepsinen in gynäkologischen Tumorgeweben durchgeführt werden. Dies wäre v.a. als Entscheidungshilfe über die Indikation einer adjuvanten Chemotherapie für Patienten von großer Bedeutung, die bisher noch keinen Lymphknotenbefall aufweisen. Gerade in dieser nodal-negativen Gruppe mit relativ guter Prognose sind verfeinerte Selektionskriterien notwendig, um den Frauen mit einem niedrigeren Rezidivrisiko eine unnötige Behandlung zu ersparen. Vielleicht wird es zukünftig möglich sein, Tumorwachstum und Metastasierung dadurch zu inhibieren, indem man die Proteasenaktivität beispielsweise durch eine Modulation der Interaktion zwischen u-PA- und den u-PA-Rezeptoren an der Tumorzelloberfläche beeinflußt. Bevor jedoch die klinische Relevanz der bisherigen Erkenntnisse für neue, eventuell weniger drastische Therapieformen zuverlässig beurteilt werden kann, bedarf es multizentrischer Langzeitstudien, zu denen auch wir mit unseren Ergebnissen motivieren wollen.

Literatur

1. Astedt B, Holmberg L (1976) Immunological identity of urokinase and ovarian carcinoma plasminogen activator released in tissue culture. Nature 261:595–597
2. Blasi F (1988) Surface receptors for urokinase plasminogen activator. Fibrinolysis 2:73–84
3. Camiolo SM, Markus G, Piver MS (1987) Plasminogen activator content of gynecological tumors and their metastases. Gynecol Oncol 26:364–373

4. Capony F, Rougeot C, Montcourrier P, Cavailles V, Salazar H, Rochefort H (1989) Increased secretion, altered processing, and glycosylation of pro-cathepsin D in human mammary cancer cells. Cancer Res 49:3904–3909
5. Clark GM, Lynn G, Dressler MA, Owens MA, Pounds G, Oldaker T, McGuire WL (1989) Prediction of relapse or survival in patients with node-negative breast cancer by DNA flow cytometry. N Engl J Med 320:627–632
6. Cubellis MV, Wun T, Blasi F (1990) Receptor-mediated internalization and degradation of urokinase is caused by its specific inhibitor PAL-1. EMBO J 9:1079–1085
7. Dano KP, Andreasen A, Grondahl-Hansen J, Kristensen P, Nielsen LS, Skriver L (1985) Plasminogen activators, tissue degradation and cancer. Adv Cancer Res 44:139
8. Dvorak HF (1986) Tumors: Wounds that do not heal. N Engl J Med 315:1650–1659
9. Graeff H (1991a) Klinische und prognostische Bedeutung der tumorassoziierten Fibrinolyse in der Onkologie. Fibrinolyse 3:1–3
10. Graeff H, Jänicke F, Schmitt M (1991) Klinische und prognostische Bedeutung tumorassoziierter Proteasen in der gynäkologischen Onkologie. Geburtsh Frauenheilkd 51:90–99
11. Graeff H, Harbeck N, Pache L, Wilhelm O, Jänicke F, Schmitt M (1992) Prognostic Impact and Clinical Relevance of Tumor-associated Proteases in Breast Cancer. Fibrinolysis 4:45–53
12. Jänicke F, Schmitt M, Hafter R, Hollrieder A, Babic R, Ulm K, Gössner W, Graeff H (1990) Urokinase-type plasminogen activator (u-PA) antigen is a predictor of early relapse in breast cancer. Fibrinolysis 4:69–78
13. Jänicke F, Schmitt M, Graeff H (1991) Clinical relevance of the urokinase-type and tissue-type plasminogen activators and of their type 1 inhibitor in breast cancer. Thromb Hemost 17:303–312
14. Jänicke F, Schmitt M, Graeff H (1992) Plasminogen activators and the inhibitor PAI-1 are correlated to invasive and metastatic capacity of breast cancer. Fibrinolysis Suppl 6, 108:283 (abstr.)
15. Kobayashi H, Schmitt M, Goretzki L, Chucholowski N, Calvete J, Kramer M, Günzler WA, Jänicke F, Graeff H (1991) Cathepsin B efficiently activates the soluble and the tumor cell receptor-bound form of the proenzym urokinase-type plasminogen activator (pro-uPA). J Biol Chem 266:5147–5152
16. Markus G (1988) The relevance of plasminogen activators to neoplastic growth. Review of recent literature. Enzyme 40:158–172
17. Miles A, Plow EF (1988) Plasminogen receptors: Ubiquitous sites for cellular regulation of fibrinolysis. Fibrinolysis 2:61–71
18. Rochefort H, Caponi F, Garcia M, Cavailles V, Freiss G, Chambon M, Morisset M, Vignon F (1987) Estrogen-induced lysosomal proteases secreted by breast cancer cells: A role in carcinogenesis? J Cell Biochem 35:17–29
19. Rochefort HJ, Augereau P, Briozzo P, Brouillet P, Caponi F et al. (1989) Estrogen induced cathepsin D in breast cancer: From biology to clinical applications. In: Rich MA, Hager JC, Keydar I (eds) Breast cancer, progress in biology, clinical management and prevention. Kluwer Academic Publishers, Boston, pp 171–186
20. Schneider W, Südhoff T (1991) Fibrinolyse und Tumorkrankheit. Fibrinolyse 3:4–9
21. Sloane BF, Dunn JR, Honn KV (1981) Lysosomal cathepsin B: correlation with metastatic potential. Science 212:1151–1153
22. Spyratos F, Maudelonde T, Brouillet et al. (1989) Cathepsin D: An independent prognostic factor for metastasis of breast cancer. Lancet 8672:1115–1118
23. Tandon AT, Clark GM, Chamness GC, Chrigwin JM, McGuire WL (1990) Cathepsin D and prognosis in breast cancer. N Engl J Med 322:297–302
24. Trygvasson K (1989) Extracellular matrix and its enzymatic degradation in tumor invasion. (A review) In: Liotta AL (ed) Influence of tumor development on the host. Kluwer Academic Publishers, Dordrecht, pp 72–83
25. Wilhelm O, Hafter R, Coppenrath E, Pflanz MA, Schmitt M, Babic R, Linke R, Gössner W, Graeff H (1988) Fibrin-fibronectin compounds in human ovarian tumor ascites and their possible relation to the tumor stroma. Cancer Res 48:3507–3514
26. Wilhelm O, Hafter R, Hensche A, Schmitt M, Graeff H (1990) Role of plasmin in the degradation of the stroma-derived fibrin in human ovarian carcinoma. Blood 75:1673–1678

Freisetzungsstörung von vWF:Ag und t-PA bei jugendlichen Thrombosepatienten

Zs. Vigh, I. Scharrer

Als Ursache einer Thrombophilie kommt eine Fibrinolysestörung in Frage. Das fibrinolytische Potential des Endothels kann mit Hilfe eines Venenstautestes bestimmt werden. Nach Venenstau werden sowohl Tissue-Plasminogenaktivator (t-PA) als auch v.-Willebrand-Faktor (vWF) aus dem Endothel freigesetzt.

Im Rahmen der Untersuchung auf eine Freisetzungsstörung von t-PA bei 213 jungen Patienten mit venöser Thrombose und/oder Embolie wurde die Korrelation zwischen vWF:Ag und t-PA-Ag und t-PA-Aktivität nach 20minütigem Stautest geprüft und mit dem Verhalten bei gesunden Probanden verglichen.

Der Mittelwert des Alters der Patienten lag bei 40,9 Jahren.

Methodik

Für die Untersuchung der Fibrinolyseparameter wurden die Blutproben vor und nach Stau bei arteriellem Mitteldruck morgens nüchtern entnommen und daraus das vWF:Ag – mit hauseigener ELISA-Methode, das t-PA-Ag mit einem ELISA-Kit der Firma Biopool [1], die t-PA- und PAI-Aktivitäten mit der chromogenen Substratmethode von Biopool [2, 3] sowie die Euglobulinfraktion (EF) mit Hilfe der Lysehöfen auf Fibrinplatten gemessen nach der Methode von Brakman [4].

Tabelle 1. Verhalten der Fibrinolyseparameter bei Patienten mit Thromboembolie

PAI-Aktivität vor Stau:	14,25±10,35 U/ml
Median: 11,7 U/ml	
Min.: 0 U/ml	Max.: 39,2 U/ml
t-PA-Aktivität Anstieg bei Stautest:	6,72±9,17 U/ml
Median: 2,80 U/ml	
Min.: 0 U/ml	Max.: 40,3 U/ml
t-PA-Antigenanstieg bei Stautest:	15,72±9,59 ng/ml
Median: 13,30 ng/ml	
Min.: 1,80 ng/ml	Max.: 46,30 ng/ml
Euglobinfraktion Anstieg bei Stautest:	292,9±208,1 mm^2
Median: 240 mm^2	
Min.: 0 mm^2	Max.: 821 mm^2

I. Scharrer/W. Schramm (Hrsg.)
23. Hämophilie-Symposion Hamburg 1992
© Springer-Verlag Berlin Heidelberg 1993

Tabelle 2. vWF:Ag-Anstieg bei Stautest (alle Angaben in %)

Patienten (n = 213)	vWF:Ag	sdv	median
Vor Stau	107,1	30,1	103,0
Nach Stau	142,8	43,6	138,0
Anstieg	36,2	27,9	31,0
Relativer Anstieg	34,6	25,5	31,0
Probanden (n = 26)	vWF:Ag	sdv	median
Vor Stau	96,4	35,4	98,0
Nach Stau	143,4	66,1	128,0
Anstieg	47,9	55,8	24,0
Relativer Anstieg	56,5	67,8	22,5

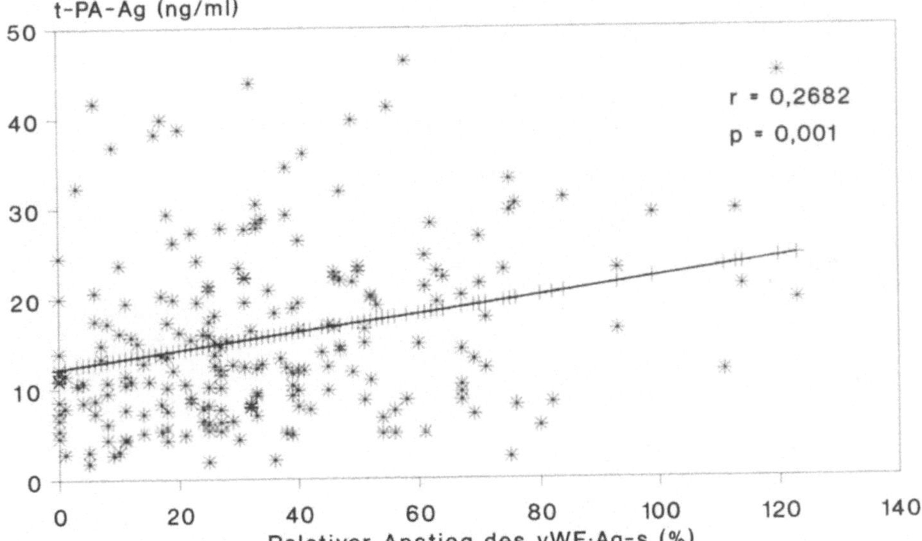

Abb. 1. Verhalten des t-PA-Antigens nach Stautest

Ergebnisse

PAI wurde nur vor Stau bestimmt. Der Mittelwert von PAI betrug: 14,25±10,35 U/ml. Der Anstieg von t-PA-Aktivität war 6,72 U/ml mit einer Standardabweichung von 9,17 U/ml. Der Anstieg von t-PA-Antigen betrug 15,72±9.6 U/ml. Der Anstieg von EF gemessen auf Fibrinplatten ergab 292,9±208,1 mm^2 (Tabelle 1).

Die gefundenen Korrelationen zwischen den einzelnen Fibrinolyse-Parametern und dem relativen Anstieg des vWF:Ags zeigen Abb. 1, 2, 3 und 4.

Abbildung 5 und Tabelle 2 demonstrieren die Freisetzung des von Willebrand Faktor-Antigens vor und nach Stau.

Der Mittelwert liegt mit 107,1% bei den untersuchten Patienten im Normbereich leicht über dem Mittelwert der Probanden. Nach dem Stau steigen die vWF:Ag-

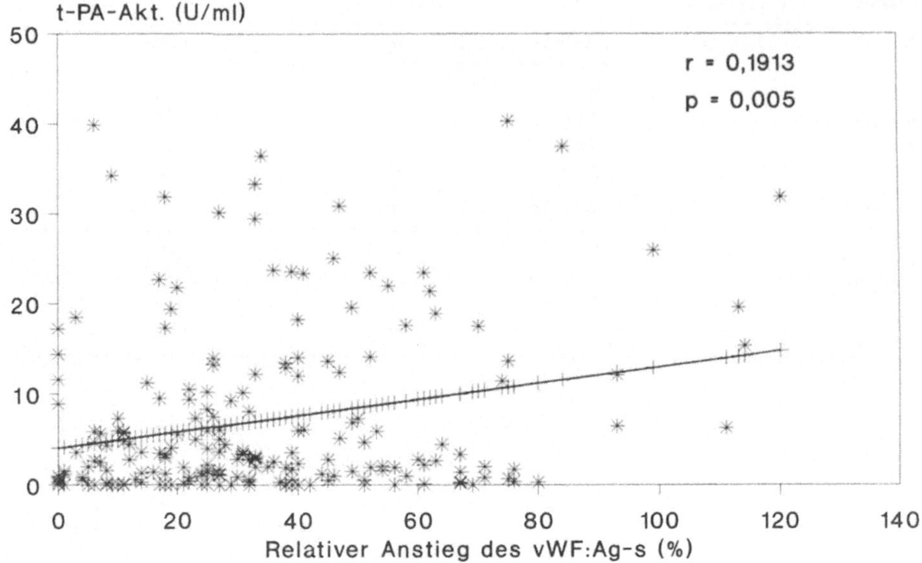

Abb. 2. Verhalten der t-PA-Aktivität nach Stautest

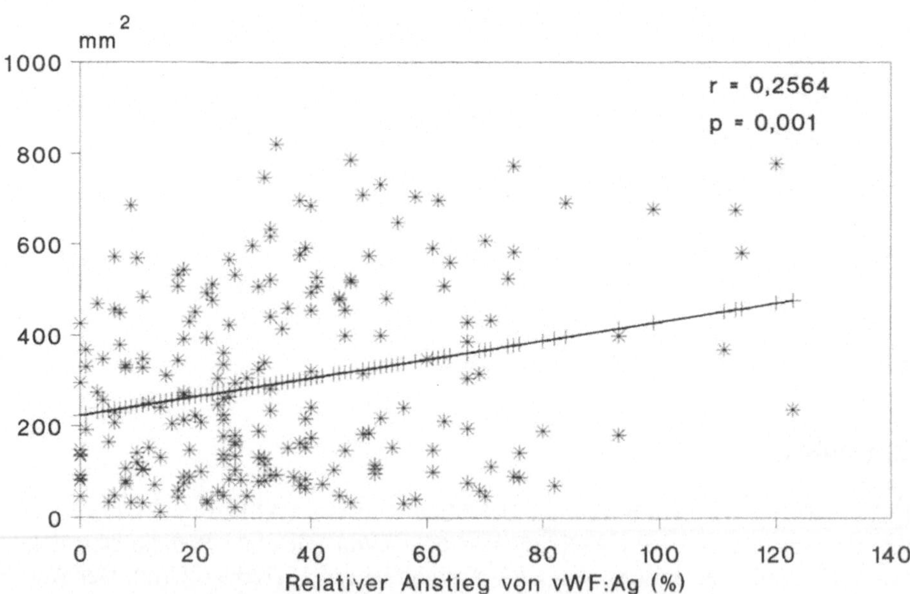

Abb. 3. Verhalten der Euglobulinfraktion nach Stautest (gemessen auf Fibrinplatte)

Werte bei den Patienten auf 142,8% bei den Probanden auf 143,3% an. Diese Differenz wird noch deutlicher, wenn man den Anstieg auf den Ausgangswert bezieht. Der so errechnete relative Anstieg ist bei den Patienten 34,6% gegenüber dem relativen Anstieg der Probanden von 56,6%.

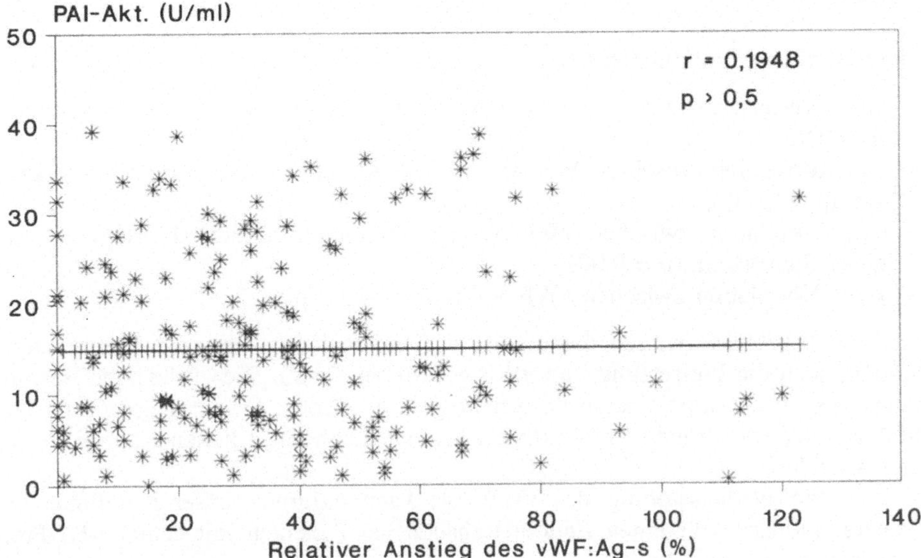

Abb. 4. Verhalten der PAI-Aktivität nach Stautest (n = 213)

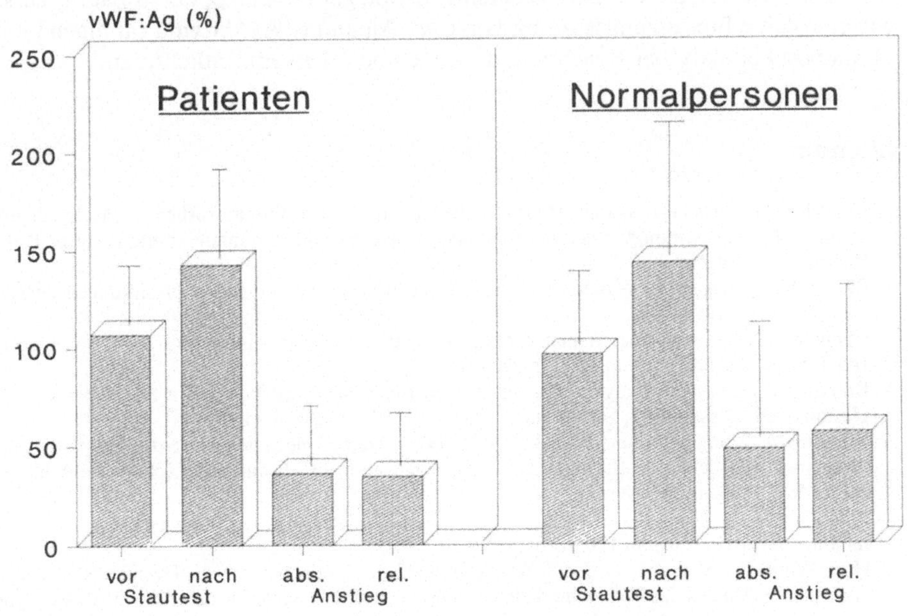

Abb. 5. Anstieg des vWF-Antigens nach Stautest (Patienten 213, Normalpersonen n = 26)

Diskussion

Die folgenden Korrelationen konnten gefunden werden:

- eine Korrelation zwischen vWF:Ag und t-PA-AG mit hoher Signifikanz (p = 0,001),
- eine Korrelation zwischen vWF:Ag und t-PA-Akt mit etwas niedriger Signifikanz von (p = 0,005),
- eine Korrelation zwischen vWF:Ag und Euglobulinfraktion (Fibrinplatte) mit hoher Signifikanz (p = 0,001),
- keine Korrelation zwischen vWF:Ag und PAI-Akt (p >0,5).

Diese Ergebnisse weisen darauf hin, daß bei Patienten mit t-PA-Freisetzungsstörung auch die Freisetzung von vWF gestört sein kann. Die zusätzliche Bestimmung des vWF-Antigens kann dazu beitragen, eine echte Freisetzungsstörung von t-PA von der erniedrigten t-PA-Aktivität bedingt durch einen hohen PAI-Spiegel zu unterscheiden.

Eine Freisetzungsstörung des vWF:Ags kann aufgrund unserer Befunde ein weiterer Indikator für einen Endothelschaden bei Patienten mit echter t-PA-Freisetzungsstörung sein kann.

Nach den Untersuchungen von Nilsson et al. [5], Jukan-Vagne et al. [6], Hach-Wunderle et al. [7] und unseren eigenen Befunden scheint eine verminderte t-PA-Aktivität bedingt durch einen erhöhten PAI-Spiegel etwa doppelt so häufig zu sein wie eine echte Freisetzungsstörung von t-PA-Ag und t-PA-Aktivität im jugendlichen Thrombosekollektiv bei Beachtung aller methodischen Einflußfaktoren.

Literatur

1. Bergsdorf N, Nilsson T, Wallen P (1983) An enzyme linked immunosorbent assay for determination of tissue plasminogen activator applied to patients with thromboembolic disease. Thromb Haemos 50:740–744
2. Ranby M, Norrman B, Wallén P (1982) A sensitive assay for tissue plasminogen activator. Thromb Res 27:743–749
3. Chmielewska JH, Ranby M, Wiman B (1983) Evidence for a rapid inhibitor to tissue plasminogen activator in plasma. Thromb Res 31:427–436
4. Brakman P (1967) Fibrinolysis. A standardized fibrin platte method and a fibrinolytic assay of plasminogen. Dissertation, Scheltema & Holkema NV, Amsterdam
5. Nilsson IM, Ljunger H, Tengborn L (1985) Two different mechanisms in patients with venous thrombosis and defective fibrinolysis: low concentration of plasminogen activator inhibitor. Br Med J 290:1453–1456
6. Juhan-Vague I, Valadier J, Alessi MC et al. (1987) Deficient t-PA release and elevated PA inhibitor levels in Thromb Haemost 57:67–72
7. Hach-Wunderle V, Scharrer I (1992) Störungen der Freisetzung von Gewebe-Plasminogen-Aktivator (t-PA) aus der Venenwand als Ursache für rezidivierende Thrombosen. VASA (in press)

Untersuchungen zum Einfluß von Aprotinin auf das Fibrinolysesystem in der Herzchirurgie

M. Spannagl, W. Dietrich, G. Dooijewaard, C. Kluft, W. Schramm

Blutungskomplikationen verbunden mit Blutverlust gehören zu den größten peri- und postoperativen Problemen in der Herzchirurgie. Ursache ist die für die extrakorporale Zirkulation nötige massive Antikoagulation mit Heparin sowie die überschießende Aktivierung der humoralen und zellulären Blutbestandteile, die auch durch maximale Antikoagulation mit Heparin nicht unterbunden werden kann. Vor diesem Hintergrund lag es nahe, auch andere Proteasen, die bei dieser Aktivierung generiert werden, therapeutisch zu inaktivieren. Eine signifikante Einsparung des Blutverbrauchs konnte mit Aprotinin, einem natürlich vorkommenden Enzyminhibitor aus Rinderlunge, erreicht werden. Aprotinin hemmt Trypsin, Plasmin sowie Kallikrein mit hoher Spezifität, aber auch andere Serinproteasen. Der entscheidende Durchbruch für die Anwendung von Aprotinin zur Bluteinsparung während und nach extrakorporaler Zirkulation war die Verabreichung hoher Dosen. Unter diesen konnte inzwischen in mehreren Studien ein deutlicher Einsparungseffekt auf den Blutverbrauch gezeigt werden.

Der Mechanismus von Aprotinin wird kontrovers diskutiert. Neben der Hemmung von Plasmin könnte auch die Hemmung des Kontaktsystems in der Gerinnungs- und Fibrinolyseaktivierung eine Rolle spielen. Zusätzlich wird ein Schutzeffekt auf die Plättchenfunktion diskutiert. Im folgenden soll der Effekt von Aprotinin auf die Aktivierung des Fibrinolysesystems an Hand der Verläufe der Fibrinogen bzw. Fibrinspaltprodukte im Plasma und der u-PA- bzw. scu-PA-Spiegel in der Retransfusion dargestellt werden.

Methoden

Untersucht wurden 40 männliche Patienten mit erstmaliger koronarer Bypassversorgung. Eingeschlossen wurden nur Patienten mit normaler linksventrikulärer Funktion und einer präoperativen Hämoglobinkonzentration von >13,5 g/dl ohne vorhergehende gerinnungs- oder plättchenhemmende Therapie. In der Aprotiningruppe erhielten die Patienten nach Beginn der Anästhesie vor dem Operationsbeginn eine Initialdosis von $2 \cdot 10^6$ KIU Aprotinin, gefolgt von einer kontinuierlichen Infusion von $5 \cdot 10^5$ KIU Aprotinin pro Stunde. Ein zusätzlicher Bolus von $2 \cdot 10^6$ KIU Aprotinin wurde in die Herz-Lungen-Maschine appliziert. Die Patienten der Kontrollgruppe erhielten ein entsprechendes Volumen an physiologischer Kochsalzlösung. Die Indikation für intra- oder postoperative Blutgabe war ein Hämatokrit von <30%. Alle Patienten wurden mit 125 Einheiten Heparin/kg antikoaguliert. Eine

I. Scharrer/W. Schramm (Hrsg.)
23. Hämophilie-Symposion Hamburg 1992
© Springer-Verlag Berlin Heidelberg 1993

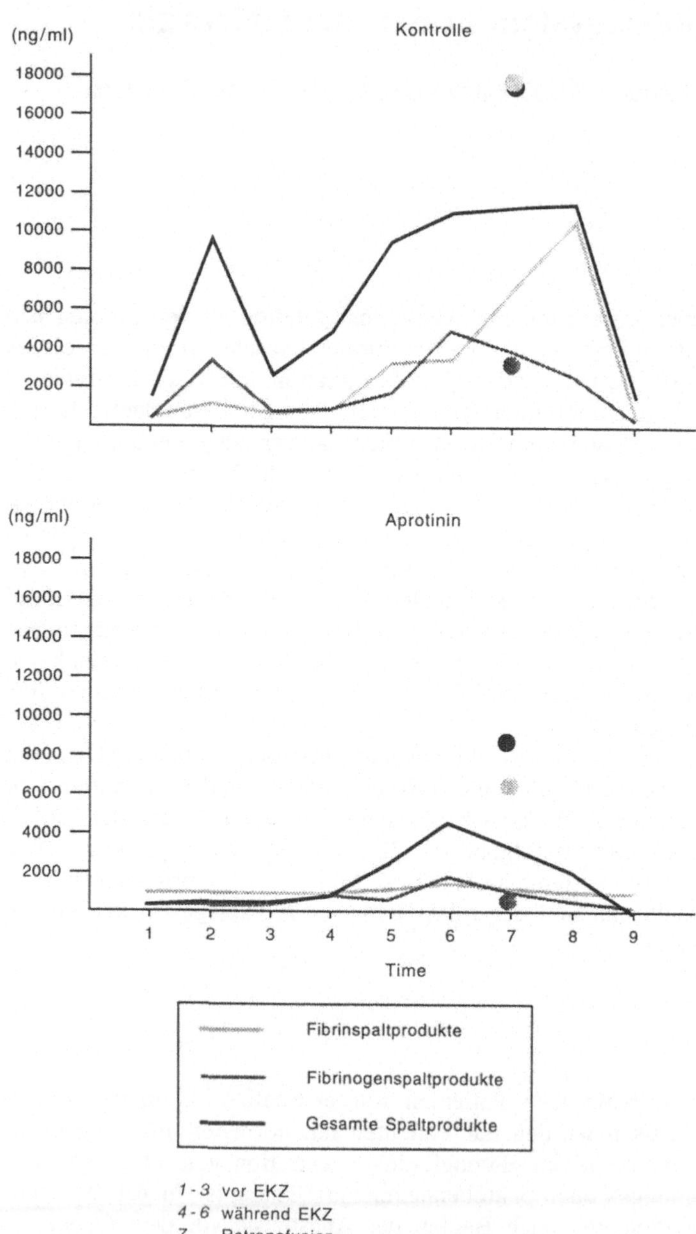

Abb. 1. Medianverlauf der Fibrinogen- bzw. Fibrinspaltprodukte

zusätzliche Heparindosis von 125 U/kg wurde appliziert, wenn die ACT mit mehr als 400 s gemessen wurden. Nach Ende der extrakorporalen Zirkulation wurde Heparin mit Protaminchlorid in einem Verhältnis von 1,5 mg pro verabreichten 125 U Heparin antagonisiert.

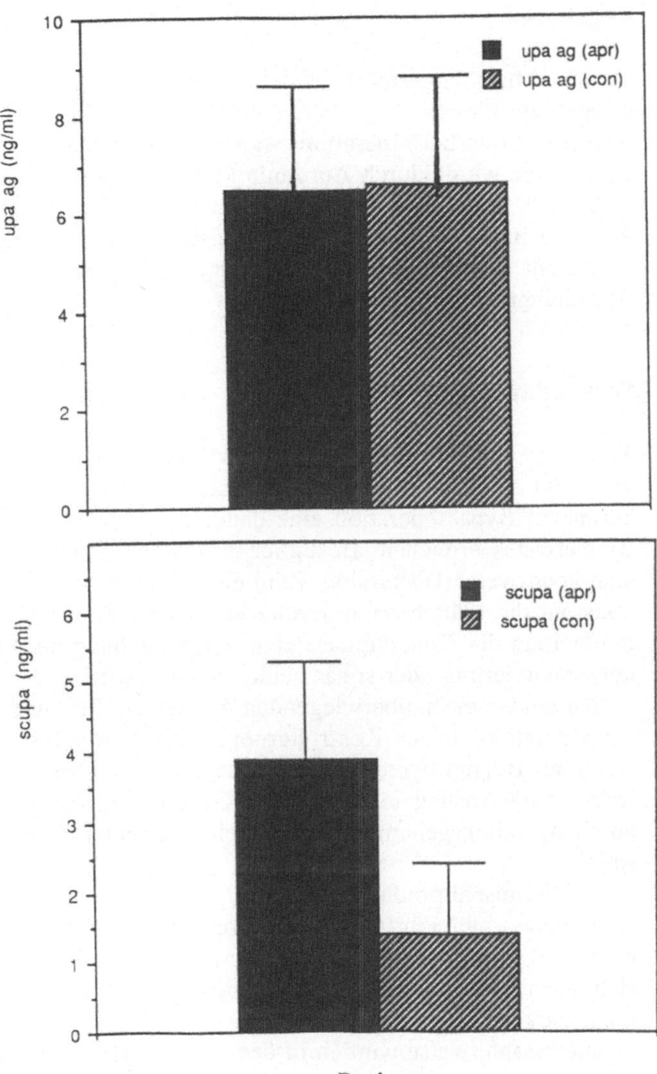

Abb. 2. u-PA-Konzentration und scu-PA-Aktivität

Citratblutproben wurden entnommen 5 min nach Beginn der Anästhesie (vor Beginn der Aprotiningabe) – vor der Heparingabe – und 30 min nach Beginn der extrakorporalen Zirkulation – am Ende der extrakorporalen Zirkulation – am Ende der Operation. Zusätzlich wurde aus der später retransfundierten Drainageflüssigkeit eine Citratprobe entnommen.

u-PA und Spaltprodukte von Fibrinogen bzw. Fibrin wurden mit Enzymimmunoassays in den jeweiligen Citratproben gemessen. Für die Bestimmung von scu-PA wurde ein Bioassay verwendet.

Ergebnisse

Der in Abb. 1 dargestellte Medianverlauf der Fibrinogen- bzw. Fibrinspaltproduktspiegel im Plasma zeigt deren deutliche Reduktion durch die Anwendung von Aprotinin. Der bei Operationsbeginn in der Kontrollgruppe gemessene Spaltproduktanstieg wurde durch Aprotinin komplett verhindert.

In Abb. 2 ist die u-PA Konzentration und die im Bioassay gefundene scu-PA-Aktivität in der dem Patienten retransfundierten individuellen Drainageflüssigkeit dargestellt. Dabei zeigt sich eine signifikante Konservierung von scu-PA in der Aprotiningruppe.

Diskussion

Trotz der Verlängerung vorphasenaktivierter Gerinnungstests durch Aprotinin in vitro läßt sich durch Anwendung hoher Dosen dieses Proteaseninhibitors bei der koronaren Bypassoperation eine deutliche Reduktion des peri- und postoperativen Blutverlustes erreichen. Bezüglich des Mechanismus von Aprotinin besteht noch eine kontroverse Diskussion. Zum einen ist die Art und der Umfang des Hemmeffekts auf die Plättchenaktivierung umstritten. Zum anderen ist unklar, ob über die Inhibierung der Kontaktphase eine Abschwächung der Gerinnungs- oder der Fibrinolyseaktivierung oder sogar beides erreicht wird.

Wir fanden einen überwiegenden Anstieg der Fibrinogenspaltprodukte bei Beginn der Operation in der Kontrollgruppe. Die Fibrinolyseaktivierung ist wohl durch einen am Beginn operativer Eingriffe oder nach Verletzungen mehrfach gezeigten frühen t-PA-Anstieg induziert. Die Generierung der Fibrinogenspaltprodukte wird durch Aprotinin gehemmt, was für einen direkten Hemmeffekt auf die Fibrinolyse spricht.

Die Fibrinspaltprodukte stiegen zum Ende der Operation hin an. Diese Marker für Gerinnungs- und Fibrinolyseaktivierung konnten durch Aprotinin nicht völlig gehemmt, aber doch deutlich reduziert werden. Wie in früheren Arbeiten gezeigt, fand sich auch eine signifikante Reduktion der direkt thrombinabhängigen Aktivierungsmarker (TAT, Fibrinmonomer).

Interessanterweise wurden in den jeweiligen Retransfusionen höhere Spiegel der u-PA-Konzentration und des aktivierbaren scu-PA gemessen als im Plasma. Dies spricht für eine wichtige Rolle von u-PA in der gewebsständigen Fibrinolyse. Der konservierende Effekt von Aprotinin auf die scu-PA-Spiegel kann einen Mechanismus der Fibrinolysehemmung darstellen. Insgesamt lassen die Daten zur Wirkung von Aprotinin auf humorale Faktoren und Aktivierungsmarker dessen Wirkmechanismus am ehesten als Doppelinhibitor von Gerinnungs- und Fibrinolysesystem beschreiben.

Literatur

1. Binnema D, Van Iersel J, Dooijewaard G (1986) Quantitation of urokinase antigen in plasma and culture media by use of an ELISA. Thromb Res 43:569–577
2. Dietrich W, Spannagl M, Jochum M, Wendt P, Schramm W, Sebening F, Richter JA (1989) Reduction of homologous blood requirement in cardiac surgery using high-dose aprotinin. Anesthesiology 73:1119–1126
3. Fritz H (1985) The target enzymes of aprotinin in vitro and in vivo. In: Proteolyse und Proteinaseinhibition in der Herz- und Gefäßchirurgie S 143–154
4. He Lu, Soria C, Commin PL, Soria J, Piwnica A, Schumann F, Regnier O, Legrand Y, Caen JP (1991) Hemostasis in patients undergoing extracorporeal circulation: The effect of aprotinin (trasylol), Thromb Haemostas 66:633–637
5. Hinsbergh V von, Berg E van den, Fiers W, Dooijewaard G (1990) Tumor necrosis factor induced the production of urokinase-type plasminogen activator by human endothelial cells. Blood 75:1991–1998
6. Kluft C (1991) Pathomechanisms of defective hemostasis during and after extracorporeal circulation: contact phase activation. In: Friedel N, Heitzer R, Royston D (Hrsg) Blood use in cardiac surgery. Steinkopff, Darmstadt, Heidelberg, S 10–15
7. Nieuwenhuizen W (1988) Plasma assays for derivatives of fibrin and of fibrinogen, based on monoklonal antibodies. In: Lowe G (DO), Douglas J, Forbes C, Henschen A (eds) Fibrinogen, biochemistry, physiology and clinical relevance. Proceedings of the Fibrinogen Workshop 2, Glasgow, pp 1–5
9. Royston D, Taylor KM, Bidstrup BP, Sapsford RN (1987) Effect of aprotinin on need for blood transfusion after repeat open-heart surgery. Lancet II:1289–1291

Ein neuer Test zur Untersuchung der individuellen Ansprechbarkeit von Streptokinase, Urokinase und t-PA-induzierter Fibrinolyse

W. Mondorf, R. Kuhnt, H. Reitz, K. A. Kozlowski, A. Berlet, K. C. Robbins, I. Scharrer

Die Untersuchung des fibrinolytischen Systems im Rahmen der Thrombophiliediagnostik erfolgt durch funktionelle und immunologische Bestimmungen der an der Fibrinolyse beteiligten Faktoren. In Zusammenarbeit mit Professor Robbins von der Northwestern University in Chicago haben wir in Ergänzung dazu einen Test zur Bestimmung der fibrinolytischen Aktivität im nativen Plasma unter Zugabe verschiedener Plasminogen Aktivatoren erarbeitet.

Durch Aktivierung der Fibrinolyse in einem Fibringerinnsel mit hohen Dosen von Streptokinase, Urokinase oder t-PA lassen sich Aussagen darüber treffen,

1) ob und wie schnell Plasminogen zu Plasmin überführt werden kann,
2) wie gut die fibrinolytische Aktivität des gebildeten Plasmins ist und
3) wie schnell das körpereigene Fibrin lysierbar ist.

Unter Verwendung niedriger Plasminogenaktivatordosen lassen sich möglicherweise zusätzliche Aussagen über den Einfluß der im Plasma vorhandenen Fibrinolyseinhibitoren machen.

Im Rahmen der Charakterisierung und Isolierung verschiedener Plasminogenaktivatoren waren Untersuchungen zur In-vitro-Fibrinolyse Gegenstand zahlreicher Veröffentlichungen [1–3]. Mit der Weiterentwicklung von Mikrotiterphotometern gelang es, Untersuchungen zur Fibrinolyse auf Mikrotiterplatten durchzuführen. Hiermit bestand erstmals die Möglichkeit, zahlreiche Experimente gleichzeitig durchzuführen und eine reproduzierbare Fibrinolysekinetik zu erstellen. Die ersten Untersuchungen erfolgten mit isolierten Substanzen und Überständen aus Zellkulturen [4–6]. Im Folgenden wird gezeigt, daß sich diese Methode auch zur Untersuchung von nativem Plasma eignet.

Material und Methode

Die Kavitäten einer Mikrotiterplatte sind in 8 Reihen (Reihe A bis H) und 12 Spalten (Spalte 1 bis 12) aufgeteilt (Abb. 1). Zu den Kavitäten der Reihe A werden 120 µl, der Reihe B 100 µl und der Reihen C bis H 80 µl Tris-Puffer (Tris 50 mmol/l NaCl 0.1 mol/l in H_2O mit HCl 0,1 mol/l auf pH 7,4) einpipettiert. Jeweils 20 µl einer bovinen Thrombinlösung (50 U/ml, Sigma) werden zu den Kavitäten der Reihen B bis H und jeweils 20 µl einer Plasminogenaktivatorlösung zu den Kavitäten der Reihen C bis H einpipettiert. Zusammensetzungen und Konzentrationen der Plasminogenaktivatorlösungen sind wie folgt: Streptokinase (Behring) 1000 U/ml

I. Scharrer/W. Schramm (Hrsg.)
23. Hämophilie-Symposion Hamburg 1992
© Springer-Verlag Berlin Heidelberg 1993

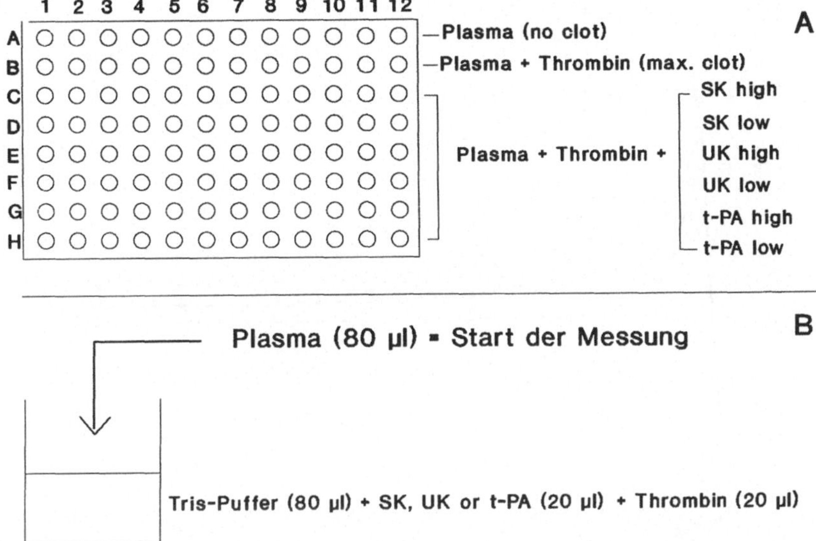

Abb. 1. A: Anordnung von Reagenzien auf einer Mikrotiter-Platte zur Untersuchung der Streptokinase, Urokinase und t-PA-induzierten fibrinolytischen Aktivität (Clot Lysis Assay). **B:** Reihenfolge der Zugabe von Reagenzien und Plasma

Reihe C („high dose") und 100 U/ml Reihe D („low dose"), Urokinase (Behring) 20000 U/ml Reihe E („high dose") und 2000 U/ml Reihe F („low dose"), t-PA (Thomae) 50 µg/ml Reihe G („high dose") und 5 µg/ml Reihe H („low dose"). Die so vorbereitete Mikrotiterplatte wird auf den Meßschlitten eines Mikrotiterphotometers plaziert. Der Meßvorgang beginnt, indem von einer Interimplatte 8x80 µl Plasma eines Patienten mit einer 8-Kanal-Pipette in eine Spalte der im Photometer plazierten Mikrotiterplatte transferriert wird und unmittelbar anschließend eine photometrische Messung der gesamten Platte erfolgt. Dieser Vorgang wiederholt sich einmal pro Minute bis zur 12. Reihe. Anschließend erfolgt eine photometrische Messung pro Minute über eine Stunde. Mit Hilfe eines dem Photometer angeschlossenen Computers und entsprechender Software (SLT-Labinstruments) lassen sich die Daten erfassen und später auswerten.

Die endgültigen Konzentrationen im Testansatz sind wie folgt: Bovines Thrombin 5 U/l, Streptokinase 100 und 10 U/ml, Urokinase 2000 und 200 U/ml und t-PA 5 und 0,5 µ/ml.

Die Auswertung der durch Streptokinase induzierten Fibrinolyse (Reihe C und D) erfolgt durch Bestimmung der prozentualen Lyse nach 60 min. Alle folgenden Berechnungen beziehen sich auf die Kavitäten A bis H einer Spalte (Plasma eines Patienten):

$$\frac{E(B) - E(C\ldots H)}{E(B) - E(A)} \cdot 100 = \text{Prozent Lyse nach 60 min;}$$

E(X) = Extinktion nach 60 min der Kavität in Reihe X.

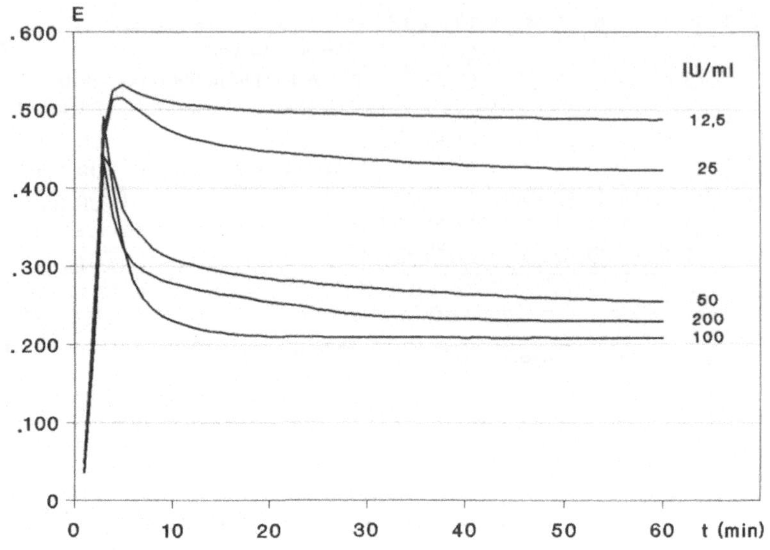

Abb. 2. Streptokinaseinduzierte Fibrinolyse im Clot Lysis Assay. Darstellung der Extinktion bei 405 nm gegenüber der Zeit

Die Auswertung der Urokinase (Reihe E und F) und der durch t-PA (Reihe G und H) induzierten Lyse erfolgt durch Bestimmung der Zeit, in der 50% des zuvor gebildeten Gerinnsels wieder aufgelöst wurde. Es wird die Extinktion ermittelt, die eine 50%ige Lyse anzeigt:

$$\frac{E\,(B) - E\,(A)}{2} + E\,(A) =$$ Extinktion, bei der 50% des Gerinnsels lysiert wurden;

E(X) = Extinktion nach 60 min der Kavität in Reihe X.

Die Extinktionsmessungen der Reihen C bis H werden anschließend analysiert, indem die Zeit ermittelt wird, nach der die oben errechnete Extinktion erreicht wurde.

Wir untersuchten auf diese Weise das Plasma von 50 Personen aus einer Personaluntersuchung unserer Klinik und von 55 Patienten aus unserer Gerinnungsambulanz mit venösen Thrombosen in der Vorgeschichte und Normalwerten für Protein C/S, Antithrombin III, Plasminogen, Faktor XII sowie negativem Befund bezüglich Lupusantikoagulanzien. Ebenso untersuchten wir das Plasma einer Familie, die 1991 in „Fibrinolysis“ als Hypo-/Dysplasminogenämie Frankfurt II veröffentlicht wurde [7]. Klinisch auffällig war in dieser Familie bislang nur der Propositus, der als Kind eine Nierenvenenthrombose erlitt.

Zur Qualitätskontrolle wurde auf jeder Platte ein Kontrollplasma mitgeführt. Bei Abweichungen der Ergebnisse des Kontrollplasmas von über 10% würde die gesamte Platte wiederholt.

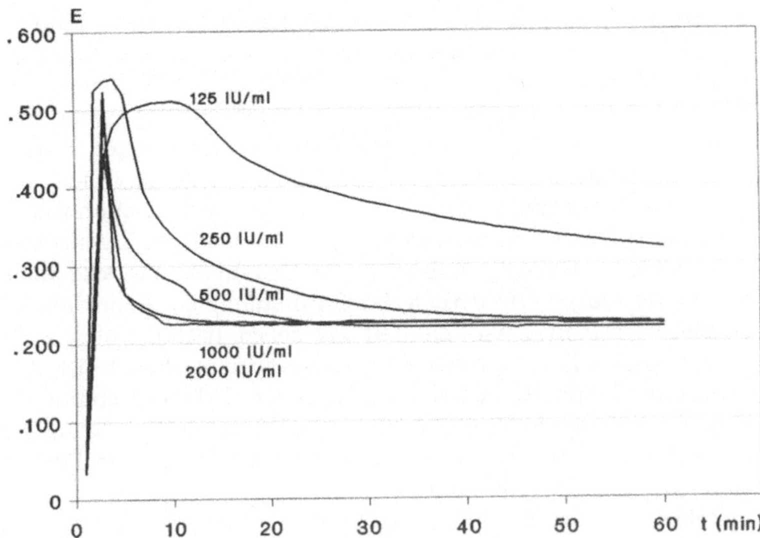

Abb. 3. Urokinaseinduzierte Fibrinolyse im Clot Lysis Assay. Darstellung der Extinktion bei 405 nm gegenüber der Zeit

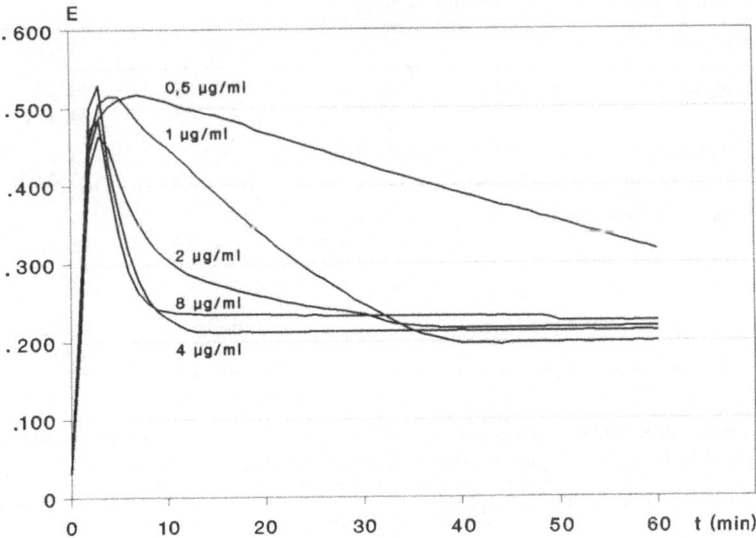

Abb. 4. t-PA-induzierte Fibrinolyse im Clot Lysis Assay. Darstellung der Extinktion bei 405 nm gegenüber der Zeit

Ergebnisse

Gerinnung und anschließende Fibrinolyse können mit oben beschriebener Methode im Extinktionsverlauf sichtbar gemacht werden (Abb. 2–4). Es zeigen sich charakteristische Unterschiede zwischen der durch Streptokinase, Urokinase und t-PA-induzierten Fibrinolyse. Die durch Streptokinase induzierte Fibrinolyse beginnt unmittelbar nach der Gerinnung und führt je nach Konzentration der Streptokinase zu einer teilweisen oder vollständigen Auflösung des Gerinnsels. Die fibrinolytische Aktivität sistiert nach 20–30 min. Zur Quantifizierung reicht eine einmalige photometrische Messung nach 60 min. Nach obengenannter Formel kann errechnet werden, wieviel des zuvor gebildeten Gerinnsels lysiert wurde.

Die durch Urokinase induzierte Fibrinolyse beginnt mit hohen Dosen sofort, mit niedrigeren Dosen erst nach einer bis zu 15minütigen Latenzphase. Das Gerinnsel wird immer vollständig aufgelöst. Zur Quantifizierung sind minütliche photometrische Messungen erforderlich. Nach Ermittlung der Extinktion entsprechend einer 50%igen Fibrinolyse wird die Zeit angegeben, nach der diese erreicht wird.

Die durch t-PA induzierte Fibrinolyse beginnt ähnlich der durch Streptokinase induzierten Fibrinolyse unmittelbar nach der Gerinnung und führt ähnlich der Urokinase induzierten Fibrinolyse zu einer vollständigen Auflösung des Gerinnsels. Die Quantifizierung erfolgt wie bei der Urokinase induzierten Fibrinolyse mittels Bestimmung der 50%-Fibrinolysezeit.

Tabelle 1 zeigt die bislang ermittelten Mittelwerte sowie 1. und 2. Standardabweichung eines Kollektivs von Plasmaproben aus einer Personaluntersuchung.

Tabelle 1. Mittelwerte und Standardabweichungen im Clot Lysis Assay bei 50 zufällig ausgewählten Plasmaproben einer Personaluntersuchung

PA		<1S	1S–2S	>2S
Streptokinase (%Lyse-60 min):	100 U/ml	95–103	90–94	<89
	10 U/ml	47– 93	24–46	<23
Urokinase (50%-Lyse-Zeit):	2000 U/ml	4	5	>6
	200 U/ml	11– 19	20–24	>25
t-PA (50%-Lyse-Zeit):	5 μg/ml	4	5	>6
	0.5 μg/ml	16– 28	29–35	>36
		+	0	–
PA induzierte Fibrinolyse		normal	leicht reduziert	deutlich reduziert

Tabelle 2. Reduzierte fibrinolytische Aktivität bei Probanden einer Personaluntersuchung (n = 50). (x) 50%-Lyse-Zeit in min; + normal, 0 leicht reduziert, – stark reduziert

Initial	Geschlecht	Streptokinase		t-PA		Urokinase	
		high	low	high	low	high	low
WP	m.	–	–	0	0	+	+
UP	f.	–	–	0	0	+	+
JG	m.	–	–	+	+	+	+
AS	f.	+	0	–	–(50)	0	0
GH	m.	+	+	+	+	0	–(34)
KA	m.	+	+	+	+	+	–(30)
FS	m.	+	+	–	0	0	–(32)
UB	f.	+	+	–	0	0	–(25)

Aus diesem Kollektiv zeigten 3 eine deutlich reduzierte Streptokinase induzierte Fibrinolyse, 4 eine verzögerte Urokinase und einer eine verzögerte t-PA induzierte Fibrinolyse (Tabelle 2). Ähnliche Befunde konnten aus dem Plasma eines Kollektivs von 55 Patienten erhoben werden, die bei der zuvor erhobenen Thrombophilie Diagnostik durchweg normale Befunde zeigten (Tabelle 3).

Tabelle 3. Reduzierte fibrinolytische Aktivität bei Patienten mit Thrombose in der Vorgeschichte (n = 55) und keinem nachweisbaren Gerinnungs- oder Fibrinolysedefekt. (x) 50%-Lyse-Zeit in min; + normal, 0 leicht reduziert, – stark reduziert

Initial	Geschlecht	SK		t-PA		UK	
		high	low	high	low	high	low
NN	m.	–	–	+	+	+	+
PF	m.	–	–	+	+	+	+
TH	m.	–	–	+	+	+	+
PS	f.	0	–	+	+	+	+
EG	f.	–	0	+	+	+	+
HG	m.	0	–	0	+	+	+
UD	f.	+	–	+	+	+	+
GR	m.	+	0	0	–(37)	+	+
FG	m.	+	+	0	–(48)	+	+
FT	f.	0	0	0	–(37)	+	+
AE	f.	0	+	+	+	0	–(25)

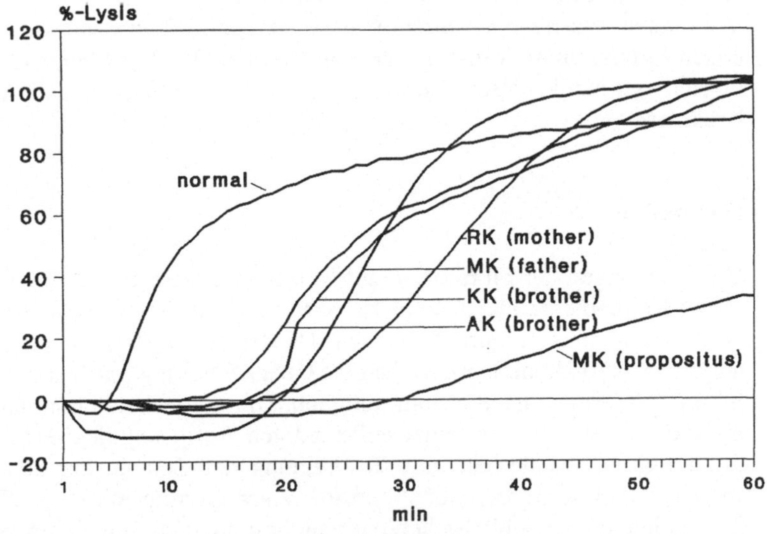

Abb. 5. t-PA-(0,5 µg/ml) induzierte Fibrinolyse bei einer Familie mit Hypo-/Dysplasminogenämie und einem normalen Kontrollplasma. Darstellung der %-Lyse gegenüber der Zeit

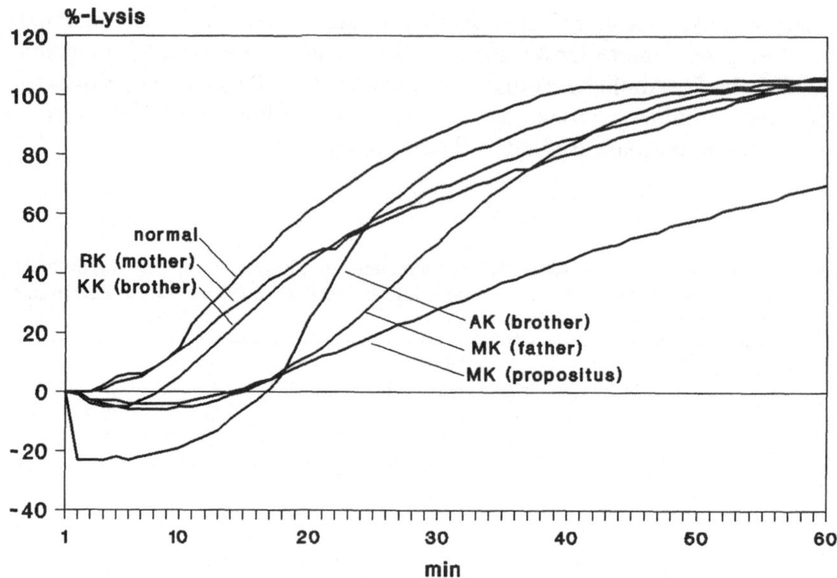

Abb. 6. Urokinase-(200 U/ml) induzierte Fibrinolyse bei einer Familie mit Hypo-/Dysplasminogenämie und einem normalen Kontrollplasma. Darstellung der %-Lyse gegenüber der Zeit

Die insbesondere mit Urokinase bislang am stärksten verzögerte Fibrinolyse zeigte der Propositus einer Familie, die 1991 in „Fibrinolysis" als Hypo-/Dysplasminogenämie Frankfurt II veröffentlicht wurde [7]. In dieser Publikation konnte die Plasminogen Fehlfunktion am deutlichsten an Hand der reduzierten und verlangsamten Plasminogen-Streptokinase-Aktivatorbildung im equimolaren Plasminogen-Streptokinase-Verhältnis gezeigt werden. Die Abbildungen 5 und 6 zeigen die Fibrinolysekinetik dieser Familie in Prozent Fibrinolyse induziert durch t-PA und Urokinase.

Diskussion

Untersuchungen der Fibrinolyse auf Mikrotiterplatten bieten die Möglichkeit, zahlreiche Experimente gleichzeitig zu verfolgen. Ein Kontrollplasma kann zur Qualitätskontrolle stets mitgeführt werden. Da die durch Streptokinase induzierte Fibrinolyse nach 20–30 min sistiert, ist eine Quantifizierung mit Bestimmung des Prozent Fibrinolyse Wertes nach 60 min möglich. Die durch Urokinase und t-PA induzierte Fibrinolyse führt stets zu einer vollständigen Auflösung des Gerinnsels. Die Quantifizierung erfolgt deshalb mit Bestimmung der Zeit, in der 50% des Gerinnsels wieder aufgelöst wurde. Der Propositus einer Familie mit Hypo-/Dysplasminogenämie zeigte eine erhebliche Verzögerung besonders der durch Urokinase induzierten Fibrinolyse. Hypo- und/oder Dysplasminogenämien scheinen demzufolge Fibrinolysestörungen darzustellen, die mit dem geschilderten Testverfahren erkannt werden können. Der Einfluß der übrigen an der Fibrinolyse beteiligten Faktoren ist Gegenstand noch laufender Untersuchungen.

Darüber hinaus stellt sich, insbesondere angesichts der vorgestellten Familie, die Frage, ob sich aus diesem Test auch Rückschlüsse über die Wahl eines individuell zur Therapie geeigneten Fibrinolytikums stellen lassen. So ist der Propositus der vorgestellten Familie möglicherweise mit Streptokinase besser behandelbar als mit Urokinase oder t-PA.

Literatur

1. Hummel BCW, Buck FF, De Renzo EC (1966) Interaction of streptokinase and human plasminogen. J Biol Chem 241:3474–3479
2. Jacobsen CD (1968) Proteolytic capacity in human plasma. Scand J Clin Lab Invest 21:216–237
3. Lijnen HR, Van Hoef B, De Cock F, Collen D (1989) The mechanism of plasminogen activation and fibrin dissolution by single chain urokinase-type plasminogen activator in a plasma milieu in vitro. Blood 73:1864–1872
4. Beebe DP, Aronson DL (1987) An automated fibrinolytic assay performed in microtiter plates. Thromb Res 47:123–128
5. Urano S, Metzger AR, Castellino FJ (1988) Plasmin-mediated fibrinolysis by variant recombinant tissue plasminogen activators. Proc Natl Acad Sci USA 86:2568–2571
6. Jones AJS, Meunier AM (1990) A precise and rapid microtitre plate clot lysis assay: Methodology, kinetic modeling and measurement of catalytic constants for plasminogen activation during fibrinolysis. Thromb Haemostas 64:455–463
7. Robbins KC, Boreisha IG, Hach-Wunderle V, Scharrer I (1991) Congenital plasminogen deficiency with an abnormal plasminogen: Frankfurt II, dysplasminogenaemia-hypoplasminogenaemia. Fibrinolysis 5:145–153

Verhalten von Konzentration und Aktivität des t-PA und des PAI bei Verwendung unterschiedlicher Antikoagulanzien und Probenlagerungstemperaturen

G. Siegert

Eine verminderte Freisetzung des Plasminogenaktivators vom Gewebetyp (t-PA) sowie eine erhöhte Aktivität des Plasminogenaktivatorinhibitors (PAI) stellen wesentliche Ursachen von thrombotischen Ereignissen im arteriellen und venösen System dar. Die Bestimmung dieser Parameter gewinnt deshalb zunehmend an Bedeutung. t-PA ist der bedeutendste intravasale Plasminogenaktivator. Er wird in der Endothelzelle synthetisiert und zirkuliert zu ca. 5% in freier aktiver Form sowie zu 95% als inaktiver Komplex mit PAI. t-PA besitzt eine hohe Fibrinaffinität. In Abwesenheit von Fibrin erfolgt die Aktivierung von Plasminogen sehr langsam, nach Fibrinbindung steigt die Aktivierungsrate sprunghaft an [1]. Der Plasminogenaktivatorinhibitor-1 (PAI-1) ist der Hauptinaktivator des t-PA. PAI-1 reagiert in gleicher Weise mit der Ein- und Zweikettenform des t-PA sowie mit der Zweikettenform der Urokinase. In Anwesenheit von Fibrin erfolgt die Inaktivierung von t-PA durch PAI 5- bis 10fach langsamer. Die Synthese des PAI-1 erfolgt in Endothelzellen, Leberzellen und auch in Megakaryozyten [2, 3]. Im zirkulierenden Blutplasma müssen 3 Formen des PAI-1 unterschieden werden [4]:

1) aktiver PAI-1, der durch Vitronektin stabilisiert wird [5],
2) latenter PAI-1, der durch negativ geladene Phospholipide in die aktive Form überführt werden kann [6],
3) inaktiver PAI in Form von PAI-t-PA-Komplexen. Dieser inaktive PAI kann nicht mehr in die aktive Form zurückgeführt werden.

Ein großer Teil des PAI-1 (ca. 80–95%) ist in den α-Granula der Blutplättchen enthalten [7]. Dieser PAI-1 ist nur zu ca. 3–5% aktiv [8] und kann nach Stimulation freigesetzt werden. PAI-1 wird in Thromben akkumuliert, um eine spontane Thrombolyse zu verhindern. Diese Akkumulation ist das Resultat der Freisetzung von PAI-1 aus den Plättchen in den Thrombus [9].

Für eine exakte Bestimmung der t-PA-Aktivität im Plasma ist es notwendig, eine Inaktivierung des t-PA durch PAI in vitro nach der Blutabnahme zu verhindern. Neben einer schnellen Kühlung des Blutes in Eiswasser kann dies durch eine Ansäuerung erfolgen. Hierbei ist jedoch zu beachten, daß diese Ansäuerung nur effektiv ist, wenn sie innerhalb von 30 s nach der Blutabnahme erfolgt. Diese Zeit ist jedoch unter normalen Blutabnahmebedingungen in der Regel nicht einzuhalten. Eine Hämolyse ist eine häufige unerwünschte Nebenwirkung. Das von der Firma Biopool entwickelte Antikoagulans „Stabilyte" (0,45 M Natriumcitratpuffer) [10] stellt ein Abnahmesystem dar, das eine sofortige Säuerung des Blutes bei der Abnahme gewährleistet. Infolge der hohen PAI-1-Konzentration in den α-Granula der Throm-

I. Scharrer/W. Schramm (Hrsg.)
23. Hämophilie-Symposion Hamburg 1992
© Springer-Verlag Berlin Heidelberg 1993

bozyten ist es für die Bestimmung der PAI-1-Konzentration im Plasma notwendig, die Freisetzung des PAI in vitro nach der Blutabnahme zu verhindern. Als Abnahmesysteme werden hierfür CTAD (Citrat, Theophyllin, Adenosin, Dipyridamol) sowie EDTA mit Prostaglandin E1 und Theophyllin eingesetzt [11, 12].

Ziel der Untersuchung war es, das Verhalten der Konzentration sowie der Aktivität von t-PA und PAI bei Verwendung unterschiedlicher Blutabnahmesysteme und Probenlagerungstemperaturen zu überprüfen.

Material und Methoden

Bei 10 gesunden Probanden (5 Männern und 5 Frauen im Alter von 25–55 Jahren) wurde morgens zwischen 7.30 und 8.00 Uhr eine Blutabnahme mit 3 unterschiedlichen Antikoagulanzien durchgeführt. Hierzu wurden folgende Abnahmesysteme eingesetzt:

1) Citratmonovetten der Firma Sarstedt,
2) Stabilytemonovetten der Firma Biopool,
3) CTAD-Tubes der Firma Stago.

Eine Monovette jedes Abnahmesystems wurde vorher in Eiswasser gekühlt und sofort nach der Blutabnahme in das Eiswasser zurückgestellt. Eine zweite Monovette wurde bei Zimmertemperatur gelagert. Alle Proben wurden 1 h nach der Blutabnahme bei 4 °C 20 min zentrifugiert. Die Lagerung der Plasmen erfolgte bis zur seriellen Analytik in flüssigem Stickstoff.

Für die Bestimmung von t-PA und PAI wurden folgende Testkits eingesetzt:

t-PA Konzentration: TintElize TM der Firma Biopool,
t-PA Aktivität: Spectrolyse TM/Fibrin der Firma Biopool,
PAI-1 Konzentration: PAI-1 Elisa der Firma Technoclone,
Konzentration des aktiven PAI-1: Actibind der Firma Technoclone.

Die Testdurchführung erfolgte entsprechend der Anleitung des jeweiligen Herstellers. Für die Bestimmung der t-PA-Aktivität in den mit Stabilyte abgenommenen Proben wurde der 2. Ansäuerungsschritt zur Inaktivierung von α_2-Antiplasmin nach den Angaben der Firma Biopool in der Packungsbeilage der Stabilyte-Systeme durchgeführt.

Ergebnisse

Die Konzentration des t-PA zeigte in den unterschiedlichen Abnahmesystemen keine signifikanten Unterschiede (Abb. 1a). Während die t-PA Aktivität zwischen den in Eiswasser und bei Zimmertemperatur gelagerten Citrat- und CTAD Proben keine Unterschiede aufwies, zeigten die in Stabilyte abgenommenen Plasmen eine signifikant höhere t-PA Aktivität ($p < 0{,}05$ bei Zimmertemperaturlagerung, $p < 0{,}01$ bei Lagerung in Eiswasser; Abb. 1b). Die höchste PAI-Konzentration wurde in den bei Zimmertemperatur gelagerten Citratplasmen ermittelt, die niedrigste PAI-Konzentration wiesen die im Eiswasser gelagerten Proben der Stabilyte- und CTAD-Ab-

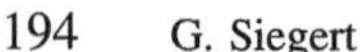

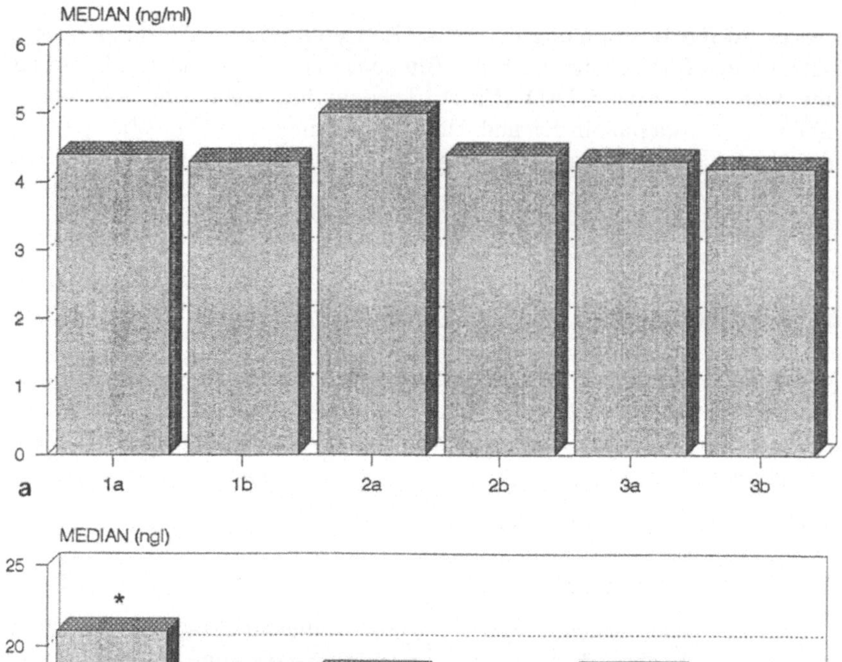

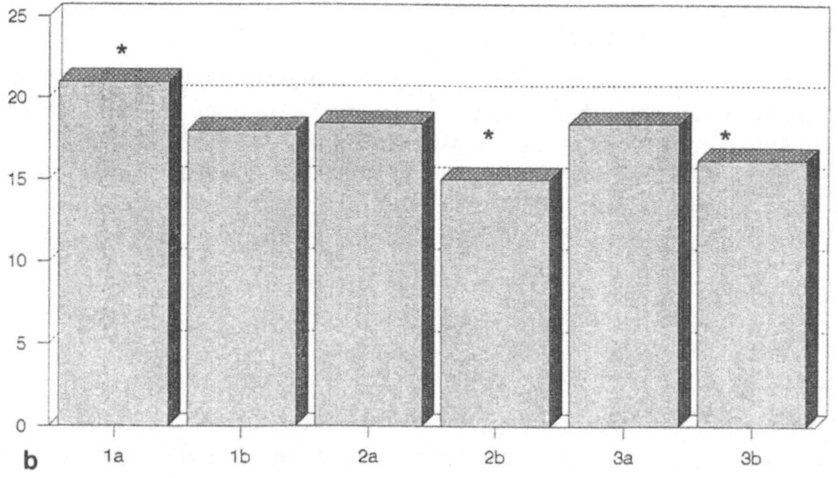

Abb. 1a–d. Konzentration (**a**) und Aktivität (**b**) des t-PA und des PAI in unterschiedlich antikoagulierten und gelagerten Plasmen.
1 Citrat, *2* Stabilyte, *3* CTAD, **a** Lagerung bei Zimmertemperatur, **b** Lagerung in Eiswasser, * p <0,05, ** p <0,01, *NS* nicht signifikant

nahmen auf (p <0,05; Abb. 1c). Zwischen der Konzentration des aktiven PAI im Citrat und Stabilyte bestand kein signifikanter Unterschied, in den CTAD-Proben war die Konzentration des aktiven PAI dagegen signifikant niedriger (p <0,05; Abb. 1d). In beiden Citrat- und CTAD- sowie in den bei Zimmertemperatur gelagerten Stabilyte-Proben war die Gesamt-PAI-Konzentration signifikant höher, als die Konzentration des aktiven PAI. In Stabilyte abgenommene und in Eiswasser gelagerte Proben zeigten dagegen keinen Unterschied zwischen gesamtem und aktivem PAI-Antigen (Abb. 2).

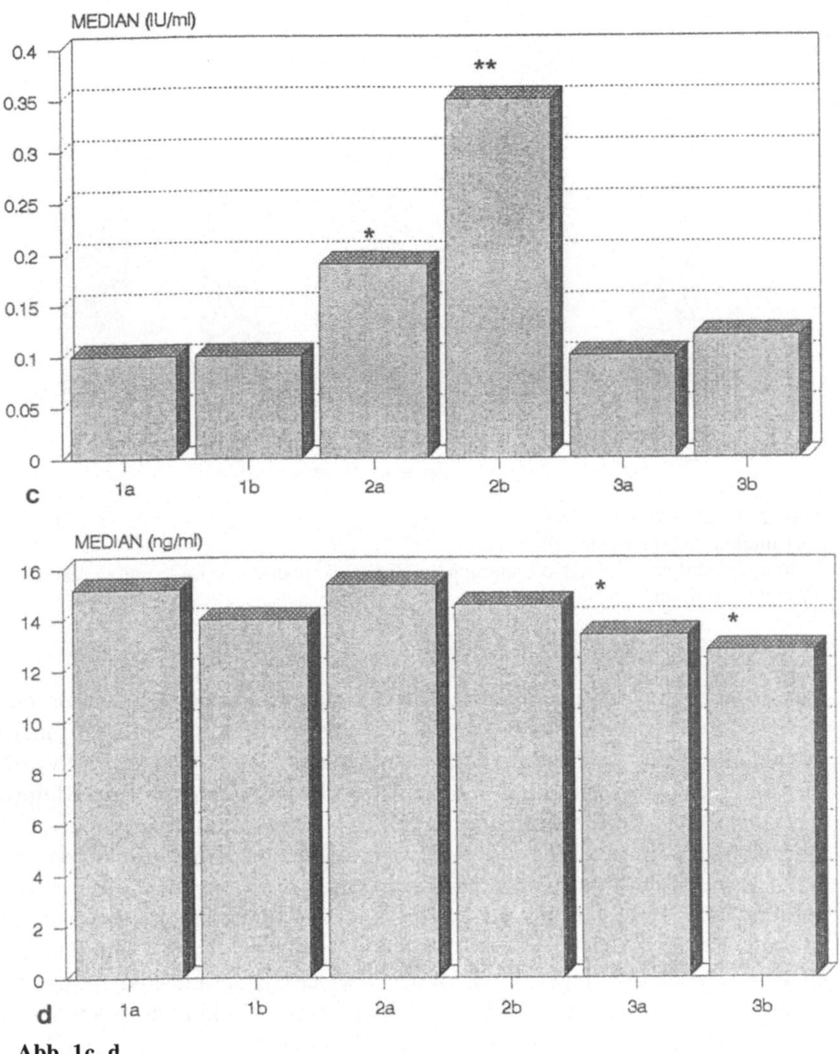

Abb. 1c, d

Diskussion

Mit den durchgeführten Untersuchungen konnte gezeigt werden, daß die t-PA-Aktivität bei einer Blutabnahme mit Stabilyte besser stabilisiert wird, als bei Abnahme in regulärem Citrat und CTAD. Eine Kühlung der Blutprobe in Eiswasser ist jedoch erforderlich. Alle 3 eingesetzten Abnahmesysteme sind für die Bestimmung der t-PA-Konzentration gleichermaßen geeignet. Für die Bestimmung der PAI-1 Konzentration ist eine Stabilisierung der Plättchen zur Vermeidung einer Freisetzung von PAI-1 aus den α-Granula unbedingt erforderlich. Wenn die Blutabnahme in Citratblut erfolgt, muß die Probe unbedingt in Eiswasser gelagert und das Plasma inner-

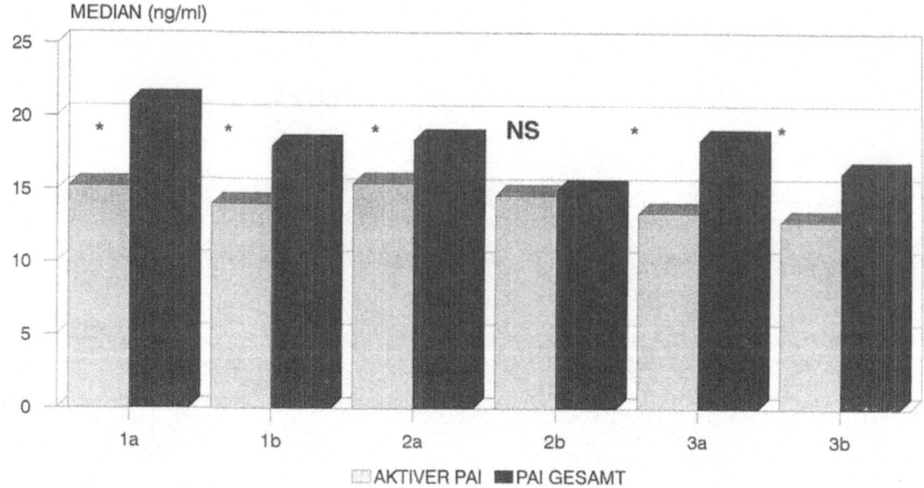

Abb. 2. Gesamtkonzentration (**a**) und Konzentration (**b**) des aktiven PAI in unterschiedlich antikoagulierten und gelagerten Plasmen.
1 Citrat, *2* Stabilyte, *3* CTAD, **a** Lagerung bei Zimmertemperatur, **b** Lagerung in Eiswasser, * p <0,01, *NS* nicht signifikant

halb kurzer Zeit separiert werden. Auch Rydzewski et al. [12] wiesen eine erhöhte PAI-Konzentration bei ungekühlter Lagerung von Citratblutproben innerhalb einer Stunde nach. Mit den durchgeführten Untersuchungen konnte gezeigt werden, daß in Eiswasser gelagerte und mit CTAD oder Stabilyte abgenommene Blutproben gleichermaßen für die Bestimmung der PAI-1-Konzentration geeignet sind. Die im Vergleich zu Citrat und Stabilyte niedrigere Konzentration des aktiven PAI-1 in den CTAD-Proben wird auf eine starke Bildung von t-PA-PAI-Komplexen zurückgeführt. Eine Verhinderung der Freisetzung von PAI aus den Plättchen und die Erhaltung der PAI-Aktivität durch Verhinderung der t-PA-PAI Interaktion kann als Ursache für den geringen Unterschied zwischen Gesamt-PAI-Konzentration und Konzentration des aktiven PAI in den in Eiswasser gekühlten Stabilyte-Proben angesehen werden. Die Stabilisierung der Plättchen bei Abnahme in CTAD und Stabilyte konnte anhand von Aggregationsuntersuchungen bestätigt werden. Während die ADP-induzierte Aggregation im plättchenreichen Plasma (PRP) aus Citratblut regelrecht auslösbar war, konnte in dem aus CTAD- und Stabilyte-Proben gewonnenen PRP mit ADP keine Aggregation induziert werden.

Die hohe t-PA-Aktivität und der geringe Unterschied zwischen Konzentration des Gesamt-PAI und des aktiven PAI in den Stabilyte-Proben weisen darauf hin, daß mit diesem Abnahmesystem die Bildung von t-PA-PAI-Komplexen in vitro deutlich geringer ist als bei Blutabnahmen in regulärem Citrat und in CTAD. Für die Bestimmung der PAI und t-PA-Konzentration sowie Aktivität kann die Blutabnahme einheitlich in Stabilyte mit sofortiger Probenkühlung erfolgen.

Literatur

1. Lijnen HR, Collen D (1987) Tissue-type plasminogen activator. Biotechnology in clinical medicine. In: Alberti A, Lenfant C, Paoletti R (Hrsg) Raven Press, New York, pp 57–63
2. Stiko-Rahm A, Wiman B, Hamsten A, Nilsson J (1990) Secretion of plasminogen activator inhibitor-1 form cultured human umbilical vein endothelial cells is induced by very low density lipoprotein. Arteriosclerosis 10:1067–1073
3. Bergonzelli GE, Kruithof EKO (1991) Constitutive plasminogen activator inhibitor 1 (PAI-1) biosynthesis in human Hep G2 hepatoma cells is maintained by an autocrine factor. Thrombosis Haemostasis 66:222–225
4. Boer JP, Abbink JJ, Brouwer MC et al. (1991) PAI-1 synthesis in the human hepatoma cell line Hep G2 is increased by cytokines – evidence that the liver contributes to acute phase behavior of PAI-1. Thrombosis Haemostasis 62:181–185
5. Declerck PJ, De Mol M, Alessi MCh et al. (1988) Purification and characterisation of plasminogen activator inhibitor 1 binding protein from human plasma. J Biol Chem 263:15454–15461
6. Lambers JW, Cammenga M, König BW et al. (1987) Activation of human endothel cell-type plasminogen activator inhibitor (PAI-1) by negatively charged phospholipides. J Biol Chem 262:17492–17496
7. Griep EN, van der Zee, den Ottolander GJH (1990) Determination of Plasminogen activator inhibitor in human plasma and blood platelet and its clinical relevance. Fibrinolysis 4 [Suppl 2]:141–144
8. Booth NA, Bennett CB (1990) The activity of plasminogen activator inhibitor-1 (PAI-1) of human platelet. Fibrinolysis 4 [Suppl 2]:138–140
9. Potter van Loon BJ, Bilo HJG, Brumsen C et al. (1992) Platelet plasminogen activator inhibitor type 1 (PAI-1) in insulin dependent diabetes mellitus. Fibrinolysis 6 [Suppl 3]:88–91
10. Ranby M, Sundell B, Nilsson TK (1989) Blood collection in strong acid citrate antikoagulant used in a study of dietary influence on basal tPA activity. Thrombosis Haemostasis 62:917–922
11. Pannocchia A, Meijer P, Kluft C (1992) Recovery and stability of plasminogen activator inhibitor (PAI) activity in human platelet extracts. Fibrinolysis 6 [Suppl 3]:92–93
12. Rydzewski A, Takada Y, Takada A (1989) Determination of plasminogen activator inhibitor-1 (PAI-1) in plasma using two different antikoagulants and methods. Thrombosis Res 55:285–289

Freie Vorträge zu Virusinfektionen bei Hämophilie

Diskussionsleitung:

M. Roggendorf (Essen)
K. Schimpf (Heidelberg)

Akute Hepatitis A durch S/D-virusinaktivierten Gerinnungsfaktor VIII im Bonner Hämophiliezentrum

A. Gerritzen, H.-H. Brackmann, J. Oldenburg, B. Flehmig, W. H. Gerlich, K. E. Schneweis, B. Matz

Als Prof. Mannucci aus Mailand im März dieses Jahres über einen Ausbruch akuter Hepatitis-A-Virus-Infektionen bei italienischen Hämophilen berichtete [1], der offensichtlich in engem Zusammenhang mit der Verabreichung eines bestimmten Faktor-VIII-Konzentrates stand, das durch das Solvent/Detergent (S/D)-Verfahren virusinaktiviert werden sollte, gingen auch die verantwortlichen Ärzte des Bonner Hämophilie-Zentrums Einzelfallbeobachtungen von Hepatitis-A-Fällen der vergangenen Jahre noch einmal systematisch nach. Über die Ergebnisse dieser Untersuchungen wird im folgenden berichtet.

Patienten, Methoden und Ergebnisse

Im Bonner Zentrum werden weit über 100 Patienten mit einem Faktor-VIII-Präparat behandelt, das auf die gleiche Weise hergestellt und virusinaktiviert wird wie die italienischen Produkte, nämlich Octavi der Firma Octapharma, Düsseldorf. Demgegenüber werden über 500 Patienten mit gerinnungsaktiven Substanzen anderer Hersteller behandelt. Wegen der besseren Vergleichbarkeit beschränken sich die kommenden Ausführungen aber ausschließlich auf Hämophilie-A-Patienten und ihre Behandlung mit Gerinnungsfaktor VIII.

Für insgesamt 360 dieser Patienten liegen Hepatitis-A-serologische Untersuchungsbefunde in ausreichender Zahl vor, die eine eindeutige Beurteilung der HAV-Immunitätslage zulassen. Tabelle 1 zeigt die Ausgangslage unserer Untersuchungen im Jahr 1988.

Das Medianalter der 96 mit Octavi behandelten Patienten ist mit 29 Jahren fast identisch mit dem der 264 mit anderen F VIII-Präparaten behandelten Patienten, deren Medianalter 31 Jahre beträgt. Bei 46 der Octavi-substituierten Patienten (47,9%) sind keine HAV-Antikörper nachweisbar, so daß diese Patienten als empfänglich für eine Hepatitis A angesehen werden müssen. Demgegenüber sind 149 der Patienten mit anderen F VIII-Konzentraten für eine HAV-Infektion empfänglich, das sind 56,4%.

In den Jahren 1988 bis 1992 wurden im Bonner Zentrum 18 Serokonversionen bezüglich Hepatitis-A-Antikörpern (im HAVAB EIA der Firma Abbott) beobachtet, die als sicheres Zeichen einer frischen Infektion mit HAV angesehen werden müssen. Bei 14 der betroffenen Patienten wurden auch entsprechende IgM-Antikörper nachgewiesen. Bei weiteren 4 serokonvertierten Patienten stand ein geeignetes Serum zum HAV-IgM-Nachweis nicht mehr zur Verfügung.

I. Scharrer/W. Schramm (Hrsg.)
23. Hämophilie-Symposion Hamburg 1992
© Springer-Verlag Berlin Heidelberg 1993

Tabelle 1. HAV-Serostatus im Jahr 1988 bei 360 männlichen Hämophilie-A-Patienten des Bonner Zentrums

F-VIII-Behandlung	HAV-immun	HAV-empfänglich
Octavi n = 96; M = 29 Jahre	50 (52,1%) M = 36 Jahre	46 (47,9%) M = 21 Jahre
Andere Präparate n = 264; M = 31 Jahre	115 (43,6%) M = 35 Jahre	149 (56,4%) M = 26 Jahre

Tabelle 2. HAV-Serokonversionen 1988–1992 bei 18 von 195 HAV-infizierbaren Hämophilie-A-Patienten des Bonner Zentrums

F-VIII-Behandlung	Mit Nachweis von anti-HAV-IgM	Ohne Nachweis von anti-HAV-IgM	Gesamt
Mit Octavi n = 46	13	4	17/46 (37,0%)
Mit anderen Präparaten n = 149	1[a]		1/149 (0,7%)

[a] Bruder eines einige Wochen zuvor betroffenen Octavi-Patienten.

Tabelle 2 zeigt die Verteilung der 18 Serokonversionen auf die mit Octavi bzw. anderen F VIII-Präparaten behandelten Hämophilie-A-Patienten.

17 der 46 für eine HAV-Infektion empfänglichen Octavi-Patienten (das sind 37%) erlitten diese Infektion im Zeitraum von 1988 bis 1992, während nur 1 von 149 anderen Hämophilie-A-Patienten (0,7%) serokonvertierte. Dazu ist zu berücksichtigen, daß dieser eine Patient der im selben Haushalt lebende Bruder (Alter: 7 Jahre) eines wenige Wochen zuvor betroffenen, mit Octavi behandelten Patienten (3 Jahre alt) ist, und deswegen eine intrafamiliäre Übertragung der Infektion auf natürlichem Wege anzunehmen ist. Die Rate der HAV-immunen Patienten stieg durch die beobachteten Konversionen in der Octavi-Gruppe von 52,1% auf 70% im Jahr 1992, während sie in der anderen Gruppe nur unwesentlich von 43,6% auf 43,9% anstieg.

Von den 13 HAV-IgM-positiven Patienten in der Octavi-Gruppe zeigten 10 auch klinisch und/oder laborchemisch Zeichen einer frischen Hepatitis mit Transaminasenwerten z.T. weit über 1000 IU/l.

Übliche Risiken für eine HAV-Infektion waren nur bei einem Patienten sicher eruierbar, nämlich eine Reise nach Israel; ein weiterer Patient hatte eine fragliche Assoziation mit einem kleineren kommunalen Ausbruch von HAV-Infektionen in einer westdeutschen Großstadt. Ansonsten aber wurde keines der bekannten Risiken für eine HAV-Infektion nachgewiesen.

Schlußfolgerungen und Diskussion

Wir schließen aus diesen Untersuchungsbefunden, daß zumindest der weit überwiegende Teil der im Bonner Zentrum beobachteten HAV-Infektionen durch die Behandlung mit einem Faktor VIII-Produkt hervorgerufen wurde, dessen Virusinaktivierungsverfahren nicht geeignet ist zur Inaktivierung nicht umhüllter Viren wie Hepatitis-A-Virus, aber z.B. auch Parvoviren.

Es stellt sich natürlich unmittelbar die Frage, auf welchem Wege infektiöses HAV in das F VIII-Produkt gelangen konnte. Bei den eingangs erwähnten italienischen Fällen wurde gemutmaßt, daß fäkal verunreinigtes Wasser in der Produktionsstätte Rieti (Italien), das lediglich durch Umkehrosmose gereinigt, aber nicht sterilisiert wurde und trotzdem für die Produktion des dort eingesetzten Faktors verwendet wurde, die Quelle der Kontamination gewesen sei. Wir glauben nicht, daß diese Erklärung für die bei uns beobachteten Fälle zutrifft, obwohl auch in Bonn Octavi eingesetzt wurde, das in Rieti produziert worden war. Einerseits waren nämlich die Bonner Fälle relativ regelmäßig über die Jahre verteilt und traten noch bis in das Jahr 1992 hinein auf (Tabelle 3).

Auf der anderen Seite kam S/D-virusinaktivierter Faktor VIII aus italienischer Produktion nur bis Mai 1990 im Bonner Zentrum zum Einsatz; das danach verwendete Octavi stammte nur noch aus Hagener und Wiener Produktion (Tabelle 4).

Wir glauben deswegen vielmehr, daß bereits in die Plasmapools, aus denen der Faktor VIII produziert wird und die aus mehreren tausend Einzelspenden bestehen, immer wieder auch Blut von frisch mit HAV infizierten, aber noch nicht erkrankten Spendern gelangt. Frisch mit HAV inkubierte Personen weisen aber bekanntermaßen eine erhebliche Virämie, also eine Ausschüttung des Virus in die Blutbahn, auf [2]. Dieses Spenderblut könnte also die Quelle der HAV-Kontaminationen sein. Außerdem muß man davon ausgehen, daß die Produktionsweise von Octavi (einge-

Tabelle 3. Jahresverteilung der HAV-Serokonversionen bei Octavi-behandelten Hämophilie-A-Patienten des Bonner Zentrums

	Mit Nachweis von anti-HAV-IgM	Ohne Nachweis von anti-HAV-IgM	Gesamt
1988	4		4
1989		2	2
1990	3	1	4
1991	4		4
1992	2	1	3

Tabelle 4. Produktionsorte des im Bonner Hämophilie-Zentrum eingesetzten F-VIII-Konzentrats Octavi

	Rieti (Italien)	Wien (Österreich)	Hagen (Deutschland)
Bis Mai 1990	X	X	X
Nach Mai 1990		X	X

schlossen das S/D-Verfahren) nicht zur Beseitigung bzw. Neutralisierung von infektiösen Hepatitis-A-Viruspartikeln geeignet ist [3]. Gegebenenfalls würden sie deswegen im Endprodukt erscheinen. Schon bei der Entwicklung und der Zulassung des S/D-Verfahrens war dieser Nachteil bekannt, wurde aber aufgrund der vermeintlich geringen Bedeutung der Übertragung nicht umhüllter Viren über Blut und Blutprodukte wissentlich in Kauf genommen [3]. Auf welche Weise infektiöses HAV der Neutralisierung [4] durch die höchstwahrscheinlich in den Plasmapools enthaltenen Hepatitis-A-Antikörper (anti-HAV) entgehen kann, sollen geplante Experimente zeigen, bei denen der Verbleib von künstlich zu den Plasmapools zugesetztem Virus nachvollzogen werden soll.

Bei der Überprüfung der unseren betroffenen Patienten verabreichten Chargen von Octavi fiel u.a. eine Charge besonders auf, die hier näher charakterisiert ist:

- Octavi 1000 – Charge No. 1367214,
- Plasmapool aus ostdeutschen Blutspenden des Frühjahrs 1991,
- F-VIII-Produktion bei Octapharma Wien (Österreich),
- angewendet u.a. von 4 Bonner Patienten Wochen vor HAV-Serokonversion 1991/1992,
- anti-HAV-negativ im HAVAB EIA und IMx HAVAB EIA (Abbott),
- HAV-RNA-positiv in der Antigen-Capture-PCR.

Die Charge mit der Nummer 1367214 haben nämlich 4 der 1991/1992 serokonvertierten Patienten erhalten. Aus ostdeutschen Blutspenden wurde in Wien das entsprechende Produkt hergestellt. Besonders wichtig scheint uns die Feststellung, daß wir in dieser Charge keine HAV-Antikörper nachweisen konnten, auch nicht mit dem hochempfindlichen IMx HAVAB EIA der Firma Abbott. Solche Antikörper, die in einigen anderen Chargen von Octavi, aber auch in anderen Faktor-VIII-Präparaten gefunden wurden, sollten nämlich in der Lage sein, eventuell kontaminierendes Hepatitis A Virus zu neutralisieren. Stattdessen wurde in dieser Charge Hepatitis-A-Virus-RNA (HAV-RNA) mit der Antigen-capture/Polymerase-Kettenreaktion nachgewiesen [5]. Dies ist als weiterer, deutlicher Hinweis auf eine Verunreinigung des Faktor-VIII-Präparats mit HAV zu werten, auch wenn der Nukleinsäurenachweis allein naturgemäß nicht Infektiosität bedeutet. Vergleichende Nukleinsäuresequenzierungen von Patienten-Material und F-VIII-Proben sowie Schimpanseninfektionsversuche könnten hier hilfreich sein.

Unterdessen sollten alle für eine HAV-Infektion empfänglichen Patienten durch passive oder – soweit verfügbar – durch aktive Immunisierung geschützt werden.

Zusammenfassung

18 Patienten des Bonner Hämophilie-Zentrums erlitten seit 1988 eine Infektion mit dem Hepatitis-A-Virus, 17 von ihnen waren mit einem F-VIII-Produkt behandelt worden, dessen Virusinaktivierungsverfahren (S/D) für nichtumhüllte Viren wie HAV weder bestimmt noch geeignet ist (Octavi, Octapharma, Düsseldorf). Andere Risiken für eine HAV-Infektion wurden bei den allermeisten Patienten ausgeschlossen. Bei 149 Patienten, die F-VIII-Produkte anderer Hersteller erhalten hatten,

wurde nur eine, vermutlich auf natürlichem Wege erworbene HAV-Infektion beobachtet. Der Nachweis von HAV-RNA in einer verdächtigten Charge des betroffenen Produkts bei gleichzeitiger Abwesenheit neutralisierender Antikörper bestärkt den dringenden Verdacht, daß mit infektiösem HAV verunreinigte F-VIII-Präparate die Quelle der Mehrzahl beobachteter HAV-Infektionen im Bonner Zentrum darstellt. Wir empfehlen den Schutz empfänglicher Patienten durch passive, oder – wo verfügbar – aktive Immunisierung.

Literatur

1. Mannucci PM (1992) Outbreak of Hepatitis A among Italian patients with Hämophilia. Lancet 339:819
2. Oren R, Shouval D, Tur-Kaspa R (1989) Detection of hepatitis A virus RNA in serum from patients with acute hepatitis. J Med Virol 28:261–263
3. Prince AM, Horowitz B, Brotman B (1986) Sterilisation of hepatitis and HTLV-III viruses by exposure to tri-(n-butyl)-phosphate and sodium cholate. Lancet II:706–709
4. Margolis HS, Nainan OV, Krawczynski K, Bradley DW, Ebert JW, Spelbring J, Fields HA, Maynard JE (1988) Appearance of immune complexes during experimental hepatitis A infection in chimpanzees. J Med Virol 26:315–326
5. Normann A, Graff J, Gerritzen A, Brackmann H-H, Oldenburg J, Flehmig B (dieses Symposium) Nachweis von Hepatitis A Virus RNA in einem Faktor VIII Präparat mittels Antigencapture/PCR

Nachweis von Hepatitis-A-Virus-RNA in einem Faktor-VIII-Präparat mittels „antigen capture"/PCR

A. Normann, J. Graff, A. Gerritzen, H.-H. Brackmann,
J. Oldenburg, B. Flehmig

Im Frühjahr 1992 wurden aus Italien 41 akute Hepatitis-A-Fälle bei hämophilen Patienten gemeldet [1]. Nach epidemiologischen Studien führten die Autoren die Hepatitis-A-Infektionen auf ein hoch gereinigtes Faktor-VIII-Präparat zurück (Emoclot Octa VI). Im Bonner Hämophiliezentrum wurden ebenfalls 46 Patienten mit Faktor-VIII-Präparaten vom gleichen Hersteller behandelt (Octavi Octapharma). Diese Präparate waren dem Solvent/Detergent-(SD-)Verfahren zur Virusinaktivierung unterzogen worden.

Bei 13 Patienten, die mit diesen Faktor-VIII-Präparaten behandelt wurden, wurde eine akute Hepatitis-A-Infektion diagnostiziert [2]. Da die meisten Patienten kein typisches anderes Risiko für eine Hepatitis-A-Infektion hatten, war ein möglicher Zusammenhang zwischen der Anwendung dieser Faktor-VIII-Präparate und den akuten HAV-Infektionen naheliegend. In den betroffenen Chargen waren durch immunologische Untersuchungen wie Antigen- oder Antikörper-RIA das Hepatitis-A-Virus bzw. -Antikörper nicht nachweisbar.

Wir untersuchten daher verschiedene Chargen dieser Faktor-VIII-Präparate mit der sehr sensitiven „antigen capture"/Polymerasekettenreaktion (AC/PCR) auf HAV-RNA [3].

Methode

Die AC/PCR [4] gewinnt als Methode in der Virusdiagnostik immer mehr an Bedeutung und beruht auf der Anreicherung von Virus über Antikörperbindung und der Amplifikation bestimmter Nukleinsäureabschnitte auf dem Virusgenom durch die Kettenreaktion. Die schematische Darstellung des HAV-Genoms zeigt den Bereich des HAV-Genoms, der durch die PCR amplifiziert wird (Abb. 1).

Für die Untersuchungen wurden mehrere Aliquots von 4 verschiedenen Faktor-VIII-Chargen in Teströhrchen, die mit monoklonalem Antikörper Mab7e7 [5] beschichtet waren, inkubiert. Bei dieser „Capture-Reaktion" bindet eventuell vorhandenes HAV an seine Antikörper. Nach einer Denaturierung der Proteine liegt freie Virus-RNA vor und wird durch Zugabe vom 1. Primerpaar und Enzym in cDNA transkribiert. Diese DNA wird in einer ersten PCR amplifiziert. Mit einem Teil des ersten Amplifikationsproduktes und einem 2. Primerpaar wird zur Erhöhung der Sensitivität und Spezifität der Reaktion eine zweite PCR durchgeführt. Tabelle 1 zeigt die zur PCR eingesetzten Primersets 1 und 2 mit der jeweiligen Nukleotidsequenz und die daraus zu erwartenden Amplifikationsprodukte.

I. Scharrer/W. Schramm (Hrsg.)
23. Hämophilie-Symposion Hamburg 1992
© Springer-Verlag Berlin Heidelberg 1993

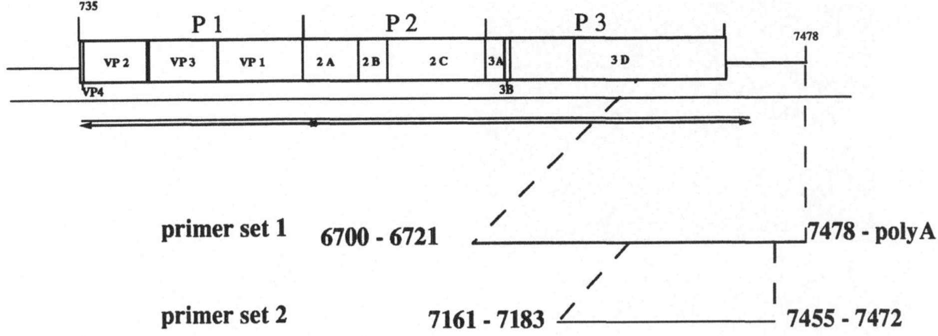

Abb. 1. Genomorganisation von HAV

Tabelle 1. Sequenzen der Primersets

Primersets	Oligonukleotidsequenzen 5′-3′	Nukleotid-position 5′- 3′	Ampli-fikations-produkt
1. sense	ATCGAATTCGTCTTAGTCCATTTATGATTA	6700–6721	793 bp
1. antisense	AGGATCCCGCGGGTCGACGCGGCCGCATGC-TTTTTTTTTTTTTTTTTT	7478–polyA	
2. sense	GAGGATAGAATTAGACCTGCAAT	7161–7183	311 bp
2. antisense	ATCGAATTCTTTTTTATTTACTGATAAAAGAAAT-AAACA	7455–7472	

Die PCR-Produkte werden durch Gelelektrophorese analysiert, wobei die amplifizierte DNA gemäß ihrem Molekulargewicht aufgetrennt wird. Mit Hilfe eines Größenstandards wird die exakte Länge der amplifizierten Produkte bestimmt. Zur genauen Charakterisierung der Amplifikationsprodukte wird ein Southern Blot angeschlossen, wobei die aufgetrennte DNA auf ein Nylonfilter übertragen und dann mit einem komplementären Digoxigenin (Böhringer Mannheim) markierten Genfragment aus der entsprechenden Region des HAV hybridisiert wird.

Ergebnis

Abbildung 2 zeigt das Ergebnis der zweiten PCR von 4 verschiedenen Faktor-VIII-Chargen (Abb. 2/4–7). Mit der AC/PCR konnte in zwei von den gezeigten vier untersuchten Chargen des Faktor-VIII-Präparates die Nukleinsäure von HAV nachgewiesen werden (Abb. 2/4, 5). Die Negativkontrollen sind in Spur 1 und 2, die Positivkontrolle ist in Spur 3, Abb. 2 dargestellt.

Die Analyse der Faktor VIII Charge (Abb. 2/4) mit der u.a. 4 Bonner Patienten behandelt wurden und bei denen eine akute Hepatitis A diagnostiziert wurde, ergibt

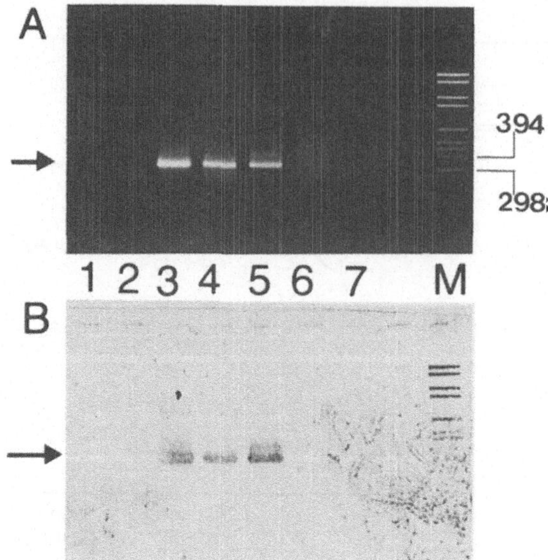

Abb. 2. Gelelektrophorese (*A*) und Southern-Hybridisierung (*B*) der amplifizierten Produkte aus der zweiten PCR

eine eindeutige Bande von exakter Größe, die auch im Southern Blot durch Hybridisierung gegen ein Digoxigenin markiertes DNA-Fragment aus dem 3′-Bereich des HAV-Genoms bestätigt wird.

Diskussion

Mit der AC/PCR steht eine sensitive Methode zur Detektion von HAV und dessen Nukleinsäure zur Verfügung. Trotz der Virusanreicherung über den monoklonalen Antikörper, kann keine Aussage über die Infektiosität des nachgewiesenen HAV gemacht werden. Das positive PCR Ergebnis dieser Charge im Zusammenhang mit den akuten Hepatitis-A-Fällen legt aber den Schluß nahe, daß diese Charge mit HAV kontaminiert war.

Zur Inaktivierung von Viren werden Blutprodukte hauptsächlich im Solvent/Detergent-Verfahren (S/D) hergestellt. Dieses Verfahren wurde entwickelt, um mögliche Kontaminationen mit Hepatitis-B-Viren oder HIV zu eliminieren. Nicht umhüllte Viren, zu deren Gruppe das HAV gehört, können mit diesem Verfahren jedoch nicht inaktiviert werden und wurden bislang wegen ihrer geringen Bedeutung vernachlässigt [6].

Die akuten Fälle von HAV-Infektionen zeigen aber, welche Bedeutung den Untersuchungen von Plasmapools auf HAV zukommt.

Literatur

1. Mannucci PM (1992) Outbreak of hepatitis A among Italian patients with haemophilia. Lancet 339:819
2. Gerritzen A, Brackmann H-H, Oldenburg J, Hanfland P, Schneweis KE (1992) Acute hepatitis A in haemophiliacs also in Deutschy. Lancet 340:1231
3. Normann A, Graff J, Gerritzen A, Brackmann H-H, Flehmig B (1992) Detection of hepatitis A virus RNA in commercially available factor VIII preparation. Lancet 340:1232
4. Jansen RW, Siegl G, Lemon SM (1990) Molecular epidemiology of human hepatitis A virus defined by an antigen-capture polymerase chain reaction method. Proc Natl Acad Sci USA 87:2867–2871
5. Pfisterer M, Heinricy U, Flehmig B (1987) Development and characterization of a monoclonal antibody against hepatitis A virus The 1987 International Symposium on viral hepatitis. Abstract No. 46, p 17A
6. Prince AM, Horowitz B, Brotman B (1986) Sterilisation of Hepatitis and HTLVIII viruses by exposure to tri(n-butyl) phosphate and sodium cholate. Lancet:706

Prävalenz von Anti-Hepatitis A und Anti-Parvo B19 bei Kindern mit Blutgerinnungsstörungen

W. Kreuz, D. Klarmann, G. Auerswald, S. Ehrenforth, P. Linde, D. Mentzer, T. Beeg, S. Becker, H. Rabenau, W. D. Doerr, T. F. Schwarz, B. Kornhuber

Mannucci berichtete im März 1992 über Hepatitis-A-Infektionen bei hämophilen Patienten in Italien im Zusammenhang mit einem nach dem Solvent-Detergent-Verfahren (SD-Verfahren) virusinaktivierten Faktor-VIII-Präparat [1].

In unserer Studie wurde die Möglichkeit einer Übertragung von Hepatitis A durch pasteurisierte Gerinnungspräparate untersucht. Wir ermittelten hierzu die Prävalenz von Anti-Hepatitis A in einer Gruppe von zuvor unbehandelten Kindern mit Gerinnungsstörungen (PUPS = „previously untreated patients"), die in der Folge ausschließlich mit pasteurisierten Präparaten behandelt wurden.

Parvo B19, ebenfalls ein nicht behülltes, besonders hitzestabiles Virus kann zur Überprüfung der Güte eines Virusinaktivierungsverfahrens herangezogen werden. Es konnte gezeigt werden, daß nach Gabe von Gerinnungspräparaten eine Parvo-B19-Infektion auftrat, offensichtlich wird B19 durch Hitze, unabhängig welches Verfahren angewendet wurde, oder durch organische Lösungsmittel nicht oder nicht ausreichend inaktiviert [2–9]. Da es derzeit noch kein biologisches System für B19 gibt, läßt sich der Inaktivierungserfolg nicht direkt testen. In unserer klinischen Studie an zuvor unbehandelten Kindern möchten wir die Ergebnisse zur möglichen Übertragung von B19 durch virusinaktivierte Faktorenkonzentrate, insbesondere pasteurisierte Produkte vorstellen.

Patienten und Methode

Die Prävalenz von Anti-HAV-IgG und -IgM (ELISA, Abbott; Tabelle 1) und Anti-Parvo-B19-IgG und -IgM (ELISA; Tabelle 2) wurde bei Kindern mit Hämophilie A, Hämophilie B, von Willebrand Syndrom, A-, Hypo-, Dysfibrinogenämie, Faktor-X- bzw. Faktor-XIII-Mangel untersucht, die ausschließlich mit den in Tabelle 1 aufgeführten Präparaten behandelt wurden. Es wurden hierbei in der Hauptsache Patienten untersucht, die mit pasteurisierten Präparaten (HS-Verfahren, Erhitzen in wäßriger Lösung bei 60 °C für 10 h bzw. für 20 h [10]) behandelt wurden. Als Vergleichs- bzw. Kontrollkollektive wurden Kinder mit verschiedenen Gerinnungsstörungen (Hämophilie A, Hämophilie B, v. Willebrand Syndrom, A-, Hypo-, Dysfibrinogenämie) untersucht, die nichtvirusinaktivierte Blut- bzw. Plasmapräparate erhalten haben, sowie Kinder, die keine Blut bzw. Plasmaprodukte erhalten haben. Bei den Patienten, die mit Faktor VIII HS (Haemate HS und/oder Beriate HS) behandelt wurden, kann ein maximaler Beobachtungszeitraum von 12 Jahren über-

I. Scharrer/W. Schramm (Hrsg.)
23. Hämophilie-Symposion Hamburg 1992
© Springer-Verlag Berlin Heidelberg 1993

Tabelle 1. Ergebnisse Anti-HAV IgG (ELISA)

Diagnose	Präparat	positiv	negativ
Hämophilie A oder v. Willebrand Syndrom	Haemate HS/Beriate HS	3[a]	63
Hämophilie B oder Faktor-X-Mangel	Faktor IX HS	0	14
A-, Hypo-, Dysfibrinogenämie	Haemocomplettan HS	0	7
Faktor-XIII-Mangel	Fibrogammin HS	0	1
Hämophilie B	PPSB Biotest und Faktor IX HS	0	7
Hämophilie A	Kogenate	0	2
A-, Hypo-, Dysfibrinogenämie, Hämophilie A Hämophilie B, v. Willebrand Syndrom	nicht virusinaktivierte Präparate	9[b]	18
präoperative Patienten	ohne Substitution	0	29
Pat. mit verschiedenen Gerinnungstörungen	ohne Substitution	3	27
	Alle Patienten sind HAV-IgM negativ		

[a] Bereits vor Erstsubstitution positiv. [b] Davon 4 Patienten mit IVIG-Therapie.

Tabelle 2. Ergebnisse Anti-Parvo-B19-IgG (ELISA)

Diagnose	Präparat	positiv	negativ	unspez.
Hämophilie A oder v. Willebrand Syndrom	Haemate HS/Beriate HS	33	33	5
Hämophilie B oder Faktor-X-Mangel	Faktor IX HS	6	8	0
A-, Hypo-, Dysfibrinogenämie	Haemocomplettan HS	1	4	0
Faktor-XIII-Mangel	Fibrogammin HS	0	1	0
Hämophilie B	PPSB Biotest und Faktor IX HS	4	2	2
Hämophilie A	Kogenate	0	2	0
A-, Hypo-, Dysfibrinogenämie, Hämophilie A Hämophilie B, v. Willebrand Syndrom	nicht virusinaktivierte Präparate	7	13	7
präoperative Patienten	ohne Substitution	3	33	4
Pat. mit verschiedenen Gerinnungstörungen	ohne Substitution	6	14	5
	Alle Patienten sind Parvo-B19-IgM negativ			

blickt werden, in dem insgesamt 62 Chargen eingesetzt wurden; bei den Patienten die mit Faktor IX HS behandelt wurden, ein Beobachtungszeitraum von 7 Jahren bei insgesamt 11 Chargen.

Zusammenfassung

In der Gruppe der Patienten, die ausschließlich mit pasteurisierten Produkten behandelt wurden, fand sich eine Anti-HAV IgG-Prävalenz von 3/88 (3,4%). Bei den 3 Anti-HAV IgG-positiven Patienten konnten Antikörper bereits vor Erstsubstitution nachgewiesen werden, eine familäre Hepatitis A Infektion ist bekannt. Die Anti-Parvo-B19-Prävalenz lag in dieser Gruppe bei 40/86 (46,5%).

In der Gruppe der Patienten, die mit nichtvirusinaktivierten Präparaten behandelt wurden, lag die Anti-HAV IgG-Prävalenz bei 9/27 (33,3%), bei 4 der HAV IgG-positiven Patienten wurde eine intravenöse Immunglobulintherapie durchgeführt (IVIG), eine Übertragung von passiven Antikörpern ist daher nicht auszuschließen. Für Anti-Parvo B19 fand sich eine Prävalenz in dieser Gruppe von 7/20 (35%), allerdings muß einschränkend die hohe Zahl an unspezifischen Testergebnissen und die geringe Patientenanzahl berücksichtigt werden.

In der Kontrollgruppe der nichtsubstituierten Patienten fanden wir eine Anti-HAV-IgG-Prävalenz von 3/59 (5%), die Anti-Parvo-B19-Prävalenz betrug 9/56 (16%).

Bei keinem der getesteten Patienten fand sich ein positiver HAV- oder Parvo-B19-IgM-Titer.

Diskussion

In einem maximalen Beobachtungszeitraum von 12 Jahren konnte bei keinem der Patienten, die ausschließlich pasteurisierte Produkte erhalten haben, eine Hepatitis-A-Infektion im Zusammenhang mit dem Gerinnungspräparat nachgewiesen werden. Die Prävalenz in dieser Gruppe ist in etwa vergleichbar mit der altersentsprechenden Kontrollgruppe der Patienten ohne Substitution. Insgesamt zeigte sich in unserer Studie eine ausgesprochen niedrige Anti-HAV-IgG-Prävalenz, verglichen mit den Daten italienischer Patienten mit Hämophilie und von Willebrand Syndrom [12].

Die Parvo-B19-IgG-Prävalenz lag in der Gruppe der ausschließlich mit pasteurisierten Präparaten behandelten Patienten (46,5%) deutlich über dem Ergebnis unserer Kontrollgruppe (16%). Sie ist jedoch vergleichbar mit der Prävalenz eines altersentsprechenden Normalkollektivs in Deutschland, die von Enders in der Altersgruppe zwischen 1–20 Jahren mit 54,3% angegeben wird [13].

In einer weiteren Untersuchung von Schwarz et al. wird die IgG-Prävalenz bei Kindern der Kinderpoliklinik der Universität München und bei Blutspendern des Bayrischen Roten Kreuzes in München, Alter zwischen 1–68 Jahren, mit 38,4% angegeben [14].

Bei diesen Vergleichen muß jedoch einschränkend die Abhängigkeit der Prävalenzen von den verwendeten Testsystemen und den unterschiedlichen geographischen Regionen erwähnt werden. Weitere klinische Studien an größeren Patientengruppen und die Entwicklung biologischer Testsysteme von B19 zur Überprüfung der Effektivität der verschiedenen Virusinaktivierungsverfahren sind erforderlich.

Literatur

1. Mannucci PM for Medical-Scientific Commitee, Fondazione dell'Emofilia (1992) Outbreak of hepatitis A among Italian patients with haemophilia. Lancet 339:819
2. Bartolomei Corsi O, Azzi A, Morfini M, Fanci R, Rossi Ferrini P (1988) Human parvovirus infection in hemophiliacs first infused with treated clotting factor concentrates. J Med Virol. 25:165–170
3. Lyon DJ, Chapman CS, Martin C, Brown KE, Clewley JP, Flower AJE, Mitchell VE (1989) Symtomatic parvovirus B19 infection and heat-treated factor IX concentrate. Lancet i:1085
4. Williams MD, Cohen BJ, Beddall AC, Pasi KJ, Mortimer PP, Hill FGH (1990) Transmission of human parvo virus B19 by coagulation factor concentrates. Vox Sang. 58:177–181
5. Zakrzewska K, Azzi A, Patou G, Morfini M, Rafanelli D, Pattison JR (1992) Human Parvovirus B19 in clotting factor concentrates: B19 DNA detection by the nested Polymerase Chain Reaction. Brith J Haematol 81:407–412

6. Morfini M, Longo G, Rossi Ferrini P, Azzi A, Zakrzewska C, Ciappi S, Kolumban P (1992) Hypoplastic Anemia in Hemophiliac First Infused With a Solvent/Detergent Treated Factor VIII Concentrate: The Role of Human B19 Parvovirus Amer J Hematol 39:149–150
7. Azzi A, Ciappi S, Zakvrzewska K, Morfini M, Mariani G, Mannucci PM (1992) Human Parvovirus B19 infection in hemophiliacs first infused with high purity, virally attenuated factor VIII concentrates. Amer J Hematol 39:228–230
8. Morfini M, Rafanelli D, Longo G, Azzi A, Ciappi S, D'Agata E (1992) Realationship between HAV-Ab, B19-Ab and HIV-Ab in Hemophiliacs. XX International Congress of the World Federation of Hemophilia, Athens-Greece Oct. 12–17, 1992 Abstract 330, p. 168
9. Schwarz TF (1989) Parvovirus B19-Infektion. 20. Hämophilie-Symposion Hamburg 1989, Springer-Verlag, p. 173–179
10. Heimburger N, Schwinn H, Gratz P, Lüben G, Kumpe G, Herchenhan B (1981) Faktor VIII-Konzentrat, hochgereinigt und in Lösung erhitzt. Arzneim.-Forsch./Drug Res. 31:619
11. Kreuz W, Auerswald G, Roggendorf M, Schwarz T, Funk M, Linde R, Kröniger A, Kornhuber B (1990) Anti-HCV und Anti-B19 Prävalenz nach Substitution mit pasteurisierten Gerinnungspräparaten bei bisher unbehandelten Patienten. 21. Hämophilie-Symposion Hamburg 1990, Springer-Verlag, p. 164–168
12. Scaraggi FA, Perricci A, Petronelli M, Lomuscio S, De Mitrio V, Schiraldi O (1992) Prevalence of serum IgG antibodies to hepatitis A virus in Italien haemophiliacs.
13. Enders G, Biber M (1990) Ringelröteln – Probleme und Diagnostik. Ärztl Praxis 24, 72:14–15
14. Schwarz TF, Roggendorf M, Deinhardt F (1987) Häufigkeit der Parvovirus-B19-Infektionen

Hepatitis-C-Virus- und Parvovirus-B19-Infektion bei Patienten mit kongenitalen Gerinnungsstörungen

N. Frickhofen, Z. J. Chen, C. Jainta, D. Ellbrück, K. Koerner, T. F. Schwarz, B. Kubanek, H. Heimpel, E. Seifried

Die Virussicherheit von Blutprodukten ist eine ständige Herausforderung für Patienten mit kongenitalen Gerinnungsstörungen und die sie betreuenden Ärzte. Eine wirksamere Spenderselektion und die Entwicklung von Methoden der Virusabreicherung und Inaktivierung haben die Sicherheit der Präparate in den letzten Jahren erheblich verbessert. Nachdem die Gefahr einer Übertragung von HIV-Viren u.a. aufgrund von weiterentwickelten Inaktivierungsverfahren heute weitgehend eliminiert werden konnte, rücken andere Viren in das Zentrum des Interesses. Dies betrifft v.a. Hepatitis-C-Virus (HCV) und Parvovirus B19 (B19). Für beide Viren stehen gute serologische und molekularbiologische Methoden zur Verfügung, die eine effektive Analyse der Präparate und eine Kontrolle von transfundierten Patienten erlauben. Im folgenden sollen die Ergebnisse von Untersuchungen zu HCV und B19 an einer Gruppe von Patienten des Ulmer Hämophiliezentrums dargestellt werden; die Ergebnisse der Analyse von Gerinnungsfaktorpräparaten werden an anderer Stelle beschrieben [1].

Material und Methoden

Seren von 56 transfundierten Patienten mit kongenitalen Gerinnungsstörungen, die am Ulmer Hämophiliezentrum betreut werden, standen für die Untersuchungen zur Verfügung. Als Kontrollen dienten die Seren von 2 nicht transfundierten Patienten,

Tabelle 1. Studiengruppe von 56 transfundierten Patienten mit angeborenen Gerinnungsstörungen

Patienten	Zahl	Alter Median (Spanne)
Hämophilie A		34 (5–72)
– schwer[a]	23	
– mittelschwer	3	
– leicht	15	
Hämophilie B		31 (17–55)
– schwer	8	
– mittelschwer	2	
– leicht	2	
Faktor-VII-Mangel, schwer	3	21, 37, 39

[a] Faktoraktivität <1% (schwer), 1–5% (mittelschwer), >5% (leicht).

I. Scharrer/W. Schramm (Hrsg.)
23. Hämophilie-Symposion Hamburg 1992
© Springer-Verlag Berlin Heidelberg 1993

16 Lebenspartnern der Patienten und 24 Blutspendern. Die Seren stammten aus der Zeit von April bis November 1990 und waren in Aliquots bei –20 ° C gelagert. Die Charakteristika der Patienten sind in Tabelle 1 dargestellt.

Die Exposition mit HCV und B19 wurde mit serologischen und molekularbiologischen Methoden überprüft. Antikörper gegen HCV wurden mit Hilfe eines ELISA der ersten Generation (Ortho) nachgewiesen. Für die Bestimmung von B19-Antikörpern des IgM- und IgG-Typs wurde ein ELISA eingesetzt, der im Rahmen einer umfangreichen Routinediagnostik validiert wurde [2, 3]. Die Hepatitis-B- und HIV-1-Serologie erfolgte nach Standardverfahren mit ELISA von Behring, Sorin und Ortho.

In allen Seren wurde auch nach HCV- und B19-Genom gesucht. Da die Seren in sensitiven Dot Blot-Verfahren unter Einsatz von ^{32}P-markierten Plasmiden negativ waren (Daten nicht gezeigt), wurde die Polymerasekettenreaktion (PCR) als derzeit sensitivste Methode eingesetzt. Technische Details der „nested primer-PCR" für HCV und der Einschritt-PCR für B19 sind an anderer Stelle beschrieben [4, 5]. PCR-Ergebnisse wurden nur dann als positiv gewertet, wenn 3 getrennte Ansätze die gleichen Resultate erbrachten.

Ergebnisse

Nach serologischen Kriterien waren 31 Patienten mit HCV und 43 Patienten mit B19 in Kontakt gekommen (55% bzw. 77%; Tabellen 2a und b). Eindeutige B19-Antikörper vom IgM-Typ wurden nur bei 2 Patienten gefunden, von denen einer IgG-positiv und der andere IgG-negativ war; 4 weitere Seren wiesen Grenztiter von IgM-Antikörpern auf. Keiner der nicht transfundierten Patienten, Lebenspartner oder Blutspender wies IgG-Antikörper gegen HCV auf. IgG-Antikörper gegen B19 fanden sich bei 8 Partnern (53%) und 10 Blutspendern (42%). IgM-Antikörper waren bei einem Partner nachweisbar während alle Seren von Blutspendern negativ waren.

Während somit die Prävalenz von IgG-Antikörpern für beide Viren in einem ähnlich hohen Bereich lag, war die durch PCR nachweisbare Virämie unterschiedlich: HCV-Genom konnte bei 32 Patienten, B19-Genom dagegen nur bei 4 Patienten nachgewiesen werden (57% bzw. 7%). Neben den 4 Seren mit konstant amplifizierbarer B19-DNA waren die Seren von 4 weiteren Patienten in einzelnen PCR-Ansätzen positiv. Da Kontaminationen bei korrekten Ergebnissen der Kon-

Tabelle 2a, b. Nachweis der Hepatitis-C-Virusinfektion (**a**) und Parvovirus-B19-Infektion (**b**) durch Serologie (HCV-IgG, B19-IgG) oder PCR (HCV-RNA, B19-DNA)

	HCV-RNA		
	+	–	
HCV-IgG +	22	9	31
HCV-IgG –	10	15	25
	32	24	

	B19-DNA		
	+	–	
B19-IgG +	4	39	43
B19-IgG –	0	13	13
	4	52	

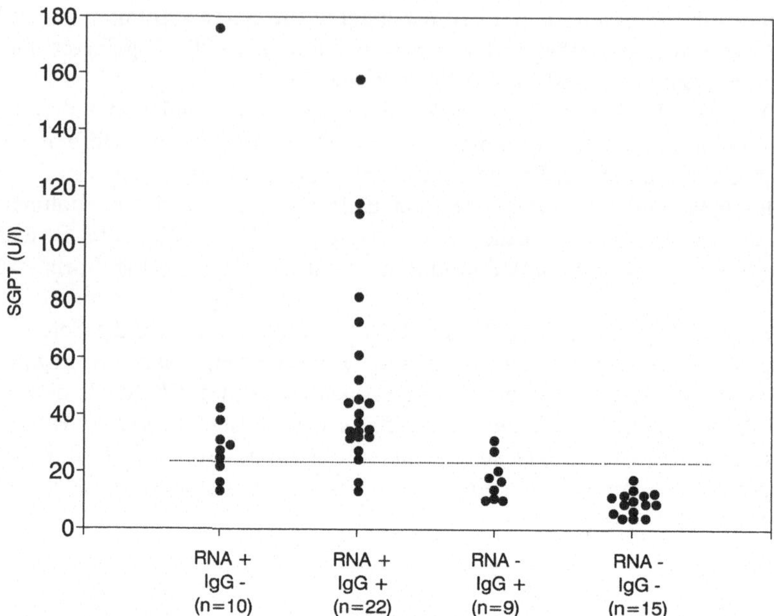

Abb. 1. Korrelation der SGPT mit dem Nachweis von HCV-Genom (RNA) oder HCV-Antikörpern (IgG) im Serum

trollansätze unwahrscheinlich sind, ist anzunehmen, daß in diesen Seren Virus in extrem niedriger Konzentration vorhanden ist; dieser Frage wird derzeit durch „nested primer PCR" nachgegangen. In keinem der Seren der nicht transfundierten Patienten, Partnern und Blutspendern konnte HCV-RNA amplifiziert werden. Das Serum eines Partners enthielt jedoch wie auch das gleichzeitig entnommene Serum des dazu gehörenden Patienten B19-DNA; beide Seren waren IgM- und IgG-negativ.

Die Korrelation von Serologie und Genomanalyse ist für HCV detaillierter und unter Einschluß der SGPT in Abb. 1 dargestellt. Die Mehrzahl (69%) der RNA-positiven Patienten war auch IgG-positiv, und umgekehrt waren die RNA-negativen Patienten überwiegend IgG-negativ (63%). Bei 19 Patienten (34%) bestanden jedoch Diskrepanzen. Wenn man die SGPT als Marker einer entzündlichen Aktivität hinzunimmt, so wird deutlich, daß 27 von 32 (84%) RNA-positiven und nur 2 der 24 (8%) RNA-negativen Patienten erhöhte SGPT-Werte aufwiesen. Demgegenüber waren die SGPT Werte bei 22 von 31 (71%) der IgG-positiven Patienten, jedoch auch bei 7 von 25 (28%) der IgG-negativen Patienten erhöht. Die durch PCR faßbare Virämie korreliert also besser als die IgG-Antikörper – hier gemessen mit einem Test der ersten Generation – mit einer klinisch faßbaren Hepatitis. Leberbiopsien der Patienten lagen nicht vor.

Eine Korrelation von IgG-Antikörpern und Virusgenom bestand für B19 nicht (Tabelle 2b) und war auch nicht erwartet worden. Keiner der DNA-positiven Patienten war IgM-positiv, während umgekehrt die beiden IgM-positiven Patienten nicht DNA-positiv waren. Dieses ungewöhnliche Ergebnis wird weiter unten diskutiert.

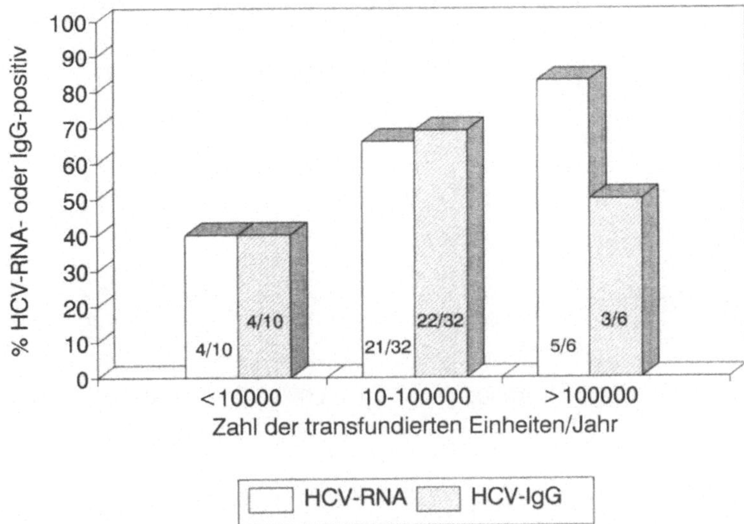

Abb. 2. Abhängigkeit der HCV-Infektion (bestimmt durch PCR oder Serologie) von der Zahl transfundierter Einheiten/Jahr (Werte aus 1990). Nur Patienten, die nichtvirusinaktivierte Präparate erhalten hatten, sind berücksichtigt. In den Säulen sind die absoluten Zahlen positiver Patienten aufgeführt

Tabelle 3. Abhängigkeit der HCV-Infektionsrate von der Art der transfundierten Präparate

Präparate	Patienten	HCV-RNA	HCV-IgG	B19-DNA	B19-IgG
Nicht virus inaktiviert	48	30 (63%)	29 (60%)	3 (6%)	38 (79%)
Virus-inaktiviert	6	0	0	1 (17%)	4 (67%)
Frischplasma	2	2	2	0	0

Risikofaktoren für eine Exposition mit HCV waren die Transfusionsfrequenz (Abb. 2 und 3) und die Behandlung mit nicht virusinaktivierten Hochkonzentraten (Tabelle 3). Zwei Patienten mit Faktor VII-Mangel, die mehrfach vor 1985 mit nicht virusinaktiviertem Frischplasma behandelt worden waren, waren HCV-RNA und IgG-positiv, während ein Patient, der ausschließlich mit virusinaktiviertem Faktor VII-Konzentrat substituiert worden war, HCV-negativ war. Ein Zusammenhang zwischen der B19-Exposition und der Zahl oder Art der transfundierten Präparate war nicht erkennbar.

Bei dem gleichen Patientenkollektiv war auch der Status für Hepatitis B Virus (HBV) und HIV-1 bekannt. Für HCV bestand eine gute Korrelation mit den Zeichen einer abgelaufenen HBV-Infektion (77% der Patienten waren seropositiv) während dies für die HIV-Infektion (18% der Patienten waren seropositiv) nicht erkennbar war. B19-Virämie oder Serologie korrelierten weder zur HBV- noch zur HIV-Infektion (Daten nicht gezeigt).

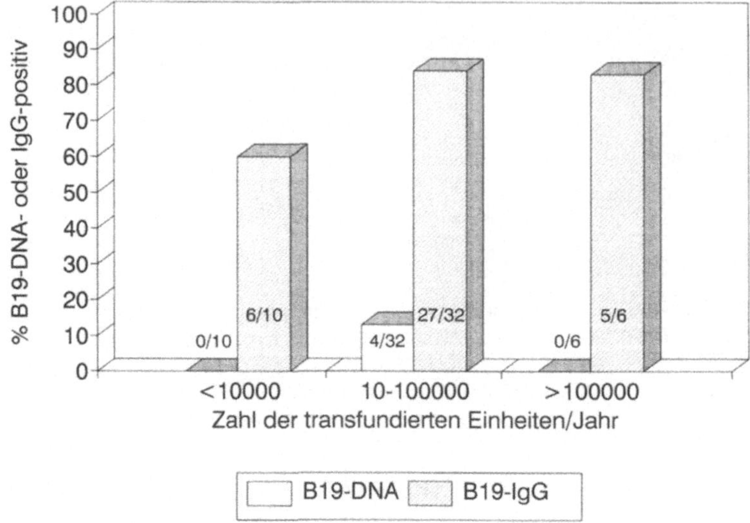

Abb. 3. Abhängigkeit der Parvovirus B19-Infektion (bestimmt durch PCR oder Serologie) von der Zahl transfundierter Einheiten/Jahr. Nur Patienten, die nichtvirusinaktivierte Präparate erhalten hatten, sind berücksichtigt. In den Säulen sind die absoluten Zahlen positiver Patienten aufgeführt

Diskussion

Die vorliegenden Untersuchungen zeigen anhand der serologischen Daten, daß etwa 60% der Patienten, die mit nichtvirusinaktivierten Präparaten behandelt wurden, mit HCV exponiert wurden, und daß etwa 80% dieser Patienten auch Kontakt mit Parvovirus B19 hatten. Beide Zahlen stimmen gut mit Ergebnissen von Studien aus Deutschland und anderen europäischen Ländern überein [3, 6, 7]. Die Zahlen liegen deutlich über den Werten von Kontrollpersonen und demonstrieren das Problem der Viruskontamination von Gerinnungsfaktorpräparaten. Die ausschließliche Transfusion von inaktivierten Präparaten eliminierte die HCV-Infektion bei den Patienten dieser Studie während dies offenbar für B19 nicht zutraf, da einer dieser Patienten nicht nur Antikörper entwickelt hatte, sondern zum Zeitpunkt der Blutabnahme auch virämisch war. Die Anzahl der ausschließlich mit inaktivierten Präparaten behandelten Patienten in dieser Studie ist allerdings zu gering, um diese Beobachtung zu verallgemeinern, sollte aber zu vergleichenden Untersuchungen bei derzeit behandelten Patienten stimulieren.

Die Mehrzahl der HCV-IgG-positiven Patienten war auch virämisch und hatte zum großen Teil schon über viele Jahre erhöhte SGPT-Werte. Die SGPT-Werte korrelierten besser als die HCV-Antikörper mit der Virämie und sind daher als relativ zuverlässige Parameter der Infektiosität zu werten [8]. Möglicherweise korrelieren Antikörpertests der Folgegenerationen besser mit der Virämie, da bei Risikogruppen mit den Tests der zweiten Generation in der Regel mehr falsch negative als falsch positive Resultate der Tests der ersten Generation aufgedeckt werden [9].

Es ist davon auszugehen, daß die meisten Patienten nach Infektion durch kontaminierte Präparate eine persistierende Infektion und chronische Hepatitis C entwickelten [10]. Vorläufige Ergebnisse eigener Untersuchungen von Faktorpräparaten, die vor Einführung der HCV-Antikörpertestung hergestellt worden waren, zeigen, daß auch nach Einführung von Inaktivierungsverfahren noch etwa 10% der untersuchten Chargen HCV-RNA enthielten. Eine Präferenz bestimmter Hersteller oder bestimmter Präparate fiel bisher nicht auf. Wegen des Fehlens eines in vitro-Infektionsassays ist es nicht möglich, zu beurteilen, ob es sich um infektiöse Viruspartikel handelt.

Da HCV-Übertragungen trotz offensichtlich weiter bestehender Kontamination der Präparate nach Einführung potenter Inaktivierungsmethoden eine absolute Rarität geworden sind, ist zu postulieren, daß möglicherweise infektiöses HCV in den Serumpools effektiv inaktiviert wurde [11]. Es bleibt abzuwarten, ob die kürzlich erfolgte Einführung der HCV-Antikörpertestung als Eingangskriterium für die Herstellung von Gerinnungsfaktorpräparaten die Rate HCV-RNA-positiver Präparate senken und damit zusätzlich zur Virussicherheit beitragen wird.

Die schon lange bekannte Transmission von Parvovirus B19 durch Gerinnungsfaktorpräparate [12–16] wird durch die vorliegenden Untersuchungen bestätigt. Der oben geschilderte Fall läßt vermuten, daß Inaktivierung der Präparate eine Serokonversion und Virämie nicht verhindert. Die Tatsache, daß neben den Patienten mit eindeutiger Virämie und IgM-Positivität eine Reihe weiterer Patienten grenzwertige IgM-Titer und sehr wahrscheinlich auch niedrige DNA-Mengen im Serum aufwiesen spricht dafür, daß diese Patienten wiederholt exponiert und „geboostert" wurden.

Es stellt sich allerdings die Frage, ob die Tatsache der Serokonversion und DNA-Positivität eine Infektion oder lediglich den Kontakt mit viralem Antigen und DNA signalisiert. Für eine Infektion sprechen Berichte über klinische Zeichen einer B19-Infektion [14]. Dabei ist jedoch zu berücksichtigen, daß diese Symptome als Zeichen einer Immunkomplexerkrankung zu werten sind, somit also auch durch Infusion viralen Proteins zu erklären wäre, wenn dies nur intensiv genug erfolgt. Gegen eine Infektion und für wiederholte „Immunisierung" spricht, daß bisher keine B19-induzierten Anämien bei HIV-1-koinfizierten Patienten mit Gerinnungsstörungen beschrieben wurden, was bei der Häufigkeit der Doppelexposition in der Vergangenheit zu erwarten wäre [17]. Ein weiteres Gegenargument ist die Überlegung, daß potentiell kontaminierendes Virus in den Plasmapools auf große Mengen inaktivierender Antikörper trifft. Falls nicht während des Herstellungsprozesses diese Immunkomplexe reversibel sind, sollte dadurch das Virus zuverlässig inaktiviert werden. In eigenen PCR-Untersuchungen konnte in etwa 40% der untersuchten Präparate B19-DNA nachgewiesen werden. Die bisherigen Ergebnisse lassen keine klare Beurteilung der Infektiosität zu.

Die gleichzeitige Untersuchung der Partner der Patienten bestätigte die wahrscheinlich sehr niedrige Transmissionrate von HCV [18]. Dagegen waren ein Patient und sein Partner zum gleichen Zeitpunkt B19-DNA-positiv. Das Fehlen von IgM wäre nur mit einer sehr frühen Infektion zu erklären, was zu den höheren Titern der DNA in beiden Proben passen würde (nicht gezeigt). Diese Konstellation belegt jedoch nicht die Übertragung von Parvovirus B19 vom Patienten auf den Partner, da es sich auch um eine gleichzeitige natürliche Infektion gehandelt haben könnte.

Zusammenfassend demonstrieren die Untersuchungen die hohe Expositionsrate der untersuchten Patienten mit HCV und Parvovirus B19. Obwohl bis 1992 die Kontamintationsrate der Gerinnungsfaktorpräparate erstaunlich hoch war, scheinen

Inaktivierungsmaßnahmen bei der Herstellung der Präparate eine Infektion mit HCV effektiv zu verhindern. Eine Inaktivierung von B19 durch die eingesetzten Inaktivierungsschritte ist nicht bewiesen, weshalb die Frage der Infektion von Patienten durch die sicher erfolgende wiederholte Exposition weiterhin offen ist.

Literatur

1. Chen ZJ, Frickhofen N, Wiest C, Schwarz TF, Seifried E (1993) Parvovirus B19 frequently contaminates commercial clotting factor concentrates and is a source of repeated exposure of patients to the virus (Manuskript eingereicht)
2. Schwarz TF, Roggendorf M, Deinhardt F (1988) Human parvovirus B19: ELISA and immunoblot assays. J Virol Methods 20:155–168
3. Schwarz TF, Hottentrager B, Roggendorf M (1992) Prevalence on antibodies to parvovirus B19 in selected groups of patients and healthy individuals. Int J Med Microbiol Virol Parasitol Infect Dis 276:437–442
4. Hibbs JR, Frickhofen N, Rosenfeld SJ, Feinstone SM, Kojima S, Bacigalupo A, Locasciuli A, Tzakis AG, Alter HJ, Young NS (1992) Aplastic anemia and viral hepatitis; non-A, non-B, non-C? JAMA 267:2051–2054
5. Frickhofen N, Young NS (1991) A rapid method for sample preparation for detection of DNA viruses in human serum by polymerase chain reaction. J Virol Meth 35:65–72
6. Maisonneuve P, Laurian Y, Guerois C, Verroust F, Ferrer-Le-Coeur F, Courouce AM, Noel L (1991) Antibody to hepatitis C (anti C 100-3) in French hemophiliacs. Nouv Rev Fr Hematol 33:263–266
7. Van-der-Poel CL, Reesink HW, Mauser-Bunschoten EP, Kaufmann RH, Leentvaar-Kuypers A, Chamuleau RA, Schaasberg W, Bakker E, Exel-Oehlers PJ, Theobalds I et al. (1991) Prevalence of anti-HCV antibodies confirmed by recombinant immunoblot in different population subsets in The Netherlands. Vox Sang 61:30–36
8. Leslie DE, Rann S, Nicholson S, Fairley CK, Gust ID (1992) Prevalence of hepatitis C antibodies in patients with clotting disorders in Victoria. Relationship with other blood borne viruses and liver disease. Med J Aust 156:789–792
9. Watson HG, Ludlam CA, Rebus S, Zhang LQ, Peutherer JF, Simmonds P (1992) Use of several second generation serological assays to determine the true prevalence of hepatitis C virus infection in haemophiliacs treated with non-virus inactivated factor VIII and IX concentrates. Br J Haematol 80:514–518
10. Allain JP, Dailey SH, Laurian Y, Vallari DS, Rafowicz A, Desai SM, Devare SG (1991) Evidence for persistent hepatitis C virus (HCV) infection in hemophiliacs. J Clin Invest 88:1672–1679
11. Horowitz B (1991) Specific inactivation of viruses which can potentially contaminate blood products. Dev Biol Stand 75:43–52
12. Mortimer PP, Luban NL, Kelleher JF, Cohen BJ (1983) Transmission of serum parvovirus-like virus by clotting-factor concentrates. Lancet 2:482–484
13. Bartolomei Corsi O, Azzi A, Morfini M, Fanci R, Rossi Ferrini P (1988) Human parvovirus infection in haemophiliacs first infused with treated clotting factor concentrates. J Med Virol 25:165–170
14. Lyon DJ, Chapman CS, Martin C, Brown KE, Clewley JP, Flower AJ, Mitchell VE (1989) Symptomatic parvovirus B19 infection and heat-treated factor IX concentrate [letter]. Lancet 1:1085
15. Williams MD, Cohen BJ, Beddall AC, Pasi KJ, Mortimer PP, Hill FG (1990) Transmission of human parvovirus B19 by coagulation factor concentrates. Vox Sang 58:177–181
16. Azzi A, Ciappi S, Zakvrzewska K, Morfini M, Mariani G, Mannucci PM (1992) Human parvovirus B19 infection in hemophiliacs first infused with two high-purity, virally attenuated factor VIII concentrates. Am J Hematol 39:228–230
17. Frickhofen N, Abkowitz JL, Safford M, Berry JM, Antunez-de-Mayolo J, Astrow A, Cohen R, Halperin I, King L, Mintzer D, Cohen B, Young NS (1990) Persistent B19 parvovirus infection

in patients infected with human immunodeficiency virus-1: a treatable cause of anemia in AIDS. Ann Intern Med 113:926–933

18. Brettler DB, Mannucci PM, Gringeri A, Rasko JE, Forsberg AD, Rumi MG, Garsia RJ, Rickard KA, Colombo M (1992) The low risk of hepatitis C virus transmission among sexual partners of hepatitis C-infected hemophilic males: an international, multicenter study. Blood 80:540–543

Danksagung

Die Studie erfolgte mit finanzieller Unterstützung durch die Deutsche Forschungsgemeinschaft (Fr 673/3-1). Die Autoren bedanken sich für die exzellente technische Hilfe von C. Wiest und C. Imhof.

Parvovirus-B19-Infektionen bei Hämophilen

A. Grosse-Bley, A. M. Eis-Hübinger, R. Kaiser, J. Oldenburg, H.-H. Brackmann, T. F. Schwarz, K. E. Schneweis

Es ist anzunehmen, daß das humane Parvovirus-B19 (PV-B19) aufgrund seiner hohen Resistenz gegenüber Umwelteinflüssen sowie seiner hochgradigen Virämie bei Infizierten (10^{11}–10^{14} Genomkopien/ml Serum) zu den Viren gezählt werden muß, die mit Gerinnungsfaktorpräparaten übertragen werden können [1].

Wir untersuchten daher retrospektiv mit einem kommerziellen ELISA, beschichtet mit rekombinantem Kapsidantigen VP1 (Mecconti, Bad Homburg), 136 Seren von ebensovielen Hämophilen mit einem mittleren Alter von 29 Jahren auf das Vorhandensein von PV-B19-IgG-Antikörpern und verglichen diese Daten mit denen einer altersgleichen männlichen Kontrollgruppe von 50 Personen. Bei den Hämophilen wiesen 94 von 136 (68%) PV-B19-IgG-Antikörper auf, bei den Probanden der Kontrollgruppe waren es nur 16 von 50 (32%; Tabelle 1). Die Differenz ist hochsignifikant ($p < 0{,}001$, χ^2-Test).

Es stellte sich die Frage, ob PV-B19 ähnlich wie das humane Immundefizienzvirus (HIV) in Abhängigkeit vom Schweregrad der Hämophilie, d.h. von der Dosierung der Plasmapräparate und der anteilmäßigen Verwendung von virusinaktivierten Präparaten übertragen worden ist. Zur Beantwortung dieser Frage wurde die Prävalenz der PV-B19-IgG-Antikörper bei den HIV-seronegativen und HIV-seropositiven Hämophilen miteinander verglichen. Es zeigte sich keine Korrelation zwischen HIV- und PV-B19-Infektion, denn bei den HIV-seronegativen Hämophilen waren PV-B19-IgG-Antikörper mit 64% nicht signifikant seltener vorhanden als in der altersgleichen Gruppe HIV-seropositiver Hämophiler mit 71% (Tabelle 1).

Es kann somit kein Zweifel darüber bestehen, daß die PV-B19-Infektion – und zwar unabhängig vom HIV – mit Gerinnungsfaktorpräparaten übertragen wurde, solange die Präparate nicht virusinaktiviert wurden. Als nächstes untersuchten wir Hämophile, die ausschließlich mit virusinaktivierten Faktorpräparaten behandelt

Tabelle 1. Seroprävalenz von Parvovirus-B19-IgG-Antikörpern (ELISA) bei Hämophilen und altersgleichen Kontrollen

	Anzahl der untersuchten Personen	Anzahl der Parvovirus-B19-IgG-Positiven [%]
Hämophile	136	94 (68)
darunter HIV-seronegativ	42	27 (64)
HIV-seropositiv	94	67 (71)
Kontrollgruppe	50	16 (32)

I. Scharrer/W. Schramm (Hrsg.)
23. Hämophilie-Symposion Hamburg 1992
© Springer-Verlag Berlin Heidelberg 1993

Tabelle 2. Seroprävalenz von Parvovirus-B19-IgG-Antikörpern (ELISA) bei Hämophilen, die ausschließlich mit virusinaktivierten Faktorpräparaten behandelt wurden, und altersgleichen Kontrollen

Inaktivierungsverfahren	Anzahl der untersuchten Personen	Anzahl der Parvovirus-B19-IgG-Positiven [%]
flüssig erhitzt u./o. solvent/detergent	69	49 (71)
darunter ausschließlich flüssig erhitzt	32	20 (63)
darunter ausschließlich solvent/detergent	16	12 (75)
Kontrollgruppe (keine hämophilen Pat.)	73	10 (14)

Tabelle 3. Nachweis von Parvovirus-B19-IgM-Antikörpern (ELISA) bei Hämophilen und Kontrollen

	Anzahl der untersuchten Seren	Anzahl der Parvovirus-B19-IgM-Positiven [%]
Hämophile mit nicht-virus-inaktivierten Präparaten	161[a]	30 (19)
altersgleiche Kontrollgruppe	50[b]	0 (0)
Hämophile mit virus-inaktivierten Präparaten	69[c]	18 (26)
altersgleiche Kontrollgruppe	73[d]	2 (3)

[a] davon 115 Seren Parvovirus B19-IgG-positiv.
[b] davon 16 Seren Parvovirus B19-IgG-positiv.
[c] davon 49 Seren Parvovirus B19-IgG-positiv.
[d] davon 10 Seren Parvovirus B19-IgG-positiv.

wurden. Bei dieser Patientengruppe handelt es sich überwiegend um Kinder mit einem mittleren Alter von 8 Jahren. Wir führten diese Untersuchung mit einem anderen kommerziellen ELISA durch, dessen Beschichtung aus einer Mischung von Kapsidprotein VP1 und VP2 bestand (Röhm Pharma, Darmstadt). Die Untersuchungen zeigten, daß 49 von 69 = 71% der Seren von ebensovielen Hämophilen PV-B19-IgG-Antikörper enthielten, während in einer altersgleichen Kontrollgruppe PV-B19-Antikörper nur bei 10 von 73 = 14% der Untersuchten nachweisbar waren (Tabelle 2).

Um einen Einfluß des Inaktivierungsverfahrens festzustellen, gliederten wir die Daten auf (Tabelle 2). Unter den 69 Hämophilen fanden sich 32 Patienten, die ausschließlich mit flüssig erhitzten Präparaten behandelt wurden, und 16 Patienten, die ausschließlich Solvent/Detergent Präparate erhalten hatten. Zwar ist die Zahl der untersuchten Patienten nicht sehr groß, es zeichnete sich jedoch ab, daß mit 20 bzw. 12 IgG-positiven Patienten kein Unterschied zwischen den Inaktivierungsverfahren zu ermitteln war.

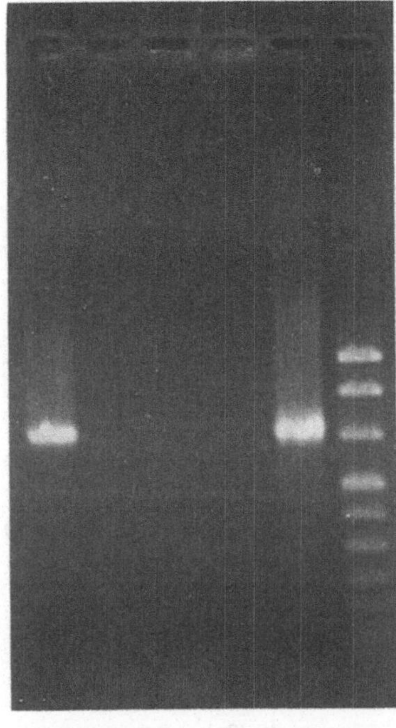

Abb. 1. Nachweis von amplifizierter Parvovirus-B19-DNA im ethidiumbromidgefärbten 2%igen Agarosegel. Das amplifizierte Produkt hat eine Länge von 693 Basenpaaren (bp). Spur 1 bis 3: Serumproben von Hämophilen; Spur 4: Reagenzienkontrolle; Spur 5: Positive Kontrolle (Überstand einer Parvovirus-B19-Zellkultur); Spur 6: DNA-Längenstandard (Boehringer Marker VIII)

Wegen der großen Virusmenge im Plasma wäre es möglich, daß eine Immunisierung durch inaktiviertes PV-B19 eine stattgehabte Infektion nur vorgetäuscht hätte. Wir untersuchten daher die Seren der eingangs erwähnten 136 Hämophilen auf das Vorhandensein von PV-B19-IgM-Antikörpern mit einem VP2-beschichteten kommerziellen ELISA (Mecconti, Bad Homburg). Es fiel uns auf, daß in diesen Seren sehr häufig PV-B19-IgM-Antikörper nachzuweisen waren (Tabelle 3): Insgesamt 30 von 161 = 19% der untersuchten Seren waren hinsichtlich PV-B19-IgM-Antikörpern positiv, gleichgültig ob die Patienten HIV-seronegativ oder HIV-seropositiv waren. Dagegen waren in der nichthämophilen Kontrollgruppe in keinem von 16 IgG-positiven Seren PV-B19-IgM-Antikörper zu finden. Auch in der Gruppe der 69 hämophilen Patienten, die ausschließlich inaktivierte Präparate erhalten hatten, waren 18 Seren (26%) PV-B19-IgM(und -IgG)-Antikörper positiv, während in der altersgleichen Kontrollgruppe, – bestimmt mit einem VP1- und VP2-beschichteten ELISA (Röhm Pharma, Darmstadt) – zwei von 10 IgG-positiven Seren IgM-Antikörper aufwiesen. Die 18 IgM-positiven Seren rekrutierten sich sowohl aus der Gruppe der mit flüssig erhitzten Konzentraten behandelten Patienten, als auch aus der Gruppe der Patienten, die mit Solvent/Detergent-Präparaten behandelt worden waren. Die geringe Differenz zugunsten der hitzeinaktivierten Präparate (6 von 16 = 38% zu 6 von 32 = 19%) ist nicht signifikant.

Die PV-B19-IgM-Ergebnisse konnten, soweit überprüft, in einem mit rekombinantem Antigen beladenen „Immunoblot" [Genocylin Diagnostica, Offenbach (früher Mecconti, Bad Homburg), Röhm Pharma, Darmstadt] bestätigt werden.

Tabelle 4. Nachweis von Parvovirus-B 19-DNA mittels Nested PCR in Seren von Hämophilen mit nichtvirusinaktivierten Präparaten und Kontrollen

	Parvovirus-B 19-DNA-Nachweis
Hämophile (IgM positiv)	4 von 30
Kinder mit Ringelröteln (IgM positiv)	5 von 6
Nicht-hämophile Kontrollen (IgM negativ)	0 von 20
HIV-infizierte Hämophile, CDC II (IgM negativ)	0 von 35
HIV-infizierte Hämophile, CDC IV (IgM negativ)	3 von 34

Um festzustellen, ob in den Seren der IgM-positiven Patienten eine PV-B 19-Virämie nachzuweisen war, führten wir eine Nested PCR durch. Als Primer wählten wir DNA-Sequenzen aus der PV-B 19 VP2 Region. Der linke äußere Primer, 5′-AGC ATG ACT TCA GTT AAT TC-3′, beginnt bei Nukleotid 3122, und der rechte äußere Primer, 5′-GAT TGT ACA CTT TCA TAA AAG-3′, bei Nucleotid 3887 (bis 3868). Die Primer umspannen ein PstI-Fragment des PV B 19 Virusgenoms [2]. Die Sequenz für den linken inneren Primer, 5′-CAG AAG CCA GCA CTG GTG CAG GA-3′, umfaßt die Basenpaare von 3144–3166 und die Sequenz für den rechten inneren Primer, 5′-GCA CTG GAG GAA ACT TAT AAG ACA TAG-3′, die Basenpaare 3836 bis 3810. Die zu erwartende Länge des amplifizierten Produkts beträgt 693 Basenpaare. Alle Vorkehrungen zur Vermeidung von Kontaminationen wurden eingehalten [3]. Die Ergebnisse der PCR sind in Abb. 1 und Tabelle 4 dargestellt. Die Hybridisierung mit ^{32}P-markierter radioaktiver Probe brachte gegenüber der Direktdarstellung im ethidiumbromidgefärbten Agarosegel keine Erhöhung der Nachweisrate. Als Hybridisierungsprobe verwendeten wir ein 700 Basenpaare langes kloniertes PstI-Fragment des PV-B 19-Genoms (Klon pIC19H-VP1; [2]). Aus 4 von 30 untersuchten PV-B 19-IgM-positiven Seren konnte PV-B 19-DNA amplifiziert werden. Wie nicht anders zu erwarten, war also nur in einem kleinen Teil der IgM-positiven Seren noch die Virämie nachzuweisen, die die IgM-Antikörperantwort möglicherweise induziert hatte. Im Gegensatz dazu war mittels PCR in 5 von 6 untersuchten Seren von akut erkrankten Kindern mit positivem IgM-Befund PV-B 19-DNA nachzuweisen. Es waren 4 der 5 Kinder an Ringelröteln erkrankt (Erythema infectiosum), und ein Kind litt an einer PV-B 19-assoziierten Anämie und Leukopenie. In diesem letztgenannten Fall gelang der DNA-Nachweis sowohl aus Serum wie aus Knochenmark. Dagegen konnte in keinem der 20 untersuchten PV-B 19-IgM-negativen Seren von Personen aus der nichthämophilen Kontrollgruppe sowie in keinem der 35 PV-B 19-IgM-negativen Seren von HIV-seropositiven (CDC Stadium II) Hämophilen PV-B 19-DNA amplifiziert werden. Bei den HIV-seropositiven Hämophilen, die bereits am Vollbild AIDS (CDC Stadium IV) erkrankt waren, fand sich jedoch in 3 von 34 untersuchten PV-B 19-IgM-negativen Seren PV-B 19-DNA. Wie auch anderenorts berichtet [4, 5] zeigt dies, daß bei AIDS-erkrankten Hämophilen auch PV-B 19-Virämien vorkommen können, die nicht von einer IgM-Reaktion begleitet sind.

Die Inzidenz von PV-B 19 bei Blutspendern entspricht etwa derjenigen des Hepatitis C-Virus. Bei Screening-Untersuchungen wurden unter 24000 Blutspendern ein PV-B19-antigenpositiver Spender [6] und unter 20000 Blutspendern 6 DNA-positive Spender gefunden [7]. Somit können PV-B 19-kontaminierte Blutspenden nicht selten in Plasmapräparate eingehen [8, 9]. Das Übertragungsrisiko sinkt bei Verwendung von Konzentraten, die aus kleinen Plasmapools hergestellt werden [10] und die verschiedenen Verfahren zur Verringerung der Viruslast unterworfen wurden [7, 11, 12]. Zakrzewska et al. (1992) fanden mittels PCR in 9 von 34 untersuchten Faktorkonzentraten, die sowohl unbehandelt als auch Solvent/Detergent oder dampferhitzt oder affinitätschromatographisch gereinigt waren, PV-B19-DNA [13].

Es kann kein Zweifel darüber bestehen, daß die Gerinnungsfaktorpräparate vor Einführung der Virusinaktivierung bei Hämophilen zu Infektionen mit PV-B19-geführt haben, und daß dies der Grund für die hohe Rate der PV-B19-IgG-Antikörper bei Hämophilen ist. Schwieriger ist es zu entscheiden, ob auch die virusinaktivierten Präparate zu Infektionen oder nur zu einer Immunisierung der Patienten geführt haben. Die Tatsache, daß PV-B19-IgM-Antikörper ausschließlich bei Hämophilen, und nicht bei Probanden der Kontrollgruppen gefunden wurden, bzw. nur in 2 Fällen bei Kindern, scheint uns darauf hinzuweisen, daß von Plasmapräparaten nach wie vor PV-B19-Infektionen ausgehen können. Ob die PV-B19-IgM-Antikörper als Anzeichen für kürzlich erfolgte Reinfektionen zu deuten sind, muß weiteren Untersuchungen vorbehalten bleiben.

Literatur

1. Frickhofen N, Young NS (1991) A rapid method of sample preparation for detection of DNA viruses in human serum by polymerase chain reaction. J Virol Methods 35:65–72
2. Schwarz TF, Jäger G, Holzgreve W, Roggendorf M (1992) Diagnosis of human parvovirus B19 infection by polymerase chain reaction. Scand J Infect Dis 24:691–696
3. Kwok S, Higuchi R (1989) Avoiding false positives with PCR. Nature 339:237–238
4. Bowman CA, Cohen BJ, Norfolk DR, Lacey CJN (1990) Red cell aplasia associated with human parvovirus B19 and HIV infection: failure to respond clinically to intravenous immunoglobulin. AIDS 4:1038–1039
5. Nigro G, Luzi G, Fridell E, Ferrara M, Pisano P, Gattinara GC, Mezzaroma I, Söderlund M, Rasnoveanu D, Aiuti F (1992) Parvovirus infection in children with AIDS: high prevalence of B19-specific immunoglobulin M and G antibodies. AIDS 6:679–684
6. Cohen BJ, Field AM, Gudnadottir S, Beard S, Barbara JAJ (1990) Blood donor screening for parvovirus B19. J Virol Methods 30:233–238
7. McOmish F, Yap PL, Jordan A, Hart H, Cohen BJ, Simmonds P (1993) Detection of parvovirus B19 in donated blood: a model system for screening by polymerase chain reaction. J Med Virol J Clin Microbiol 31:323–328
8. Lyon DJ, Chapman CS, Martin C, Brown KE, Clewley JP, Flower AJE, Mitchell VE (1989) Symptomatic parvovirus B19 infection and heat-treated factor IX concentrate. Lancet i:1085
9. Morfini M, Longo G, Rossi Ferrini P, Azzi A, Zakrewska C, Ciappi S, Kolumban P (1992) Hypoplastic anaemia in a hemophiliac first infused with a solvent/detergent treated factor VIII concentrate: the role of human B19 parvovirus. Am J Hematol 39:149–150
10. Rollag H, Patou G, Pattison JR, Degré M, Evensen SA, Fröland SS, Glomstein A (1991) Prevalence of antibodies against parvovirus B19 in Norwegians with congenital coagulation factor defects treated with plasma products from small donor pools. Scand J Infect Dis 23:675–679
11. Williams MD, Cohen BJ, Beddall AC, Pasi KJ, Mortimer PP, Hill FGH (1990) Transmission of human parvovirus B19 by coagulation factor concentrates. Vox Sang 58:177–181
12. Schwarz TF, Roggendorf M, Hottenträger B, Stolz W, Schwinn H (1991) Removal of parvovirus B19 from contaminated factor VIII during fractionation. J Med Virol 35:28–31
13. Zakrzewska K, Azzi A, Patou G, Morfini M, Rafanelli D, Pattison JR (1992) Human parvovirus B19 in clotting factor concentrates: B19 DNA detection by the nested polymerase chain reaction. Br J Haematol 81:407–412

Anti-HCV-Prävalenz bei Kindern mit Blutgerinnungsstörungen

D. Klarmann, W. Kreuz, G. Auerswald, S. Ehrenforth, P. Linde, D. Mentzer, T. Beeg, S. Becker, H. Rabenau, W. D. Doerr, M. Roggendorf, B. Kornhuber

Molekularbiologische Methoden führten 1989 zur Entwicklung des Hepatitis C Tests der 1. Generation [1, 2]. Mit Einführung des Anti-HCV Tests der 2. Generation, der neben C-100 zusätzliche Antigene C-22 und C-33 berücksichtigt (Abb. 1), konnten Sensivität und Spezifität des Tests verbessert werden [3, 4, 5, 6]. Kinder mit Blutgerinnungsstörungen, die mit Plasmapräparaten substituiert wurden, stellen ein Risikokollektiv für die Übertragung einer Hepatitis C-Virusinfektion dar. Eine Klärung der Virussicherheit von Faktorenkonzentraten ist von klinischen Studien an zuvor unbehandelten Patienten (PUPs = previously untreated patients) zu erwarten.

Patienten und Methode

Die Prävalenz von Anti-HCV IgG (2. Generation, ELISA Abbott) wurde bei Kindern mit Hämophilie A, Hämophilie B, von Willebrand Syndrom, A-, Hypo-, Dysfibrinogenämie, Faktor-X-bzw. Faktor-XIII-Mangel untersucht, die ausschließlich mit den in Tabelle 1 aufgeführten Präparaten behandelt wurden. Es wurden hierbei in der Hauptsache Patienten untersucht, die mit pasteurisierten Präparaten (HS-Verfahren,

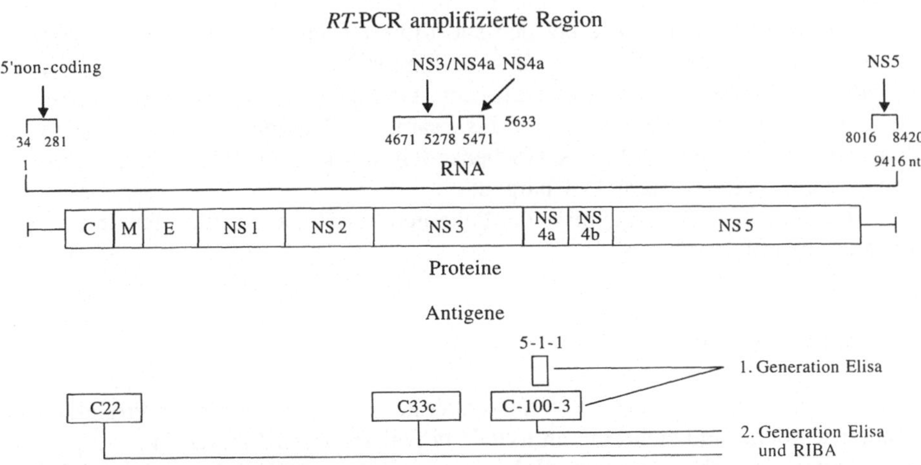

Abb. 1. Organisation des Hepatitis C-Cirus und Testverfahren. *C* Core, *M* Matrix, *E* Envelope, *NS* Nonstructural proteins (mod. nach Seelig [3])

I. Scharrer/W. Schramm (Hrsg.)
23. Hämophilie-Symposion Hamburg 1992
© Springer-Verlag Berlin Heidelberg 1993

Tabelle 1. Ergebnisse Anti-HCV IgG 2. Generation, ELISA Abbott

Diagnose	Präparat	positiv	negativ
Hämophilie A oder v.-Willebrand-Syndrom	Haemate HS/Beriate HS	1[a]	65
Hämophilie B oder Faktor-X-Mangel	Faktor IX HS	0	13
A-, Hypo-, Dysfibrinogenämie	Haemocomplettan HS	0	4
Faktor-XIII-Mangel	Fibrogammin HS	0	1
Hämophilie B	PPSB Biotest und Faktor IX HS	1[a]	7
Hämophilie A	Kogenate	0	3
A-, Hypo-, Dysfibrinogenämie, Hämophilie A Hämophilie B, v.-Willebrand-Syndrom	nicht virusinaktivierte Präparate	25	3
präoperative Patienten	ohne Substitution	0	44
Pat. mit verschiedenen Gerinnungstörungen	ohne Substitution	0	46

[a] PCR negativ

Tabelle 2. Vergleich der Ergebnisse des Tests der 1. Generation (ELISA, Ortho) mit den Ergebnissen des Tests der 2. Generation (ELISA, Abbott)

	1. Generation (C-100)	2. Generation (C-100, C-22, C-33)
Positiv	8	17
Negativ	67	62
nicht spezifisch	4	0

Erhitzen in wässriger Lösung bei 60 ° C für 10 h bzw. für 20 h [7] behandelt wurden. Als Vergleichs- bzw. Kontrollkollektive wurden Kinder mit verschiedenen Gerinnungsstörungen (Hämophilie A, Hämophilie B, v.-Willebrand-Syndrom, A-, Hypo-, Dysfibrinogenämie) untersucht, die nichtvirusinaktivierte Blut- bzw. Plasmapräparate erhalten haben, sowie Kinder, die keine Blut- bzw. Plasmaprodukte erhalten haben.

Der Anti-HCV Test wurde bei den substituierten Patienten mindestens zweimal durchgeführt. Bei den Patienten, die mit Faktor VIII HS (Haemate HS und/oder Beriate HS) behandelt wurden, kann ein maximaler Beobachtungszeitraum von 12 Jahren überblickt werden, in dem insgesamt 62 Chargen eingesetzt wurden; bei den Patienten die mit Faktor IX HS behandelt wurden, ein Beobachtungszeitraum von 7 Jahren bei insgesamt 11 Chargen.

In Tabelle 2 sind die Ergebnisse der Patienten (n = 79) aufgeführt, bei denen beide Tests durchgeführt wurden.

Zusammenfassung

In der Gruppe der Patienten, die ausschließlich mit pasteurisierten Produkten behandelt wurden, fand sich eine anti-HCV-Prävalenz von 1/84 (1,2%).

1 Patient mit schwerer Hämophilie A, der seit dem 20. Lebensmonat 3mal pro Woche zunächst ausschließlich mit Haemate HS und in der Folge ausschließlich mit Beriate HS behandelt wurde, war im Anti-HCV-Test der 2. Generation positiv. Bei diesem Patienten wurden bisher keine operativen Eingriffe, Zahnbehandlungen oder

Bluttransfusionen vorgenommen. Klinisch wurden keine Zeichen einer Hepatitis-Infektion beobachtet. Im 57. Lebensmonat fand sich eine einmalige leichte Erhöhung der GPT auf 87 U/l, weitere Kontrollen ergaben unauffällige Transaminasenwerte. Im RIBA (Recombinant Immunoblot Assay) konnte eine Bande gegen C-22 nachgewiesen werden, HCV-IgM war negativ, und in der HCV-PCR konnte keine HCV-RNA nachgewiesen werden. Serologisch fanden sich ein positiver Anti-HBs-Titer nach Hepatitis-B-Impfung, negative Antikörpertiter für HBC, HAV, HIV1, HIV2 und negative Antigennachweise für HIV und HBV. In der Familienuntersuchung (Eltern und nichthämophiler Bruder) sind Anti-HCV IgG, -IgM und HCV-PCR negativ, die Transaminasen unauffällig.

In der Gruppe der Patienten, die mit nicht virusinaktivierten Präparaten behandelt wurden, lag die Anti-HCV Prävalenz mit 25/28 (89%) sehr hoch. In dieser Gruppe befinden sich zugewanderte Patienten aus der GUS und Jugoslawien. Von den 25 Anti-HCV positiven Patienten waren 7 HIV positiv.

In der Kontrollgruppe fand sich kein positiver Anti-HCV Test 0/90 (0%). In der Literatur wird die Anti-HCV Prävalenz (Test der 1. Generation) bei Blutspendern in Frankfurt am Main mit 0,79% angegeben [8].

Im Vergleich der beiden Testgenerationen zeigte sich ein höherer Anteil von positiven Ergebnissen im Test der 2. Generation.

Diskussion

Bei einem Kind, das ausschließlich mit pasteurisierten Faktor-VIII-Konzentraten behandelt wurde, fand sich mehrfach ein positiver Anti-HCV-Test der 2. Generation. Die positive HCV-Bande C22 im RIBA ist nicht beweisend für eine HCV-Infektion. HCV-RNA war nicht nachweisbar. Die Bedeutung der Antikörpertiter ist bislang nocht nicht hinreichend geklärt. In mehreren klinischen Studien wurde die Hepatitis-C-Sicherheit von pasteurisierten Präparaten belegt [9–14] was durch unsere Untersuchungen bestätigt werden kann, dennoch ist im Einzelfall eine Übertragung durch das Faktorenkonzentrat nicht auszuschließen [15, 16]. Möglicherweise ist auch eine Immunantwort auf nichtinfektiöse Virusbestandteile in Faktorenkonzentraten denkbar. Eine Übertragung durch die Familienmitglieder oder operative Eingriffe konnte ausgeschlossen werden, andere Übertragungswege als über Blutprodukte sind möglich [17–20]. Die vom Bundesgesundheitsamt vorgeschriebene Testung des Ausgangsmaterials auf Anti-HCV seit dem 01.11.92 stellt eine zusätzliche Maßnahme für die Virussicherheit von Faktorenkonzentraten dar.

Erweiterte diagnostische Möglichkeiten ergeben sich durch die Polymerase Kettenreaktion [3]. Bei Anti-HCV positiven und HCV-PCR-positiven Patienten mit chronischer HCV-Infektion sollte bei gegebener Indikation eine alpha-Interferontherapie erwogen werden [21–24], da die chronische HCV Infektion einen Risikofaktor für die Entwicklung einer Leberzirrhose und eines hepatozellulären Karzinoms darstellt [25].

Im Vergleich der Ergebnisse der beiden Testgenerationen fällt die höhere Rate von positiven Ergebnissen im Test der 2. Generation auf. Eine Testung von Risikopatienten mit dem Test der 2. Generation ist daher zu fordern [26].

Literatur

1. Choo Q-L, Kuo G, Weiner AJ, Overby LR, Bradley DW, Houghton M (1989) Isolation of a cDNA clone derived from a blood borne non-A, non-B viral hepatitis genome. Science 244: 359–362
2. Kuo G, Choo Q-L, Alter HJ et al. (1989) An assay for circulatory antibodies to a major etiologic virus of human non-A, non-B viral hepatitis genome. Science 244:362–364
3. Seelig R, Renz M, Seelig HP (1992) PCR in the Diagnosis of viral Hepatitis. Ann Med 24: 225–230
4. Decker R (1991) Aktuelle Entwicklung in der HCV-Diagnostik. Lab. med. 15:603–608
5. Overby LR (1991) Genomische Organisation und Immunbiologie des Hepatitis C-Virus. Lab. med. 15:609–612
6. Vallari DS, Jett BW, Alter HJ, Mimms LT, Holzman R, Shih WK (1992) Serological Markers of Postransfusion Hepatitis C Viral Infection. J Clin Microbiol 30 (3):552–556
7. Heimburger N, Schwinn H, Gratz P, Lüben G, Kumpe G, Herchenhan B (1981) Faktor VIII-Konzentrat, hochgereinigt und in Lösung erhitzt. Arzneim.-Forsch./Drug Res. 31:619
8. Kühnl P, Seidl S, Stangel W, Beyer J, Sibrowski W, Flik J (1989) Antibody to hepatitis C virus in Deutsch blood donors. Lancet ii:796–797
9. Auerswald G, Popp M, Kreuz W, Roggendorf M (1990) Investigation of Hepatitis-C-Antibodies in 12 Patients suffering from factor IX Deficiency. XIX. Int. Congr. of the World Federation of Hemophilia, 14.–19. Aug. 1990, Washington, DC, p. 22
10. Kreuz W, Auerswald G, Brückmann C, Funk M, Sutor AH, Schramm W, Linde R, Auberger K, Zieger B, Kröniger A, Roggendorf M, Schwarz T, Doerr HW, Kornhuber B (1991) Eleven years of virus safety (HCV, Parvo B19, HBV, HIV) with pasteurized clotting factor concentrates. 35th. Annual Meeting of the GTH, Göttingen, 20.–23. Febr. 1991. Ann. Hematol. A54
11. Mannucci PM, Schimpf K, Brettler DB, Ciavarella N, Colombo M, Haschke F, Lechner K, Lusher J, Weissbach G (1990) Low risk for Hepatitis C in Hemophiliacs given a High-Purity, Pasteurized Factor VIII Concentrate. Ann. Intern. Med. 113:27
12. Mannucci PM, Schimpf K, Brettler DB, Lechner K, Lusher J, Roberts H (1989) Safety from Hepatitis and HIV Infection of a New High Purity Factor VIII concentrate. Thrombosis and Haemostasis 62:180
13. Schimpf K, Mannucci PM, Kreuz W et al. (1987) Absence of hepatitis after treatment with a pateurized factor VIII concentrate in patients with hemophilia and no previous transfusions. New Engl. J. Med 316:918–922
14. Kreuz W, Auerswald G, Brückmann C, Zieger B, Linde R, Funk M, Auberger K, Sutor AH, Rasshofer R, Roggendorf M (1992) Prevention of Hepatitis C Virus Infection in Children with Haemophilia A and B and von Willebrand's Disease. Thrombosis and Haemostasis 67 (1):184
15. Schulman S, Lindgren ACH, Petrini P, Allander T (1992) Transmission of hepatitis C with pasteurised factor VIII. Lancet 340:305–306
16. Gerritzen A, Schneweis KE, Scholt B, Brackmann HH, Kaiser R, Oldenburg J (1992) Acute Hepatitis C in Haemophiliacs Due to „Virus-Inactivated“ Clotting Factor Concentrates. Thromb Haemos. 68 (6):781
17. Thaler MM, Park C-K, Landers DV, Wara DW et al. (1991) Vertical transmission of hepatitis C virus. Lancet 338:17–18
18. Tajima K, Shimotohno K, Oki S (1991) Natural horizontal transmission of HCV in microepidemic town in Japan. Lancet 337:1410–1411
19. Inoue Y, Miyamura T, Unayama T, Takahashi K, Saito I (1991) Maternal transfer of HCV Nature 353:609
20. Liou TC, Chang TT, Young KC, Lin XZ, Lin CY, Wu HL (1992) Detection of HCV RNA in Saliva, Urine, Seminal Fluid and Ascites J Med Virol. 37:197–202
21. Ruiz-Moreno M, José Rua M, Castillo I, Garcia-Novo MD, Santos M, Navas S, Carreno V (1992) Treatment of Children with Chronic Hepatitis C With Recombinant Interferon-α: A Pilot Study. Hepatology 16; 4:882–885
22. Makris M, Preston FE, Triger DR, Underwood JCE, Westlake L, Adelman MI (1991) Arandomized Controlled Trial of Recombinant Interferon-α in Chronic Hepatitis C in Hemophiliacs. Blood 78 (7):1672–1677

23. Davis G et al. (1989) Treatment of chronic hepatitis C with recombinant interferon alpha. New Engl. J. Med 321:1501–1506
24. Di Biseceglie AM et al. (1989) Recombinant interferon alpha therapy in chronic hepatitis C. New Engl. J. Med 330:1506–1510
25. Ruiz J, Sangro B, Cuende JI et al. (1992) Hepatitis B and C Viral Infections in Patients with Hepatocellular Carcinoma. Hepatology 16 (3):637–641
26. Kudesia G, Chapman S, Makris M, Preston FE (1992) Need for second-generation anti-HCV testing in haemophilia. Lancet 339:501–502

Strategien zur Virussicherheit von Plasmaderivaten

F. DORNER, N. BARRETT, J. EIBL

Die EC Biotechnology/Pharmacy Working Party hat die Produkte, die großtechnisch aus Plasma gewonnen werden, wie nachstehend angeführt, kategorisiert. Diese Produkte umfassen Albumin, Immunoglobulin, Plasmaproteinfraktionen und komplexe Serumderivate, Koagulationsfaktoren, Antiproteasen und andere Plasmafraktionen und ihre Kombinationen. Diese Produktpalette umfaßt die meisten Produkte, die von den namhaften Herstellern auf den Markt gebracht werden.

Diese Produkte werden großtechnisch von einem Plasmavolumen von einigen tausend Litern hergestellt, die von mehreren tausenden Plasmaspendern stammen.

Es ist daher auch verständlich, daß eine Vielzahl von Krankheitserregern über menschliches Blut übertragen werden kann, da viele dieser Erreger bereits einen Blutspender infiziert haben können, ehe eine Infektionskrankheit zu diagnostizieren ist.

Parasiten und Bakterien können aus Vollblut nicht entfernt werden, sind aber aus Plasma durch eine Sterilfiltration leicht zu entfernen. Viren und molekulare Pathogene sind nicht entfernbar und können leicht durch Blutprodukte übertragen werden.

Die Viren, hauptsächlich Hepatitisviren und HIV, die durch menschliches Blut oder Blutprodukte übertragen werden, sind in Tabelle 1 aufgeführt.

Mit der Einführung von spezifischen und empfindlichen serologischen Testen beim Spenderscreening wurde das Risiko der Übertragung dieser Viren weitgehendst reduziert.

Auch Herpesviren wurden als potentielles Risiko für Empfänger von Blutprodukten angeführt, allerdings sind bislang keine Berichte von Übertragungen durch Blutderivate eingegangen. In den letzten Monaten sind eine Reihe von alarmierenden Berichten über Übertragung von Hepatitis A durch Faktor-VIII-Konzentrate bekannt geworden, obwohl solche Berichte bislang als selten anzusehen sind. Die Rolle von Parvoviren in der Übertragung wird immer häufiger als Gesundheitsrisiko angesehen, besonders bei HIV-positiven Hämophilen trotz starker Durchseuchung der Bevölkerung. Man muß sicherlich dieses potentielle Risiko beachten und die Erfahrungen der behandelnden Ärzte in der nächsten Zukunft berücksichtigen.

Bislang ist es nicht möglich, einen virusfreien Plasmapool herzustellen, obwohl durch die HIV-1-Antikörpertestung und der Hepatitis-B-Antigenbestimmung eine substantielle Verringerung der Virusbelastung der Plasmapools erreicht wird.

Auch die vieldiskutierte Methode des Plasmascreening mittels PCR wird die bestehende Situation nicht wesentlich beeinflussen. Mittels PCR kann mit der bestehenden Methode aus rein technischen Gründen das Einzelspenderplasma nicht

I. Scharrer/W. Schramm (Hrsg.)
23. Hämophilie-Symposion Hamburg 1992
© Springer-Verlag Berlin Heidelberg 1993

Tabelle 1. Mit menschlichem Blut übertragene Viren

Virusstamm	mit Hülle	Evidenz nachgewiesen durch:	
		Blut	Blutprodukte
Wichtigste Erreger			
Hepatitis B-Virus	Ja	Ja	Ja
Hepatitis δ-Virus	Ja	Ja	Ja
Hepatitis C-Virus	Ja	Ja	Ja
HIV	Ja	Ja	Ja
HTLV-1	Ja	Ja	Nein
Seit neuestem:			
Hepatitis A-Virus	Nein	Ja	Ja
Seltene Übertragung			
Cytomegalovirus	Ja	Ja	Nein
Epstein Barr Virus	Ja	Ja	Nein
Parvovirus	Nein	Ja	Ja

untersucht werden, wohl aber ein Plasmapool, wobei diese Methodik eine Vielzahl von Fragen aufwirft. Welche Testprobenmenge ist erforderlich; wie kann man in Plasma Virus ankonzentrieren; wie können Inhibitoren abgetrennt werden; welche Primer bieten sich an; Validierung der Methode; welche Aussagekraft hat ein positives Ergebnis?

Da durch PCR nur amplifizierbare Nukleinsäure nachgewiesen wird, nicht aber infektiöses Virus, kann ein positives Resultat nur als Hinweis auf eine mögliche Kontamination gelten. Am ehesten könnte man sich vorstellen, daß man sich auf einen minimalen Schwellwert der Plasmabelastung mit Nukleinsäure einigen wird, um auch virusfreie Produkte herstellen zu können.

Wie wir heute wissen, ist das nach Cohn hergestellte Immunglobulin weitgehendst virussicher, vorausgesetzt, daß das Ausgangsmaterial einen bestimmten, allerdings schwer zu definierenden Kontaminationsgrad nicht übersteigt. Bei den meisten anderen Plasmaprodukten ist es erst in jüngster Zeit gelungen, virussichere Produkte herzustellen. Nach wie vor besteht aber großes Interesse, die Virusinaktivierung von Plasmafraktionen bis zur Toleranzgrenze der einzelnen Plasmafraktionen zu intensivieren, um so ein möglichst hohes Virusinaktivierungspotential zu erreichen, das ein breites Spektrum verschiedener Virusarten erfaßt.

Neuerdings wird auch versucht, unterschiedliche Virusinaktivierungsverfahren zu kombinieren, eine Methode mit einem spezifischen Inaktivierungspotential für umhüllte Viren wie HIV-1 und Hepatitis C und eine Methode, wie z.B. eine Dampf- und Hitzebehandlung, die auf breiter Basis wirksam ist und auch einen Einfluß auf nicht umhüllte oder stabilere umhüllte Viren besitzt.

Idealerweise sollen 2 verschiedene Prinzipien der Virusreduktion vereint werden:

- Inaktivierung
- Abreicherung.

Der Forderungskatalog bezüglich Virussicherheit enthält:

1) etablierte Methoden der Virusinaktivierung,
2) zweite zeitlich und technisch unabhängige Methode, die nach anderen Prinzipien arbeitet,
3) virusabreichernde Maßnahme,
4) ein Inaktivierungsschritt möglichst spät im Herstellungsprozeß, das sollte in Erwägung gezogen werden, bevorzugt bei fertigen, hochgereinigten Plasmaderivaten, da Protein-Protein-Wechselwirkungen, die bei den verschiedenen Virusinaktivierungsverfahren vorkommen können, vom Reinigungsgrad des zu inaktivierenden Produktes stark abhängen und minimiert bzw. vermieden werden müssen.
5) Präklinische Validierung der Herstellungsschritte nach EG-Richtlinien
6) Mittelfristig: Klin. Infektionssicherheitsstudie nach SSC-Kriterien

Virusinaktivierungsmethoden früh im Fraktionierungsprozeß und am Zwischen- oder Endprodukt anzuwenden, sind folgende:

Virusinaktivierungsmethoden am Zwischen- oder Endprodukt

- Pasteurisierung
- Dampfbehandlung
- Solvent-Detergens-Behandlung
- β-Propiolakton-UV-Behandlung
- Trockenhitze

Eine möglichst frühe Anwendung einer Virusinaktivierungsmethode im Fraktionierungsprozeß stellt auch eine zusätzliche Sicherheit für die Gesundheit der Mitarbeiter dar, die große Mengen von Plasma handhaben.

Eine von uns angestrebte fortschrittliche Virusreduktion bei der Herstellung zweier Produkte – Immunate und Immunine – sei in folgender Übersicht vorgestellt:

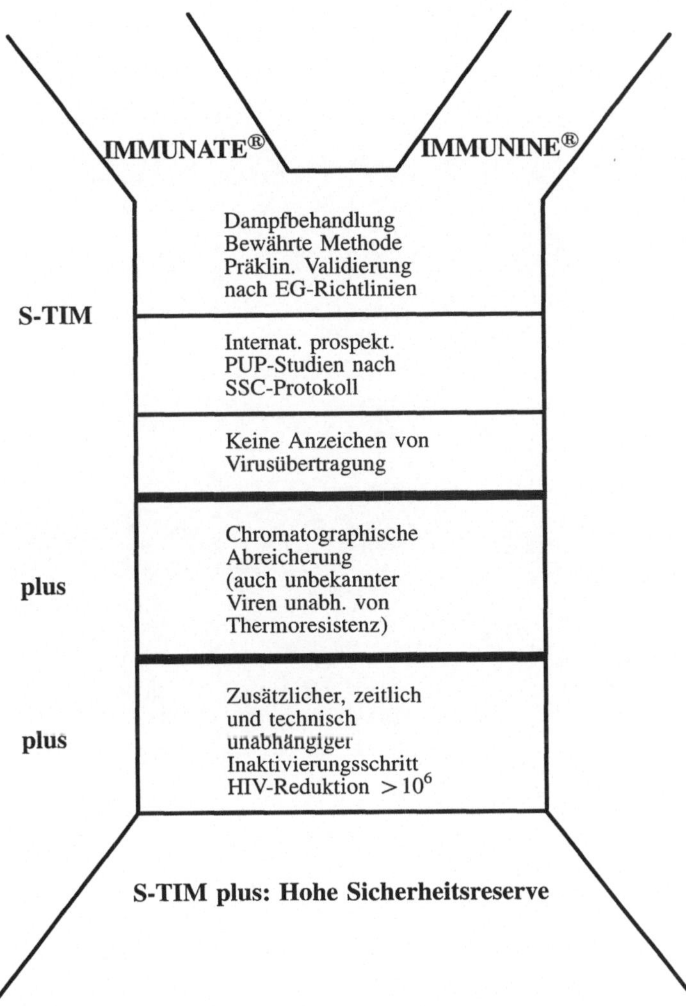

Abschließend möchte ich noch darauf hinaus, welcher Virusreduktionsfaktor in noch so genau kontrollierten präklinischen Validierungsuntersuchungen erreicht wird, die endgültige Virussicherheit kann nur durch klinische Studien und langfristige seroepidemiologische Untersuchungen sichergestellt werden.

Freie Vorträge

Diskussionsleitung:

H. Sutor (Freiburg i. Br.)
R. Zimmermann (Heidelberg)

Inhibitorentwicklung und Verlauf unter Therapie mit rekombinantem Faktor VIII bei einem Kleinkind mit schwerer Hämophilie A

A. Huth-Kühne, R. Zimmermann

Die Entwicklung eines Hemmkörpers nach wiederholter Faktor-VIII-Substitution stellt eine ernsthafte Komplikation in der Hämophiliebehandlung dar, so daß eine effektive Therapie, v.a. bei akuten Blutungen, doch in erheblichem Maße erschwert wird [1, 2].

Verschiedene Autoren berichteten bereits über eine erfolgreiche Immuntoleranzinduktion mit regelmäßiger hochdosierter Faktor-VIII-Gabe allein, oder in Kombination mit Fraktion FEIBA [3, 4, 6].

Im Rahmen einer 1989 begonnenen, offenen internationalen multizentrischen Studie zur Überprüfung der Langzeitverträglichkeit, Wirksamkeit und Beeinflussung immunologischer Parameter unter Therapie mit einem gentechnisch hergestellten Faktor-VIII-Konzentrat (Kogenate) wurden nicht vorbehandelte Patienten mit leichter, mittelschwerer und schwerer Hämophilie A rekrutiert [5].

16 von bisher 81 behandelten Patienten mit regelmäßigem Follow-up entwikkelten einen Hemmkörper; das entspricht einer Inhibitorinzidenz von 19,8%; 4 von diesen 16 Patienten wiesen einen hochtitrigen Inhibitor von mehr als 10 BE auf und wurden jeweils einem unterschiedlichen Immuntoleranzregime unterzogen.

Wir haben an unserem Zentrum 4 Patienten im Rahmen dieser Studie mit Kogenate behandelt. Einer von ihnen (Patient 110) entwickelte einen hochtitrigen Inhibitor unter Therapie und erhielt als einer von den oben erwähnten 4 Patienten eine entsprechende Immuntoleranztherapie (Abb. 1).

Kasuistik

Es handelt sich um einen kleinen Jungen, der im August 1989 mit einer schweren Hämophilie A geboren wurde und den wir im Alter von 11 Monaten wegen zunehmender Blutungskomplikation in die Studie aufnahmen. Ein Inhibitor lag zu diesem Zeitpunkt nicht vor. Wir verabreichten erstmals eine Dosis von 50 IE Faktor VIII/kg mit sehr gutem Therapieerfolg. Die 10-min-Recovery lag bei 100%.

Ende Oktober 1990 kam es zu einer ausgedehnten glutealen Muskelblutung, die erstmals eine mehrfache Faktor-VIII-Applikation erforderlich machte, um so eine ausreichende Hämostase zu erzielen. Gleichzeitig wurde ein Inhibitor von 0,9 BE festgestellt, der 3 Monate nach Therapiebeginn und insgesamt 9maliger Faktor-VIII-Exposition aufgetreten war.

Im Januar 1991 war der Titer auf 6 BE angestiegen. Zu diesem Zeitpunkt lehnten die Eltern eine Immuntoleranztherapie noch ab. Im März 1991 kam das Kind erneut

I. Scharrer/W. Schramm (Hrsg.)
23. Hämophilie-Symposion Hamburg 1992
© Springer-Verlag Berlin Heidelberg 1993

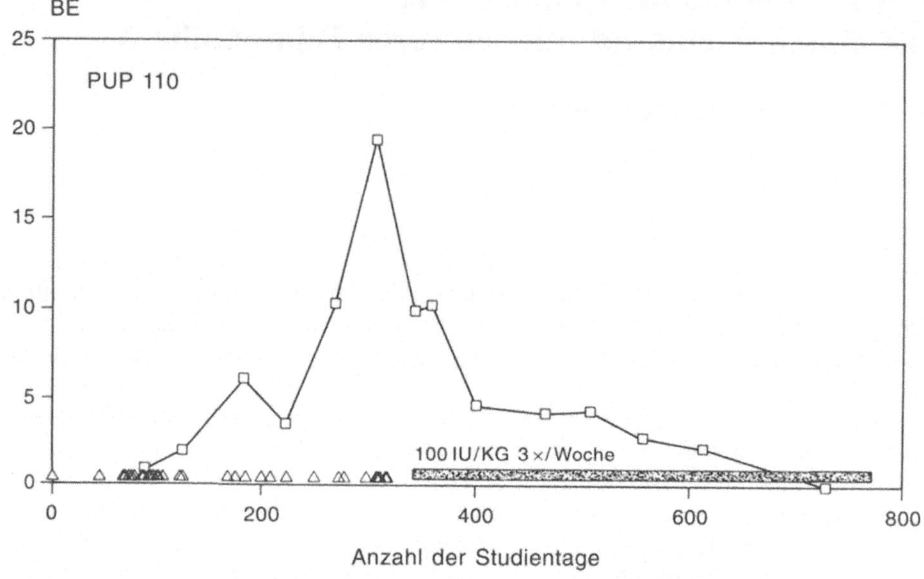

Abb. 1. Inhibitorverlauf unseres Patienten unter Immuntoleranztherapie

Tabelle 1. Zusammenfassung der Ergebnisse unter Immuntoleranztherapie

PUP	Anzahl der rFVIII-Behandlungen[a]	BE-Titer	rFVIII-Dosis	Katheter	Ergebnis
70	9	19	50 U/kg/Tag	Broviac	0 BE – Tag 14;
110	9	19,5	100 U/kg 3x/Woche	Theraport	5 BE – Tag 60; 0 BE – 1 Jahr
126[b]	10	34	100 U/kg/Tag	Broviac	3.8 BE – Woche 2; 0 BE – Woche 5
129[b]	18	154	50–100 U/kg/Tag	Port-a-cath	kein Rückgang des Inhibitors, jedoch klinisches Ansprechen auf die Therapie

[a] Anzahl der rFVIII-Behandlungen vor Auftreten eines Inhibitors.
[b] Familiäre Inhibitoranamnese.

mit einer schweren Muskelblutung zu uns, die jedoch auf eine höhere Dosis von jetzt 100 iE/kg sehr gut ansprach, so daß wir in der Folge eine Bedarfssubstitution mit dieser Dosis weiterführten. Im Juni 1991 erreichte der Inhibitor einen Maximalwert von 19,5 BE, so daß wir im Juli 1991 eine Immuntoleranztherapie mit der vorgegebenen Dosis von 100 IE/kg 3 mal/Woche begannen. Zu diesem Zeitpunkt lag der Inhibitortiter bei 10,3 BE. Daraufhin kam es im September 1991 zu einem Titerabfall auf 4,7 und im Dezember dann auf 4,4 BE.

Ende Dezember 1991 wurde ein Theraport-Katheter implantiert, und das Kind erhielt prä- und postoperativ über 8 Tage eine Gesamtdosis von 1800 IE Faktor VIII/kg, das entspricht einer nahezu 6fach höheren Dosis, verglichen mit der Immuntoleranzdosis von 300 IE Faktor VIII/kg/Woche.

Eine Kontrolle im Februar 1992 zeigte erstmals einen deutlichen Titerabfall unter die Marke 4 auf 2,9 BE, und im Juli 1992, ein Jahr nach Beginn der Immuntoleranztherapie, war es zur kompletten Remission gekommen.

Bei einer letzten Kontrolle im Oktober 1992 konnten wir ebenfalls keinen Inhibitor nachweisen. Die 10-Minuten-Recovery nach Gabe von 100 IE Faktor VIII/kg lag bei über 100%, die gemessene Halbwertzeit nach Morfini jedoch nur bei 3,8 h, so daß wir momentan die Immuntoleranztherapie in gleicher Dosis fortführen.

Diskussion und Zusammenfassung

Tabelle 1 faßt noch einmal die Ergebnisse der 4 PUPs zusammen. Bei einem Kind (129) konnte bisher keine Immuntoleranz erzielt werden. Es ist bemerkenswert, daß bei den Kindern 70 und 126 mit der täglichen und höher dosierten Faktor-VIII-Gabe wesentlich kürzere Eliminationszeiten erzielt wurden als bei unserem Kind (110), bei dem die Eliminationszeit unter der intermittierenden Faktor-VIII-Gabe doch immerhin bei 1 Jahr lag. Selbst bei dem Kind mit dem höchsten Ausgangstiter von 34 BE konnte unter einer täglichen Dosis von 100 IE Faktor VIII/kg der Inhibitor sehr schnell eliminiert werden.

Dieser Erfahrungsbericht zeigt, daß auch mit einem gentechnisch hergestellten Faktor-VIII-Konzentrat eine erfolgreiche Immuntoleranzinduktion möglich ist. Um eine schnellere Remission des Inhibitors zu erzielen, würden wir allerdings die tägliche und je nach Ausgangstiter höher dosierte Verabreichung des Gerinnungsfaktors von z.B. 100–200 IE/die vorschlagen.

Literatur

1. Bloom AL (1991) Progress in the clinical management of haemophilia. Thromb Haemost 66: 166–177
2. Ehrenforth S, Kreuz W, Scharrer I, Linde R, Funk M, Güngör T, Krackhardt B, Kornhuber B (1992) Incidence of development of factor VIII and factor IX inhibitors in haemophiliacs. Lancet 339:594–598
3. Kasper CK (1973) Incidence and course of inhibitors among patients with classic haemophilia. Thromb Diath Haemorrh 30:263–271
4. Kreuz W, Ehrenforth S, Scharrer I, et al. (1991) Factor VIII inhibitors in children with haemophilia. Long-term longitudinal results of dose-dependent induced immunotolerance. Ann Hematol 62:A46
5. Schwartz RS, Abildgaard CF, Aledort LM, et al (1990) Human recombinant DNA-derived antihemophilic factor (FVIII) in the treatment of hemophilia A. N Engl J Med 323:1799–1805
6. Stenbjerg S, Inferslev J, Zachariae E (1984) Factor VIII inhibitor treatment with high doses of factor VIII. Thromb Res 34:533–539

Inhibitorinzidenz bei erstbehandelten Hämophilen. Eine prospektive multizentrische Studie der Pädiatrischen Arbeitsgruppe der GTH

H. J. Klose, K. Auberger, G. Auerswald, C. Brückmann, U. Budde, S. Ehrenforth, W. Kreuz, A. Kurme, H. Lenk, H. Pollmann, K. Schimpf, A. H. Sutor, B. Zieger

Die Durchführung einer solchen Studie erscheint erforderlich, nachdem alle bisherigen Untersuchungen zur Häufigkeit der Inhibitorentwicklung bei Hämophilen – ob Prävalenz- oder Inzidenzstudien aus den verschiedensten Gründen nicht miteinander vergleichbar sind (z.B. [1–3]). Allerdings war die 1991 mitgeteilte relativ hohe Inhibitorprävalenz von über 25% bei ausschließlich mit rekombinierten F.VIII-Konzentraten behandelten Hämophilie-A-Patienten sehr beunruhigend [4]. Ebenfalls sehr häufige Inhibitorentwicklung wurde in der jüngsten Inhibitor-Inzidenzstudie der Gruppe um Kreuz in Frankfurt/M. 1992 mitgeteilt [3]. Als ein wesentliches Ergebnis dieser Untersuchung soll herausgestellt werden, daß bei Patienten mit Hämophilie A eine Inhibitorentwicklung schon nach im Mittel 12 Expositionstagen auftritt, auch wenn es sich um großteils niedrig-titrige Inhibitoren handelt.

Es wird das Konzept einer Studie zur Ermittlung der Inzidenz einer Inhibitorentwicklung bei Hämophilie-A- bzw. Hämophilie-B-Patienten vorgestellt, die noch nicht mit Blut- oder Plasmaderivaten behandelt wurden. Diese Studie ist prospektiv und multizentrisch angelegt und betrifft vor allem pädiatrische Hämophiliepatienten. Das Studienkonzept wurde in München initiiert und großteils von Pädiatern entwickelt. Entsprechend besteht das Studienkomitee zum überwiegenden Anteil aus Pädiatern (identisch mit den Autoren dieser Mitteilung).

Die konzipierte Studie hat das Ziel, die Inhibitorinzidenz über einen 10-Jahres-Zeitraum zu ermitteln. Sie soll korreliert werden zu

1) Diagnose Hämophilie A bzw. B,
2) Schweregrad der Hämophilie,
3) Menge der verabreichten Substitutionsmittel,
4) Expositionstagen,
5) Therapieregime (Bedarfsbehandlung vs. Dauerbehandlung),
6) Art der Substitutionsmittel,
7) Lebensalter.

Bei nachgewiesenem Inhibitor – in einem qualitativen Test mit Hilfe einer Agarose-Gel-Technik oder in einem modifizierten Bethesda-Test (z.B. [5]) – sollen „high"- und „lowresponder" differenziert, die Hemmwirkung auch auf porcinen F. VIII bzw. IX geprüft, sowie Inhibitortiterverläufe und die klinische Relevanz überprüft werden. Alle Inhibitormessungen erfolgen als Kontrollbestimmungen in einem Referenzlabor (Budde, Hamburg), in dem auch eine Inhibitorleerwertsbestimmung und eine Willebrand-Ausschlußdiagnostik durchgeführt werden kann. Die

I. Scharrer/W. Schramm (Hrsg.)
23. Hämophilie-Symposion Hamburg 1992
© Springer-Verlag Berlin Heidelberg 1993

Inhibitorleerwertsbestimmung ist notwendig, da auch nichthämophile Blutspender zu 0,5–1,0% Inhibitoren gegen F.VIII aufweisen können [6], nach Angaben anderer Untersucher noch häufiger [7].

Bei Rekrutierung eines Hämophiliepatienten für die Inhibitorinzidenzstudie obliegt es dem Hämophiliebehandler, Patientendaten und -befunde in einen Studienaufnahme-Dokumentationsbogen A einzutragen. Dieser vorgedruckte Studienaufnahme-Dokumentationsbogen A (Abb. 1) enthält neben der Anschrift des Referenzlabors Leerspalten und Felder für Patientencode, Diagnose, Restaktivität, Diagnosezeitpunkt, Inhibitornachweis vor Therapiebeginn (Leerwert), Ausschluß eines Willebrand-Syndroms, Familienanamnese Hämophilie, Familienanamnese Inhibitor und Leerzeilen für Bemerkungen bzw. Besonderheiten. Dieser Dokumentationsbogen A wird mit 2 Durchschlägen zusammen mit der ersten Zitratvollblut-Probe (minimal 1,3 ml) an das Referenzlabor per Post – alternativ per Kurierdienst – verschickt. Die Versendung der Blutprobe erfolgt ungekühlt. Ein Durchschlag des Dokumentationsbogens A verbleibt beim Behandler. Vom Referenzlabor wird der Dokumentationsbogen A nach Eintrag der Laborwerte als Durchschlag einer zentralen Dokumentations- und Mahnstelle und dem Behandler zugesandt.

Es ergeben sich nach der Erstbestimmung (Leerwert) für substituierte Hämophiliepatienten folgende Kontrollzeitpunkte mit Blutentnahmen zur Inhibitorbestimmung:

a) nach allen 3–4 Expositionstagen (innerhalb der ersten 20 Expositionstage),
b) später nach jedem 10. Substitutionstag,
c) bei klinischem Verdacht auf das Vorliegen eines Inhibitors,
d) bei selten substituierten Patienten alle 3 Monate,
e) jeweils frühestens 7 Tage nach Ende einer Substitutionsbehandlung.

Für die – wohl eher seltene – Situation einer frühzeitig nach Diagnosestellung notwendigen fortwährenden Substitution empfiehlt sich bei Verdacht auf Inhibitorentwicklung eine F.VIII- bzw. F.-IX-Recovery- bzw. Halbwertszeitbestimmung. Grundsätzlich muß jeder nachgewiesene Inhibitor durch eine kurzfristige 2. Blutentnahme bestätigt werden. Als Grenzwert für einen Inhibitornachweis gelten neben dem qualitativen Nachweis 0,6 Bethesda-Einheiten.

Zur Verlaufsdokumentation für die Zeit der ersten 20 Substitutionstage wurde der Studienverlaufs-Dokumentationsbogen B konzipiert, der nach je 3–4 Expositionstagen mit entsprechender Blutprobe (analog Studienaufnahme-Dokumentationsbogen A) an das Referenzlabor verschickt wird (Abb. 2). Dieser Dokumentationsbogen B enthält Spalten für Behandlungsdatum, Behandlungsnummer, Menge der verabfolgten Einheiten Gerinnungspräparat, Körpergewicht, Präparatname, Chargenbezeichnung und Inhibitornachweis.

Diese Spalten müssen vom Behandler ausgefüllt werden. Nach Eintrag der Laborbefunde (Inhibitornachweis qualitativ, Bethesda-Einheiten nach Inkubation mit humanem bzw. porcinem Faktor) ist der weitere Versandweg analog dem des Dokumentationsbogens A.

Entsprechend dem Verlaufsdokumentationsbogen B ist für die Zeit nach den ersten 20 Substitutionstagen der Verlaufsdokumentationsbogen C aufgebaut. Er enthält Querspalten für insgesamt 10 Substitutionstage (Abb. 3).

STUDIENAUFNAHME-DOKUMENTATIONSBOGEN A

Priv.Doz. Dr. med. U. BUDDE
Allg. Krankenhaus Harburg
Blutspendedienst
Eißendorfer Pferdeweg 52

21075 Hamburg

.... ,.................
Absendeort **Datum**

		Behandler	**Referenzlabor**
Patient (Code):	....		
Diagnose:	**Hämophilie A**	O	
	Hämophilie B	O	
Restaktivität:		............%	..............%
Diagnosezeitpunkt:		....	
Inhibitornachweis vor Therapie:	ja	O	O
	nein	O	O
	B.E.	....	....
	folgt	O	O
Ausschluß v. Willebrand-Syndrom:	ja	O	O
	nein	O	O
	folgt	O	O
Familienanamnese Hämophilie:	ja	O	
	nein	O	
Familienanamnese Inhibitor:	ja	O	
	nein	O	
	nicht eruierbar	O	
	entfällt	O	

Bemerkungen/Besonderheiten:
....
....
....
....

.... : einsetzen
o : Zutreffendes ankreuzen

Abb. 1. Studienaufnahme-Dokumentationsbogen A

STUDIENVERLAUFS-DOKUMENTATIONSBOGEN B NR. ....

.............................., ...
Absendeort **Datum**

Priv.Doz. Dr. med. U. BUDDE
Allg. Krankenhaus Harburg
Blutspendedienst
Eißendorfer Pferdeweg 52

21075 Hamburg

BEHANDL.		MENGE	GEWICHT	PRÄPARAT R	CHARGE NR.	INHIBITOR-NACHWEIS (Behandler)	INHIBITORNACHWEIS (Referenzlabor)			
							HUMAN		PORCINE	
DATUM	NR.	Einheit	kg			B.E.	+/-	B.E.	+/-	B.E.

Bemerkungen/Besonderheiten/Zusatztherapie/Sonstiges:

....

....

....

....

Achtung: **Innerhalb der ersten 20 Substitutionstage Inhibitor-Aktivitätsbestimmung nach jedem 3. bis 4. Expositionstag!**

Abb. 2. Studienverlaufs-Dokumentationsbogen B

STUDIENVERLAUFS-DOKUMENTATIONSBOGEN C NR. ....

PATIENT (CODE):......................... ...., ...
Absendeort Datum

Priv.Doz. Dr. med. U. BUDDE
Allg. Krankenhaus Harburg
Blutspendedienst
Eißendorfer Pferdeweg 52

21075 Hamburg

BEHANDL.		MENGE	GEWICHT	PRÄPARAT R	CHARGE NR.	INHIBITOR-NACHWEIS (Behandler)	INHIBITORNACHWEIS (Referenzlabor)			
							HUMAN		PORCINE	
DATUM	NR.	Einheit	kg			B.E.	+/-	B.E.	+/-	B.E.

Bemerkungen/Besonderheiten/Zusatztherapie/Sonstiges:
....
....
....
....

Abb. 3. Studienverlaufs-Dokumentationsbogen C

Die Neuaufnahme von Hämophiliepatienten in die Studie soll 5 Jahre nach Studienbeginn, die Beobachtungsperiode nach mindestens 200 Substitutionstagen bzw. nach 5 Jahren abgeschlossen sein. Angesichts einer geschätzten Geburtenrate von ca. 80000/Jahr in der Bundesrepublik kann mit ca. 80 neudiagnostizierten Hämophiliepatienten gerechnet werden. Bei einer Ausfallquote von 20–30% für solche Studien ergäbe sich eine Zahl von etwa 300 Patienten innerhalb von 5 Jahren Studienaufnahmezeitraum.

Nach der Genehmigung des Studienprotokolls und der Einverständniserklärung für die Patienten (Eltern) durch die Ethikkommission erfolgt die Drucklegung der Dokumentationsbögen A, B, C in 4facher Ausfertigung und ihre Verschickung einschließlich des genauen Studienprotokolls an alle der Pädiatrischen Arbeitsgruppe bekannten Hämophiliebehandler über die GTH. Es sollen nicht ausschließlich die Hämophiliepatienten betreuenden Pädiater in der Bundesrepublik, sondern alle Hämophiliebehandler einschließlich der Kolleginnen und Kollegen aus den Nachbarländern Schweiz und Österreich zur Studienteilnahme aufgefordert werden. Überdies wurde vor kurzem auch aus Italien Bereitschaft zu einer Teilnahme an der Studie signalisiert.

Literatur

1. Schwartzinger J, Pabinger J, Korninger C, Haschke F, Kundi M, Niessner H and Lechner K (1987) Incidence of inhibitors in patients with severe and moderate hemophilia A treated with factor VIII concentrates. Am J Hematol 24:241–245
2. Rasi V, Ikkala E (1990) Hemophiliacs with factor VIII inhibitors in Finland: Prevalence, incidence and outcome. Br J Hematol 76:369–371
3. Ehrenforth S, Kreuz W, Scharrer I, Linde R, Funk M, Güngör T, Krackhardt B, Kornhuber B (1992) Incidence of development of factor VIII and factor IX inhibitors in hemophiliacs. Lancet 339:594–598
4. Lusher JM, Arkins S, Abildgaard CF, Hilgartner MH and the Kogenate Study Group (July 1991) Observations in previously untreated hemophiliacs receiving recombinant factor VIII:C. Presented at XIII Congress of International Society for Thrombosis and Hemostasis, Amsterdam
5. Ehrenforth S, Kreuz W, Scharrer I, Kornhuber B (1992) Factor VIII inhibitors in hemophiliacs. Lancet 340:253
6. Budde U (1991) Persönliche Mitteilung
7. Algiman M, Dietrich G, Nydegger UE, Boieldieu D, Sultan Y, Kazatchkine MD (1992) Natural antibodies to factor VIII (anti-hemophilic factor) in healthy individuals. Proc Natl Acad Sci USA (in press)

Recovery und Halbwertszeit eines neuen virusinaktivierten Faktor-VIII-Konzentrats

R. Zimmermann, D. Franke, A. Huth-Kühne, H. Scheel, W. Schramm, G. Vogel, E. Wenzel

Die Wirksamkeit von Faktor-VIII-Konzentraten bei der Hämophiliebehandlung ist abhängig vom Gehalt an Faktor VIII:C, der Reinheit des Präparates und der Nebenwirkungsfreiheit [1, 3, 6]. Einen Hinweis für den hämostatischen Effekt geben die Bestimmung von In-vivo-Recovery und biologischer Halbwertszeit. Als Maß für die Infektionssicherheit kann der Grad der Virusinaktivierung von dem Gerinnungspräparat artifiziell zugesetzten Viren herangezogen werden. Eine endgültige Bestätigung der Virussicherheit ist aber erst mittels Durchführung klinischer Studien an bisher nicht mit Plasmaderivaten behandelten Patienten möglich [3, 5, 6].

In der vorliegenden Studie wurde die In-vivo-Recovery und biologische Halbwertszeit eines neuen hochgereinigten Faktor-VIII-Konzentrates überprüft, das mehrfachen Virusinaktivierungsverfahren unterworfen worden war. Das Design der Studie wurde entsprechend den Richtlinien des „Factor VIII/Factor IX Scientific and Standardization Committee of the International Society for Thrombosis and Haemostasis" angelegt.

Patienten und Methoden

Die Untersuchungen wurden an 12 männlichen Personen mit schwerer Hämophilie A ohne Nachweis eines Faktor-VIII-Inhibitors durchgeführt. Das Alter der Personen lag zwischen 21 und 58 Jahren, das Körpergewicht betrug 53–81 kg. Zum Zeitpunkt der Teilnahme an der In-vivo-Kinetik-Studie durften die Patienten keine akuten Blutungen haben. Alle Patienten waren vor der Prüfung schon mit anderen Faktor-VIII-Präparaten behandelt worden. Patienten im fortgeschrittenen Stadium einer HIV-Infektion wurden von der Untersuchung ausgeschlossen.

Faktor-VIII-Konzentrat

Als Faktor-VIII-Konzentrat kam ein neues humanes, dampfbehandeltes lyophilisiertes Faktor-VIII-Konzentrat (IMMUNATE STIM plus) der Firma Immuno, Heidelberg, zum Einsatz. Das Faktor-VIII-Konzentrat wird dabei unter Schutzgas mit Wasserdampf behandelt. Während der Inaktivierung wird ein Dampfdruck von 1200 mbar für die Dauer von 10 h beibehalten. Eine Steigerung der Sicherheitsreserve wird bei diesem Präparat durch eine chromatographische Abreicherung und ein zusätzliches physiko-chemisches Verfahren erreicht. Damit resultiert ein overall

I. Scharrer/W. Schramm (Hrsg.)
23. Hämophilie-Symposion Hamburg 1992
© Springer-Verlag Berlin Heidelberg 1993

Reduktionsfaktor von 10^{15}-log-Stufen. Die Prüfung erfolgte im randomisierten Cross-over-Design im Vergleich mit dem konventionellen Präparat Faktor VIII S-TIM 3. Die Faktor-VIII-Konzentrate wurden in einer Dosierung von 25–50 IE/kg KG injiziert.

Pharmakokinetic- und Verträglichkeitsprüfung

Blutentnahmen erfolgten vor Injektion, direkt nach der Injektion sowie 30 min, 1, 3, 6, 9, 12, 24 und 30–36 h nach Faktor-VIII-Gabe. Die Analyse der Plasmaproben wurde mit dem Faktor-VIII:C-Einstufentest sowie mit einem chromogenen Substrat (Immunochrom Faktor VIII:C) ermittelt.

Die In-vivo-Recoveryberechnung wurde nach folgender Formel vorgenommen:

$$\frac{\text{Faktor VIII:C } (t_1) - \text{Faktor VIII:C } (t_0) \times \text{Plasmavolumen}}{\text{Dosis (IE, F VIII:C)}}$$

Die Recovery wurde dabei von der maximalen Faktor-VIII:C-Aktivität der ersten 4 Plasmaproben nach Injektion abgeleitet. Die Aktivität wurde dabei auf das Plasmavolumen der Patienten bezogen. Die Halbwertszeit berechneten wir gemäß einer modellunabhängigen [4] sowie nach einer modellabhängigen Methode mittels linearer Regression [2].

Als Kriterium für die Verträglichkeit galten neben der Beobachtung der Patienten die Angaben der Patienten über unmittelbare Nebenwirkungen nach Anwendung des Präparates. Die Patienten blieben bis zu 6 h nach Applikation des Präparates zur Beobachtung im Behandlungszentrum. Nach 24 h und nach 30–36 h kamen die Patienten zur Beurteilung nochmals in das Behandlungszentrum zurück.

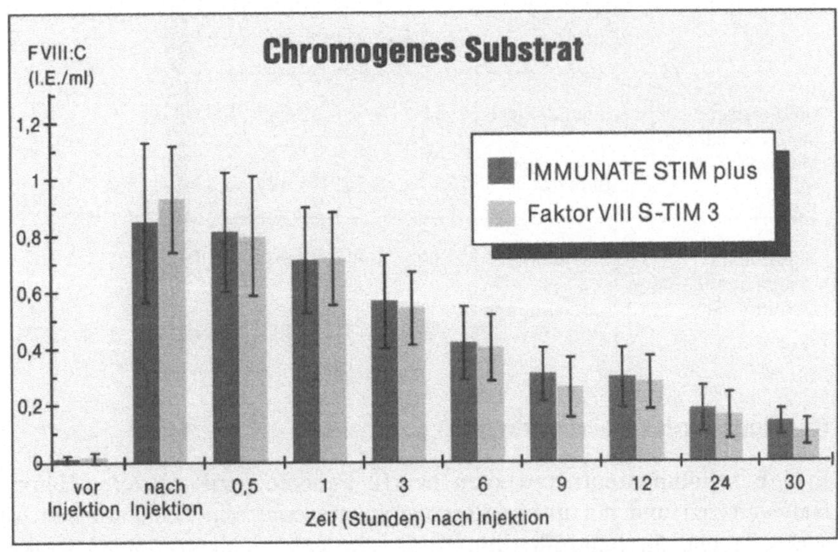

Abb. 1. Mittlerer Faktor VIII:C ± SD nach Injektion von 25–50 I.E. pro kg KG; n = 12

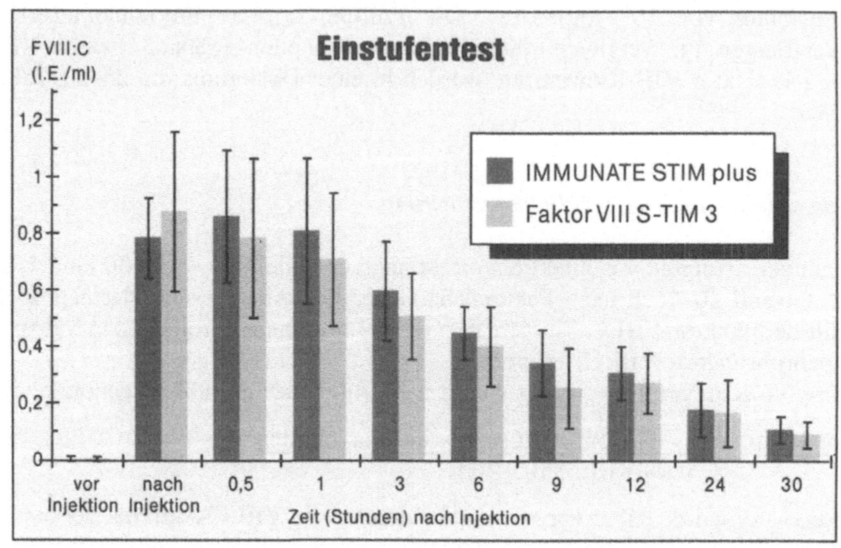

Abb. 2. Mittlerer Faktor VIII:C ± SD nach Injektion von 25–50 I.E. pro kg KG; n = 12

Tabelle 1. Pharmakokinetische Parameter, Mittelwerte ± SD, n = 12

		IMMUNATE STIM plus	Faktor VIII S-TIM 3
Recovery (%)	Einstufentest	99,75±24,28	99,75±19,14
	chromogenes Substrat	94,23±22,25	100,48±18,87
Halbwertszeit Modell abhängige Methode (Std.)	Einstufentest	11,59± 2,07	12,64± 6,65
	chromogenes Substrat	12,41± 3,55	11,44± 3,91
Halbwertszeit Modell unabhängige Methode (Std.)	Einstufentest	11,60± 3,41	10,96± 3,28
	chromogenes Substrat	13,60± 3,98	12,09± 3,36

Ergebnisse und Diskussion

In 5 Behandlungszentren wurden bei 12 Patienten mit schwerer Hämophilie die Halbwertszeit und die In-vivo-Recoverywerte ermittelt. Die Patienten waren zwischen 21 und 58 Jahre alt. Ihre Körpergewichte reichten von 53–81 kg. Mit der einmaligen Faktor-VIII-Applikation erhielten die Patienten zwischen 25–50 IU/kg

KG. Die Ergebnisse gehen im einzelnen aus Abb. 1 und 2 sowie Tabelle 1 hervor. Die aus 12 Applikationen ermittelte Recovery betrug 99,75% für das neue und ebenso 99,75% für das konventionelle Faktor-VIII-Konzentrat bei Messung mit dem Einphasentest. Bei Errechnung mittels chromogenem Assay wurde eine Recovery von 94,23 bzw. 100,48% ermittelt. Die modellabhängige Halbwertszeit wurde mittels Einphasentest für das mehrfach virusinaktivierte Präparat mit 11,59 h und für das konventionelle Präparat mit 12,64 h errechnet. Mittels chromogenem Assay wurden Halbwertszeiten von 12,41 bzw. 11,4 h festgestellt. Die Halbwertszeit, gemessen mit der modellunabhängigen Methode ergab vergleichbare Resultate (Tabelle 1).

Die ermittelten Werte entsprechen den mit anderen Gerinnungsfaktorenkonzentraten gesammelten Erfahrungen.

Die für das neue, mehrfach virusinaktivierte Gerinnungspräparat und das konventionelle Konzentrat errechneten Daten entsprachen sich. Die Ergebnisse weisen darauf hin, daß auch die neue, hier angewendete dreifache Virusinaktivierung das biologische Verhalten des Faktors VIII in keiner Weise beeinträchtigt. Beide Gerinnungsfaktorenkonzentrate wurden gut vertragen. Nebenwirkungen kamen nicht zur Beobachtung.

Zusammenfassung

Ein neues, mehrfach virusinaktiviertes Faktor-VIII-Konzentrat (IMMUNATE STIM plus) wurde entsprechend den Vorgaben des „Scientific and Standardization Committee of the International Society for Thrombosis and Haemostasis" randomisiert in 5 Behandlungszentren geprüft. In-vivo-Recovery und biologische Halbwertszeit beider Präparate entsprachen einander ebenso wie den rechnerischen Erwartungen. Die Ergebnisse zeigen, daß die bei diesem Präparat eingesetzte dreifache Virusinaktivierung das biologische Verhalten des hochgereinigten Faktors VIII nicht beeinträchtigt. Nebenwirkungen wurden nicht beobachtet.

Literatur

1. Lechner K: Angeborene Koagulopathien. Hämophilie. In: Handbuch der Inneren Medizin, 2. Band: Blut und Blutkrankheiten. Teil 9, S 12
2. Lee ML, Poon W-Y, Kingdon HS (1990) A two-phase linear regression model for biologic half-life data. J Lab Clin Med 115:745–748
3. Mannucci P, Schimpf K, Abe T, Aledort L, Anderle K, Brettler D, Hilgartner M, Kernoff P, Kunschak M, McMillan C, Preston F, Rivard G and The international Investigator Croup (1992) Low risk of viral infection after administration of vapor-heated factor VIII concentrate. Transfusion 32:134–138
4. Matucci M, Messori A, Donati-Cori G, Longo G, Vannini S, Morfini M, Tendi E, Rossi-Ferrini PL (1985) Kinetic evaluation of four Factor VIII concentrates by model-independent methos. Scand J Haematol 34:22–28
5. Morfini M, Lee M, Messori H (1991) The Design and Analysis of Half-Life and Recovery Studies for Factor VIII and Factor IX. Thromb Haemost 66 (3):384–386
6. Schimpf K (1989) An International Multicenter Study to Determine the Safety of Vapor Heated Coagulation Factor Concentrates in Hemophiliacs Naive to Blood Product Administration. Symp. Recent Advances in Hemophilia Care, Los Angeles, 3.–15.4.1989
7. Preiss D, Eberspächer B, Abdullah D, Rosner I (1991) Safety of Vapour Heated Prothrombin Complex Concentrate (PCC) Prothromplex S-TIM 4. Thromb Res 63:651–659

Bedeutung der Blutgruppen-H-Substanz für den v.-Willebrand-Faktor/Faktor-VIII-Komplex

J. Oldenburg, R. Schwaab, N. Wöhrle, K. Olek, H.-H. Brackmann

Die H-Substanz kann als Vorstufe der eigentlichen Blutgruppen des AB0-Systems angesehen werden. Durch Anhängen spezifischer Zuckerreste an die H-Substanz entstehen die Blutgruppen A, B und AB. Bei der Blutgruppe 0 bleibt die H-Substanz unverändert bestehen (Abb. 1 und 2).

Es ist bekannt, daß die Aktivität des Faktor-VIII-Komplexes blutgruppenabhängig ist. Hierbei wurde bisher unterschieden zwischen Blutgruppe 0 mit niedriger und den Blutgruppen A, B und AB mit höherer Aktivität des Faktor-VIII-Komplexes [1, 5]. Weitere Unterscheidungen innerhalb der letztgenannten Blutgruppen wurden außer von Orstavik [6, 7] bisher nicht getroffen. Die Ursache für die Blutgruppenabhängigkeit ist weitgehend unbekannt.

Aufgrund der Ergebnisse von Orstavik und der Überlegung, daß sich die Blutgruppe 0 von den anderen Blutgruppen vor allem durch den hohen Anteil der H-Substanz unterscheidet und bei der Blutgruppe A2 ebenfalls ein hoher Anteil der H-Substanz zu finden ist (H-Substanz: 0 > A2 > B > A2B > A1 > A1B) unterschieden wir bei einer Untersuchung von insgesamt 389 Blutspendern zusätzlich in die Blutgruppen A1 und A2.

Patienten und Methoden

389 Blutspender männlichen und weiblichen Geschlechts zwischen 18 und 60 Jahre. Der Faktor VIII:C wurde chromogen mit dem Testkit der Firma Baxter bestimmt. Die quantitative Bestimmung des v.-Willebrand-Faktor-Antigens (vWF:Ag) im Plasma erfolgte mit einem Elisa-Test [2]. Die Ristocetin-Kofaktor-Aktivität als Eigenschaft des v.-Willebrand-Faktors (vWF:RiCoF) wurde nach der Methode von Mcfarlene et al. [4] bestimmt.

Ergebnisse

Alle drei Anteile des v.-Willebrand-Faktor/Faktor VIII(vWF/FVIII)-Komplexes zeigten eine deutliche Korrelation mit der Menge H-Substanz der jeweiligen Blutgruppe. Die Ergebnisse sind in Tabelle 1 dargestellt. Die Blutgruppen sind von oben nach unten entsprechend ihres Anteils an H-Substanz geordnet (Blutgruppe 0 am meisten H-Substanz bis Blutgruppe A1B mit dem geringsten Anteil an H-Substanz). Dargestellt sind die Mediane und die Standardabweichung der einzelnen Anteile des vWF/FVIII-Komplexes.

I. Scharrer/W. Schramm (Hrsg.)
23. Hämophilie-Symposion Hamburg 1992
© Springer-Verlag Berlin Heidelberg 1993

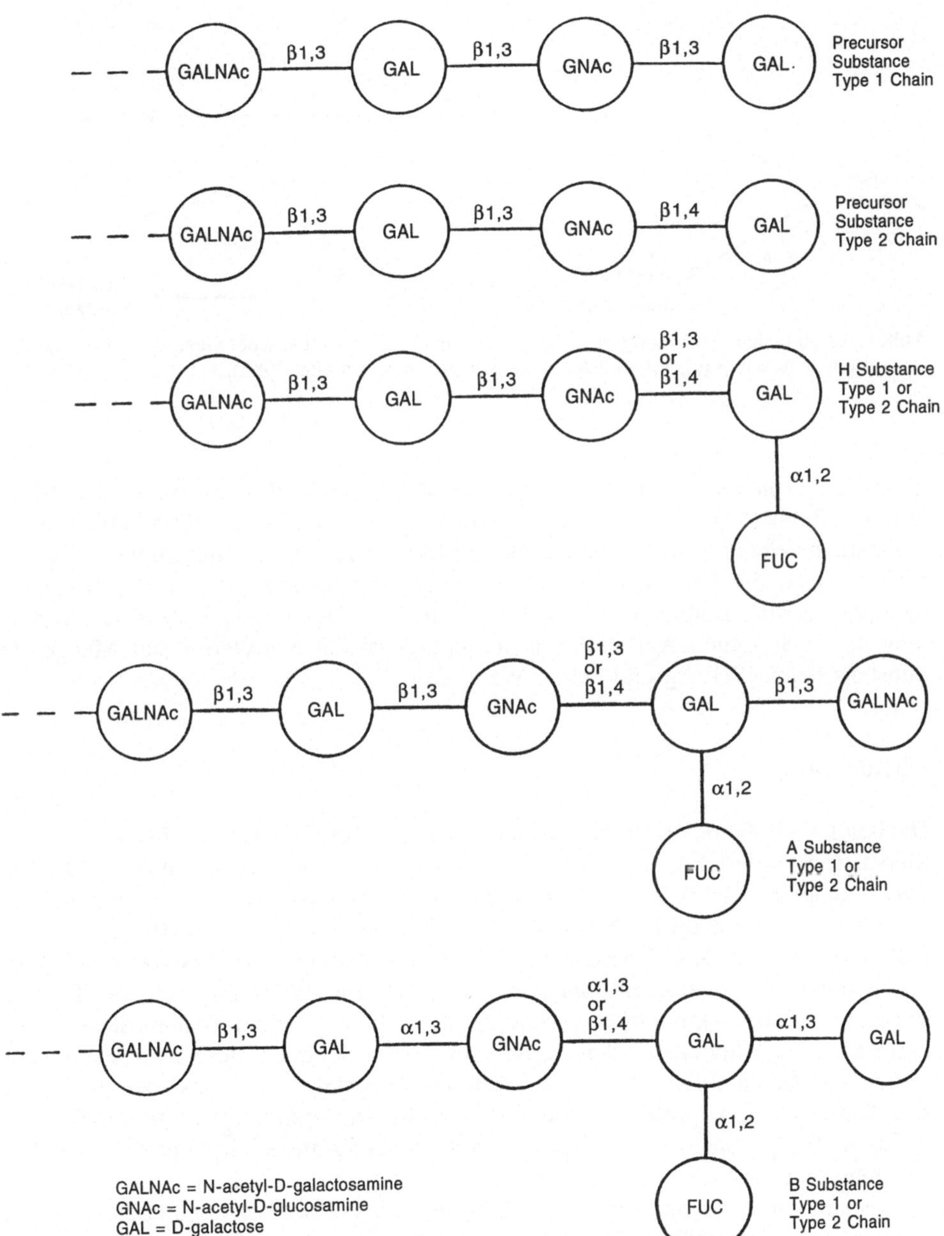

Abb. 1. Struktur der Vorläufersubstanzen Typ 1 und Typ 2 sowie der Blutgruppensubstanzen H, A und B. (Aus P. Issitt, *Applied Blood Group Serology*, 3rd edn, 1985)

Vor allem die Blutgruppen 0 und A2 heben sich deutlich von den anderen Blutgruppen ab. Hier liegt die Aktivität aller 3 Anteile des vWF/FVIII-Komplexes zwischen 20 und 50% niedriger und unterscheidet sich damit hochsignifikant

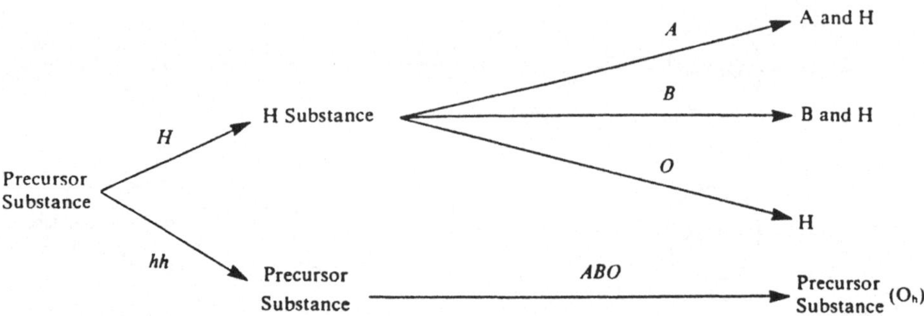

Abb. 2. Vereinfachte Darstellung über den genetischen Zusammenhang der Gene des AB0- und des Hh-Systems. (Aus P. Issitt, *Applied Blood Group Serology*, 3rd edn, 1985).

($p < 0{,}001$) von den übrigen Blutgruppen. Die Unterschiede zwischen den Blutgruppen B bis A1B sind, sicherlich mitbedingt durch die zum Teil beträchtliche Standardabweichung, nicht statistisch signifikant. Bei diesen Blutgruppen sind allerdings auch die Unterschiede in der Menge H-Substanz auf der Erythrozytenmembran gering. Dennoch zeigt sich auch hier ein Trend entsprechend der Verteilung der H-Substanz. Am stärksten ausgeprägt ist die Korrelation zur Menge H-Substanz beim vWF:Ag und beim vWF:RiCoF.

Diskussion

Die beim vWF-Komplex stärker als beim Faktor VIII:C ausgeprägte Korrelation zur Menge H-Substanz könnte ein Hinweis darauf sein, daß der Einfluß primär den vWF-Komplex betrifft und nur sekundär über den funktionellen Zusammenhang zwischen v.-Willebrand-Faktor und Faktor VIII auch die Faktor-VIII-Aktivität erfaßt. Gestützt wird diese Überlegung durch Untersuchungen von Sodetz et al. [9], in denen durch enzymatisches Anhängen eines für die Blutgruppe A1 spezifischen Zuckerrestes eine Aktivitätssteigerung des vWF bzw. durch Abspalten dieses Zuckerrestes eine Aktivitätsminderung erreicht werden konnte. Diese Untersuchungen zeigen, daß sich auf dem vWF-Protein ein den Blutgruppen gleiches oder zumindest sehr ähnliches Glykoprotein befindet, dessen Struktur zumindest mitbestimmt wird durch die Blutgruppengene. Entsprechend der Struktur dieses Glykoproteins werden Konzentration und Aktivität des vWF/FVIII-Komplexes beeinflußt.

Das Gen für die H-Substanz ist auf Chromosom 19 lokalisiert und kodiert für das Enzym α-2-L-Fucosyltransferase, welches den Zucker a-L-Fucose an eine Precursorsubstanz anhängt und damit die H-Substanz bildet. Aufgrund verschiedener Precursor-Substanzen entstehen unterschiedliche H-Substanz-Typen. Diese dienen als Substrat für die Glycosyltransferasen A und B (s. auch Abb. 1). Bei der Blutgruppe 0 wird die H-Substanz nicht umgewandelt, sondern bleibt unverändert bestehen. Bei der Blutgruppe A2 hat die Glycosyltransferase A2 in Abhängigkeit vom H-Substanztyp eine deutlich verminderte Affinität, so daß auch hier ein relevanter Anteil der H-Substanz nicht umgewandelt wird.

Tabelle 1. Blutgruppenabhängigkeit des vWF/FVIII-Komplexes

Blutgruppe		Median ± Standardabweichung		
		FVIII:C (%)	vWF:Ag (%)	vWF:RiCoF (%)
0	(n = 63)	72 ± 23	71,5 ± 31	71 ± 30.5
A2	(n = 96)	80 ± 23.5	81 ± 33	72 ± 24
B	(n = 59)	112 ± 34.5	109,5 ± 52.5	103 ± 41.5
A2B	(n = 43)	114 ± 31.5	114 ± 51.5	101 ± 42
A1	(n = 78)	101.5 ± 26.5	121,5 ± 35	108 ± 36
A1B	(n = 50)	107.5 ± 30.5	122.5 ± 49	109.5 ± 30

Die Expression des H-Gens unterliegt der Kontrolle weiterer unabhängiger genetischer Systeme (2- und 3-Gen-Modelle). Orstavik et al. [7] berichteten in ihrer Arbeit, daß innerhalb der Blutgruppe 0 die Höhe des vWF/FVIII-Komplexes durch die Sekretor-Eigenschaft beeinflußt wird. So fanden sie die niedrigsten Aktivitäten bei Personen der Blutgruppe 0 und Vorliegen der Sekretoreigenschaft. Damit wird die Aktivität des vWF/FVIII-Komplexes außer dem Faktor-VIII-Gen (X-Chromosom) und dem vWF-Gen (Chromosom 12) auch durch das entsprechende AB0-Blutgruppen-Gen (Chromosom 9) und dem H-Substanz Gen (Chromosom 19) sowie dem Gen für die Sekretoreigenschaft (ebenfalls Chromosom 19) mitbestimmt. Orstavik gibt an, daß etwa 30% der genetischen Varianz des vWF/FVIII-Komplexes nicht durch das vWF- bzw. F-VIII-Gen bedingt ist, sondern auf andere Gene, insbesondere die des AB0-Blutgruppensystem zurückzuführen ist. Der genaue pathophysiologische Zusammenhang ist bis heute ungeklärt.

Hieraus ergeben sich Konsequenzen für verschiedene Bereiche der Diagnostik und Therapie der Hämophilie A und des v.-Willebrand-Syndroms (vWS):

Falls gerinnungsphysiologische Untersuchungen für die Konduktorinnendiagnostik der Hämophilie A einbezogen werden, sollte die Blutgruppe mitberücksichtigt und dabei auch in A1 und A2 unterschieden werden.

Bezüglich der Diagnostik des v.-Willebrand-Syndroms berichtete Joan Cox Gill [3], daß beim Typ 1 die Blutgruppe 0 doppelt so häufig wie erwartet vertreten ist. Bei den anderen vWS-Typen zeigt sich dagegen eine normale Blutgruppenverteilung. Dieses Ergebnis legt nahe, daß viele der als Typ 1 diagnostizierten v.-Willebrand-Patienten nicht durch einen Gendefekt im vWF-Gen bedingt sind. Da die heutigen molekularbiologischen Möglichkeiten auch im vWF-Gen zunehmend eine genaue Charakterisierung des Gendefekts erlauben, sollte bei vWS-Typ I-Patienten mitberücksichtigt werden, daß hier nicht immer ein Gendefekt im vWF-Gen vorhanden sein muß.

Kürzlich konnten wir zeigen [8], daß bei einigen Patienten trotz gleicher Mutation im Faktor-VIII-Gen eine unterschiedlich hohe Faktor VIII-Restaktivität vorhanden war. Diese Beobachtung wäre durch den Einfluß anderer Gene z.B. der AB0-Blutgruppengene erklärbar.

Bei etwa 10 Hämophiliepatienten, die verhältnismäßig hohe Faktor-VIII-Mengen benötigten um nach 12 h noch therapeutische Faktor-VIII-Spiegel zu erreichen, führten wir eine Umstellung auf vWF-haltige Faktor-VIII-Konzentrate durch. Drei dieser Patienten (2 mit Blutgruppe 0, 1 mit Blutgruppe A2) wiesen 12 h nach

Substitution eines vWF-haltigen Faktor-VIII-Präparates eine deutlich höhere Faktor-VIII-Aktivität auf. Bei den anderen Patienten (3 mit Blutgruppe 0, 4 mit Blutgruppe A1) blieb der Konzentratbedarf unverändert hoch. Die Zahl der untersuchten Patienten ist bisher noch zu gering, um einen gesicherten Zusammenhang zur Blutgruppe herstellen zu können. Möglicherweise ist die Häufung auch zufällig und die Ursache ganz anderer Natur z.B. ein Defekt im Bereich der Bindungsstelle des Faktor VIII zum vWF. Weitere Untersuchungen sind hier erforderlich um die genauen Zusammenhänge zu zeigen.

Literatur

1. Budde U (1992) Hämophilie A und von-Willebrand-Syndrom: Labordiagnostische Unterscheidung. Diagnose & Labor 42:111–119
2. Cejka J (1982) Enzyme immunoassay for factor VIII-related antigen. Clin Chem 28:1356
3. Gill JC, Endres-Brooks J, Bauer PJ, Marks WJ, Montgomery RR (1987) The Effekt of AB0 Blood Group on the Diagnosis of von Willebrand Disease. Blood 69:1691–1695
4. Macfarlene DE, Stibbe J, Kirby EP et al. (1975) A method for assaying von Willebrand factor (ristocetin cofaktor). Thromb Diath Haemorrh 34:306–308
5. Moodie P, Liddell MB, Peake IR, Bloom AL (1988) Carrier detection in 50 hemophilia A kindred by means of three intragenic and two extragenic restriction fragment length polymorphisms. British J of Haematology 70:77
6. Orstavik KH, Magnus P, Reisner H, Berg K, Graham JB, Nance W (1985) Factor VIII and factor IX in a twin population. Evidence for a major effect of AB0 locus on factor VIII level. Am J Hum Genet 37:89–101
7. Orstavik KH, Kornstad L, Reisner H, Berg K (1989) Possible effect of secretor locus on plasma concentration of factor VIII and von Willebrand factor. Blood 73:990–993
8. Schwaab R, Ludwig M, Oldenburg J, Brackmann HH, Egli H, Kochhan L, Olek K (1990) Identical point mutations in the factor VIII gene that have different clinical manifestations of hemophilia A. Am J Hum Genet 47:743–744
9. Sodetz JM, Paulson JC, McKee PA (1979) Carbohydrate composition and identification of blood group A, B, and H oligosaccharide structures on human factor VIII/Von Willebrand factor. J Biol Chem 254:10754–10760

Zuverlässige Charakterisierung der Mutation im Faktor-VIII-Gen von 126 Patienten aus 95 Familien mit leichter und moderater Hämophilie

R. Schwaab, J. Oldenburg, J. P. Faber, U. Schwaab, H. H. Brackmann

Die Hämophilie A ist die häufigste schwere Gerinnungsstörung des Menschen. Jeder 5000. männliche Neugeborene leidet an dieser X-chromosomal rezessiv vererbten Erkrankung. Während die Hämophilie A klinisch (phänotypisch) nur in 3–4 Gruppen aufgeteilt wird (schwere, moderate, leichte Hämophilie sowie Subhämophilie A) zeigt sie auf DNA-Ebene ein vielfältiges Muster von Mutationen (Deletionen, Punktmutationen, Insertionen, Duplikationen), die über das gesamte Faktor-VIII-Gen verteilt sind. Die leichten und moderaten Hämophilie-A-Fälle werden fast ausschließlich durch „Missense"mutationen (Austausch einer Base durch eine andere) verursacht, die letztendlich zu einem Aminosäureaustausch führen. Die meisten schweren Hämophilie-A-Fälle werden durch Deletionen (Fehlen eines Teil des Faktor-VIII-Gens) und „Nonsense"mutationen (Abbruch des Leserasters) ausgelöst [20]. Die Konsequenzen für das Faktor-VIII-Protein sind unterschiedlich. Bei Vorliegen von Missensemutationen wird von den Leberzellen, den Hauptsyntheseorten für den Faktor VIII, meist noch Faktor-VIII-Protein, wenn auch mit verminderter Aktivität, in die Blutbahn abgegeben; bei Vorliegen von Deletionen und Nonsensemutationen wird, bis auf wenige Ausnahmen [22], kein Faktor-VIII-Protein mehr sekretiert.

Die Mutationssuche im Faktor-VIII-Gen wird durch die Variabilität der Mutationen und die Größe des Faktor-VIII-Gens (Gesamtgröße 186 kb, kodierender Bereich 9 kb verteilt auf 26 Exons) erschwert. Sie wird damit gleichzeitig zu einem Modellfall, Methoden zu etablieren, die es ermöglichen, auch in einem großen Gen nahezu jede Mutation zu entdecken. Techniken, die hierfür in Frage kommen, sind die enzymatische Spaltung von Nukleotidemismatches (Basenfehlpaarungen) [14], die Denaturierende Gradientengelelektrophorese (DGGE) [15], die Einzelstranggelelektrophorese [16] und die ektopische mRNA-Isolierung aus Blut [4]. Alle diese Methoden basieren auf der „Polymerase-chain-reaction"- (PCR-)Technik [18], die in der Lage ist, aus genomischer DNA einen bestimmten Bereich gezielt zu vervielfältigen (amplifizieren).

In dieser Studie haben wir für die Mutationssuche im Faktor-VIII-Gen die DGGE-Methode gewählt. Sie ist – wenn einmal etabliert – dazu geeignet, das Faktor-VIII-Gen vieler Patienten gleichzeitig zu untersuchen. Mit dieser Methode war es bisher möglich, bei 109 von 126 untersuchten Patienten das Exon zu bestimmen, in dem der Gendefekt liegt (Untersuchung von Exon 21 und 26 steht noch aus). Insgesamt konnten hierbei 46 verschiedene Missensemutationen im Faktor-VIII-Gen festgestellt werden. Die Lage dieser Mutationen innerhalb des Faktor-VIII-Gens wurde

I. Scharrer/W. Schramm (Hrsg.)
23. Hämophilie-Symposion Hamburg 1992
© Springer-Verlag Berlin Heidelberg 1993

den von Higuchi [8, 9] beschriebenen Mutationen, die bei leichten und moderaten Hämophilie-A-Patienten entdeckt worden waren, gegenübergestellt.

Material und Methoden

Personen

125 leichte und moderate Hämophilie A Patienten aus 95 Familien mit Faktor-VIII-Aktivitäten (FVIII:C) von 1–35%, sowie ein Patient mit schwerer Hämophilie A (FVIII:C <1%) wurden mit der DGGE auf ihre Mutation hin untersucht. Bei 9 der untersuchten Patienten war die Mutation bereits identifiziert [9]. Diese Patienten dienten zur Überprüfung der Zuverlässigkeit der DGGE.

Amplifikation

Für die Amplifikation wurde aus Leukozyten isolierte genomische DNA verwendet [11]. Da die Amplifikationsprimer in den flankierenden Intronsequenzen der Exons liegen, werden diese durch die Amplifikation umfaßt. Von Exon 14 wurde nur das 5'- (bis zur Aminosäureposition 763) und das 3'-Ende (von Aminosäureposition 1442 bis in das Intron 14) amplifiziert. Die verwendeten Primerpaare entsprechen z.T. den von Higuchi [9] beschriebenen Primern, z.T. sind sie mit Hilfe der Computerprogramme (MELT87, SQHTX von Lerman [12], Massachusetts Institute of Technology) zur weiteren Verbesserung ihres Schmelzverhaltens in der Elektrophorese und zur Überbrückung eines Exons mit einer Amplifikationsreaktion neu bestimmt worden.

Die Amplifikation [18] erfolgte in einer automatischen PCR-Maschine (Cetus oder Biometra). Bis auf die Annealingtemperatur, die für jedes Exon optimiert werden mußte, wurden die selben Amplifikationsbedingungen für jedes Exon verwendet. Nach Ansatz der Amplifikationslösungen, die jeweils 1 μg genomische DNA, 300 ng Einfachprimer, 900-ng-(GC)-Primer, 200 μM dNTPs (dATP, dCTP, dGTP, dTTP), 10 mM Tris-HCl (pH 8.3), 50 mM KCl, 1.5 mM MgCl2, 0,02% Gelatine und 2,5 U Taq-DNA-Polymerase enthielten, wurden diese für 5 min bei 94 °C erhitzt und durchliefen anschließend 35 mal folgenden Zyklus: 40 s Denaturierung bei 94 °C, 120 s Annealing bei 50–56 °C und 60 s Extension bei 72 °C. Zum Schluß erfolgte nochmals eine 10minütige Extensionzeit bei 72 °C.

Denaturierende Gradientengelelektrophorese (DGGE)

Für jede Amplifikation (Exon) muß trotz der Computerauswertung empirisch die optimale Elektrophoresebedingung ermittelt werden. Zu diesem Zweck wurden unterschiedliche Gradientengele (linearer Harnstoffgradient von mindestens 30–50% bis maximal 50–70%; 6,5%iges Polyacrylamidgel) bei unterschiedlicher Spannung (Volt) gefahren. Alle 2 h wurde eine neue Probe geladen (insgesamt 6 Zyklen). Die gesamte Elektrophoresedauer betrug 24 h. Nach anschließender Färbung der Gele

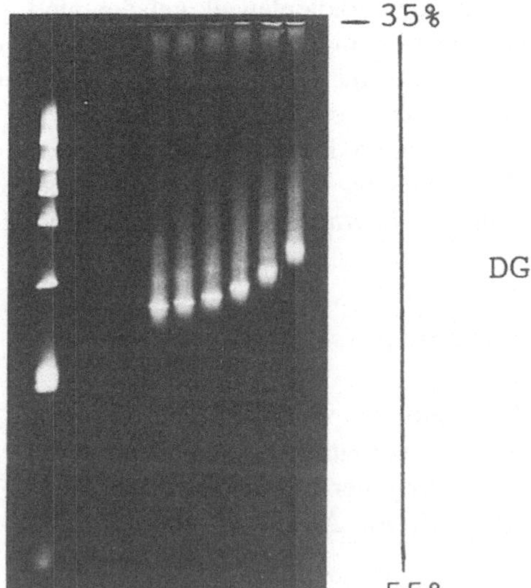

Abb.1. Travelgel, mit dem Amplifikationsprodukt, das den 5'Bereich von Exon 14 umfaßt. Das Travelgel dient als Versuchsgel, um bei vorgegebener Voltstärke (hier 30 V) und Denaturierungsgradient *DG* (35%–55%) die Elektrophoreselaufzeit zu bestimmen. Zu diesem Zweck werden kleine Mengen eines Amplifikationsproduktes in einem 2stündigen Zeitabstand auf das Gel geladen. Die optimale Denaturierung für dieses PCR-Produkt liegt bei einer Laufzeit von 22 h; *L* Längenstandard

mit Ethidiumbromid erfolgte auf einem UV-Transilluminator die Auswertung. Die Bedingungen für die Analyse sind dabei optimal anhand eines solchen „Travelgels" auszuwerten, wenn die PCR-Banden, die am längsten gelaufen sind, auf einer Linie liegen, während die zuletzt geladenen PCR-Produkte je nach Elektrophoresezeit immer kurzer wandern. In Abb. 1, die ein solches Travelgel zeigt, wäre die optimale Laufzeit unter den angegebenen Gradienten- und Laufbedingungen 22 h.

Nach Auffinden der optimalen Elektrophoresebedingungen erfolgte die eigentliche Mutationssuche. Von jeweils 2 Patienten wurden die Amplifikate (gleiche

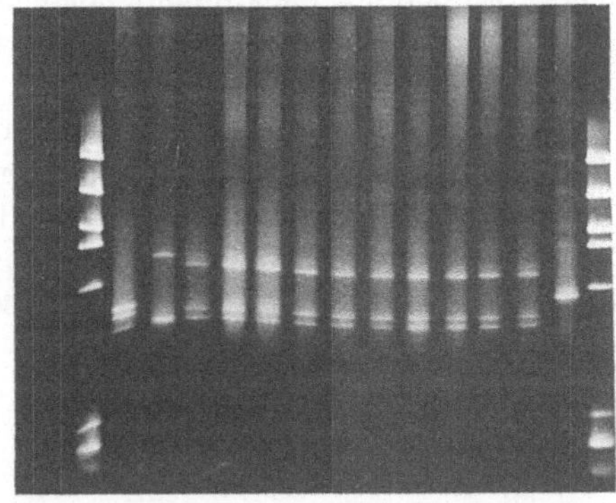

Abb. 2. Analytisches Gel von Amplifikationsprodukten, die den 5'Bereich von Exon 14 umfassen. Auf jeder Bahn befinden sich aufgrund der Heteroduplexbildung (s. „Material und Methoden") 2 unterschiedliche PCR-Produkte. Sobald eine Mutation in einem der PCR-Produkte auftritt, erscheinen auf einer Bahn mehrere Banden. Jede Mutation zeigt dabei eine andere Erscheinungsform der Banden. Auf diesem Gel sind insgesamt 3 unterschiedliche Mutationstypen zu erkennen (Bahn 1, Bahn 2, Bahn 3 – Bahn 12). Bahn 13 zeigt den normalen Verlauf des Amplifikationsproduktes, wenn keine Mutation vorliegt; *L* Längenstandard

Menge, ungefähr 80 ng je Amplifikat) zusammengegeben, 5 min bei 95 °C erhitzt und anschließend langsam (über Nacht) wieder auf Raumtemperatur abgekühlt. Am nächsten Morgen wurde die nun als Heteroduplex vorliegende DNA auf das denaturierende Gradientengel geladen und gemäß den mit Hilfe des Travelgels gefundenen Bedingungen elektrophoretisch aufgetrennt. Ein Beispiel eines analytischen Gels mit dem typischen Erscheinungsbild einer identifizierten Mutation ist in Abb. 2 zu sehen.

Die Heteroduplexbildung von zwei unterschiedlichen PCR-Produkten verstärkt die Auflösung der DGGE. So gibt es bei Vorliegen einer Mutation nicht nur eine Bande, sondern insgesamt, maximal vier Banden.

Sequenzanalyse

Bei Auffinden einer Mutation in einem Exon wurde das Amplifikationsprodukt an einem automatischen Sequenzer (ABI) direkt sequenziert. Für eine genaue Beschreibung der Sequenzreaktion und der Gelbedingungen siehe das Gebrauchsprotokoll von ABI.

Ergebnisse

In dieser Studie wurden insgesamt 125 Patienten mit leichter und mittelschwerer Hämophilie A (zuzüglich einem Patienten mit schwerer Hämophilie A) aus 95 Familien mit der DGGE untersucht. Nach Untersuchung fast aller Exons (Ausnahme: Exon 21 und 26 fehlen z.T. noch, der mittlere Bereich von Exon 14 wird nicht untersucht) sind bisher bei 109 Patienten die Mutationen (insgesamt 46 verschiedene Mutationen) lokalisiert worden (Abb. 3). Die Lage der Mutationen innerhalb des Faktor-VIII-Gens im Vergleich zu den identifizierten Mutationen von Higuchi [8] zeigt Abb. 3. Innerhalb der Gruppe von Patienten (66 an der Zahl), die in unserer Studie bisher schon sequenziert worden sind, befanden sich insgesamt 29 verschiedene Mutationen, darunter 15 neue, bisher noch nicht beschriebene Mutationen. 5 Mutationen sind bereits von anderen Arbeitsgruppen beschrieben worden.

Entsprechend der Auswahl der Patienten (leichte und mittelschwere Hämophilie-Fälle) wurden nur Punktmutationen entdeckt, die zu einem Aminosäureaustausch in der Peptidsequenz des Faktor-VIII-Proteins führen. Die einzige Ausnahme hierbei bildet der an der schweren Hämophilie erkrankte Patient. Er zeigt den zusätzlichen Einbau eines A-Nukleotids innerhalb des Exon 13. Diese Mutation führt zu einer Verschiebung des Leserasters und damit ab dieser Stelle zu einem vollständig anderen Protein vorausgesetzt, daß überhaupt noch eine mRNA gebildet wird. Zusätzliche Sequenzpolymorphismen zwischen Patienten mit gleicher Mutation bzw. bei miteinander verwandten Patienten konnten bisher nicht beobachtet werden.

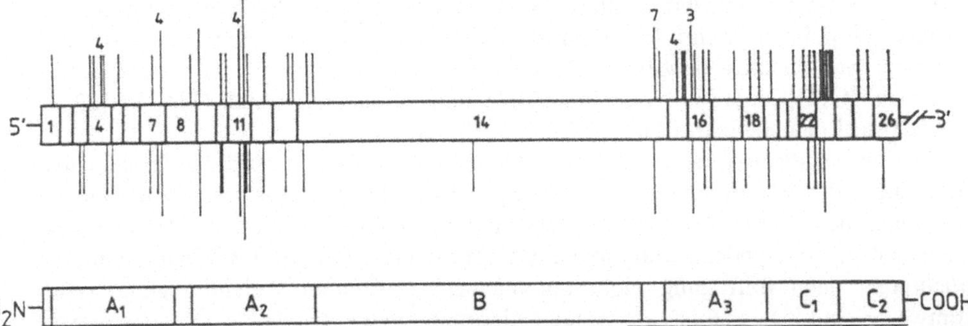

Abb. 3. Lage der identifizierten Punktmutationen innerhalb des Faktor-VIII-Gens bzw. des Faktor-VIII-Proteins von leichten und moderaten Hämophilie-A-Patienten. Im oberen Bereich ist das Faktor-VIII-Gen als cDNA (Aneinanderreihen von Exons) dargestellt. Die Lage der unterschiedlichen Mutationen ist durch einen Strich gekennzeichnet; gepunktete Striche sind Mutationen, deren Sequenzierung und damit deren genauen Lagebestimmung noch aussteht. Während die nach oben zeigenden Balken die Verteilung der in dieser Studie entdeckten Mutationen aufzeigen, stellen die nach unten zeigenden Balken die Lage der von Higuchi et al. identifizierten Mutationen innerhalb des Faktor-VIII-Gens von leichten bis moderaten Hämophilie-A-Patienten dar [8, 9]. Die in beiden Studien entdeckten Mutationen gleichen Typs sind durch längere Balken dargestellt. Die Zahlen über den in unserer Studie entdeckten Mutationen kennzeichnen die Anzahl der Patienten, die die selbe Mutation aufweisen, aber laut Familienanamnese nicht miteinander verwandt sein sollten. Im unteren Bereich der Abbildung ist das Faktor-VIII-Protein mit seinen homologen Domänen aufgeführt. Die einzelnen Bereiche liegen dabei den entsprechenden kodierenden Regionen der cDNA gegenüber. Durch diese Darstellung läßt sich die Lage der Punktmutationen auch direkt auf das Faktor-VIII-Protein übertragen

Diskussion

Für die komplette Faktor-VIII-Genuntersuchung haben wir uns trotz mehrerer anderer in unserem Labor verfügbaren Methoden für die DGGE entschieden, da sich mit ihrer Hilfe sehr viele Exons gleichzeitig untersuchen lassen.

Die Effektivität und Zuverlässigkeit der DGGE konnte anhand der Einbeziehung von 9, bereits von Higuchi et al. untersuchten Patienten, sowie anhand miteinander verwandter Patienten innerhalb dieser Studie gezeigt werden. Bei allen diesen Patienten konnte die Mutation identifiziert werden. Es war sogar möglich, die Mutation bei einem Patienten zu identifizieren, bei dem Higuchi et al. die Mutation nicht finden konnte. Als weiteres Qualitätszeichen der DGGE-Methode ist zu werten, daß bei 109 von 126 Patienten aus 95 Familien mit leichter bis mittelschwerer Hämophilie A die Mutation gefunden wurde, wobei die Untersuchung von Exon 21 und 26 z.T. noch aussteht.

Der mittlere Teil von Exon 14 wurde in dieser Studie nicht untersucht. Dieser Bereich codiert die B-Domäne, die bei der Aktivierung des Faktor-VIII-Proteins durch Thrombin komplett herausgeschnitten wird [17]. Die Funktion der B-Domäne ist noch völlig unbekannt. Expressionsstudien, bei denen die B-Domäne bis auf die äußeren Bereiche fehlte, ergaben voll funktionsfähige Faktor-VIII-Proteine [10]. Die B-Domäne scheint somit für die Aktivität des Faktor VIII nicht relevant zu sein. Da alle leichten und mittelschweren Hämophilie-A-Patienten nur einen Aminosäureaustausch aufweisen, würde dieser Vorgang innerhalb der B-Domäne mit großer Wahrscheinlichkeit keine Mutation darstellen, sondern lediglich einen Aminosäurepolymorphismus bewirken. Bisher sind zwei solcher Aminosäurepolymorphismen, CTG[Leu]1462->CCG[Pro] (Higuchi et al., [9]) und GTG[Val]2223->ATG[Met] (Tuddenham et al., [20]) identifiziert worden.

Die Verwandtschaft der untersuchten Patienten zueinander wurde durch intensive Befragung der Hämophilie-A-Betroffenen und der Angehörigen festgelegt. Danach stammen die 126 Patienten aus 95 verschiedenen Familien. Interessanterweise sind aber nur 46 verschiedene Mutationen entdeckt worden bzw. einige Mutationen sind mehreren, nach Befragung nicht miteinander verwandten Patienten gemeinsam. Entweder sind hier unabhängig voneinander mehrere identische Punktmutationen an derselben Position im Faktor-VIII-Gen entstanden oder diese Punktmutationen sind auf einen, Generationen zurückliegenden, gemeinsamen Ursprung zurückzuführen (Foundereffekt). Das selbe Phänomen der gleichen Mutationen bei nicht miteinander verwandten Hämophilie-A-Patienten tritt auch bei einem Vergleich unserer Studie mit der von Higuchi [8, 9] auf (siehe Abb. 3 die größeren Balken innerhalb von Exon 7, Exon 9, Exon 11, Exon 14, Exon 16 und Exon 23). Auch hier ist eine mögliche Verwandtschaft der Patienten untereinander nicht auszuschließen, da Higuchi et al. auch Patienten deutschen Ursprungs untersucht hat. Der einzige sichere Fall, in dem beide Patienten mit Sicherheit nicht miteinander verwandt sind, stellt eine Punktmutation in Exon 11. Während ein Patient japanischer Herkunft ist, ist der andere Patient deutscher Abstammung. Auch wenn es uns nicht möglich ist, die Verwandtschaftszugehörigkeit zwischen den Patienten beider Studien zu klären, planen wir diese Untersuchung für unsere Patienten. Hierzu werden wir eine Haplotypisierung der X-Chromosomen mit Hilfe von intragenen Faktor-VIII-Gen-Polymorphismen durchführen. Wenn unterschiedliche Allele auftreten, sind die Patienten nicht miteinander verwandt.

Bei der Anzahl der bisher identifizierten Mutationen ist kein Exon zu erkennen, in dem vermehrt Mutationen auftreten. Erstaunlich ist allerdings, daß mehrere unterschiedliche Mutationen an einer einzigen Aminosäureposition vorkommen. Das trifft für Exon 11 (Codon 531), Exon 15 (Codon 1756), Exon 16 (Codon 1781) mit jeweils zwei unterschiedlichen und für Exon 23 (Codon 2159) mit jeweils drei unterschiedlichen Punktmutationen zu. Besonders anfällig für Punktmutationen sind nach bisherigen Untersuchungen CpG-Dinukleotide (Übersicht: s. [20]). Von den 70 innerhalb der codierenden Region des Faktor-VIII-Gens liegenden CpG-Dinukleotiden sind bisher insgesamt 25 CpG-Dinukleotide gefunden worden, an denen eine Mutation stattgefunden hat [1, 2, 8, 23]. In der hier vorliegenden Studie ist trotz weiterer 15 neuer identifizierter Mutationen nur an einem einzigen weiteren CpG-Dinukleotid (Aminosäureposition 720 (GAG)) eine Punktmutation identifiziert worden. Das Ergebnis zeigt, daß offensichtlich nicht alle CpG-Dinukleotide für Mutationen gleich anfällig sind bzw. nicht alle CpG-Dinukleotide im Faktor-VIII-Gen im gleichen Methylierungszustand vorliegen [3]. Die CpG-Dinukleotide, die von mehreren unterschiedlichen Punktmutationen betroffen sind, scheinen für die Funktion des Faktor VIII besonders wichtig zu sein.

Innerhalb dieser Studie fällt auf, daß Patienten mit identischer Mutation einen unterschiedlichen Schweregrad der Hämophilie aufweisen können, der leicht oder moderat sein kann. Bisher konnte man den Unterschied damit erklären, daß nur

Teilbereiche des Faktor-VIII-Gens auf Mutationen hin untersucht wurden. Man vermutete, daß weitere noch nicht identifizierte Aminosäurepolymorphismen oder Mutationen in der Sequenz vorlagen und die Ursache für das heterogene klinische Bild waren. Mittlerweile muß man davon ausgehen, daß 1) weitere Sequenzunterschiede in der noch nicht identifizierten Promotorregion oder in den die Promotorregion aktivierenden Regionen vorliegen 2) Mutationen in dem Bereich des von-Willebrand-Gens auftreten, die für die Bindung des Faktor-VIII-Proteins verantwortlich sind 3) weitere Mutationen im mittleren Bereich der Intronsequenzen liegen 4) bisher noch nicht bekannte Faktoren einen Einfluß auf die Funktion des Faktor VIII haben (zur ausführlichen Diskussion siehe Tuddenham et al., [20]; Schwaab et al., [19]).

Nicht alle hier identifizierten Missensemutationen sind für spätere Proteinbindungsstudien von Bedeutung, sondern nur solche Mutationen, die bei den CRM^+[cross reacting material]-Patienten (FVIII:C ist im Vergleich zur FVIII:Ag um 30% reduziert) identifiziert werden. Über die CRM-Klassifizierung unserer Patienten können wir bis heute noch keine Aussage machen, da die FVIII:Ag-Konzentrationsbestimmung noch aussteht. Derzeit ist lediglich festzustellen, daß ein Teil der Missensemutationen in den A-Domänen mit großer Wahrscheinlichkeit die eigentliche Funktion des Faktor-VIII-Proteins beeinflußt [6]. Nach persönlicher Auskunft von Dr. O'Brien gilt das besonders für die A2-Domäne. Die Mutationen in den C-Domänen können Auswirkungen auf die Bindungsstellen zu Phospholipiden und aktiviertem Protein C haben [7, 21]. Die Bindungsstelle zum von-Willebrand-Faktor ist bereits weitestgehend zwischen Aminosäure 1669 und 1689 lokalisiert worden [13].

Zusammenfassung

Die Hämophilie A wird durch eine große Anzahl unterschiedlicher Mutationen verursacht, die über das gesamte Faktor-VIII-Gen verteilt sind. Für das Auffinden der Mutation muß daher bei jedem Patienten der komplette für die Funktion des Faktor-VIII-Proteins verantwortliche DNA-Bereich des Faktor-VIII-Gens untersucht werden. Eine Technik, die für ein solches Vorhaben geeignet ist, ist die denaturierende Gradientengelelektrophorese (DGGE). Hier werden amplifizierte DNA-Bereiche, die die kodierende Region (Exons) des Faktor VIII-Gens umfassen, auf einem denaturierenden Harnstoffgradienten aufgetrennt. Unterschiede im Laufverhalten gegenüber von Kontrollamplifikaten zeigen eine Mutation an, die anschließend sequenziert wird. In dieser Studie wurden 126 Patienten mit leichter und mittelschwerer Hämophilie A aus 95 Familien untersucht. Bis auf Exon 21 und 26, deren Untersuchung z.T. noch aussteht, sowie dem mittleren Teil von Exon 14, der für die Funktion des Faktor-VIII-Gens nicht von Bedeutung zu sein scheint, wurden alle codierenden Bereiche des Faktor-VIII-Gens untersucht. Bisher was es möglich, bei 109 der untersuchten Patienten das Exon zu bestimmen, in dem der Gendefekt liegt. Insgesamt konnten hierbei 46 verschiedene Mutationen festgestellt werden, von denen 29 bereits durch Sequenzierung genau charakterisiert wurden. Unter den sequenzierten Mutationen befanden sich 15 neue, bisher noch nicht beschriebene Mutationen. Es traten keine Sequenzunterschiede bei verwandten Patienten auf.

Literatur

1. Arai M, Inaba H, Higuchi M, Antonarakis SE, Kazazian HH Jr, Fujimaki M, Hoyer LW (1989). Direct characterization of factor VIII in plasma: detection of a mutation altering a thrombin cleavage site (arginine-372->histidine. Proc Natl Acad Sci USA 86:4277–4281
2. Antonarakis SE & Kazazian HH Jr (1988). Trends Genet 4:233–237
3. Bird AP (1980). DNA methylation and frequency of CpG in animal DNA. Nuc Acids Res 8:1499
4. Chelly J, Concordet J-P, Kaplan J-C, Kahn A (1989). Illegitimate transcription: transcription of any gene in any cell type. Proc Natl Acad Sci USA 86:2617–2623
5. Cooper DN, Krawczak M (1989). Cytosine methylation and the fate of CpG dinucleotides in vertebrate genomes. Human Genetics 83:181–188
6. Fay PJ, Haidaris PJ, Smudzin TM (1991). Human factor VIIIa subunit structure. J Biol Chem 14:8957–8962
7. Foster PA, Fulcher CA, Houghten RA, Zimmerman TS (1990). Synthetic factor VIII peptides with amino acid sequences contained within the C2 domain of factor VIII inhibit factor VIII binding to phosphatidylserine. Blood 10:1999–2004
8. Higuchi M, Kazazian HH Jr, Kasch L, Warren TC, McGinniss MJ, Phillips III JA, Kasper C, Janco R, Antonarakis SE (1991b). Molecular characterization of severe hemophilia A suggests that about half the mutations are not within the coding regions and splice junctions of the factor VIII gene. Proc Natl Acad Sci USA 88:7405–7409
9. Higuchi M, Antonarakis SE, Kasch L, Oldenburg J, Economou-Petersen, Olek K, Arai M, Inaba H, Kazazian HH Jr (1991a). Molecular characterization of mild-to-moderate hemophilia A: Detection of the mutation in 25 of 29 patients by denaturing gradient gel elektrophoresis. Proc Natl Acad Sci USA 88:8307–8311
10. Kaufman RJ, Wasley LC, Dorner AJ (1988). Synthesis, processing, and secretion of recombinant human factor VIII expressed in mammalian cells. J Biol Chem 263:6352–6356
11. Kunkel LM, Smith KD, Boyer SH, Borkaonkar DS, Wachtel SS, Miller OJ, Breg WR, Jones Jr HW, Rary JM (1977). Analysis of human Y-chromosome-specific reiterated DNA in chromosome variants. Proc Natl Acad Sci 74:1245–F1250
12. Lerman L, Silverstein K (1987). Computational simulation of DNA melting and its application to denaturing gradient gel electrophoresis. Methods Enzymol 155:482–489
13. Leyte A, van Schijndel HB, Niehrs C, Huttner WB, Verbeet M, Mertens K, van Mourik JA (1991). Sulfation of Tyr1680 of human blood coagulation factor VIII is essential for the interaction of factor VIII with von Willebrand factor. J Biol Chem 15:740–746
14. Myers RM, Fischer SG, Lerman LS, Maniatis T (1985). Nearly all single substitutions in DNA fragments joined to a GC-clamp can be detected by denaturing gel electrophoresis. Nuc Acids Res 13:3131–3134
15. Myers RM, Maniatis T, Lerman S (1987). Detection and localization of single base substitutions by denaturing gradient gel electrophoresis. Methods Enzymol 155:510–520
16. Orita M, Iwahana H, Kanazawa H, Hayashi K, Sekiya T (1989). Detection of polymorphisms of human DNA by gel electrophoresis as single-strand conformation polymorphisms. Proc Natl Acad Sci USA 86: 2766–2770
17. Pittman DD, Wasley LC, Murray BL, Wang JH, Kaufman RJ (1987). Analysis of structural requirements for factor VIII function using site-directed mutagenesis. Throm Haemost 58:344
18. Saiki RK, Gelfard DH, Stoffel S, Scharf SJ, Higuchi RG, Horn GT, Mullis KB, Ehrlich HA (1988). Primer-directed enzymatic amplification of DNA with a thermostable DNA polymerase. Science 239:487–490
19. Schwaab R, Ludwig M, Oldenburg J, Brackmann HH, Egli H, Kochhan L, Olek K (1990). Identical point mutations in the factor VIII gene that have different clinical manifestation of hemophilia A. Am J Hum Genet 47:734–744
20. Tuddenham EGD, Cooper DN, Gitschier J, Higuchi M, Hoyer LW, Yoshioka A, Peake IR, Schwaab R, Olek K, Kazazian HH, Lavergne J-M, Gianelli F, Antonarakis SE (1991). Haemophilia A: database of nucleotide substitutions, deletions, insertions and rearrangements of the factor VIII gene. Nuc Acids Res 19:4821–4833

21. Walker FJ, Scandella D, Fay PJ (1990). Identification of the binding site for activated protein C on the light chain of factors V and VIII. J Biol Chem 265:1484–1489
22. Youssouffian H, Antonarakis SE, Aronis S, Tsiftis G, Phillips DG, Kazazian HH (1987). Characterization of five partial deletions of the factor VIII gene. Proc Natl Acad Sci USA 84:3772–3776
23. Youssouffian, Antonarakis SE, Bell W, Griffin AM, Kazazian HH Jr. (1988). Nonsense and missense mutations in hemophilia A: estimate of the relative mutation rate at CG dinucleotides. Am J Hum Genet 42: 718–725

Mutationen in der 5′-flankierenden Region des Faktor-IX-Gens*

F. H. HERRMANN, K. WULFF, W. SCHRÖDER, H. LENK, M. WEHNERT

Hämophilie-B-Mutationen im kodierenden Bereich des Faktor-IX-Gens

Die X-chromosomale rezessiv vererbte Hämophilie B ist durch einen Defekt im Faktor-IX-Gen bedingt. Dieses Gen wird auf dem langen Arm des X-Chromosoms in der Region Xq27.1 lokalisiert [4, 18]. Die Sequenz des ca. 34 kb langen Gens wurde aufgeklärt [20].

Das Faktor-IX-Gen wird in den Hepatozyten der Leber mit hoher Gewebespezifität exprimiert [17, 20].

Seit der Aufklärung der Struktur des Faktor-IX-Gens wurde durch Restriktionsanalyse, Southernblotting und DNA-Sequenzierung eine Vielzahl von Mutationen aufgeklärt. Bei 29 Patienten wurden Makroläsionen im Faktor-IX-Gen wie komplette und partielle Gendeletionen sowie komplexe Rearrangements nachgewiesen [19]. In der 1992 von Giannelli et al. (1992) zusammengestellten Übersicht wurden 574 Mutationen erfaßt [8]. Neben Punktmutationen wurden 50 Segmentmutationen, die weniger als 20 Nukleotide betrafen einbezogen: 38 Deletionen, 9 Additionen und 3 Fälle mit beiden Mutationstypen. Der größte Teil der charakterisierten mutativen Veränderungen betraf den kodierenden Bereich (s. Tabelle 1). Von 574 charakterisierten Mutationen sind 278 bisher nur einmal beschrieben worden, die übrigen wurden mehrfach bei verschiedenen Patienten analysiert.

Zur Charakterisierung großer Faktor-IX-Strukturgenmutationen wurden von uns 89 nicht miteinander verwandte Hämophilie B Patienten aus Argentinien, Österreich, der CSFR, der Schweiz, Ungarn und Deutschland mittels Southernanalyse auf Makroläsionen untersucht. Mit der SSCP („single strand conformation polymorphism")-Methode wurde auf Mikroläsionen gescreened sowie verschiedene Exonbereiche direkt sequenziert [9]. Bisher wurden 4 verschiedene Genmutationen aufgeklärt (Tabelle 2), wobei die Mutation der Patienten G-2228, G-2234 und G-2121 erstmals beschrieben wurden. Die Mutationen im Nukleotid 6460 C → T (Patient G-2230) wurden bisher bei 13 verschiedenen Patienten unterschiedlichster Herkunft nachgewiesen [8].

* Herrn Professor Dr. med. habil. Alwin Knapp, Greifswald, zum 75. Geburtstag.

I. Scharrer/W. Schramm (Hrsg.)
23. Hämophilie-Symposion Hamburg 1992
© Springer-Verlag Berlin Heidelberg 1993

Tabelle 1. Übersicht über bisher bekannte Mutationen im Faktor-IX-Gen. (Nach [8])

Location[a]	Exon	Nucleotide number[c]	Number of mutants[b]	Unique molecular events[b]
Signal peptide (–46 to –18)	a	30–116	4	4
Propeptide (–17 to –1)	b	6,326–6,375	41	5
Gla	b	6,376–6,489	50	32
(1 to 46)	c	6,678–6,701		
EGF (1st) (47 to 84)	d	10,392–10,505	50	22
EGF (2nd) (85 to 127)	e	17,669–17,797	24	19
activation (128 to 195)	f	20,363–20,565	66	29
catalytic	g	30,039–30,153	29	15
(196 to 415)	h	30.822–31,372	255	111
Subtotal			519	237
Promoter			16	11
Donor splice sites			20	15
Acceptor splice sites			13	11
Cryptic splice[d]			6	4
Poly(A) site			0	0
Totals			574	278

[a] Amino acid numbers used (Anson et al. 1984).
[b] Excluding normal variants within double mutants.
[c] For numbering, see Yoshitake et al. (1985).
[d] These are possible new splice sites within exons.

Tabelle 2. Charakterisierte Punktmutationen bei Hämophilie-B-Patienten argentinischer (A) und tschechoslovakischer (C) Herkunft

Patient	Severity	Defekt	Nucleotid change	Codon number	Exon-No
G-2230 (A)	severe	Arg → Stop	C → T (6460)	29	b
G-2228 (A)	mild	Gln → His	G → T (17778)	121	e
G-2234 (A)	mild	Pro → His	C → A (30981)	287	h
G-2121 (C)	moderate	frameshift Stop → Codon 308	ΔA (31007)	296	h

Hämophilie-B-Mutationen in der 5′-Region –26 bis +13 (HB-Leyden-Varianten)

Den zahlreichen Genmutationen, die die Proteindomäne betreffen, steht eine Anzahl von 11 verschiedenen Mutationen in einem relativ kleinen Bereich der Promotorregion gegenüber. (Tabelle 3).

Phänotypisch gehört dazu die Gruppe der Hämophilie B Leyden – Patienten, die dadurch charakterisiert sind, daß während der Kindheit die Plasmafaktor-IX-Kon-

Tabelle 3. Punktmutationen, Deletionen und Insertionen in der 5′-flankierenden Region des FIX-Gens in Patienten mit Hämophilie B [8]

Patient[7]	Clotting (normal =100%)	Antigen (normal =100%)	Nucleotide[1, 3, 8] position & mutation	Amino acid[1] change	Comments[3]	Reference	Patient Identity Number[10]
HB5, Japan	<1	<1	–793, G → A	None	Double (see 20,551), N?	Matsushita et al (1990)	1
Brandenburg	<1	<1	–26, G → C	None	Promoter	Ludwig et al	395
Leyden 1	<1 → 60[5]	<1 → 60	–20, T → A	None	Promoter	Reitsma et al (1988)	2
Datteln	<1 → 36[5]	<1 → 36	–20, T → A	None	Promoter	Ludwig et al	3
Marseille	9[5]		20, T → C	None	Promoter, de novo in MGF	Ghanem et al	396
High Wycombe	13 → 70[5]		–6, G → A[4]	None	Promoter	Crossley et al (1990)	4
Leyden, USA 1	10	13	–6, G → A[4]	None	Promoter	Hirosawa et al (1990)	5
Toulouse	1 → 30[5]	1 →30	–6, G → C	None	Promoter	Gispert et al (1989)	6
Toronto 20	3		–5, A → T	None	Promoter	Picketts et al	7
Leyden, USA 2	<2 → 37[5]		6, T → A	None	Promoter	Freedenberg, Black (1991)	397
Leyden, NZ	1 → 32[5]		8, T → C	None	Promoter, C/EBP binding site	Royle et al (1990)	8
Leyden 2	<1 → 60[5]	<1 → 60	13, A → G	None	Promoter	Reitsma et al (1989)	9
HB13	32		13, A → G	None	Promoter	Koeberl et al (1989)	10
Norwich	3 → 35[5]		13, A → G	None	Promoter	Crossley et al (1989)	11
Poitiers	12[5]		13, A → G	None	Promoter	Ghanem et al	398
Leyden 3	<1 → 60[5]	<1 → 60	13, Δ1	None	Promoter	Reitsma et al (1989)	12
Aachen	<1		13, A → C	None	Promoter, C/EBP-binding site	Ludwig et al	13

zentration unter 10% liegt, um nach der Pubertät subnormal bzw. normal (40–80%) zu werden [2, 3].

Von verschiedenen Autoren wurden unterschiedliche Punktmutationen bei HB-Leyden in einer ca. 40 bp umfaßenden Region um den Haupttranskriptionsstartpunkt (definiert bei +1) [1, 14] charakterisiert (s. Tabelle 3): –26, –20, –5, +6, +8, +13.

Zur Charakterisierung der mutativen Effekte auf die Genexpression wurden die Bindungsorte von Transkriptionsfaktoren in diesen Regionen analysiert. Für folgende Faktoren sind nachfolgend genannte Bindungsorte bekannt:

Nuclear factor-1 liver (NF1-L)	–99 → –76
hepatocyte nuclear factor 4 (HNF 4)	–34 → –10
CCAAT/enhancer binding protein (C/EBP)	+1 → +18

Für einzelne Mutationen, die in den Bindungsbereichen der verschiedenen Transkriptionsfaktoren liegen, konnten spezifische Effekte bezüglich der Bindungskapazität bzw. Genexpression nachgewiesen werden:

Die G → C Mutation bei –26 und T → A Mutation bei –20 zerstören den Bindungsort für HNF-4 [15], die A → G Mutation bei +13 den für C/EBP [5].

Hämophilie-B-Mutation in der 5′-Region –240 bis –632

Mutation außerhalb dieser ca. 40 bp umfassenden Teilregion (–26 → +13) des Promotors, die die Hämophilie B-Leyden-Varianten bedingen, wurden bisher nicht

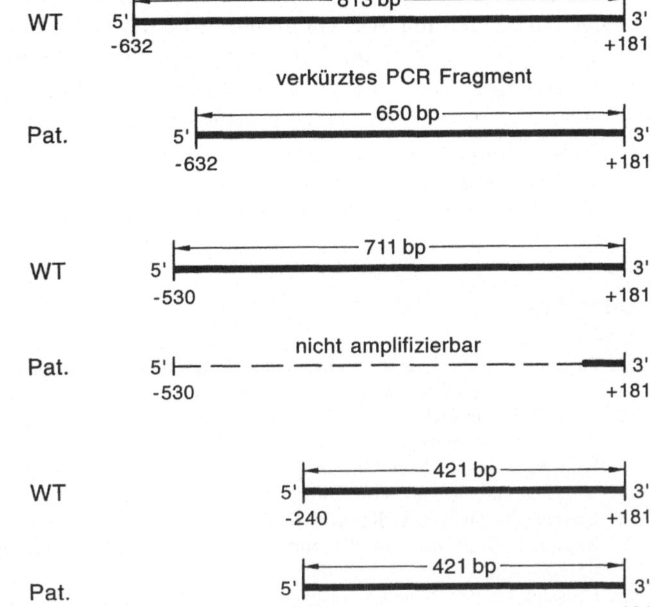

Abb. 1. PCR-Produkte der 5′-Region des Faktor-IX-Genes von den Hämophilie B Patienten G-2354 und G-2355 (Pat.) sowie einer Kontrolle (WT). Amplifiziert wurden die Regionen nt –632 bis +181, nt –530 bis +181 und –240 bis +181

beschrieben. Die von Matsushita et al. (1990) analysierte Hämophilie-B-Mutante weist zwar eine Mutation bei –793 G → A auf, aber gleichzeitig auch eine Mutation bei 20551 C → T, so daß hier die Kausalität der Mutation im 5′-flankierenden Bereich des FIX-Gens unklar bleibt [12].

Wir können über Hämophiliepatienten berichten, die offensichtlich Mutationen in der 5′-Region –240 → –632 haben.

Erste Hinweise auf eine Mutation in der 5′-Region des Faktor IX Genes ergaben sich aus der Southern Analyse. Nach Sac-I-Spaltung zeigte die DNA von 2 Hämophiliepatienten ein verändertes Bandenmuster. Das längste Restriktionsfragment, das die 5′-Region sowie die Exons I bis VI enthält, war verkürzt. Auf Grund der Länge der Sac-I-Restriktionsbande ist wahrscheinlich, daß bei diesen Patienten eine Veränderung in der Vorpromotorregion vorliegt, die wahrscheinlich zu einem neuen Sac-I-Spaltort führt. Zur weiteren Charakterisierung dieser Veränderung um 5′-Ende des Faktor IX Genes wurde durch PCR versucht, diese Region zu analysieren. Eingesetzt wurden Primerpaare aus unterschiedlichen Bereichen der 5′-Region. Das Primerpaar von Nucleotid (–632 bis +181) ergab bei den Patienten ein verkürztes PCR-Fragment, das Primerpaar von Nucleotid (–530 bis +181) führte bei den Patienten zu keinem PCR-Produkt und das Primerpaar Nucleotid (–240 bis +181) zeigte ein Amplifikationsprodukt voller Länge (Abb. 1).

Die molekulare Charakterisierung dieser Mutation im 5′-flankierenden Bereich wird z. Z. durch DNA-Sequenzierung durchgeführt. Mit der Charakterisierung dieser Mutationen im nichtkodierenden Bereich des Faktor-IX-Gens bei diesem Hämophiliepatienten kann die Ursache des Defekts auf der Ebene der Transkriptionsregulation vermutet werden.

Die bisherigen Untersuchungen von Transkriptionsregulationselementen des FIX Genes haben sich mit Ausnahme der Arbeiten von Salier et al. (1990) auf den Bereich bis 190 bp vor dem Transkriptionsstart beschränkt [5, 15, 17]. Sowohl die Untersuchungen von Salier et al. (1990) und Kurachi et al. (1989) am Faktor IX Gen, als auch die an anderen leberspezifischen Genen weisen auf das Vorhandensein weiterer, distaler Promotorelemente vor der Region – 190 bp hin (humanes alpha 1-Antitrypsin-Gen: –210/–216 bp [6]; humanes Transferrin-Gen: –454/–480 bp [13]; humanes Albumin-Gen: –221/–486 bp und –486/–673 bp [7]).

Literatur

1. Anson DS, Choo KH, Rees DJG, Gianelli G, Gould K, Huddleston JA, Brownlee GG (1984) The gene structure of human antihaemophilic factor IX. EMBO J 3:1053–1060
2. Briet E, Bertina RM, van Tilburg NH, Veltkamp JJ (1982) A sex-linked hereditary disorder that improves after puberty. N Engl J Med 306:788–790
3. Briet E, Wijnands MD, Veltkamp JJ (1985) The prophylactic treatment of hemophilia B Leyden with anabolic steroids Ann Intern Med 103:225–226
4. Chance PF, Dyer KA, Kurachi KA, Yoshitake S, Ropers HH, Wicacker P, Gartler SM (1983) Regional localization of the human factor IX gene by molecular hybridization. Hum Genet 65:207–208
5. Crossley M, Brownlee GG (1990) Disruption of a C/EBP binding site in the factor IX promoter is associated with hemophilia B. Nature 345:444–446
6. De Simone V, Ciliberto G, Hardon E, Paonessa G, Palla F, Lundberg L, Cortese R (1987) Cis- and trans-acting elements reponsible for the cell specific expression of the human alpha 1-antitrypsin gene. EMBO J 6:2759–2766
7. Frain M, Hardon E, Ciliberto, Sala-Trepat JM (1990) Binding of a liver-specific factor to the human albumin gene promoter and enhancer. Mol Cell Biol 10:991–999
8. Giannelli F, Green PM, High KA, Sommer S, Lillicrap DP, Ludwig M, Olek K, Reitsma PH, Goossens M, Yoshioka A, Brownlee GG (1992) Haemophilia B: detabase of point mutations and short additions and deletions-third edition. Nucleic Acids Research 20:2027–2063
9. Herrmann FH, Schröder W, Herrmann K, Wehnert M (1990) Genomische Diagnostik und Charakterisierung molekularer Defekte bei Hämophilie B. In: Landbeck G, Scharrer I, Schramm W (Hrsg) 22. Hämophilie-Symposium Hamburg 1991. Springer, Berlin Heidelberg New York Tokyo
10. Hirosawa S, Fahner JB, Salier JP, Wu CT, Lovrien EW, Kurachi K (1990) Structural and functional basis of the developmental regulation of human coagulation factor IX gene: Factor IX Leyden. Proc Natl Acad Sci USA 87:4421–4425
11. Kurachi K, Hirosawa S, Wu CT, Fahner JB, Salier JP (1989) Regulation of human factor IX gene. In: Regulation of liver gene expression. CSH Laboratory, Cold Spring Harbor, New York, p 88
12. Matsushita T, Tanimoto M, Yamamoto K, Sugiura I, Hamaguchi M, Takamatsu J, Kamiya T, Saito H (1990) DNA sequence analysis of three inhibitor-positive hemophilia B patients without gross gene deletion: identification of four novel mutations in factor IX gene. J Lab Clin Med 116:492–497
13. Ochoa A, Brunel F, Mendelzon D, Cohen GN, Zakin MM (1989) Different liver nuclear proteins binds to similar DNA sequences in the 5′-flanking regions of three genes. Nucleic Acids Res 17:119–133
14. Reijnen JM, Bertina RM, Reitsma PH (1990) Localization of transcribtion initiation sites in the human coagulation factor IX gene. FEBS Lett 270:207–210
15. Reijnen MJ, Sladek FM, Bertina RM, Reitsma PH (1992) Disruption of a binding site for hepatocyte nuclear factor 4 results in hemophilia B Leyden. Proc Natl Acad Sci USA 89:6300–6303

16. Reitsma PH, Mandalaki T, Kasper CK, Bertina RM, Briet E (1989) Two novel point mutations correlate with an altered developmental expression of blood coagulation factor IX (hemophilia B Leyden phenotype). Blood 73:743–746
17. Salier JP, Hirosawa S, Kurachi K (1990) Functional Characterization of the 5′-Regulatory Region of Human Factor IX Gene. J Biol Chem 265:7062–7068
18. Schwartz C, Fitch N, Phelan MC, Richter CL, Stevenson R (1987) Two sisters with a distal deletion at the Xq26/Xq27 interface: DNA studies indicate that the gene locus for factor IX is present. Hum Genet 16:54–57
19. Thompson AR (1989) Molecular Biology of the Hemophilias. Prog Hemost Thromb 10:175–214
20. Yoshitake S, Schack BG, Foster DC, Davie EW, Kurachi K (1985) Nucleotide sequences of gene for human factor IX (Antihemophilic factor B). Biochemistry 24:3736–3750

Protein S-Mangel durch passageren Protein S-Inhibitor bei einem Kind mit Purpura fulminans

F. Bergmann, P. F. Hoyer, S. Vigano D'Angelo, A. D'Angelo, C. Oestereich, M. Barthels

Erworbene Veränderungen der Protein S-Plasmakonzentrationen sind bisher bei folgenden Erkrankungen bekannt:

Eine Erhöhung von gebundenem und freiem Protein S (sowie des C_4b-binding-protein) finden sich beim nephrotischen Syndrom und bei der Verbrauchskoagulopathie.

Erniedrigungen sind bekannt bei Sepsis, Lebererkrankungen und unter oraler Antikoagulation.

Im folgenden stellen wir einen Fall vor, der insofern völlig ungewöhnlich verlaufen ist, als daß bei einem septischen Krankheitsbild mit Verbrauchskoagulopathie ein schwerster Protein-S-Mangelzustand mit Erniedrigung des C_4b-binding-protein (C_4b BP) auftrat:

Der 9jährige Stefan ist das 3. von 9 Kindern gesunder, junger Eltern. Ernsthafte Vorerkrankungen waren nicht bekannt. Eine Woche vor der stationären Aufnahme erkrankte er mit Fieber, Halsschmerzen und zervikaler Lymphknotenschwellung. Es wurde eine Behandlung mit Cephaclor eingeleitet. Hierunter kam es jedoch zur Verschlechterung des Allgemeinzustandes und zum Auftreten von Schmerzen in beiden Beinen. Ferner zeigten sich schmerzhafte, konfluierende, livide Indurationen prätibial, beidseits symmetrisch. Dies führte zur stationären Aufnahme in einer Kinderklinik:

Als relevante Laborparameter fanden sich eine Thrombopenie mit 45000/µl, eine mäßige Leukozytose (11000/µl) mit deutlicher Linksverschiebung sowie ein erheblich erhöhtes CrP mit 150 mg/l (normal <8 mg/l). Die Leber- und Nierenfunktionsparameter waren – das sei hier betont – immer normal. Der Antistreptolysin-Titer war initial negativ, im Verlauf rasch ansteigend auf max. 1360 IE/ml. Hinzu kam ein Komplementverbrauch mit nicht meßbarem C4.

Die Gerinnungsdiagnostik zeigte die Konstellation einer Verbrauchskoagulopathie mit Quick-Wert <5%, aPTT 46 s, Fibrinogen <0,3 g/l, AT III 67%, FSP 16–32 mg/l (<0,5 mg/l).

Wegen der hinzutretenden prätibialen Hautblutungen wurde die Diagnose Verbrauchskoagulopathie bei Vaskulitis gestellt und folgende Therapie begonnen:

- Low-dose-Heparinisierung,
- einmalige AT-III-Substitution,
- Gabe von „fresh frozen plasma" (FFP),
- sowie Fibrinolysehemmung mit Aprotinin.

I. Scharrer/W. Schramm (Hrsg.)
23. Hämophilie-Symposion Hamburg 1992
© Springer-Verlag Berlin Heidelberg 1993

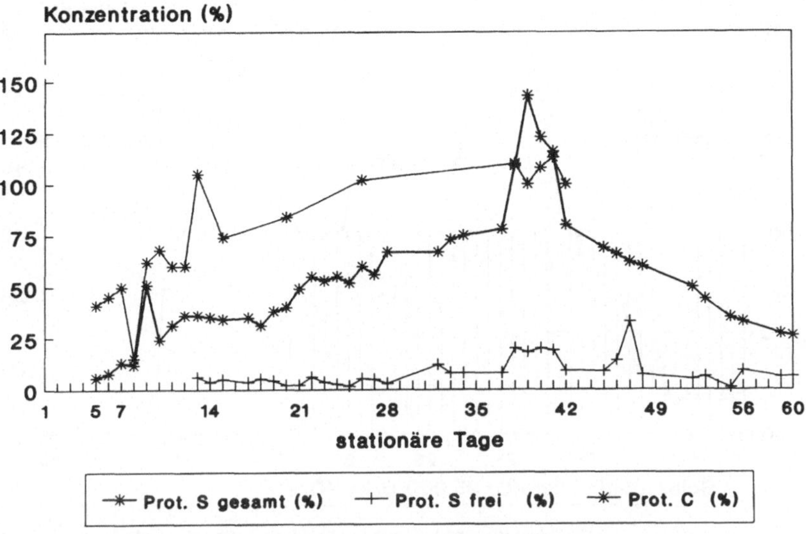

Abb. 1. Ergebnisse der Protein S- und Protein C-Messungen

Tabelle 1. Ergebnisse der initialen Gerinnungsanalyse sowie bei Verlegung (Tag 5)

	Tag 1	Tag 5	Normalwerte
Thrombozyten	45	33	150–300 Tsd/ul
Quick-Test	<5	58	70–120%
aPTT	46	40	33–40 sec
Fibrinogen	<0,3	0,5	2,0–3,5 g/l
Faktor II		56	70–120%
Faktor V		88	65–120%
AT III	67	117	70–120%
TAT-Komplex		>70	<0 ug/l
FSP D-Dimer	16–32		0–0,5 mg/l
Fibrinogen-SP		4956	<500 ug/l
Fibrin-SP		14623	<500 ug/l
alpha$_2$-Antiplasmin		37	70–120%
Protein C Aktivität		41	70–120%
Protein S imm. (gesamt)		5,7	60–150%
(frei)		nicht meßbar	60–100%

Ferner wurde zusätzlich zur Antibiose (Azlocillin, Flucloxacillin) eine Steroidtherapie eingeleitet. Unter diesem Regime kam es jedoch rasch zur weiteren Verschlechterung. Der Patient wurde mit dem Bild einer typischen Purpura fulminans zur weiteren Diagnostik und Therapie verlegt; es war zu Einblutungen mit Ausbildung von Spannungsblasen in die zuvor bestandenen Indurationen gekommen.

Am Verlegungstag (5. Tag) zeigten die Laborwerte weiterhin eine Thrombozytopenie, unter FFP-Substitution Quick-Wert, PTT und AT III normwertig, Fibrinogen erniedrigt mit 0,5 g/l und Fortbestehen der Hyperfibrinolyse (Tabelle 1).

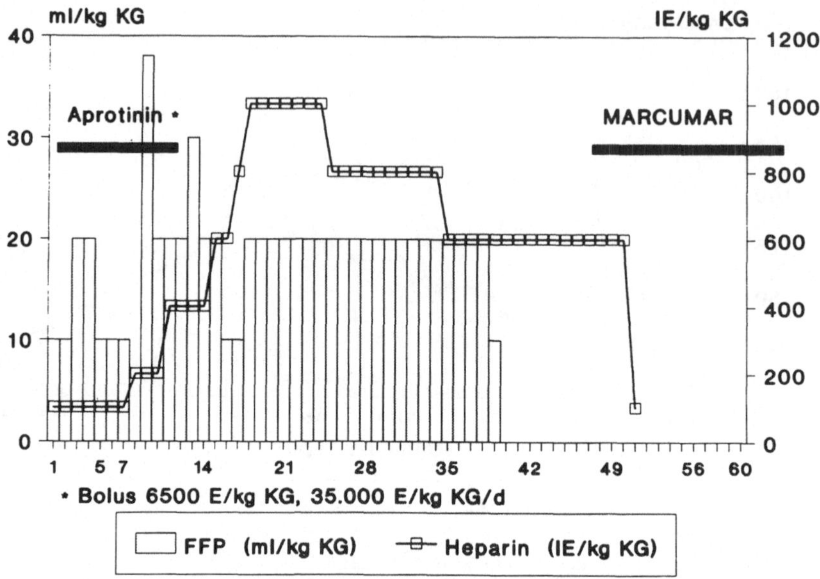

Abb. 2. Graphische Darstellung der medikamentösen Behandlung

In dieser Situation wurde die polypragmatische Therapie beibehalten. Wie weitere Laboranalysen zeigen sollten, bestand bereits zu diesem Zeitpunkt eine leichte Erniedrigung des Protein C und eine ausgeprägte Erniedrigung des Protein S auf 5% (Normwert 60–150%) und einem nicht meßbaren freien Protein S. Die weiteren FFP-Gaben erfolgten daraufhin gezielt zur Substitution von Protein S.

Die Abb. 1 und 2 zeigen den Verlauf von Protein S und Protein C und die korrespondierende Therapie.

Im klinischen Verlauf sind folgende Ereignisse hervorzuheben:

1) Am Tag 7 wurde – vor bekanntwerden des Protein-S-Wertes – bei scheinbarer Stabilisierung der Gerinnung die FFP-Substitution unterbrochen. Daraufhin entwickelte sich sofort eine massive (Mikro-)Zirkulationsstörung mit konsekutiver Ausbildung eines Kompartmentsyndroms im rechten Unterschenkel. Unter hohen FFP-Gaben wurde eine Fasziotomie durchgeführt. So gelang es, den Unterschenkel zu retten. Introperativ zeigte sich eine erhebliche Thrombosierung der subkutanen Hautvenen des Beines.
2) Zwischen Tag 8–21 erfolgte mehrfach die operative Wundrevision mit Nekrosenabtragung und Spalthautlappendeckung der großen Defekte am Unterschenkel.

Nach dieser Stabilisierung fiel auf, daß es nicht gelang, unter FFP-Substitution insbesondere das freie Protein S anzuheben. Differentialdiagnostisch mußte zwischen einem angeborenen Mangel oder einem erworbenen Mangel unterschieden werden.

Zur Klärung der Frage, angeborener Mangel, wurde die Familienuntersuchung durchgeführt, diese war unauffällig. Zur Klärung der Frage nach einem erworbenen

Mangel wurde versucht, eine Synthesestörung auszuschliessen (die Leberfunktion war immer unauffällig) oder eine Umsatzstörung, hier fiel die fehlende Recovery des freien Protein S nach Substitution von FFP (ca. 20 ml/kgKG) auf. Ursächlich hierfür wurde ein Abbinden an großen Wundflächen oder Vorliegen eines Inhibitors diskutiert. Ein Inhibitor konnte mittels Plasmatauschversuch nicht sicher nachgewiesen werden.

Im Gegensatz zu den Literaturangaben über Protein S und C_4b BP bei Sepsis und Verbrauchskoagulopathie stehen die Ergebnisse unseres Patienten. Bei ihm war initial das C_4b BP deutlich erniedrigt auf 21% (normal um 100%) und normalisierte sich im Verlauf (maximaler Wert 160%, darunter Protein S gesamt >100% und freies Protein S 20%).

Die Ursache des persistierenden Mangels an freiem Protein S konnte zu diesem Zeitpunkt nicht geklärt werden. Es bestand daher die Indikation zur weiteren oralen Antikoagulation.

Sechs Monate nach dem akuten Ereignis zeigte sich, daß es sich um einen passageren Protein-S-Mangel gehandelt hatte. Nach Beendigung der „Marcumarisierung“ konnten normale Werte auch für das freie Protein S gemessen werden (Protein S gesamt 70–88%, freies Protein S 48–63%).

Aufgrund der zuvor beschriebenen Widersprüchlichkeiten vermuteten wir jedoch einen bis dato unbekannten Pathomechanismus. Kürzlich gelang es Silvana und Armando D'Angelo in Mailand einen passageren Antikörper gegen Protein S bei einem Kind nachzuweisen, bei dem es im Rahmen von Windpocken zu multiplen thromboembolischen Ereignissen gekommen war. Aufgrund der Parallelen, baten wir um Nachuntersuchung einiger Plasmaproben unseres Patienten. Es gelang auch in unserem Fall, einen passageren Antikörper der IgG-Fraktion gegen Protein S mittels Westernblotanalyse und eines Anti-Protein S-Antikörper Elisa's nachzuweisen. Abbildung 3 zeigt das Ergebnis des Anti-Protein S-Antikörper Elisa's: Die

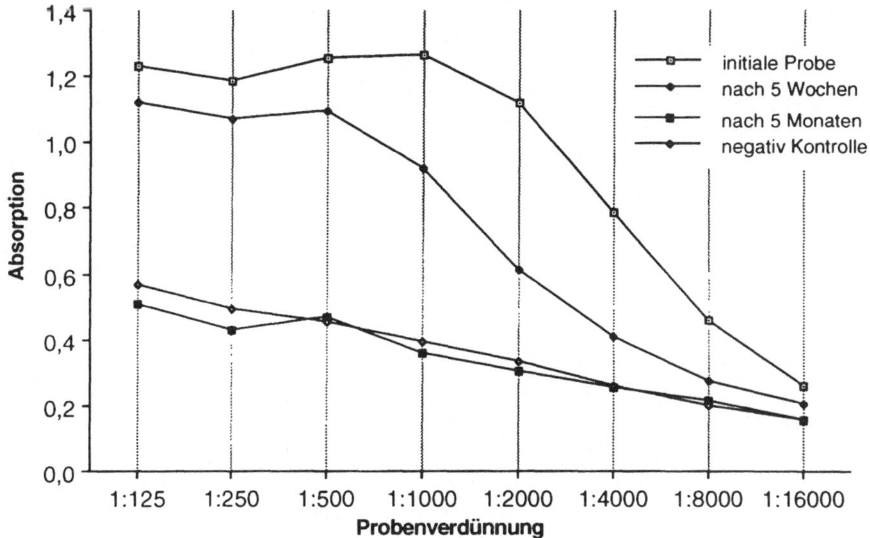

Abb. 3. Ergebnis des Anti-Protein S-Antikörper Elisa

Höhe der Absorption korreliert mit der Menge der Komplexbildung, sprich mit der Menge des vorhandenen Antikörpers gegen Protein S.

Dies ist soweit aus der Literatur bekannt, der 2. Fall eines passageren Protein S-Antikörpers, welcher ursächlich für einen schwersten Protein S-Mangel war.

Zusammenfassung

Im Rahmen einer Streptokokkeninfektion entwickelte sich eine Purpura fulminans, initial mit den Zeichen der Verbrauchskoagulopathie und Hyperfibrinolyse bei schwerem Protein S-Mangel mit konsekutiver Ausbildung eines Kompartmentsyndroms.

Ein familiärer Protein S-Mangel konnte ausgeschlossen werden. Der Protein S-Mangel persistierte über mindestens 3 Monate. Dieser Mangel war durch einen passageren Protein S-Antikörper verursacht worden. Die Ursache dieser Antikörperbildung ist noch ungeklärt.

Familie mit gehäuften Thromboembolien bei Protein-C-Mangel

K. Hasler, P. Bernstein

Die 19jährige Patientin RW erkrankte 1980 erstmals an einer Lungenarterienembolie rechts. Quelle der Lungenarterienembolie war die phlebographisch gesicherte tiefe Bein- und Beckenvenenthrombose links. Als Risikofaktoren waren das Rauchen und die Einnahme eines Antikonzeptivums anzusehen. Nach erfolgreicher Fibrinolysetherapie mit Streptokinase unter Nachweis einzelner wandständiger Thromben in den Unterschenkelvenen wurde die Patientin 2 Jahre lang mit Marcumar behandelt. Im März 1987 dann Auftreten einer Subklaviavenenthrombose rechts, jetzt ohne Ursache, auch ohne die o.g. Risikofaktoren. Wegen einer Corpus-luteum-Blutung im April 1987 wurde das Marcumar abgesetzt. Im August 1987 Diagnose eines Protein-C-Mangels, seitdem hat die Patientin eine Langzeittherapie mit Marcumar. Unter Heparin subkutan hat die Patientin einen Jungen entbunden, der mit 2 Jahren eine Protein-C-Aktivität von 33% aufweist.

Die Patientin RW mit durchgemachter tiefer Bein- und Beckenvenenthrombose und Armvenenthrombose hat eine Protein-C-Aktivität von 29%, das Protein-C-Antigen beträgt 31%. Die Familienuntersuchung deckte weitere Familienmitglieder mit einem Protein-C-Defekt auf bei gehäuften Thromboembolien. Bei dem 26jährigen Bruder TG der Patientin trat nach einem Trauma der unteren Extremität mit nachfolgender Immobilisierung durch Gipsbehandlung eine tiefe Beinvenenthrombose auf. Es wird eine Protein-C-Aktivität mit 39% und ein Protein-C-Antigen mit 44% gemessen.

Der Vater IG der Patientin ist gesund, die Protein-C-Aktivität sowie das Protein-C-Antigen sind jeweils unauffällig. Die Mutter LG der Patientin bekam unter den beiden Graviditäten jeweils eine Beinvenenthrombose. Die Protein-C-Aktivität ist mit 64% leicht vermindert bei normalem Protein-C-Antigen mit 70%. Die Mutter der Patientin ist durch Suizid verstorben.

Der Bruder AM der Mutter hat rezidivierende Thrombophlebitiden sowie einen apoplektischen Insult mit Hemiparese. Die Protein-C-Aktivität beträgt 38% und das Protein-C-Antigen 50%. Die Mutter EG des Vaters hat eine chronische venöse Insuffizienz mit einem Ulcus cruris, die Protein-C-Aktivität und auch das Protein-C-Antigen sind normal. Die übrigen Familienmitglieder sind klinisch unauffällig, die Protein-C-Aktivität und das Protein-C-Antigen sind normal – die einzelnen Protein-C-Befunde sind in der Tabelle 1 aufgelistet.

Protein C wird sowohl funktionell als auch immunologisch bestimmt. Die funktionelle Aktivitätsmessung des Protein C erfolgt als Gerinnungstest (a PTT-Hemmung) auf dem Schnittger Gross-Koagulometer mit dem Reagenz Neothromtin/Behring. Der Mittelwert $\bar{x}$ ±1 s beträgt 116,75% ±29,21. Die Protein C-Konzen-

I. Scharrer/W. Schramm (Hrsg.)
23. Hämophilie-Symposion Hamburg 1992
© Springer-Verlag Berlin Heidelberg 1993

Tabelle 1. Protein-C-Befunde der Familie mit gehäuften Thromboembolien

Familie	Diagnosen	Protein C	
		Aktivität [%]	Antigen [%]
RW Patientin	Bein- und Beckenvenenthrombose, Armvenenthrombose	29	31
TW Sohn	2 Jahre alt, gesund	33	–
TG Bruder	Beinvenenthrombose nach Trauma und Gipstherapie	39	44
IG Vater	gesund	70	70
LG Mutter	Beinvenenthrombose 2mal unter den Graviditäten	64	71
AM Bruder der Mutter	rezidiv. Thrombophlebitiden, Apoplex	38	50
AS Schwester der Mutter	gesund	150	96
DG Bruder des Vaters	gesund	100	77
MG Bruder des Vaters	gesund	120	99
EG Mutter des Vaters	Ulcus cruris	130	86
EG Vater des Vaters	gesund	115	75

trationsmessung erfolgt im Elisaverfahren mit dem Testkit/Boehringer Mannheim. Der Mittelwert $\bar{x} \pm 1$ s beträgt 84,60% ±13,26.

Zusammenfassung

Die Protein-C-Ergebnisse dokumentieren einen familiären Protein-C-Defekt vom Typ I. Die Protein-C-Aktivität und das Protein-C-Antigen sind bei der Patientin RW, dem Bruder TG der Patientin und dem Bruder AM der Mutter der Patientin gleichsinnig vermindert. Auslöser der Thromboembolien waren an Risikofaktoren bei der Patientin RW das Rauchen und die Einnahme des Antikonzeptivums, bei dem Bruder TG der Patientin das Trauma mit der anschließenden Immobilisierung der unteren Extremität, bei der Mutter LG der Patientin beide Schwangerschaften. Die Patientin hat unter Heparin s.c. einen Jungen entbunden, auch bei ihm ist die Protein-C-Aktivität vermindert, das Protein-C-Antigen wurde bisher noch nicht bestimmt.

Therapeutischer Einsatz eines Protein-C-Konzentrats bei heterozygotem Protein-C-Mangel

R. Schneppenheim, J. Partsch, C. Schröder, H. Plendl

Eine der kritischsten Phasen bezüglich des Auftretens von Thrombosen im Kindesalter ist die Neugeborenenperiode. Traumatisierende Geburt, Asphyxie, Schock und Infektion können Auslöser sein. Treten derartige Umstände im Zusammenhang mit einem hereditären Mangel an Inhibitoren der Gerinnung auf, steigt die Wahrscheinlichkeit eines thrombotischen Ereignisses – wie später erst wieder nach der Pubertät. Von besonderer Bedeutung könnte hier ein Protein-C-Mangel sein, da beim Neugeborenen Faktor V und Faktor VIII als „Antagonisten" bereits in normaler Erwachsenenkonzentration [1] vorliegen und somit die Hämostase in Richtung Thrombophilie verschoben wäre. Hinzu kommt eine reduzierte „profibrinolytische Aktivität" bei Protein-C-Mangel, da Protein C eine wichtige Rolle für die Inaktivierung von Plasminogen-Aktivator-Inhibitor I spielt [2]. In seiner homozygoten Form ist der Protein-C-Mangel in der Neugeborenenzeit mit dem klinischen Bild der Purpura fulminans verbunden [3], einem Krankheitsbild, das erst zu Beginn der 80er Jahre in seiner Ätiologie aufgeklärt wurde [4] und behandelt werden konnte [3]. Während die ersten Behandlungserfolge mit Plasmainfusionen oder Prothrombinkomplexkonzentraten erzielt wurden, stehen heute hochgereinigte Protein-C-Konzentrate in der klinischen Prüfung.

Die klinische Bedeutung der heterozygoten Form des Protein-C-Mangels, die sich oft nur in erniedrigten Laborwerten äußert [5], ist z.Z. noch nicht endgültig geklärt. Eine Manifestation des heterozygoten Protein-C-Mangels in Form von lebensbedrohlichen Thrombosen ist jedoch auch im Kindesalter bei Vorliegen der oben diskutierten zusätzlichen Risikofaktoren denkbar.

Wir berichten über eine Sinusvenenthrombose bei einem Neugeborenen mit hereditärem Protein-C-Mangel, und die erfolgreiche Therapie mit einem Protein-C-Konzentrat.

Falldarstellung

Bei einem 14 Tage alten Neugeborenen wurde mittels Magnetresonanztomographie (MRT) im Rahmen der Abklärung von Neugeborenenkrämpfen eine ausgedehnte Sinusvenenthrombose diagnostiziert, die den Sinus sagittalis superior, die S. transversus, den S. rectus, die V. cerebri magna und die V. cerebri interna betraf (Abb. 1). Anamnestisch ist eine dreifache Nabelschnurumschlingung bei sonst unauffälligem Geburtsverlauf erwähnenswert. Die Bestimmung der Gerinnungsparameter ergab als einzigen pathologischen Befund eine Erniedrigung der Protein-C-Konzentration und

I. Scharrer/W. Schramm (Hrsg.)
23. Hämophilie-Symposion Hamburg 1992
© Springer-Verlag Berlin Heidelberg 1993

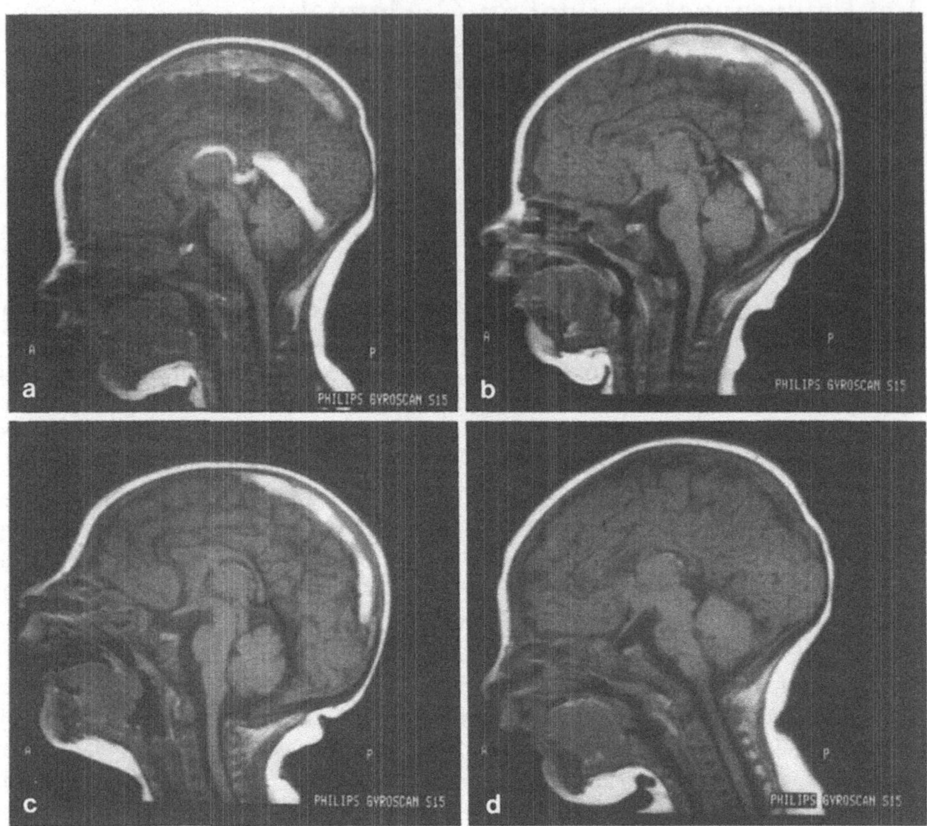

Abb. 1a–d. Verlauf einer Sinusvenenthrombose im MRT unter Substitutionstherapie mit Protein-C-Konzentrat (T1-gewichtete Bilder). **a** Initialdiagnostik – signalreiche Darstellung des Sinus sagittalis superior, des Sinus rectus, der V. cerebri magna und der V. cerebri interna. **b** Weitestgehender Rückgang der Befunde in der V. cerebri magna und in V. cerebri interna eine Woche nach Beginn der Protein-C-Substitution. **c** Vollständige Rekanalisation auch des Sinus rectus eine weitere Woche später. **d** Weitgehende Rekanalisierung auch des Sinus sagittalis superior. Restzustand mit organisierten Anteilen, 3 Wochen nach Therapiebeginn

-Aktivität auf Werte zwischen 13 und 17% (Normbereich für dieses Lebensalter 19–38%, [1]). Die Diagnose eines heterozygoten Protein-C-Mangels wurde durch die Familienuntersuchung gesichert: Vater und drei weitere Geschwister wiesen Protein-C-Werte zwischen 27–34% auf (chromogener Assay), während sich bei der Mutter Werte um 100% fanden. Die Befunde wurden koagulometrisch, chromogen und immunologisch erhoben und zeigten eine gleichsinnige Verminderung bei allen 3 Methoden (Abb. 2). Bei keinem der anderen Familienmitgliedern war es bisher zu einem thrombotischen Ereignis gekommen.

Unter suffizienter Heparinisierung kam es zu einer Progredienz der Thrombose. Bis auf eine verstärkte Venenzeichnung war das Kind dabei klinisch unauffällig, so daß auf eine Lysetherapie wegen fehlender Erfahrungen im Neugeborenenalter

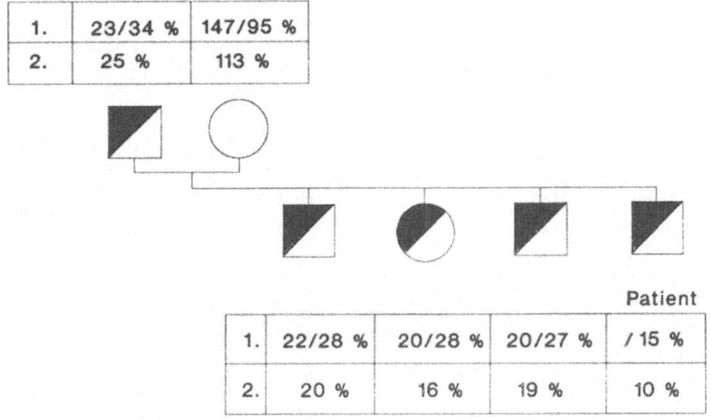

1. = koagulometrisch / chromogen

2. = immunologisch (ELISA)

Abb. 2. Stammbaum der betroffenen Familie mit den erhobenen Protein-C-Befunden. Klinisch auffällig war bisher nur unser Patient

verzichtet wurde. Da die bildgebenden Verfahren jedoch auf eine drohende Dekompensation des venösen Abflusses hindeuteten, entschlossen wir uns zu einer Substitutionstherapie mit einem Protein-C-Konzentrat mit folgendem Ziel:

1) eine weitere Thrombosierung zu verhindern,
2) eine „endogene" Fibrinolysetherapie zu initiieren;

letzteres auf der Basis der eingangs diskutierten Vorstellungen zur „profibrinolytischen" Aktivität von Protein C.

Durchführung

Die Eltern des Kindes wurden über die experimentelle Natur des Therapieversuchs aufgeklärt und gaben ihre Zustimmung.

Einmal täglich wurden dem Kind ca. 50 E/kgKG Protein-C-Konzentrat der Fa. Immuno infundiert unter beibehaltener Heparinisierung. Das Präparat wurde gut vertragen, es kam zu keinen Nebenwirkungen. Die Recovery für das Konzentrat wurde mit 64% bestimmt, die Halbwertszeit mit 6,3 h.

Zusätzlich wurde der AT-III-Spiegel mittels Infusion von AT-III-Konzentraten, alle 2 Tage, auf Werten über 80% gehalten. Die Therapie wurde über 28 Tage durchgeführt.

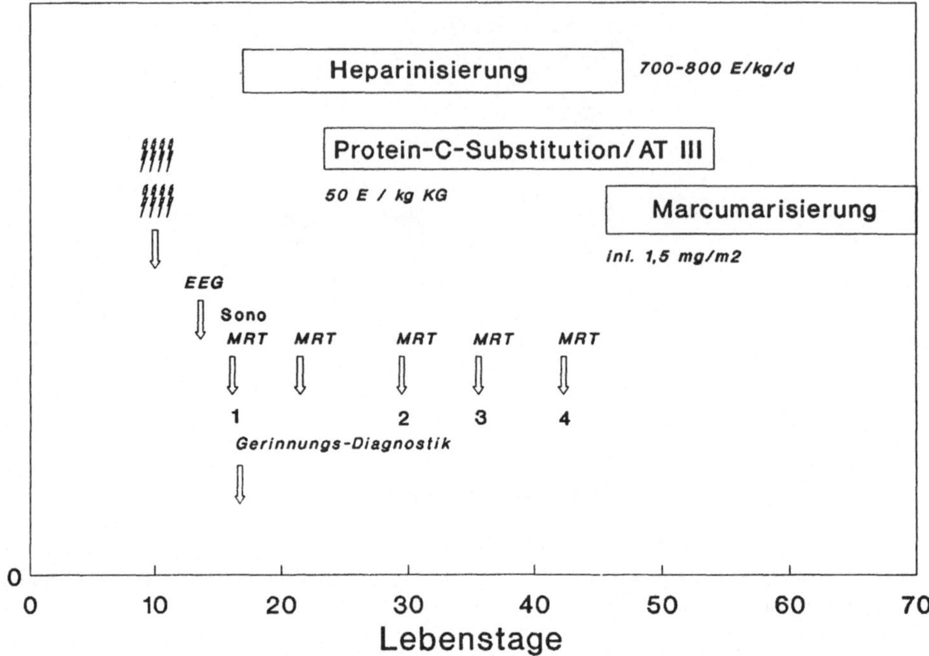

Abb. 3. Verlauf der Diagnostik und der Therapie. Die mit Zahlen versehenen MRT sind in Abb. 1 dargestellt.

Verlauf

Der Verlauf der Therapie und die begleitende Diagnostik sind in Abb. 3 chronologisch dargestellt. Der Therapieerfolg wurde durch wiederholte MRT-Untersuchungen überprüft (Abb. 3). Die Substitutionstherapie wurde beendet, als das MRT keine weitere Verbesserung des Befundes zeigte. Noch unter Protein-C-Schutz erfolgte die Einstellung auf Phenprocoumon, die nach einer Woche abgeschlossen war. Der weitere Verlauf war bisher komplikationslos, 3 Monate nach Therapieende waren die serologischen Tests auf HAV, HBV, HCV und HIV negativ. Inzwischen wurde die Prophylaxe mit Phenprocoumon nach insgesamt einem halben Jahr abgesetzt. Eine kürzlich durchgeführte MRT zeigte ein weiterhin offenes venöses System. Die Entwicklung des Kindes verläuft unauffällig.

Diskussion

Unter der Annahme, daß das auslösende Ereignis für die Thrombose die dreifache Nabelschnurumschlingung zum Zeitpunkt der Geburt bei einem prädisponierten Patienten war, hätten wir noch ca. 3 Wochen nach Diagnosestellung und vermutlich 5 Wochen nach dem Ereignis mittels dieser Therapie eine weitgehende Rekanalisation der thrombosierten Sinus und Venen erreicht. Ein Kausalzusammenhang zwischen der Substitution mit Protein C und unserem Therapieerfolg ist nicht bewiesen, jedoch wahrscheinlich, da die zunächst durchgeführte, knapp einwöchige Heparinisierung keinen Erfolg brachte. Bereits eine Woche nach Beginn der Substitution mit Protein C war eine deutliche Verbesserung der Situation eingetreten. Neben der Verhinderung einer wachsenden Thrombose, machen wir für den Erfolg die „profibrinolytische" Aktivität von Protein C verantwortlich, die letztlich eine suffiziente Fibrinolyse bei diesem Kind erst ermöglichte.

Die verbesserten diagnostischen Möglichkeiten werden in Zukunft sicher häufiger die Ätiologie von Thrombosen im Kindesalter aufdecken. Ein vermehrter Einsatz der verfügbaren Diagnostik auch bei Kindern mit zusätzlichen Grundkrankheiten, die bisher als ausreichende Erklärung für ein thrombotisches Ereignis angesehen wurden, wie eingangs diskutiert, ist dringend zu empfehlen.

Ein Interpretationsproblem verursachen dabei die niedrigen Normwerte für viele Gerinnungsfaktoren, insbesondere im Neugeborenenalter. Um die Verdachtsdiagnose zu sichern, sollte daher stets eine Familienuntersuchung angeschlossen werden. Auf dieser Basis wird eine adäquate Substitutionstherapie mit den heute zur Verfügung stehenden Präparaten ermöglicht.

Wir bedanken uns bei der Fa. Immuno, insbesondere bei Herrn Dr. Schwarz, für die Überlassung des Protein-C-Konzentrats.

Literatur

1. Hathaway WE (1975) The bleeding newborn. Semin Hematol 12:175–188
2. Sakata Y, Loskutoff DJ, Gladson CL, Hekman CM, Griffin JH (1986) Mechanism of protein C-dependent clot lysis: role of plasminogen activator inhibitor. Blood 68:1218–1223
3. Sills RH, Marlar RA, Montgomery RR, Deshpande GN, Humbert JR (1984) Severe homozygous protein C deficiency. J Pediatr 105:409–413
4. Griffin JH, Evatt B, Zimmerman TS, Kleiss AJ, Wideman C (1981) Deficiency of protein C in congenital thrombotic disease. J Clin Invest 68:1370–1373
5. Miletich J, Sherman L, Broze G Jr (1987) Absence of thrombosis in subjects with heterozygous protein C deficiency. N Engl J Med 317:991–996
6. Von Kries R, Öllers E, Kiefer P, Göbel U (1986) Protein C bei gesunden Neugeborenen. In: Wenzel E, Hellstern P, Morgenstern E, Köhler M, Blohn G von (Hrsg) Rationelle Therapie und Diagnose von hämorrhagischen und thrombophilen Diathesen; 5.40–5.41. Schattauer, Stuttgart

Blutungs- und Thromboseneigung bei Thrombozythämien

P. Fischbach, H. Stoll, Z. Vigh, I. Scharrer

Die essentielle Thrombozythämie wurde erstmals 1934 von Epstein [1] beschrieben als eine erworbene klonale myeloproliferative Erkrankung, die klinisch sowohl durch eine Neigung zu Blutungen als auch zu Thrombosen gekennzeichnet ist [2, 3].

Die Diagnose einer essentiellen Thrombozythämie ist eine Ausschlußerkrankung [4].

Die diagnostischen Kriterien für die essentielle Thrombozythämie wurden 1982 von der Polycythemia vera study group festgelegt [5]:

- Thrombozytenzahl über 600000/nl,
- Hämoglobin <13 g%,
- normaler Eisengehalt im Knochenmark,
- kein Philadelphia-Chromosom,
- keine Kollagenfibrose oder <1/3 im Knochenmark,
- keine Ursache für eine reaktive Thrombozytose.

Die Schwestererkrankungen der essentiellen Thrombozythämien – die chronische myeloische Leukämie, die Polyzythämia vera und die Myeloidmetaplasie mit Myelofibrose können dagegen durch spezifische Marker charakterisiert werden. Trotzdem ist eine eindeutige Abgrenzung der essentiellen Thrombozythämie nicht immer möglich.

Die Thrombozythämie kann auch bei jüngeren Patienten zu lebensgefährlichen Komplikationen führen [6, 7]. In der Literatur werden unterschiedliche Häufigkeiten der Komplikationen angegeben (Tabelle 1).

Zusammenhänge zwischen der Thrombozytenzahl, Thrombozytenfunktion und Thromboseneigung können nicht nachgewiesen werden [8, 9]. Auch Bestimmungen der Plättchenaggregation nach Breddin [10], führen diesbezüglich nicht weiter [11]. Dagegen soll eine Thrombozytenzahl >1,5 Mio./nl möglicherweise häufiger zu Blutungen führen [12].

Tabelle 1. Häufigkeit der Komplikationen bei Thrombozythämie in der Literatur

Autoren	Thrombosen	Blutungen
Polycythemia vera study group 1986	49%	35%
Hehlmann R et al. (1988) Cancer 61:2487	84% (28% zerebral, 53% peripher)	13%
Belucci S et al. (1986) Cancer 58:2440	29%	45%
Simon M et al. (1984) Sem Hop (Paris) 60:1173	35%	14–35%

I. Scharrer/W. Schramm (Hrsg.)
23. Hämophilie-Symposion Hamburg 1992
© Springer-Verlag Berlin Heidelberg 1993

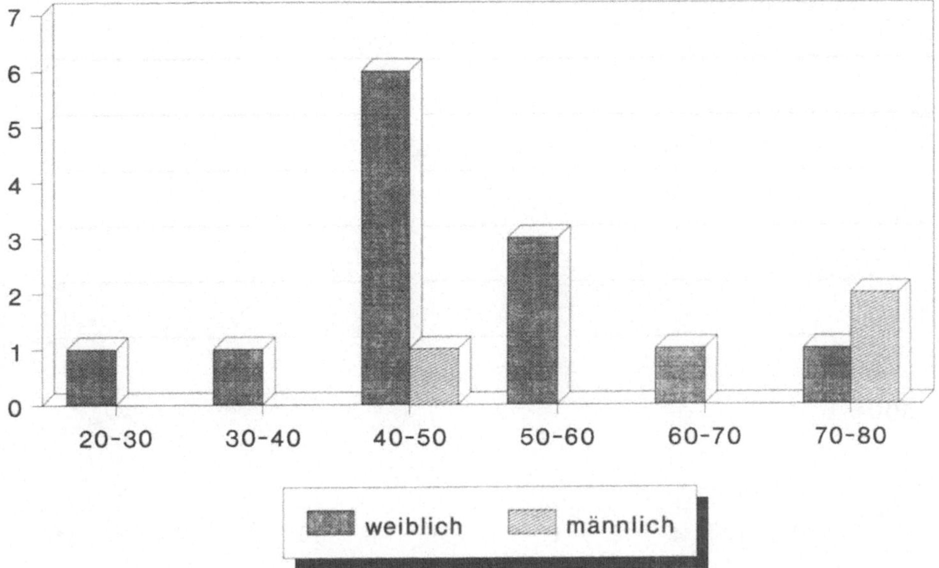

Abb. 1. Alters- und Geschlechtsverteilung der Patienten mit essentieller Thrombozythämie und reaktiver Thrombozytose

Tabelle 2. Komplikationen bei essentieller und reaktiver Thrombozythämie

	Essentielle Thrombozythämie		Reaktive Thrombozythämie	
Blutungen	6/17	35%	1/7	14%
Thrombosen	5/17	29%	1/7	14%
Blutung und Thrombose	1/17	6%		
Keine Komplikation	5/17	29%	5/7	72%

Diese Arbeit untersucht die Korrelation der Plasminogen-Aktivator-Inhibitor-(PAI)-Aktivität- und -Antigenität in Plasma und Thrombozyten mit thromboembolischen Komplikationen und der v.-Willebrand-Faktor-Multimerenstruktur in Plasma und Thrombozyten mit hämorrhagischen Komplikationen.

Patienten

Es wird über 24 Patienten berichtet, davon 21 Frauen, 17 davon mit essentieller Thrombozythämie und 7 davon mit reaktiver Thrombozytose. Die Alters- und Geschlechtsverteilung der Patienten mit essentieller Thrombozythämie zeigt Abb. 1. Grunderkrankungen bei der reaktiven Thrombozytose waren M. Behçet, M. Crohn, Polymyalgia rheumatica und Kollagenosen. Die Verteilung der Thrombose- und Blutungskomplikationen bei essentieller Thrombozythämie und reaktiver Thrombozytose zeigt Tabelle 2. Sie entspricht in etwa der der Polycythemia vera study group.

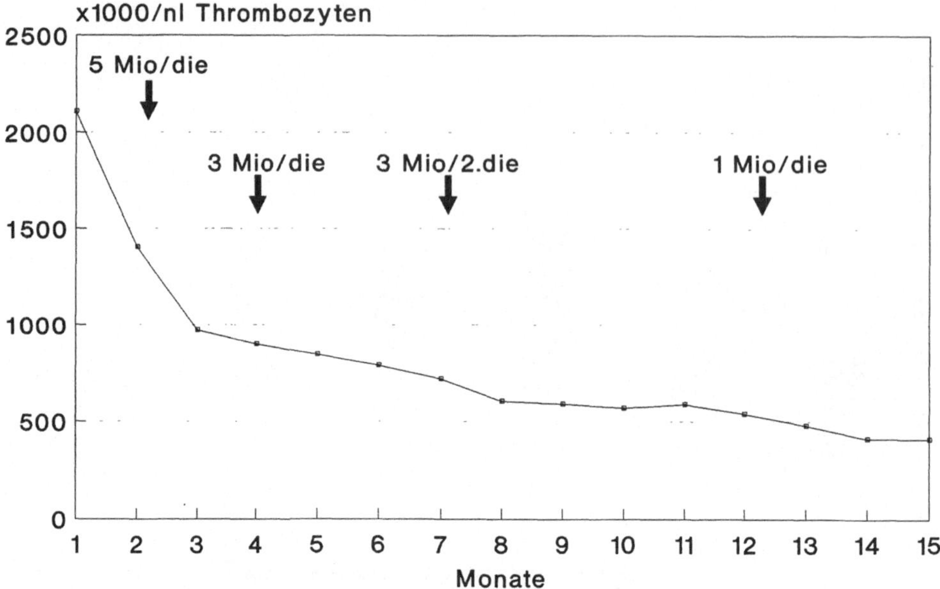

Abb. 2. Verlauf der Thrombozytenzahl unter der Therapie mit Interferon A am Beispiel einer Patientin mit Thrombozythämie und erworbenem von Willebrand-Syndrom

Typische Thrombosekomplikationen waren Myokardinfarkt, apoplektischer Insult, transitorisch ischämische Attacken, Finger- und Zehenembolien, Knocheninsulte und Sinusvenenthrombose, im wesentlichen also arterielle Gefäßkomplikationen. Es traten keine Thrombosen in den großen Venen auf.

Die Blutungskomplikationen – Zahnfleischbluten, starke Menstruationsblutungen, Hämatome, Nachblutung nach Laparoskopie – entsprachen im wesentlichen milden Blutungsneigungen.

Es wurden 5 uns zugängliche Patienten mit Thrombozytenzahlen >1 Mio./nl oder mit thrombotischen oder hämorrhagischen Komplikationen mit Interferon A behandelt, 1 Patientin mit Hydroxyurea. 4 Patienten hatten thrombotische Komplikationen, 1 Patientin Blutungskomplikationen bei erworbenem v.-Willebrand-Syndrom.

Am Beispiel dieser Patientin mit erworbenem v.-Willebrand-Syndrom und Therapie mit Interferon A ist der Verlauf der Thrombozytenzahl dargestellt (Abb. 2). Unter der normalisierten Thrombozytenzahl traten keine Blutungskomplikationen mehr auf. Das erworbene v.-Willebrand-Syndrom war unter der Therapie nach 6 Monaten nicht mehr nachweisbar. Auch bei den anderen Patienten traten unter einer normalen Thrombozytenzahl keine Komplikationen mehr auf.

Methodik

Bestimmung des PAIs [13–15]:

1) 2 Röhrchen Blut werden in 0,13 M Trisodiumcitrat gesammelt (9 Teile Blut und 1 Teil Antikoagulans).

2) 1 Röhrchen wird sofort gekühlt bei 4000 U/min 30 min bei 4 ° C zentrifugiert um plättchenfreies Plasma zu gewinnen.
3) Das 2. Röhrchen wird sofort nach der Blutabnahme gekühlt und nach 1 Stunde bei 1800 U/min 10 min bei 22 ° C zentrifugiert, um plättchenreiches Plasma zu gewinnen und dann nach Zählung der Thrombozyten erneut gekühlt.
   Die Plättchen werden lysiert in einem MSE Ultraschall Desintegrator (Modell 150 W) durch 5x5 s Schlägen mit 1 min Intervallen, die Proben während dieses Prozesses auf Eis gehalten. Die Effizienz der Zerstörung wird überprüft durch Thrombozytenzählung nach dem Ultraschall in einer Verdünnung von 1/150.
4) Alle Proben werden bei –/0 ° C eingefroren und nur einmal zur Bestimmung aufgetaut.
5) Der PAI-1 wird im plättchenreichen und plättchenarmen Plasma funktionell (mit Biopool Spectrolyse PL) und immunologisch (mit Tintelise) bestimmt.
   Der PAI-1-Wert der Plättchen ergibt sich aus der Differenz aus plättchenreichem und -armem Plasma.

Bestimmung der WF-Multimere

Die Methodik der Bestimmung der v.-Willebrand-Multimeren wurde bereits mehrfach von uns beschrieben [16–18].

Ergebnisse

Die Ergebnisse der Bestimmung des PAI in den Thrombozyten und im plättchenarmen Plasma geordnet nach Patienten mit essentieller Thrombozythämie mit Thrombosen, Blutungen und ohne Symptome und mit reaktiver Thrombozytose mit Thrombosen und ohne Symptome im Vergleich zu Normalpatienten sind in Abb. 3 und 4 graphisch aufgezeichnet.

Soweit bei der noch geringen Patientenzahl und der großen Schwankungsbreite zu beurteilen, scheint die PAI-1-Aktivität in den Thrombozyten bei Patienten mit essentieller Thrombozythämie und Thrombosekomplikationen höher zu liegen als bei reaktiver Thrombose und normalen Probanden.

Die PAI-Aktivität im plättchenarmen Plasma ergibt keine weitergehenden Aufschlüsse.

Auch die v.-Willebrand-Faktor-Multimerenbestimmung führt in der Differenzierung von Blutungs- oder Thrombosekomplikationen nicht weiter.

Diskussion

Thrombozytosen können sowohl durch Blutungen als auch durch Thrombosen gekennzeichnet sein [2, 3], wobei in der Literatur recht unterschiedliche Angaben über die Häufigkeit gemacht werden [2, 12, 19, 20].

Die unterschiedlichen Zahlen ergeben sich auch aus den Schwierigkeiten, die Symptome einzuordnen. So werden beispielsweise Kopfschmerzen einmal als ze-

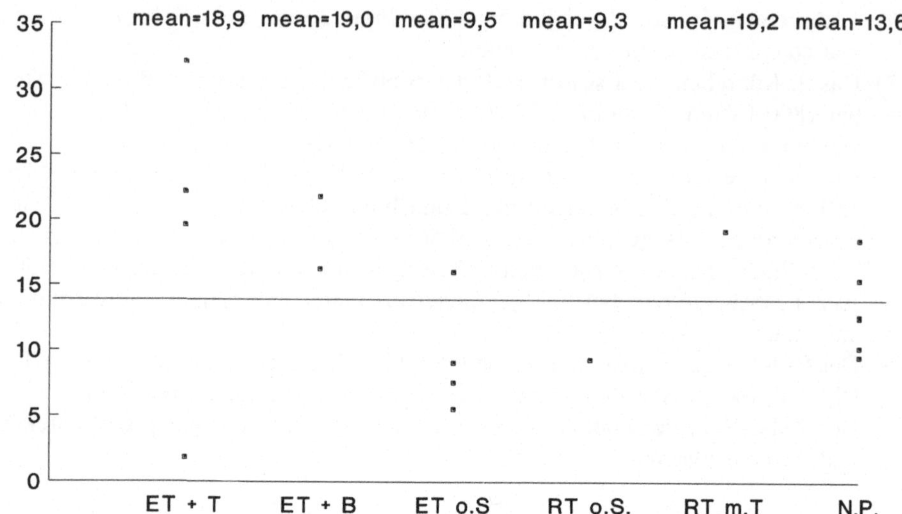

Abb. 3. PAI-Aktivitätsbestimmung in den Thrombozyten geordnet nach Patientinnen mit essentieller Thrombozythämie mit Thrombosen, Blutungen und ohne Symptome und mit reaktiver Thrombozytose mit Thrombosen und ohne Symptome im Vergleich zu Normalpatienten

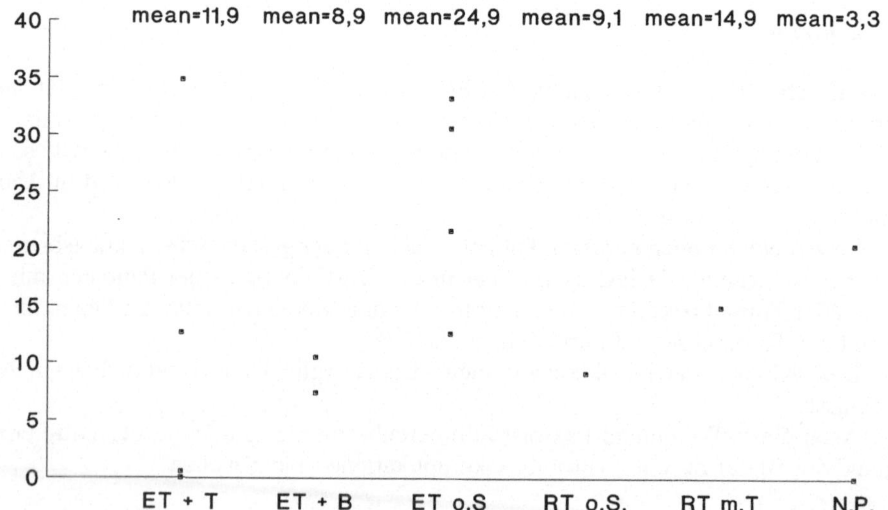

Abb. 4. PAI-Aktivitätsbestimmung im Plasma geordnet nach Patientinnen mit essentieller Thrombozythämie mit Thrombosen, Blutungen und ohne Symptome und mit reaktiver Thrombozytose mit Thrombosen und ohne Symptome im Vergleich zu Normalpatienten

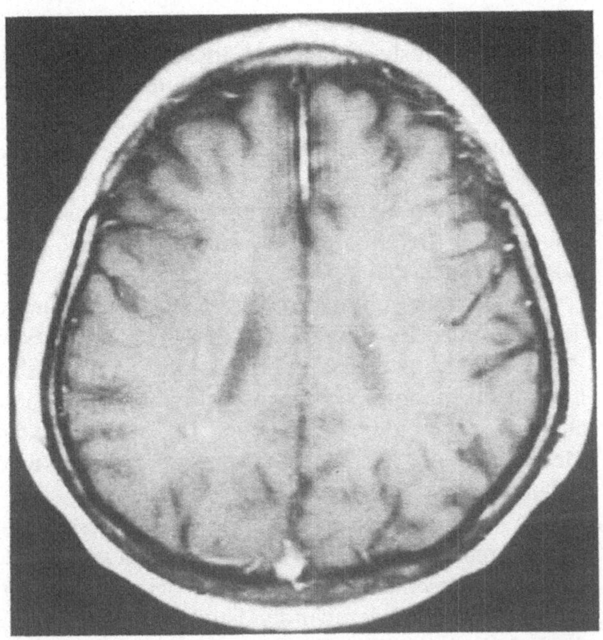

Abb. 5. Kernspintomographisch nachgewiesene Herdläsionen im Marklager beider Hemisphären bei einer Patientin mit Thrombozythämie, die nur unspezifische Kopfschmerzen angab

rebrale Mikrozirkulationsstörung das andere Mal als unspezifisch gewertet. Abbildung 5 zeigt ein Kernspintomogramm einer Patientin, die unspezifische Kopfschmerzen angab: Es zeigen sich dispers verteilte Herdläsionen im Marklager beider Hemisphären, die durchaus vaskulärer Genese sein könnten.

Da Zusammenhänge zwischen der Thrombozytenzahl und -funktion und Thromboseneigung und Blutungsneigung nicht nachgewiesen werden können, versuchten wir eine Korrelation des PAIs in den Thrombozyten mit den thromboembolischen Komplikationen und der Willebrand-Multimere mit Blutungskomplikationen herzustellen.

Dabei scheint eine erhöhte PAI-1-Aktivität in den Thrombozyten mit einer höheren Komplikationsrate, insbesondere mit einer Thromboseneigung einherzugehen.

Diese Ergebnisse müssen durch Untersuchungen an einer wesentlich größeren Patientenzahl validiert werden. Ausgeschlossen werden muß dann auch, ob die Erhöhung des PAI-1s in den Thrombozyten durch eine Erhöhung der Thrombozytenzahl an sich bedingt ist, wie es Lanir et al. [14] bei Patienten mit Polyzythämia vera und Myelofibrosis beschreibt, zumal in den Thrombozyten sich fast 93% der PAI-1-Aktivität befindet [14, 15].

Dies scheint jedoch nach unseren Ergebnissen nicht der Fall zu sein, da die PAI-1-Aktivität bei essentieller Thrombozythämie und Blutungen niedriger und ohne Symptomatik noch niedriger zu liegen scheint.

Leider ist auch der Effekt einer Therapie zur Verhinderung von Komplikationen nicht gesichert [19]. Allgemein anerkannte Indikationen zur Therapie sind:

Hämorrhagische und thrombotische Komplikationen und die Thrombozytose >1,0 Mio./nl, insbesondere bei älteren Patienten [9, 21]. Andere Autoren schlagen bereits eine Therapie bei Thrombozyten >650000/nl besonders bei umfangreicher Morbidität vor [22].

Therapiemöglichkeiten sind Aspirin, Hydroxyurea, Interferon und seit kurzem auch Anagrelid [4].

Aspirin hat lediglich eine thrombozytenfunktionshemmende Wirkung und zeigt insbesondere bei Mikrothrombosierungen auch im plazentalen Bereich sehr gute Wirkung. Auch kleine Dosen (40 mg) sind effektiv.

Die Wirkung von Hydroxyurea auf die Senkung der Thrombozyten ist sehr gut, jedoch wurden Zweittumoren [23, 24] unter dieser Therapie beschrieben.

Die Wirksamkeit des Interferon auf die Thrombozytensenkung beim myeloproliferativen Syndrom ist erwiesen [8, 25]. Die am häufigsten auftretenden grippeähnlichen Symptome können gut überwunden werden bei abendlicher Gabe des Medikamentes. Meist verschwinden sie innerhalb einer Woche. Die hämatologischen Veränderungen, insbesondere die Leukopenien sind in kurzer Zeit reversibel.

Mit Anagrelid haben wir keine eigenen Erfahrungen. Anagrelid wurde zunächst als Thrombozytenaggregationshemmer entwickelt [26]. Zufällig entdeckte man den thrombozytensenkenden Effekt. Die Hauptnebenwirkungen, die in der Anagrelid Study group gefunden wurden, sind in Tabelle 3 aufgeführt. Allerdings wurde auch die Entwicklung einer Kardiomyopathie und einer Lungenfibrose beobachtet.

Würde die Bestimmung der PAI-1-Aktivität in den Thrombozyten bezüglich der Voraussage von Komplikationen weiterführen, könnte möglicherweise auch die Wirksamkeit einer Therapie mit dieser Methode überprüft werden.

Zusammenfassung

Zusammenfassend kann bisher nur gesagt werden, daß nach unseren vorläufigen Ergebnissen die PAI-Aktivität in den Thrombozyten bei Patienten mit Thrombozythämien und Gefäßkomplikationen erhöht zu sein scheint.

Mit der WF-Multimerenbestimmung in Thrombozyten und Plasma konnten Blutungs- und Thromboseneigung nicht differenziert werden.

Thrombozytenfunktionen ermöglichen keine Aussage über die Wahrscheinlichkeit von Blutungs- oder Thromboseneigung bei Thrombozythämien.

Weitere Untersuchungen sind notwendig, um Thrombose- oder Blutungsneigung *vor* der Manifestation erkennen zu können.

Tabelle 3. Hauptnebenwirkungen von Anagrelid, die in der Anagrelide study group (1992) bei 577 Patienten gefunden wurden

Anagrelid	[%]
Kopfschmerzen	35%
Übelkeit	19%
Flüssigkeitsretention	24%
Palpitationen	36%
Diarrhö	8%

Literatur

1. Epstein E, Godel A (1934) Hämorrhagische Thrombozythämie bei vasculärer Schrumpfmilz. Virchows Arch 292:233–248
2. Mitus AJ, Schafer AL (1990) Thrombocythosis and Thrombocythemia. Hematol/Oncol Clinics of North America 4:157
3. Frenkel EP: Southwestern Internal Medicine Conference: The clinical spectrum of thrombocytosis and thrombocythemia. Am J Med Sci 301:69, 1991
4. Coller BS, Levin J, Bussell JB, Mitus AJ. Platelets. In: Schafer AI, McArthur JR. Hematology 1991 Education Program American Society of Hematology 31–40
5. Murphy S, Iland H, Rosenthal DS, Laszlo J (1986) Essential Thrombocythaemia: An interim report from the polycythemia vera study group. Semin Hematol 23:177
6. Mitus AJ, Barbui T, Shulman LN, Rosenthal DS, Viero P, Cortelazzo S, Schafer AL (1990) Hemostatic complications in young patients with essential thrombocythemia. Am J Med 88:371
7. Lichtmann S, Allen SL, Schulman P, Vinciguerra V, Budman D, Weiselberg L, De Marco L, Schuster M, Saltzburg D (1989) Essential thrombocythemia in young adults. Blood 74 (suppl 1):402a
8. Ludwig H, Linkesch W, Gisslinger H, Fritz E, Sinzinger H, Radaszkiewicz T, Chatt A, Flener R, Micksche M (1987) Interferon-alfa corrects thrombocytosis in patients with myeloproliferative disorders. Cancer Immunol Immunother 25:266–273
9. Kutti J (1990) The management of thrombocytosis. Eur J Hematol 1990: 44:81–88
10. Breddin K, Grass H, Kryzywanek HJ, Schremmer WP (1975) Zur Messung der „spontanen" Thrombozytenaggregation: Plättchenaggregationstest III. Methodik. Klin. Wochenschrift 53: 81–89
11. Sutor AH, Hank D (1992) Thrombozytosen im Kindesalter. Hämostaseologie 12:94–100
12. Hehlmann R, Jahn M, Baumann B, Köpcke W (1988) Essential thrombocythemia: Clinical Characteristics and Course of 61 Cases. Cancer 61:2487–2496
13. Booth NA, Croll A, Bennett B (1990) The Activity of Plasminogen Activator Inhibitor-1 (PAI-1), of Human Platelets. Fibrinolysis 4. Supp: 2, 138–140
14. Lanir N, Brenner B, Tartarsky I (1992) Abnormalities of Fibrinolytic Parameters in Patients with Myeloproliferative Diseases. Fibrinolysis 6, 183–186
15. Booth NA, Simpson AJ, Croll A, Bennett B, MacGregor IR (1988) Plasminogen activator inhibitor (PAI-1) in plasma and platelets. British Journal of Hematology 70, 327–333
16. Vigh Z, Scharrer I (1990) Untersuchungen zur Multimerenstruktur in Präparaten zur Therapie des von Willebrand-Syndroms. In: 21. Hämophilie-Symposion: Hamburg 1990; Hrsg.: Landbeck G, Scharrer I, Schramm W; Berlin, Heidelberg, New York; Springer 438–445
17. Vigh Zs, Scharrer I, Jelenska M (1989) In vitro and ex vivo investigations used for treatment in vWillebrand's disease. XIIth Cong of the Int Soc on Thromb and Haem Tokyo, Abst No 694
18. Bukh A, Ingerslev J, Hundahl Moller NP (1986) The multimeric structure of plasma F:VIIIR:Ag studied by electrodilution and immunoperoxydase detection. Thromb Res 43:579–584
19. Belucci S, Janvier M, Tobelem G (1986) Essential Thrombocythemia: Clinical evolutionary and biological data. Cancer 58:2440
20. Simon M, Jouet JP, Huart JJ (1984) La Thrombocythemie essentiale: Etude clinique, biologique et evolutive de soixante et une observations. Sem Hop Paris 6:1173–790
21. Millard FE, Hunter CS, Anderson M, Edelman MJ, Kosty MP, Luiken GA, Marino GG (1990) Clinical Manifestations of Essential Thrombocythemia in young adults
22. Lahuerta-Palacios JJ, Bornsetien R, Fernandez Deborah FJ (1988) Controlled and uncontrolled thrombocytosis – its clinical role in essential thrombocythemia. Cancer 61:1207–1212
23. van der Anker-Lutgenburg PJ, Sizoo W (1990) Myelodysplastic Syndrome and secondary acute leucemia after treatment of essential Thrombocythemia with hydroxyurea. Am J Hematol 33:152
24. Reiffers J, Fscvhary D, David B, Bernard P, Marit G, Boisseua M (1985) Megakaryoblastic transformation of primary thrombocythemia. Acta Hemat 73:228
25. Silver RT (1990) Interferon in the treatment of myeloproliferative diseases. Semin Hematol 27:6
26. Anagrelide Study Group (1992) Anagrelide, a Therapy for Thrombocythemic States: Experience in 577 Patients. Am J Med 92:69–76

Hämostasestörungen als Wegweiser zur Diagnose „Hämangioendotheliom der Leber" bei einem 6jährigen Mädchen

A.-M. MINGERS, V. SCHUSTER, W. KIRCHNER

Anhand einer Kasuistik soll ein Beitrag zum Stellenwert von Gerinnungsanalysen in der Allgemeindiagnostik geliefert werden. Hierbei handelt es sich um den Krankheitsverlauf eines 6jährigen, bisher gesunden Mädchens, das im vergangenen Jahr wenige Tage nach akuten Bauchschmerzen erstmals wegen Blutungsneigung in Form von Hämatomen, Petechien, Nasenbluten und Zahnfleischbluten mit Anämisierung bei sonst gesundem Allgemeinzustand stationär aufgenommen werden mußte. (Hb 6,8 g%, Thrombozyten 10000/μl). Die Blutungen machten eine baldige Zufuhr von Thrombozytenkonzentrat und Faktor XIII erforderlich.

Aufgrund des Knochenmarkbefundes (sehr zellreiches Mark, überschießende Erythropoese, überschießende Granulopoese, Megakaryozyten deutlich vermehrt) wurde die Diagnose „postinfektiöse idiopathische Thrombopenie" gestellt. Der

Tabelle 1. Hämostaseologische Befunde, *A* Erstbefunde, *B* bei 1. stationärer Wiederaufnahme, *C* aktuelle Befunde

		A	B	C	Normal
Thrombo.	1000/μl	10	15	302	150–300
TEG: r+k	[min]	23	14	13	7–11
ma	[mm]	5	8	40	45–55
TZt	[s]	24	21	17	14–21
aPTT	[s]	51	50	39	30–42
Quick	[s]	48	54 (70)[a]	70	70–120
Fibrinogen	[mg/dl]	60	85	250	180–450
D-Dimere	[μg/dl]		3	0,5–3	0
Monomere		+	++	0	0
TAT	[μg/l)		90		≦4
Plasminogen	[%]		80		80–120
AT III	[%]		85	120	80–120
Faktor II	[%]	80	80		70–130
Faktor V	[%]	65	70		70–130
Faktor VII	[%]	30	50		70–130
Faktor VIII	[%]	50	70		60–150
Faktor IX	[%]	80	130		60–150
Faktor X	[%]	50	55		70–130
Faktor XI	[%]		75		60–150
Faktor XII	[%]		70		60–150
Faktor XIII	[%]	<25	<25		60–120
Protein C				95	70–140

[a] Nach Fibrinogenausgleich.

I. Scharrer/W. Schramm (Hrsg.)
23. Hämophilie-Symposion Hamburg 1992
© Springer-Verlag Berlin Heidelberg 1993

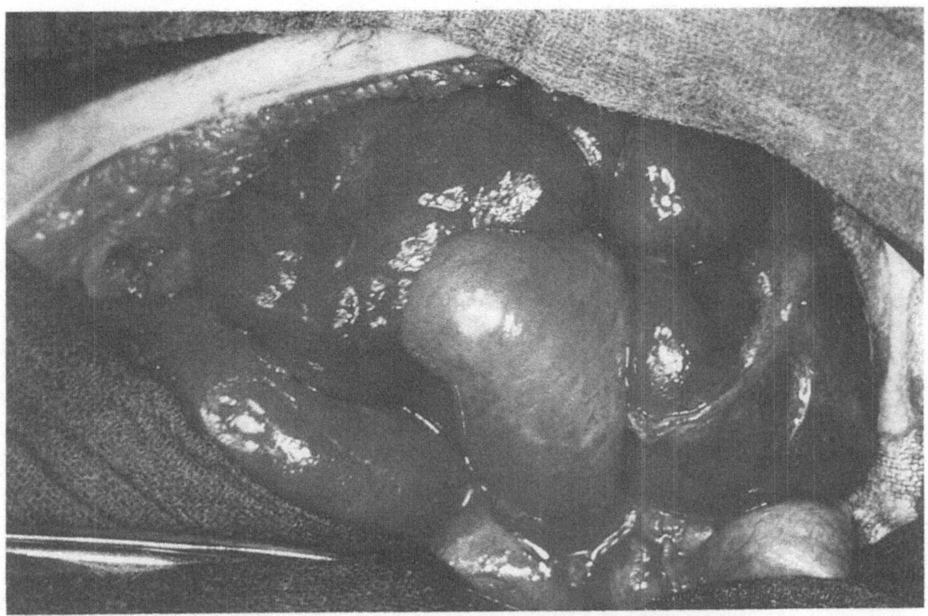

Abb. 1. Intraoperativer Situs bei multifokalem infantilen Hämangioendotheliom der Leber eines 6jährigen Mädchens

Gerinnungsstatus sprach mit seinen erheblichen Normabweichungen (Tabelle 1, *A*) allerdings dagegen, so daß eine vorerst nicht diagnostizierbare Autoimmunerkrankung mit in Erwägung gezogen wurde, zumal der Titer der ANA mit 1:20 im Grenzbereich lag.

Aufgrund seiner insgesamt raschen Besserung (Hb 8.9 g%, Thrombozyten 305000/µl) wurde das Kind nach 4 Tagen in die ambulante Weiterbetreuung entlassen.

Drei und zwei weitere Monate später mußte das Kind erneut wegen Bauchschmerzen mit nachfolgender Thrombopenie und Blutungssymptomatik stationär aufgenommen werden.

Die Gerinnungsanalysen ließen nun keinen Zweifel an der Diagnose „Thrombopenie infolge DIC" (Tabelle 1, *B*). Bei den ambulanten Zwischenkontrollen hatten Hb-Wert, Thrombozytenzahlen und Fibrinogenwerte um den unteren Normalbereich gependelt bei regelmäßig nachweisbaren D-Dimeren. Aufgrund dieser Befunde wurde von einer chronischen DIC mit Dekompensationsschüben ausgegangen.

Nach Ausschluß eines AT-III-, Protein-C/-S- und C_1INH-Mangels sowie eines hämolytisch urämischen Syndroms wurde als Ursache eine Gefäßanomalie im Sinne eines Kasabach-Merritt-Syndroms angenommen, zumal die umfangreiche Labordiagnostik außer einer diskreten kurzfristigen Transaminasenerhöhung keinerlei pathologische Werte geliefert hatte. Die Lokalisation wurde im Oberbauch vermutet, da bei der 2. stationären Aufnahme die Leber bei etwas aufgetriebenem Abdomen vorübergehend leicht vergrößert war, Haut, Thoraxorgane und ZNS hingegen stets unauffällig waren.

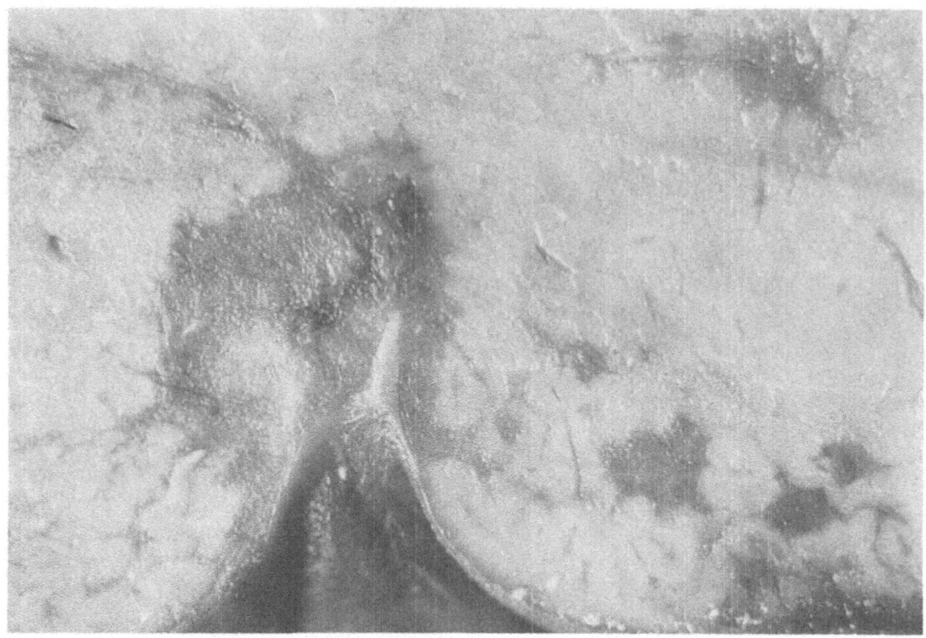

Abb. 2. Makroskopisches Schnittpräparat des resezierten Leberlappens mit angiomatösen Herden zwischen dem Leberparenchym

Mit derart begründet gezielter Fragestellung wurden nun zum Nachweis oder Ausschluß einer Gefäßmalformation im Bauchraum folgende bildgebende Untersuchungen durchgeführt: wiederholte Sonographien, Röntgenuntersuchung, CT und MR nativ und nach Kontrastmittelgabe, Leberperfusionsszintigramm und Thrombozyten-Scan. Die Untersuchungsergebnisse ließen sich wie folgt zusammenfassen: verkleinerter und veränderter rechter Leberlappen und wohl kompensatorisch vergrößerter linker Leberlappen, passager Vergrößerung von Milz und Pankreas, kein Anhalt für angiomatösen oder thrombotische Prozeß im Oberbauch, Gefäßanomalien sind ausgeschlossen.

Da sich die Hämostasestörung mittlerweile nur noch mit Heparin beherrschen nicht aber dauerhaft korrigieren ließ, andererseits aufgrund der Gerinnungsbefunde unverändert der Verdacht auf eine Gefäßmalformation aufrechterhalten wurde, entschloß man sich zur offenen Leberbiopsie, die die Gerinnungsdiagnose bestätigte, d.h. es zeigte sich ein ausgedehntes multifokales Hämangioendotheliom der Leber.

In einer 2. Sitzung wurden der rechte Leberlappen sowie Teile des linken Leberlappens reseziert. Intraoperativ imponierten knollige und atrophische Veränderungen der Leber (Abb. 1). Im makroskopischen Schnittpräparat zeigten sich angiomatöse Herde mit Durchmessern bis zu 1 cm (Abb. 2). Bei der histologischen Aufarbeitung (Abb. 3 und 4) erwiesen sich diese Veränderungen als Kaposi-ähnliche Hämangioendotheliome mit nodulärer regenerativer Hyperplasie der Leber sowie intra- und subkapsulär gelegene Angiektasien und Lymphangiektasien. Bei stärkerer Vergrößerung (Abb. 4) kann man ein derartiges Hämangioendotheliom mit teils

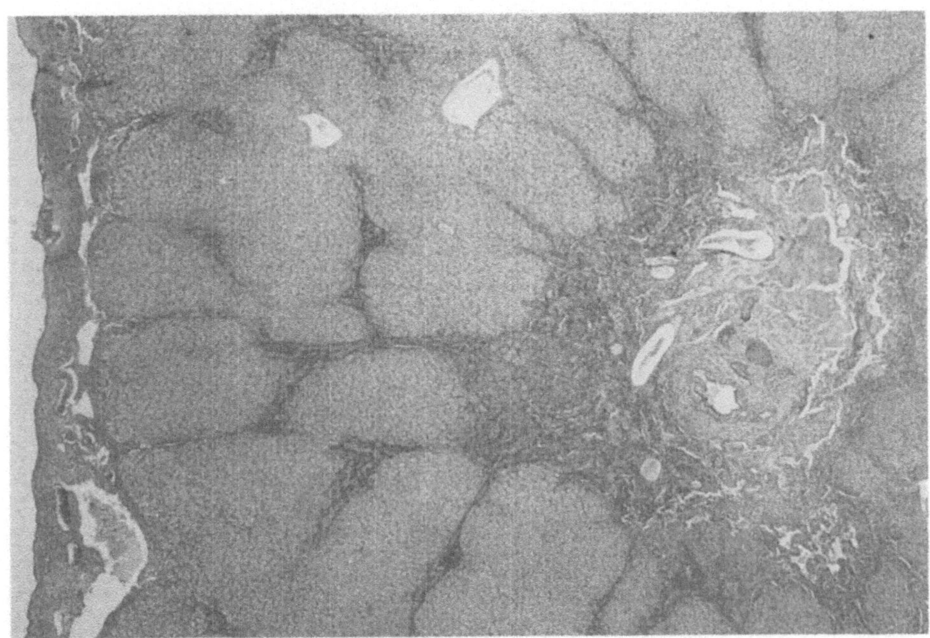

Abb. 3. Histologie zu Abb. 2 (2,5x, HE-Färbung)

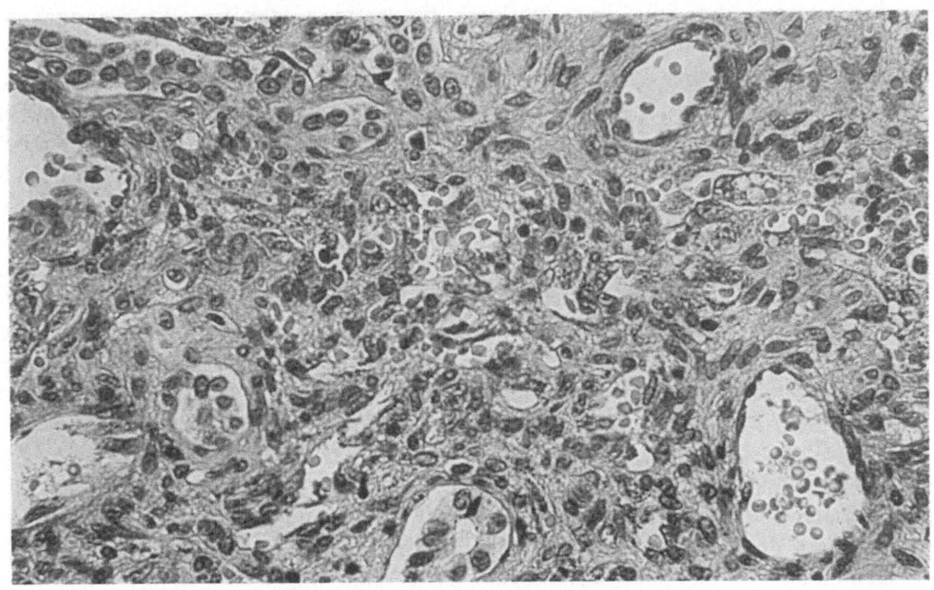

Abb. 4. Histologie zu Abb. 2 (40x, HE-Färbung)

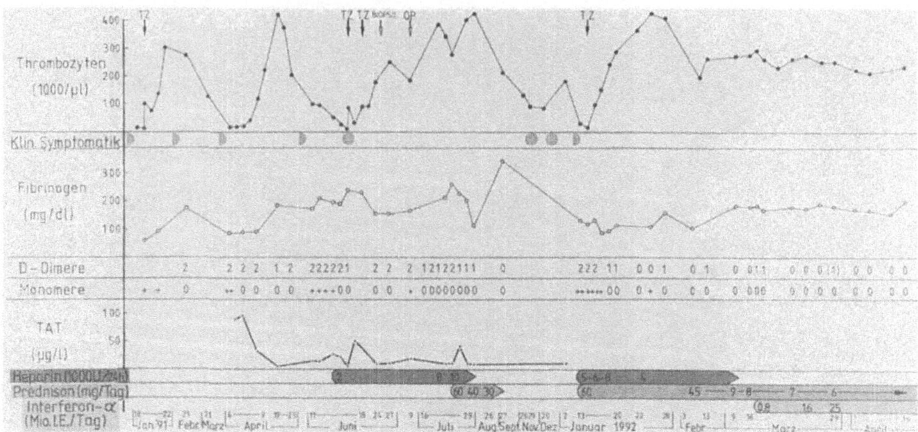

Abb. 5. Hämostaseologischer Verlauf bei multifokalem infantilem Hämangioendotheliom der Leber eines 6jährigen Mädchens

angiektatischen teils schlitzförmigen Gefäßproliferaten mit dichtgelagerten Endothelzellen erkennen, die zum Teil Sideringranula enthalten sowie zahlreiche Erythrocyten in den Lumina.

Infantile Hämangioendotheliome treten meist multrizentrisch auf, meist bereits im Säuglingsalter. Spontane Remissionen kommen vor allem im Säuglingsalter vor. Die Gesamtmortalität liegt bei 20–40% [1, 2].

Ob bzw. inwieweit bei dem Kind durch die Operation der Prozeß der tumorösen Gefäßproliferationen ausgeräumt werden konnte, bleibt abzuwarten.

Unter ca. 6wöchiger Prednisonbehandlung konnte zunächst eine Stabilisierung erreicht werden, so daß keine D-Dimere mehr nachweisbar wurden. Nach Absetzen dieser Therapie kam es sehr bald zu einem erneuten, heparinpflichtigen hämorrhagischen Schub. Unter versuchsweiser [1, 2] zusätzlicher Gabe von Interferon α zu Prednison nach Absetzen des Heparins hatte sich die Gerinnung zunächst relativ rasch normalisiert und ca. 2 Monate lang D-Dimeren-frei gehalten. Seit etwa 4 Monaten sind diese jedoch nun wieder nachweisbar, die Thrombozytenzahlen und Fibrinogenwerte aber noch normal. Die aktuellen Gerinnungswerte (Tabelle 1, *C*) sprechen dafür, daß der Gefäßprozeß zwar beherrscht, aber nicht behoben ist. Alle übrige Diagnostik läßt weiterhin im Stich.

Der Allgemeinzustand des Kindes ist zufriedenstellend, allerdings klagt es nun vermehrt über Bauch- und Kopfschmerzen.

Abbildung 5 charakterisiert den Gesamtverlauf.

Zusammenfassend kann man feststellen, daß bei dem hier geschilderten Krankheitsverlauf eines 6jährigen Mädchens mit multifokalem infantilem Hämangioendotheliom der Leber trotz umfangreicher laborchemischer und bildgebender Untersuchungen nur die hämostaseologischen Veränderungen wegweisend zur Diagnose wie für die Therapie waren.

Mit dieser Kasuistik ist aber auch die Frage aufgeworfen, ob man bei scheinbar eindeutiger postinfektiöser idiopathischer Thrombopenie auf eine Gerinnungsanalyse verzichten darf.

Literatur

1. Alan R, Ezekowitz B, Mulliken JB, Folkman J (1992) Interferon Alfa-2a Therapie for Life-Threatening Hemangiomas of Infancy. New Engl J Med 326:1456–1463
2. White CW, Wolf SJ, Korones DN, Sondheimer HM, Tosi MF, Yu A (1991) Treatment of childhood angiomatous diseases with recombinant interferon alfa-2a. J Pediatr 118:59–66

Komplexe zahnärztliche Betreuung von Kindern und Jugendlichen mit Blutgerinnungsstörungen

I. VOIGT, J. WENDISCH, G. WEISSBACH

An der Medizinischen Akademie „Carl Gustav Carus“ Dresden mußten zu Beginn der 70er Jahre bei Kindern und Jugendlichen mit Gerinnungsstörungen oft zahnärztlich-chirurgische Eingriffe bei Kariesfolgeerscheinungen stationär durchgeführt werden. Eine zahnärztliche Behandlung dieser Patientengruppe erfolgte nur sporadisch. Demzufolge waren auch fast alle diese Kinder und Jugendlichen ungenügend saniert und wiesen schlechte Mundhygieneverhältnisse auf. Aus diesen Gründen entstand 1976 in Abstimmung mit der Klinik für Kinderheilkunde ein komplexes zahnärztliches Betreuungssystem als integrierter Bestandteil der gesamtmedizinischen Betreuung für diesen Patientenkreis.

Nach einer lückenlosen Erfassung aller Patienten sollen durch optimale Zusammenarbeit zwischen Kinderarzt und Zahnarzt zahnärztlich-chirurgische Eingriffe und die daraus resultierenden Gefährdungssituationen für diese Patientengruppe auf ein Minimum reduziert werden.

Patienten und Methoden

Im Dresdener Zentrum an der Medizinischen Akademie werden gegenwärtig 40 Kinder und Jugendliche mit hereditären Blutungsübeln betreut (Tabelle 1). Das Patientenklientel hat sich in der Zusammensetzung gewandelt. Der große Anteil an Hämophilie-B-Patienten ist auf eine weit verzweigte Sippe mit Hämophilie-B-Patienten zurückzuführen. Durch die verbesserte Diagnostik des v.-Willebrand-Syndroms hat sich auch der Anteil dieser Patienten unter den Betreuten erhöht.

Tabelle 1. Anzahl der Kinder mit Hämophilien und anderen hereditären Blutstillungsstörungen im Einzugsgebiet der Medizinischen Akademie Dresden

Diagnose	Patientenzahlen	
	1976	1992
Hämophilie A	31	17
Hämophilie B	4	15
v.-Willebrand-Syndrom	3	7
andere	1	1
Gesamt	39	40

I. Scharrer/W. Schramm (Hrsg.)
23. Hämophilie-Symposion Hamburg 1992
© Springer-Verlag Berlin Heidelberg 1993

Die komplexe präventive und therapeutische zahnärztliche Betreuung umfaßt

- individuelle Kariesprävention und Parodontalprophylaxe,
- Früherkennung und Frühbehandlung von Zahnschäden und Zahnbetterkrankungen,
- Zahnstein- und Konkremententfernung,
- Überwachung der Gebißentwicklung,
- regelmäßige halbjährliche (besser vierteljährliche) Kontrolle durch den Zahnarzt.

Zur individuellen Karies- und Parodontalprophylaxe gehören die wiederholte Instruktion der Eltern und Kinder über eine zweckmäßig altersadäquate Zahn- und Mundpflege, über eine „zahnfreundliche" Ernährung und die Verabreichung von Fluoriden zur Schaffung kariesresistenter Zahnhartgewebe. Die systemische Fluoridgabe erfolgt täglich ab der Geburt (Fluoretten). Ab dem 4. Lebensjahr werden zusätzlich Fluoride in Form einer fluoridierten Zahncreme lokal appliziert. Die tägliche Benutzung dieser Zahncreme und das einmal wöchentliche Zähnebürsten mit Elmex-Gelee sind geeignete Mittel zur Heimprophylaxe. Durch den Zahnarzt sollte nach jeder Behandlung die Touchierung mit Aminfluoriden erfolgen. Bei schwer zu Motivierenden, bei geistig Behinderten und bei Patienten ab dem 14. Lebensjahr wird vierteljährlich eine Duraphat-Touchierung durchgeführt.

Zur Bewertung der Gebißverschmutzung wird der vereinfachte Mundhygiene-Index (*OHI-S* „Oral Hygiene Index – Simplified") nach Green u. Vermillion [1] benutzt. Der schlechteste Durchschnittswert kann 3,0 betragen. Der Kariesbefall wird für das Milchgebiß mit dem df-Index (kleine Buchstaben) und für das bleibende Gebiß mit dem DMF-Index (große Buchstaben) erfaßt. Diese Kariesindizes geben die Durchschnittszahlen der kariösen (*d/D* „decayed"), gefüllten (*f/F* „filled") und aus Kariesgründen fehlenden (*M* „missing") Zähne an. Die Erfassung des Kariesbefalls erfolgt in bezug auf die Zahnoberflächen (*s/S* „surface"). Dic Indizes für den Kariesbefall lassen sich in ihre Anteile auflösen und ermöglichen damit eine Beurteilung der Behandlungsbedürftigkeit (*d/s* für das Milchgebiß bzw. *D/S* für das bleibende Gebiß) und des Sanierungsgrades (*f/s* für das Milchgebiß bzw. *FM/S* für das bleibende Gebiß).

Ergebnisse und Diskussion

Als Erfolg der langjährigen interdisziplinären Betreuung kann bei den heute betreuten Patienten ein gestiegenes Mundhygienebewußtsein festgestellt werden. So sank der Oralhygieneindex (OHI-S) von 2,15 auf 1,49.

Der Sanierungsgrad der betreuten Patienten konnte erheblich erhöht werden, im Milchgebiß (Abb. 1) von 29% auf 90% und im bleibenden Gebiß (Abb. 2) von 50% auf 99%. Die Behandlungsbedürftigkeit verringerte sich um 60% im Milchgebiß (Abb. 1) und um 50% im bleibenden Gebiß (Abb. 2).

Die Indikation zur Zahnextraktion (Tabelle 2) hat sich seit 1976 völlig gewandelt. 1976 mußten Zahnextraktionen ausschließlich infolge nicht behandelter Karies und der daraus resultierenden klinischen Erscheinungsbilder, wie Fisteln und Abszesse, durchgeführt werden. Die häufigsten Ursachen zur Extraktion sind gegenwärtig

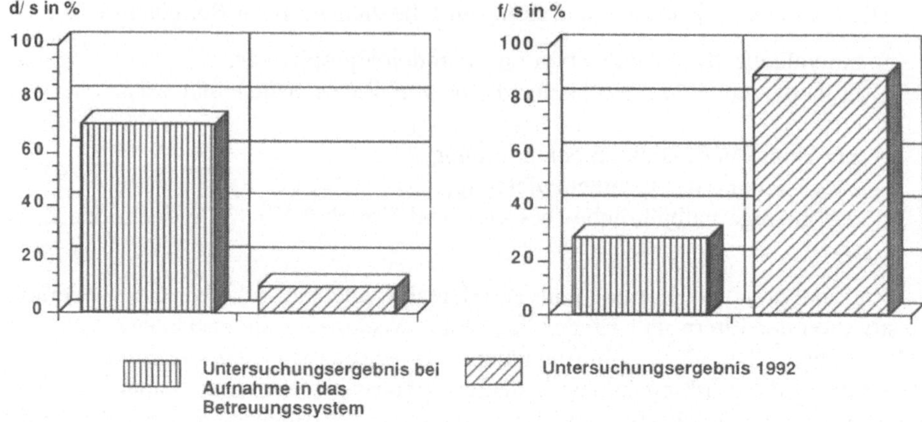

Abb. 1. Behandlungsbedürftigkeit (*d/s*) und Sanierungsgrad (*f/s*) des Milchgebisses von Kindern mit Gerinnungsstörungen. Bei Aufnahme in die Betreuung mußten zahlreiche Zähne füllungstherapeutisch versorgt werden, im Verlauf des Jahres 1992 nur noch wenige (*links*). Nur eine geringe Zahl der erforderlichen Füllungen waren ausgeführt, im Jahre 1992 dagegen nahezu alle (*rechts*)

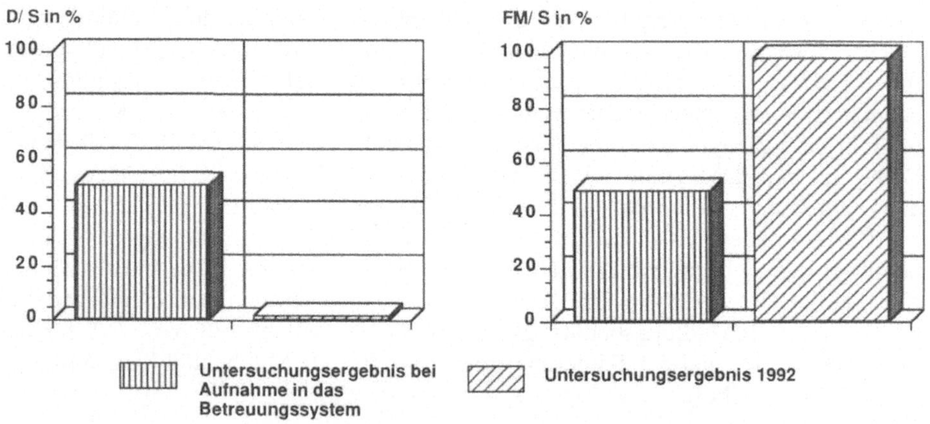

Abb. 2. Sanierungsgrad (*FM/S*) und Behandlungsbedürftigkeit (*D/S*) des bleibenden Gebisses von Kindern und Jugendlichen mit Gerinnungsstörungen. Für die bleibenden Zähne ergaben sich ganz ähnliche Konstellationen wie für das Milchgebiß

Tabelle 2. Indikationen zur Zahnextraktion in den Jahren 1976, 1991, 1992; *MZ* Milchzähne, *BZ* bleibende Zähne

	Physiologischer Zahnwechsel	Kieferorthopädische Indikation		Trauma		Kariesfolge	
	MZ	MZ	BZ	MZ	BZ	MZ	BZ
1976	0	0	0	0	0	20	4
1991	5	1	0	0	0	0	0
1992	5	3	4	2	0	4[a]	0

[a] „nursing bottle syndrome“.

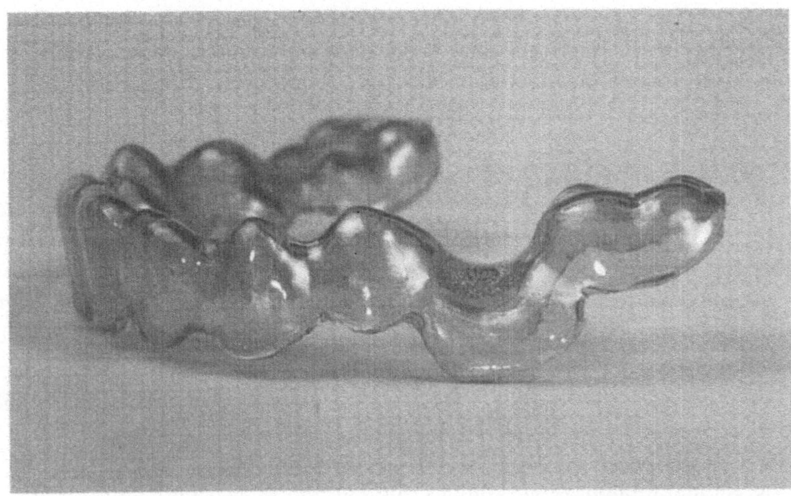

Abb. 3. Modifizierte Miniplastschiene zur Wundabdeckung nach Zahnextraktion von 35

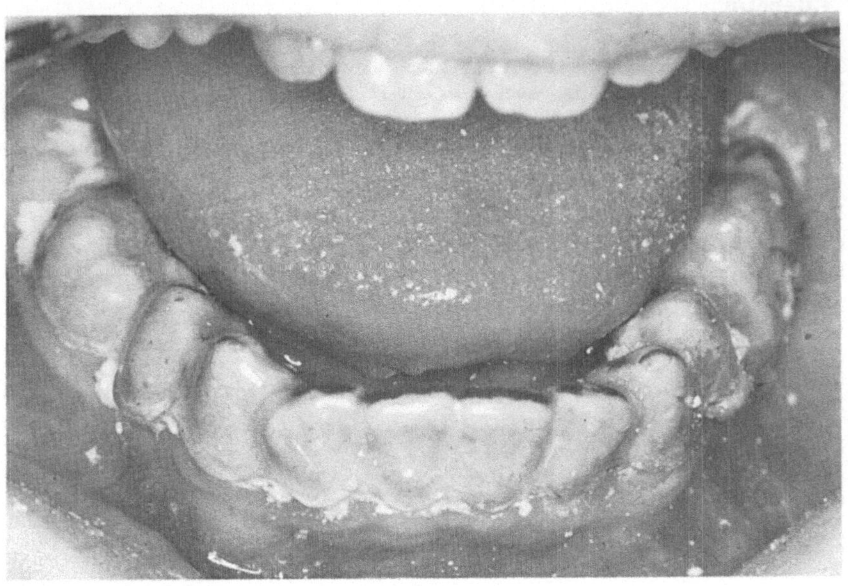

Abb. 4. Modifizierte Miniplastschiene in situ

Resorptionsstörungen der Milchzähne beim physiologischen Zahnwechsel und kieferorthopädische Behandlungsmaßnahmen bei Zahnengstand. Neuerdings wird jedoch wieder eine Zunahme von Karies bei Säuglingen und Kleinkindern beobachtet, die dann auch Zahnextraktionen erfordert. Eine der wesentlichen Ursachen ist eine Ad-libidum-Verabreichung von zuckerhaltigen Getränken an diese Kinder („nursing bottle syndrome").

Im Gegensatz zu anderen Autoren [3] führen wir alle zahnärztlich-chirurgischen Eingriffe bei Kindern nur unter stationären Bedingungen durch. Die Planung erfolgt in Abstimmung mit den Kinderärzten. Zur lokalen Wundversorgung wird das Fibrinklebesystem Tissucol in Kombination mit Kollagenvlies bzw. Tissu Vlies verwendet.

Zur Wundabdeckung hat sich eine modifizierte Miniplastschiene (Abb. 3 und 4) bewährt. Diese Schiene wird nach Abdrucknahme im zahntechnischen Labor auf einem Gipsmodell hergestellt. Um eine optimale Wundabdeckung zu erreichen, wird diese im Bereich der geplanten zahnchirurgischen Intervention im Oberkiefer nach vestibulär und palatinal bzw. im Unterkiefer nach vestibulär und lingual erweitert. Das Einsetzen der so modifizierten Miniplastschiene erfolgt mit Phosphatzement. Im Wundbereich wird auf die Schiene Repin appliziert.

Die dargestellten Daten sollen zeigen, daß auch Kinder mit Gerinnungsstörungen mit gesund erhaltenen bzw. sanierten Gebissen und ohne Erkrankungen des Zahnhalteapparates aufwachsen können. Durch die hier geschilderten Maßnahmen sind die zahnärztlichen Versorgungsleistungen bei diesen Patienten im Erwachsenenalter wesentlich zurückgegangen [2].

Literatur

1. Green JC, Vermillion JR (1964) The Simplified Oral Hygiene Index. J Am Dent Ass 68:7–13
2. Pöschmann M, Böhm B, Voigt I, Eckelt U, Reinhardt U (1989) 10 Jahre stomatologische Betreuung Hämophiler. Zahn-, Mund-, Kieferheilkd 77:40–43
3. Toth A (1976) Die stomatologische Betreuung von Blutern. Stomat DDR 26:180–183

Therapeutische Probleme bei der Behandlung des v.-Willebrand-Syndroms

E. Aygören, Z. Vigh, I. Scharrer

Im Vordergrund der Behandlung von Blutungsepisoden des v.-Willebrand-Syndroms (vWS) steht der Vasopressinabkömmling DDAVP. Beim schweren vWS vom Typ-III- oder bei Typ-I- oder II-Patienten, die nicht auf DDAVP ansprechen, wird jedoch gelegentlich eine Substitution mit Plasmaprodukten erforderlich. Hierzu stehen unterschiedliche F-VIII-Konzentrate zur Verfügung, von denen einige Eigenschaften aufweisen, die für die Behandlung des vWS von besonderer Bedeutung sind.

Folgende Anforderungen werden an ein F-VIII-Konzentrat zur Behandlung des vWS gestellt: es muß ausreichende Mengen an v.-Willebrand-Faktor (vWF) enthalten, der vWF sollte funktionell aktiv sein und insbesondere die für die hämostatische Wirksamkeit wichtigen großmolekularen Multimeren sollten vorhanden sein. Diese Kriterien werden derzeit von dem F-VIII-Konzentrat Haemate HS (Behringwerke, Marburg) am besten erfüllt. In einer Reihe von Literaturberichten ist belegt, daß die Substitutionstherapie mit Haemate HS bei verschiedenen Typen des vWS nicht nur zu einer Korrektur des plasmatischen Gerinnungsdefektes führt, sondern auch zu einer Korrektur der verlängerten Blutungszeit (Tabelle 1; [1–9]). Die untersuchten Kollektive sind zwar heterogen bezüglich der vWS-Typen und der

Tabelle 1. Effekt von Haemate HS auf die Blutungszeit bei verschiedenen Typen des Willebrand-Syndroms

Autor	n	vWS-Typ	Effekt auf Blutungszeit		Methode
Mannucci 1992	10	Typ III	3/10 5/10 2/10	Normalisierung Verkürzung ohne Effekt	Simplate
Aledort 1991	104	Typ I, II, III	99%	Normalisierung	Ivy
Berntorp 1989	11	Typ I, II, III	11/11	Normalisierung	Duke
Scharrer 1991	12	Typ I	12/12	Normalisierung	Simplate
Fukui 1988	10	Typ I, II, III	10/10	Normalisierung	Duke
Czapek 1988	2	Typ I, II	2/2	Normalisierung	?
Schimpf 1987	4	?	4/4	Normalisierung	Simplate
Köhler 1985	2	Typ I, II	1/2 1/2	Normalisierung Verkürzung	Simplate
Scharrer 1985	14	Typ I, II	14/14	Normalisierung	Simplate

I. Scharrer/W. Schramm (Hrsg.)
23. Hämophilie-Symposion Hamburg 1992
© Springer-Verlag Berlin Heidelberg 1993

angewandten Blutungszeitmethode, wobei als sensitivste Methode die Simplatemethode gilt, jedoch konnte bei annähernd allen Patienten eine vollständige oder partielle Korrektur der Blutungszeit mit Haemate HS erreicht werden. Lediglich Mannucci und Aledort berichten über einige Patienten, bei denen Haemate HS die Blutungszeit nicht beeinflussen konnte [1, 2].

Fallbericht

Wir möchten über den Einsatz von Haemate HS bei einer 20jährigen Frau berichten, bei der 1986 die Diagnose eines vWS vom Typ IIa gestellt wurde. In der Blutungsanamnese zeigte die Patientin eine Neigung zu Hämatomen und ausgeprägten Menorrhagien, die durch die Einnahme von Ovulationshemmern normalisiert werden konnten. Operationen und zahnärztliche Eingriffe waren bis dato nicht erfolgt.

Die Gerinnungsanalyse zeigte deutlich verminderte Werte für F-VIII:C (19%), vWF-Ag (27%) und Ristocetin-Kofaktor (12%). Die Blutungszeit nach Mielke war mit über 20 min deutlich verlängert. Die Thrombozytenausbreitung, sowie die ADP- und Kollagen-induzierte Aggregation zeigten einen Normalbefund. Die Ristocetin-induzierte Plättchenaggregation war bei der niedrigeren (0.5 mg/ml) und hohen (1,0 mg/ml) Ristocetin-Konzentration gehemmt. Die Multimeranalyse des plasmatischen und thrombozytären vWF zeigte Veränderungen i.S. eines vWS vom Typ IIa mit dem Nachweis von kleinmolekularen Formen bei Fehlen der großmolekularen und intermediären vWF-Multimeren.

Die Patientin wurde in einem auswärtigen Krankenhaus aufgenommen, wo sie über rezidivierende Teerstühle, Schwäche und Schwindelgefühle berichtete. Der Hb-Wert lag zum Zeitpunkt der Aufnahme bei 3,8 g/dl, die Patientin befand sich im beginnenden Volumenmangelschock. Nach einer Erstversorgung wurde die Patientin zur weiteren Diagnostik und Therapie in unser Haus verlegt.

Bei uns wurde nach Substitution mit 4000 E Haemate HS eine Gastroskopie durchgeführt, die im Bulbus duodeni ein Ulkus zeigte, das vom Aspekt her auch an eine angiodysplastische Veränderung denken ließ. Eine Kontrollgastroskopie nach 9 Tagen Therapie ergab schließlich einen vollkommen unveränderten Befund, so daß die primäre Verdachtdiagnose einer Angiodysplasie bestätigt und entsprechend behandelt wurde. Ausgehend von dem ursprünglich vermuteten Ulcus duodeni wurde jedoch zunächst eine konservative Behandlung mit Ranitidin 300 mg/Tag, Antacida und eine Substitutionstherapie mit Haemate HS eingeleitet.

Initial wurde Haemate HS, dem schweren Krankheitsbild mit Schocksymptomatik bei einer massiven intestinalen Blutung entsprechend, in einer Dosierung von 80 E/kg KG gegeben, und hiermit eine Normalisierung der Blutungszeit auf sieben Minuten erreicht. Innerhalb kürzester Zeit konnte die Patientin in einen stabilen Zustand gebracht und die Einzeldosis von Haemate HS auf 40 E/kg KG reduziert werden. Die Blutungszeit jedoch fanden wir bei dieser Patientin unter dieser Dosierung erneut auf über 20 min verlängert, hierbei lagen die F-VIII:C- und RCof-Spiegel im oberen Normbereich. Konsekutiv wurde die Substitutionstherapie mit Haemate HS in der erhöhten Dosis von 80 E/kg KG mit einem Dosierungsintervall von zunächst acht, später 12 und 24 h, fortgeführt und mit diesem Therapieregime konnte eine suffiziente Blutstillung erreicht werden. Der angiodysplastische Bezirk wurde zu einem späteren Zeitpunkt, ebenfalls unter Substitutionstherapie mit Haemate HS, erfolgreich und ohne Blutungskomplikationen elektrokoaguliert.

Diskussion und Zusammenfassung

Unsere Beobachtung zeigt, daß in Einzelfällen die Substitution mit Haemate HS in der allgemein empfohlenen Dosierung von 20–40 E/kg KG beim v.-Willebrand-Syndrom nicht zu einer Korrektur einer verlängerten Blutungszeit führt. Dies steht im Gegensatz zu Literaturberichten, die für verschiedene Typen des vWS, inklusive des Typ IIa, belegen, daß der therapeutische Einsatz von Haemate HS in einer Dosierung von 20–40 E/kg KG zu einer kompletten oder partiellen Korrektur der Blutungszeit bei annähernd allen Patienten führt [1–9].

Es ist bekannt, daß eine Korrektur der Blutungszeit beim vWS durch Plasmakonzentrate nicht mit dem plasmatischen vWF- oder RCof-Spiegel korreliert [10]. So konnte auch im vorliegenden Fall trotz hochnormaler vWf- und RCof-Spiegel, die mit Haemate HS in einer Dosierung von 40 E/kg KG erreicht wurden, die Blutungszeit nicht verkürzt werden. Ein Grund hierfür könnte in der Besonderheit der qualitativen Störung des Typ-IIa-vWS liegen. Es wird vermutet, daß beim Typ-IIa-vWS eine erhöhte Empfindlichkeit des vWF gegenüber Proteasen besteht, was ein Multimerenmuster mit Verlust der großmolekularen Formen zur Folge hat. Eine Punktmutation im vWF-Gen, die zu einem Genprodukt mit einer möglicherweise höheren Anfälligkeit gegenüber Proteasen führt, konnte beim Typ-IIa-vWS nachgewiesen werden [11, 12]. Hierbei ist nach bisherigen Erkenntnissen aber das Proteasensystem selbst nicht direkt betroffen. Somit erklärt dies nicht, warum zugeführter vWF in Form einer üblicherweise wirksamen Dosis von Haemate HS die Blutungszeit bei unserer Typ-IIa-Patientin nicht korrigieren konnte. Eine Thrombopathie deutlichen Ausmaßes, die den Befund auch hätte erklären können, wurde bei der Patientin nicht gefunden.

Warum im vorliegenden Fall eine höhere Dosierung von Haemate HS zur Blutungszeitkorrektur benötigt wird, kann derzeit nicht erklärt werden. Der Fall zeigt jedoch, daß im Einzelfall, wenn eine Blutungszeitkorrektur beim vWS-Patienten erforderlich ist, eine höhere als die übliche Dosierung von Haemate HS indiziert sein kann.

Literatur

1. Mannucci PM, Tenconi PM, Castaman G, Rodeghiero F (1992) Comparison of four virus-inactivated plasma concentrates for treatment of severe von Willebrand disease: a cross-over randomized trial. Blood 79:3130–3137
2. Aledort LM (1991) von Willebrand's disease: a therapeutic challenge. Biomedical Progress 4:43
3. Berntorp E, Nilsson IM (1989) Use of a high-purity Factor VIII concentrate (Hemate P) in von Willebrand's disease. Vox Sanguinis 56:212–217
4. Scharrer I (1991) The treatment of von Willebrand's disease. In: Lusher JM, Kessler CM (Hrsg) Hemophilia and von Willebrand's Disease in the 1990's. Amsterdam, New York, Elsevier Science Publishers B.V., pp 463–469

5. Fukui H, Nishino M, Terada S et al. (1988) Hemostatic effect of a heat-treated factor VIII concentrate (Haemate P) in von Willebrand's disease. Blut 56:171–178
6. Czapek EE, Gadarowsky JJ, Ontiveros JD, Pedraza JL (1988) Humate P for treatment of von Willebrand's disease. Blood 72:1100
7. Schimpf K, Mannucci PM, Kreuz W et al. (1987) Absence of hepatitis after treatment with a pasteurized factor VIII concentrate in patients with hemophilia and no previous transfusions. N Engl J Med 316:918
8. Köhler M, Hellstern P, Wenzel E (1985) The use of heat-treated factor VIII-concentrates in von Willebrand's disease. Blut 50:25–27
9. Scharrer I (1985) Einführung: Zur Therapie des von Willebrand Syndroms. In: Landbeck G, Marx R (Hrsg) 16. Hämophilie-Symposion Hamburg, S 211–217
10. Blatt PM, Brinkhous KM, Culp HR et al. (1976) Antihemophilic factor concentrate therapy in von Willebrand disease. Dissociation of bleeding time factor and ristocetin-cofactor activities. JAMA 236:2770–2772
11. Dent JA, Berkowitz SD, Ware J et al. (1990) Identification of a cleavage site directing the immunochemical detection of molecular abnormalities in type IIA von Willebrand factor. Proc Natl Acad Sci USA 87:6306–6310
12. Ginsburg D, Konkle BA, Gill JC et al. (1989) Molecular basis of human von Willebrand disease: analysis of platelet von Willebrand factor mRNA. Proc Natl Acad Sci USA 86:3723–3727

Perioperative Veränderungen verschiedener Gerinnungsparameter bei Patienten mit künstlichem Hüftgelenk

H. J. Siemens, K. Gehrke, T. Wagner

Tiefe Venenthrombosen entstehen mit einer bekannt hohen Inzidenz von ca. 40–60% [1, 2] bei Patienten, die sich einer Gelenkersatzoperation im Hüftbereich (TEP) unterziehen müssen und dabei keine Prophylaxe mit Antikoagulanzien erhalten haben. Fatale Lungenembolien kommen auch bei elektiv operierten Fällen in ca. 2% vor. Die Anwendung einer Heparinprophylaxe, z.B. durch niedermolekulares Heparin, reduziert die Rate an thromboembolischen Komplikationen deutlich auf ca. 12–20% [3, 4]. TEP-Operationen gehören damit zu denjenigen operativen Eingriffen, die am häufigsten durch ein thrombotisches Ereignis belastet werden. Welche Faktoren als Ursache für die Entwicklung der meist erst postoperativ diagnostizierten Thrombosen eine Rolle spielen, wird seit langem untersucht (Virchow 1858 [5]). Das Thromboserisiko ist dabei eng verknüpft mit einer Zunahme der prokoagulatorischen Aktivität im Plasma, mit Veränderungen gewisser thrombozytärer Eigenschaften und mit einer unterschiedlichen Aktivität im fibrinolytischen System [6]. Als Grund für die besondere Thrombophilie bei TEP-Operationen wird angenommen, daß durch die Operation erhebliche Mengen an thromboplastischem Material freigesetzt und in den Kreislauf geschwemmt werden. Bisher liegen lediglich Einzelberichte [7, 8] über einige prokoagulatorische Faktoren vor, mit denen eine präoperative Risikoabschätzung vorgenommen werden kann. Auch wurde versucht, an Hand einzelner, leicht zu messender Parameter die präoperative Gefährdung einzelner Patienten besser abzuschätzen oder die Diagnose eines thromboembolischen Ereignisses zu erleichtern [9].

Eine Untersuchung von mehreren Gerinnungs- und Fibrinolyseparametern über den gesamten perioperativen Zeitraum liegt bisher nocht nicht vor.

Wir haben daher bei 30 Patienten den Verlauf verschiedener prokoagulatorischer und fibrinolytischer Faktoren perioperativ untersucht. Insbesondere sollte in engem zeitlichen Zusammenhang mit den einzelnen Phasen der Operation die Aktivierung des Gerinnungssystems auf der einen Seite und des Fibrinolysesystems auf der anderen Seite untersucht sowie die allmähliche postoperative Normalisierung der Parameter beobachtet werden.

I. Scharrer/W. Schramm (Hrsg.)
23. Hämophilie-Symposion Hamburg 1992
© Springer-Verlag Berlin Heidelberg 1993

Methodik

Patienten

Es wurden 30 Patienten (4 männlich, 26 weiblich) untersucht im Alter von 41 bis 82 Jahren (Durchschnitt 66,2 Jahre). Es wurden überwiegend (23) zementfreie Hüftendoprothesen mit einer Operationsdauer von 95–160 min eingesetzt. Intra- und postoperativ war die Gabe von 2 bis maximal 7 Erythrozytenkonzentraten neben den üblichen Infusionslösungen notwendig.

Das Normalkollektiv bestand aus 20 Probanden, davon männlich 16, weiblich 4, ohne thromboembolische Anamnese oder Risikofaktoren, die offensichtlich gesund waren und denen in der Regel nach ca. 30 minütiger Ruhephase die entsprechende Blutprobe entnommen wurde.

Blutentnahmen

Es wurden jeweils 10 ml Citratblut zu den folgenden Zeitpunkten gewonnen:

1) präoperativ direkt vor Einleitung der Narkose,
2) intraoperativ vor Beginn der traumatisierenden Phase an Femur und Hüftpfanne,
3) direkt nach der traumatisierenden Phase (Endoprothese und Hüftpfanne eingesetzt),
4) direkt nach Abschluß der Operation nach der Hautnaht,
5) 2 h nach Operationsende,
6) bis 9) 1 Tag, 2 Tage sowie 3 und 5 Tage postoperativ.

Laboruntersuchungen

Neben den Globaltests Quick, PTT und Thrombinzeit wurden jeweils an den angegebenen Zeitpunkten die Fibrinkonzentrationen und die Thrombozytenzahl bestimmt. Von den Inhibitoren der Gerinnungskaskade wurden die Aktivität des Antithrombin III (chromogen, Behring) sowie von Protein C (koagulometrisch, IL) und Protein S (Elisa, Boehringer, Mannheim) gemessen. Als Marker für die gesteigerte Thrombinaktivierung wurde der TAT-Komplex (Elisa, Behring) sowie das Prothrombinfragment F 1.2 (Elisa, Behring) und die Fibrinmonomere (chromogen, Kabi) bestimmt. Weiter wurden vom Fibrinolysesystem die D-Dimere (Elisa, Kabi), Plasminogen (chromogen, Behring), die Gesamtplasminogenaktivatoren (PA, chromogen, Boehringer/M) und PAI-1 (Elisa, Kabi) gemessen.

Statistik

Berechnungen wurden mit dem Programm Abstat durchgeführt.

Ergebnisse

Die Inhibitoren AT III, Protein C und S zeigten einen signifikanten Abfall der Aktivität intraoperativ auf noch gerade eben normale Werte und waren erst gegen Ende des Untersuchungszeitpunkts wieder auf ihren Ausgangswert zurückgekehrt. Fibrinogen stieg nach geringem, aber signifikantem Abfall intraoperativ stark in den postoperativen Tagen als Akutphaseprotein an. Die Fibrinmonomere sowie die D-Dimere erreichten erst 2 h nach Op.-Ende ihre höchsten Konzentrationen als Ausdruck der intraoperativen Gewebstraumatisierung. Auch das Prothrombin-Fragment F 1.2 folgte in seinem Verlauf während der Studie im wesentlichen dem der D-Dimere. Die Plasminogen-Gesamtaktivatoren fielen erst in den Tagen nach Op. signifikant ab. Die PAI-1-Aktivität erreichte ihre maximalen Werte erst am ersten postop. Tag. Ebenso war der TAT-Komplex erst 2 h postoperativ am höchsten meßbar.

Diskussion

Die Gelenkersatzchirurgie ist trotz der inzwischen weitgehend akzeptierten Pflicht zur perioperativen Antikoagulation immer noch am meisten von allen operativen Fächern von thromboembolischen Komplikationen betroffen. Von einzelnen Untersuchungen kennt man Parameter, z.B. den TAT-Komplex oder das FPA, die präoperativ einen Hinweis auf eine bereits vorliegende Hyperkoagulabilität geben sollten, jedoch bei dem einzelnen Patienten keine Aussage machen können, wer besonders gefährdet erscheint [7–10]. Auch die präoperative Untersuchung einer Vielzahl von Parametern erlaubt bisher nur eine vage Vorraussage über die Gefährdung eines Patienten [11].

In unseren Untersuchungen wurde daher an Hand verschiedener Parameter zunächst einmal auch der perioperative Verlauf eines zu erwartenden thrombophilen Status betrachtet. Wir konnten zeigen, daß überraschenderweise das Maximum der Gerinnungsaktivierung nicht intraoperativ zu finden ist, sondern erst gegen Ende der eigentlichen Operation sowie vor allem auch in den ersten 24 h postoperativ erreicht wird. Bei einem Vergleich mit anderen, weniger traumatisierenden Operationsarten, wie z.B. der endoskopischen Cholezystektomie oder der Strumektomie, waren im wesentlichen ähnliche Steigerungen der Gerinnungsaktivierung zu verzeichnen, jedoch fielen sie deutlich geringer aus. Dies bestätigt damit auch die klinische Erfahrung des besonders hohen Tromboserisikos bei Patienten mit künstlichem Hüftgelenksersatz. Die Konsequenz daraus sollte sein, falls noch nicht geschehen, die Antikoagulation nicht erst postoperativ zu beginnen trotz der vielleicht erhöhten Blutungsgefahr, sondern schon am Abend vor der Operation. Außerdem bedarf es sicher noch weiterer Überlegungen, die Thromboseprophylaxe schon intraoperativ zu intensivieren sowie über eine noch schonendere Operationstechnik nachzudenken.

Literatur

1. Nillius AS, Nylander G (1979) Deep vein thrombosis after total hip replacement. Br J Surg 66:324–326
2. Sikorski JM, Hampson WG, Staddon GE (1981) The natural history and etiology of deep vein thrombosis after total hip replacement. J Bone Surg 63B:171–177
3. Planes A, Vochelle N, Mazas F, Mansat C, Zucman J et al. (1988) Prevention of postoperative venous thrombosis: a randomized trial comparing unfractionated heparin with low molecular weight heparin in patients undergoing total hip replacement. Thromb Hemostas 60:407–410
4. Eriksson BI, Zachrisson BE, Teger-Nilsson AC, Risberg B (1988) Thrombosis prophylaxis with low molecular weight heparin in total hip replacement. Br J Surg 75:1053–1055
5. Virchow R (1856) Neuer Fall von tödlicher Embolie der Lungenarterie. Arch Pathol Anat 10:225–228
6. Hirsh J, Barlow GH, Kwaan HC, Salzmann EW (1980) Diagnosis of prethrombotic state in surgical patients. Contemp Surg 16:65–86
7. Nilsen DWT, Holm B, Kierulf P, Ruyter R, Godal HC (1985) No discrimation power in FPA measurements during fibrinaemia in hip replaced patients generating dvt. Scand J clin Lab Invest 45 [Suppl]:121–125
8. Fredin H, Nilsson B, Rosberg B, Tengborn L (1983) Pre- and postoperative levels of antithrombin III with special reference to thromboembolism after total hip replacement. Thromb Hemostas 49:158–161
9. Blanke H, Praetorius G, Leschke M, Seitz R, Egbring R, Strauer BE (1987) Die Bedeutung des Thrombin-Antithrombin III-Komplexes in der Diagnostik der Lungenembolie und der tiefen Venenthrombose – Vergleich mit Fibrinopeptid A, Plättchenfaktor 4 und β-Thromboglobulin. Klin Wschr 65:757–763
10. Hoek JA, Nurmohamed MT, ten Cate JW, Buller HR (1989) Thrombin-antithrombin III complexes in the prediction of deep vein thrombosis following total hip replacement. Thromb Hemostas, 62:1050–1052
11. Rocha E, Alfaro MJ, Páramo JA, Cañadell JM (1988) Preoperative identification of patients at high risk of deep venous thrombosis despite prophylaxis in total hip replacement. Thromb Hemostas, 59:93–95

Parameter der Hämostase eines definierten „Normalkollektivs" Früh- und Neugeborener in Abhängigkeit zur Gestationsreife

H.-G. LIMBACH, M. MAIR, E. WENZEL

Komplikationen unter intensivmedizinischer Therapie Früh- und Neugeborener beruhen häufig auf Störungen des hämostatischen Gleichgewichtes. Blutungen oder Thrombosen sind in hohem Maße verantwortlich für den Tod der Patienten oder, im Falle des Überlebens, für dauerhafte Organschädigungen. Die Entwicklung des Blutgerinnungssystems in der Fetalperiode ist im Detail untersucht [11, 13], ohne daß bisher alle Besonderheiten vollständig verstanden wären [19, 20].

Das Gerinnungssystem des Feten kann schon während seiner Entwicklung in utero pathologischen Einflüssen ausgesetzt sein, so bei mütterlichen Gestosen [12], plazentarer Mangelversorgung [6, 28] und intrauteriner Asphyxie [26].

Zur hämostaseologischen Diagnostik eignen sich für die neonatologische Intensivmedizin die Globaltestsysteme am besten, da sie jederzeit – auch im Notlabor – bestimmbar sind. Ferner werden Basisdaten aus Schwangerschaften benötigt, bei denen der Fetus in utero möglichst unbeeinträchtigt von mütterlichen, plazentaren oder eigenen Erkrankungen ist.

Patientengut

Die Patientendaten der Jahrgänge 1987 bis 6/1992 der Früh- und Neugeborenenstation der Universitätsklinik für Kinder- und Jugendmedizin, Homburg/Saar, wurden im Rahmen einer Dissertationsarbeit retrospektiv nach Gerinnungsparametern untersucht. 494 Patienten (Abb. 1) konnten ermittelt werden, bei denen in den ersten 24 Lebensstunden Blutgerinnungsanalysen durchgeführt wurden. Aus dieser Gesamtzahl konnten 187 Kinder (122 Frühgeborene, 65 reife Neugeborene) ausgewählt werden, bei denen in Anlehnung an Andrew et al., 1988 [3] folgende Kriterien erfüllt waren:

1) sichere Bestimmbarkeit der Gestationswoche an Hand von Ultraschallbefunden bzw. mittels des kindlichen Reifescores von Dubowitz et al., 1970 [7];
2) Geburtsgewichte innerhalb des Normalbereiches von ≧10-Perzentile bis ≦90-Perzentile der mitteleuropäischen Bevölkerung [24];
3) Ausschluß einer intrauterinen oder postpartalen Asphyxie (Nabel-Arterien pH >7,20; 5-min-Apgar ≧5);
4) Ausschluß eines länger als 12 h bestehenden Blasensprunges;
5) Ausschluß einer intrauterinen oder peripartalen Infektion (CRP-Verlauf; Magensekretanalyse post partum);

I. Scharrer/W. Schramm (Hrsg.)
23. Hämophilie-Symposion Hamburg 1992
© Springer-Verlag Berlin Heidelberg 1993

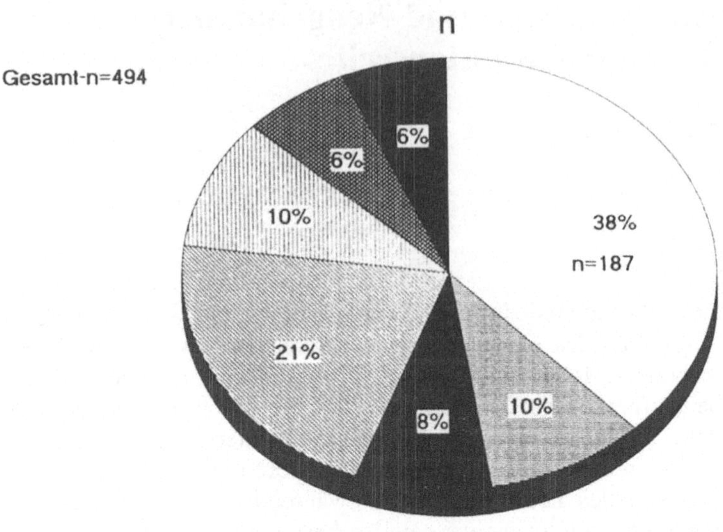

Abb. 1. Anteil des „Normalkollektivs" an der Gesamtzahl hämostaseologisch untersuchter Früh- und Neugeborener sowie prozentuale Häufigkeit definierter peripartaler Pathomechanismen mit Einfluß auf die Hämostase

Tabelle 1. Frühgeborenen-„Normal"-Kollektiv und Gestationsalter

Gest.-Wo.	n	Modus der Entbindung		mittleres HMS-Std.	mittlerer RRsyst.	mittleres Gewicht	Gewicht 50-Perz.
		Sp.-E.	Sectio				
24.	1	1	0	4,00	30,00	750,00	612,00
25.	3	2	1	3,50	33,30	790,00	740,00
26.	7	4	3	3,29	35,57	927,14	880,00
27.	2	2	0	3,50	46,50	1240,00	1050,00
28.	6	0	6	3,30	43,80	1160,00	1195,00
29.	9	2	7	3,17	39,13	1293,00	1365,00
30.	7	2	5	2,93	44,29	1479,29	1530,00
31.	9	1	8	2,00	44,67	1653,33	1685,00
32.	9	2	7	1,50	51,89	1874,40	1864,00
33.	14	4	10	1,57	53,36	1993,93	2110,00
34.	17	7	10	0,44	56,50	1996,47	2335,00
35.	19	12	7	0,13	61,33	2367,89	2567,00
36.	19	9	10	0,08	59,84	2399,47	2808,00
Summe	122						

6) Ausschluß mütterlicher Gestosen;
7) Ausschluß mütterlicher Grunderkrankungen, welche die Hämostase des Neonaten beeinflussen können (z.B. Diabetes mellitus Typ I);
8) Ausschluß fetaler Erkrankungen mit möglichen Einflüssen auf das fetale Gerinnungssystem (z.B. fetale Mißbildungen mit Funktionsbeeinträchtigung der Leber).

In Tabelle 1 sind die Frühgeborenen nach Gestationswochen (24.–36. SSW) aufgegliedert. Zusätzlich sind charakteristische Befunde – wie mittleres röntgenologisches Stadium des Hyalinen-Membran-Syndromes, mittlerer systolischer Blutdruck und mittleres Geburtsgewicht – den jeweiligen Gestationswochen zugeordnet. Die ab der 33. Woche zunehmende Abweichung des mittleren Geburtsgewichtes von der 50iger Gewichtsperzentile beruht auf der Einbeziehung eutropher Mehrlingskinder in die Normalgruppe. Mehrlingsgraviditäten weisen ab der 31.–32. SSW eine geringere fetale Gewichtszunahme auf [17].

Alle Patienten erhielten postpartal 1 mg Vitamin K parenteral zur Prophylaxe. Kinder mit Infusionstherapie wurden mit 3 E/kg/h heparinisiert.

Methode

Eingang in die Studie fanden nur Gerinnungsanalysen, die während der ersten 24 Lebensstunden überwiegend durch direkte Punktion einer peripheren Vene gewonnen wurden (Volumen: 2 ml). Die Bestimmung der Thrombozytenzahl erfolgte nach kapillärer Blutentnahme in dem Microcellcounter CC 180 der Firma Sysmex.

Aus der Zitratplasmaprobe wurden ohne Hämatokritkorrektur folgende Parameter bestimmt (Abteilung für klinische Hämostaseologie und Transfusionsmedizin der Universitätskliniken Homburg/Saar, Direktor Prof. Dr. E. Wenzel):

- Thromboplastinzeit nach Quick, Reagenz Kalziumthromboplastin (Boehringer-Mannheim); Erwachsenennormalbereich des Bestimmungslabors: 70–120%;
- partielle Thromboplastinzeit (a-PTT), Reagenz Kaolin-PTT (Boehringer-Mannheim); Normalbereich 28–40 s. Ab 10/1990 Reagenz Actin-FS (Baxter-München); Normalbereich 26–41 s;
- Thrombinzeit, Reagenz Boehringer-Mannheim; Normalbereich 14–19 s;
- Fibrinogenbestimmung nach Clauss, Reagenz Boehringer-Mannheim, Normalbereich 150–460 mg/dl;
- Antithrombin-III-Bestimmung mittels chromogener Substrate, Reagenz Boehringer-Mannheim, Normalbereich 80–125%.

Die Bestimmung erfolgte auf mechanisch arbeitenden Koagulometern der Fa. Amelung, Deutschland.

Statistik

Die statistische Auswertung der ermittelten Parameter wurde mit dem Rangtest für unverbundene Daten, dem U-Test von Wilcoxon, Mann und Whitney durchgeführt. Für Stichprobenumfänge >60 wurde die Approximation nach z angewendet [25].

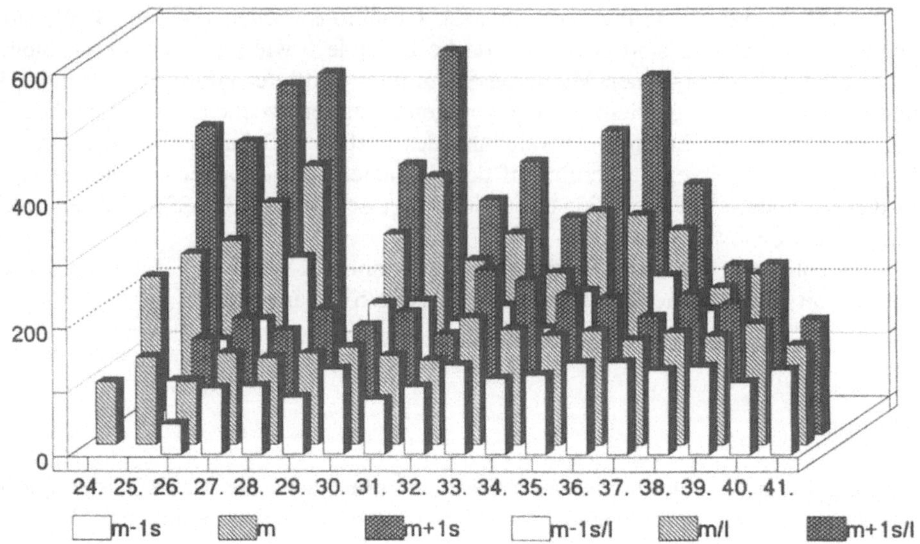

Abb. 2. Gerinnbares Fibrinogen der Standardgruppe (mg/dl) im Vergleich zu Früh- und Neugeborenen mit intrauteriner Infektion und vorzeitigem Blasensprung. Gegenüberstellung der arithmetischen Mittelwerte m und des Intervalls der einfachen Standardabweichung 1 s zu den Gestationswochen 24.–41.

Ergebnisse und Diskussion

Das Gerinnungssystem des Feten reagiert bereits in utero nach kurzer Latenz auf pathologische Prozesse. In Abb. 2 sind die *Fibrinogenkonzentrationen* des Standardkollektivs denen einer Gruppe Früh- und Neugeborener gegenübergestellt, die nach vorzeitigem Blasensprung oder mit einer Infektion geboren wurden. Selbst bei extrem unreifen Frühgeburten steigen die Mittelwerte des gerinnbaren Fibrinogens deutlich an, der Variationskoeffizient nimmt zu. Die Synthese des Faktor I wird als „Akut-Phase-Protein" stimuliert [9], wie auch in der 40. SSW zum Geburtstermin (Abb. 3), jedoch mit ausgeprägten interindividuellen Unterschieden (VK = 40,8%). Die Konzentration des F. I ist im Plasma reifer Neugeborener höher als bei Frühgeborenen. Der Anstieg erfolgt über die Gestationswochen aber nicht linear. Von der 24. zur 32. Gestationswoche erhöht sich der Mittelwert nicht signifikant (α <0,05) von 111,9 mg/dl (24.–27. SSW) auf 139,2 mg/dl (28.–32. SSW; Abb. 4). Diese Plasmakonzentrationen des Faktor I für sehr unreife Frühgeborene stimmen überein mit Befunden von Heikinheimo, 1964 [14] und Holmberg et al., 1974 [15], die für Feten der 12. bis 24. Woche Spiegel unter 120 mg/dl bestimmten.

Andererseits werden basierend auf postpartalen Gerinnungsuntersuchungen mehrfach wesentlich höhere Fibrinogen-Normalwerte für Frühgeburten unterhalb der 29. SSW angegeben ([16]: m = 330 mg/dl, SD = 105; [8]: m = 290 mg/dl, SD = 180; [5]: m = 224 mg/dl, SD = 187). Wegen der starken Streuung der Einzelwerte scheint eine intrauterine Stimulation der Synthese möglich zu sein. Zwischen der 32. und 33. SSW steigt das Plasmafibrinogen in der Standardgruppe signifikant (α <0,05) an, das erreichte Niveau von 181,9 mg/dl (SD = 50,9 mg/dl,

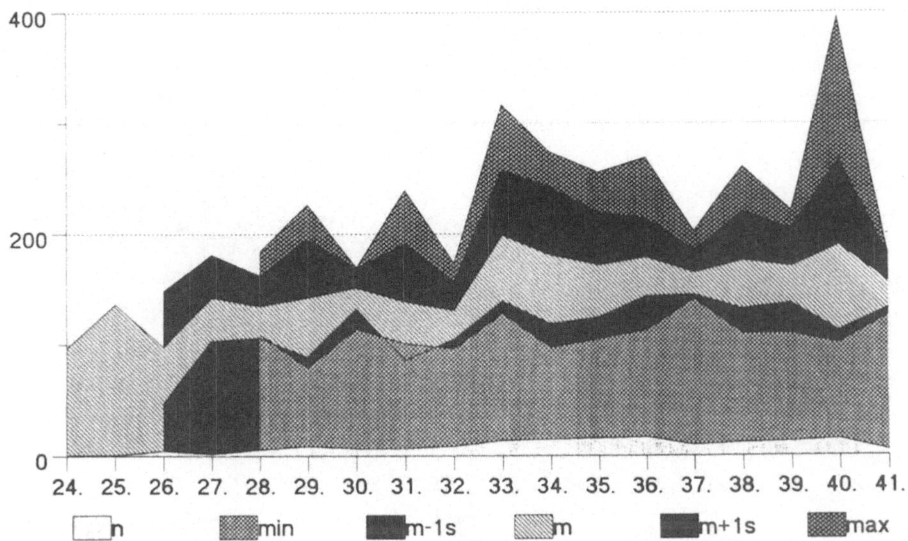

Abb. 3. Gerinnbares Fibrinogen und Gestationsalter; n = Anzahl der Patienten; m = arithmetischer Mittelwert; 1 s = einfacher Betrag der empirischen Standardabweichung; min = Minimalwert; max = Maximalwert

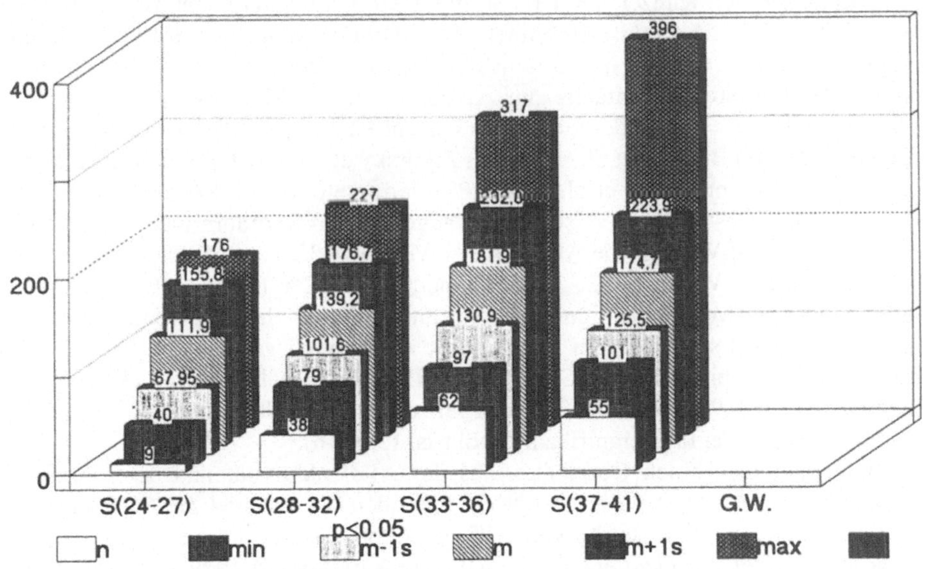

Abb. 4. Konzentrationen des gerinnbaren Fibrinogens (mg/dl) nach Einteilung in 4 definierte Klassen der Gestationsreife

VK = 28%) bleibt bis zum Geburtstermin - statistisch geprüft – unverändert, wenngleich der mittlere Wert der 37.–41. SSW auf 174,7 mg/dl (SD = 49,2 mg/dl) abfällt (Abb. 4). Der Mittelwert unserer reifgeborenen Kinder läßt sich zwischen den

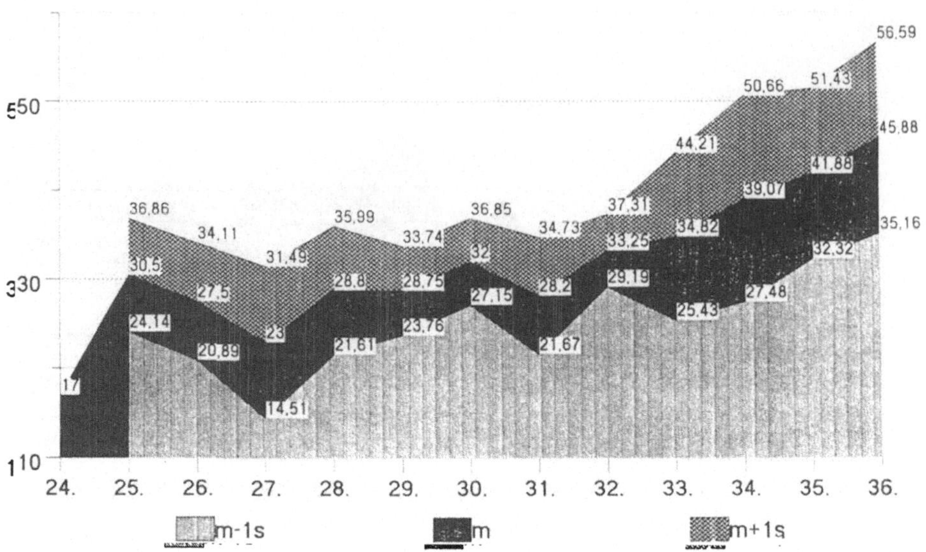

Abb. 5. Postpartale Antithrombin-III-Aktivität (%) Frühgeborener und reifer Neugeborener in Abhängigkeit zum postkonzeptionellen Alter

Normalwerten von Künzer, 1971 ([18]: m = 120 mg/dl) und Hathaway, 1975 ([13]: m = 246, SD = 55 mg/dl) einordnen. Das *Antithrombin III* weist – bei kleinen Fallzahlen von n = 1 bis n = 5 – in den Gestationswochen 24 bis 31 annähernd konstante mittlere Aktivitäten auf (Abb. 5). Der Mittelwert beträgt 28,4% (SD = 6,3%, VK = 22,14%, n = 28); es besteht eine gute Übereinstimmung zu den Ergebnissen von Barnard et al., 1979 [4], Zipursky et al., 1979, [29] und Peters et al., 1984 [22]. Die von Peters et al., 1985 [23] vermutete lineare Korrelation zwischen Aktivität und Gestationsalter ist für den angegebenen Zeitraum nicht nachweisbar. Erst ab der 32. SSW steigt die Aktivität des AT III von 32,5 auf 45,9% in der 36. SSW an. Der mittlere Wert der 32.–36. SSW beträgt 40,42% (SD = 11%) und ist verglichen mit der Vorgruppe signifikant erhöht (α <0,05). Im Gegensatz zur Kinetik des F.-I-Spiegels setzt sich der Anstieg des AT-III auch von der 37. SSW (48,1%, SD = 10,15%) bis zur 41. SSW (62%, SD = 6,12%) linear fort (Korrelationskoeffizient r = 0,99), so daß der Mittelwert aller reifen Neugeborenen mit 55,95% (SD = 12,6%) ebenfalls signifikant erhöht ist (Abb. 6).

Berechnet man einen Quotienten aus der AT-III-Aktivität und der Fibrinogenkonzentration, so weist diese Meßgröße zwischen der 24. und 36. SSW einen außergewöhnlich stabilen Betrag von 0,25 auf (Abb. 7). Erst in der Klasse der Reifgeborenen steigt der Quotient bei konstantem Variationskoeffizienten von 29% signifikant auf 0,34 an. Das durch den Mangel an Surfactant verursachte Hyaline-Membran-Syndrom (HMS), führt nach den Untersuchungen von Peters et al., 1984 [21] und Watkins et al., 1980 [27] zur disseminierten Gerinnungsaktivierung mit Erniedrigung der Plättchenzahl, des Fibrinogens und des AT-III sowie verstärktem Nachweis von Fibrinspaltprodukten. Zwischen der 24. und 36. SSW verzeichneten wir einen Rückgang des röntgenologisch ermittelten Stadiums des Hyalinen-Membran-Syndromes von 4 (maximal) auf 0,08, ohne daß signifikante Änderungen der

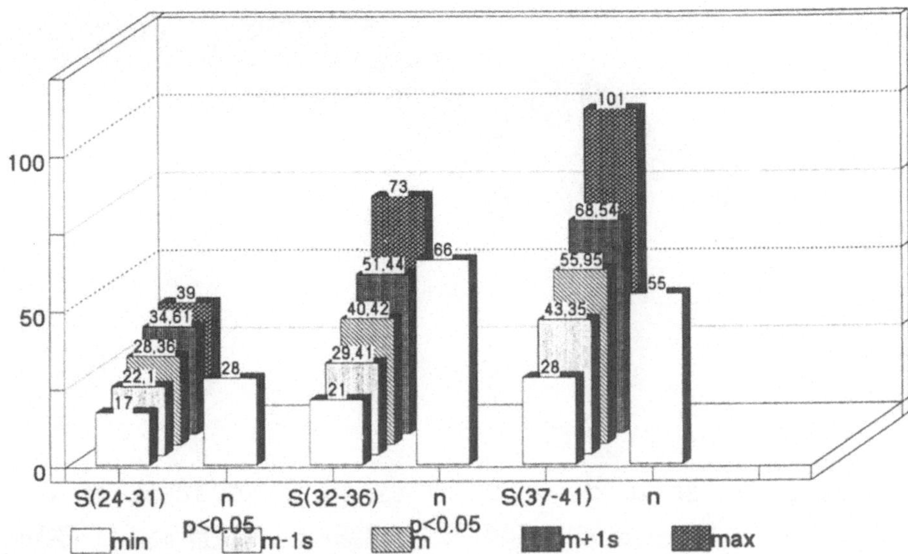

Abb. 6. Postpartale Antithrombin-III-Aktivität (%) Frühgeborener und reifer Neugeborener in Abhängigkeit zum postkonzeptionellen Alter

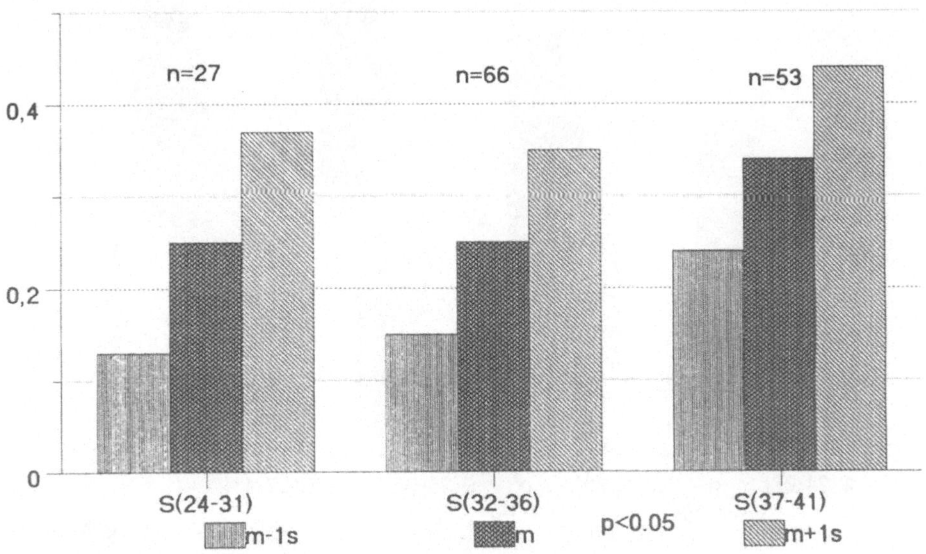

Abb. 7. Vergleich von Mittelwert (m) und Standardabweichung (1 s) des Quotienten aus AT-III-Aktivität (%) und gerinnbarem Fibrinogen (mg/dl) zu definierten Zeiten der intrauterinen Entwicklung

Quotienten AT-III zu Fibrinogen und AT-III zu Quickwert (24.–31. SSW: m = 0,60, SD = 0,28, VK = 47%; 32.–36. SSW: m = 0,54, SD = 0,15, VK = 28%) sowie der Thrombinzeit im angegebenen Zeitraum feststellbar sind.

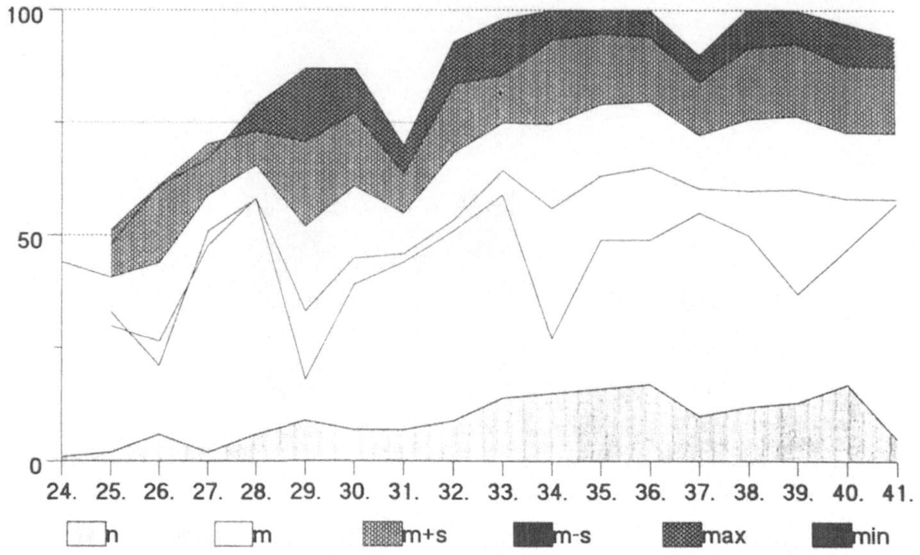

Abb. 8. Thromboplastinzeit nach Quick (%). Graphische Darstellung des Verlaufs der Mittelwerte (m), Standardabweichung (1 s) und Range von der 24.–41. Gestationswoche

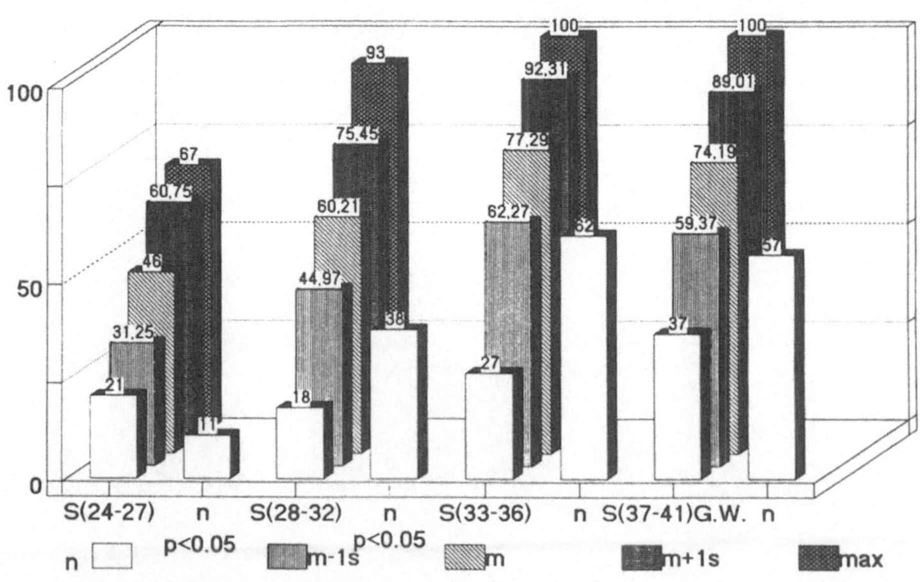

Abb. 9. Thromboplastinzeit nach Quick (%). Graphische Darstellung des Verlaufs der Mittelwerte (m), Standardabweichung (1 s) und Range von der 24.–41. Gestationswoche

Die Thromboplastinzeit nach Quick, angegeben in %, steigt von einem Ausgangswert von 44% in der 24. SSW zunächst nur geringfügig auf 54,9% in der 31. SSW an. Parallel zur Synthesesteigerung des Faktor I zu Beginn der dritten

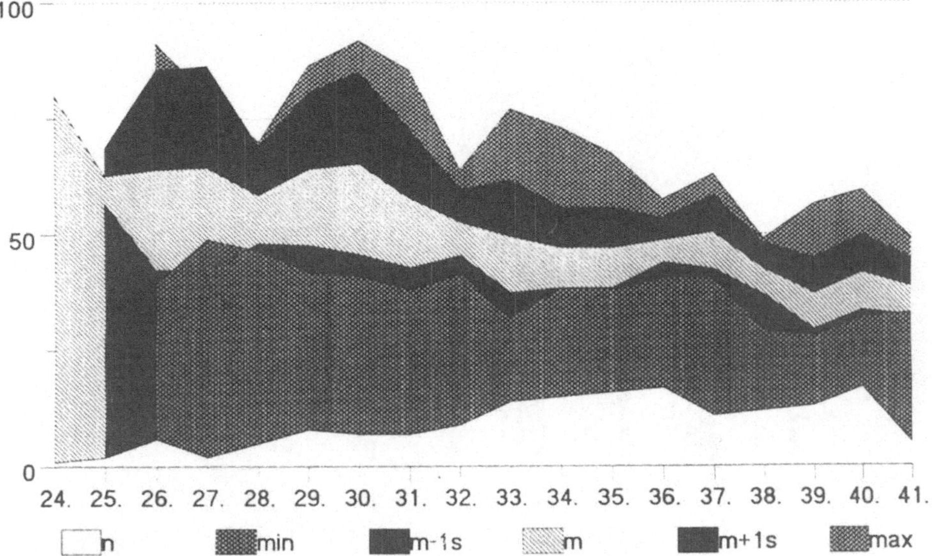

Abb. 10. Statistische Werte der a-PTT-Zeit (s) während der Früh- und Neugeborenenperiode

Gestationswochendekade werden auch die Vitamin-K-abhängigen Faktoren II, VII und X zwischen der 31. und 33. Woche verstärkt von der fetalen Leber gebildet; der Quickwert erhöht sich in diesem Zeitraum signifikant auf 75,1% (SD = 10,54%). Dieser Wert wird mit fortschreitender Reife des Feten nicht mehr überschritten (Abb. 8 und 9). Alexandre et al., 1975 [2] ermittelten in Vergleich zu uns einen deutlich niedrigeren Mittelwert des Quick von 36,5% (SD = 5,15%) bei Frühgeburten, der bei reifen Neugeborenen sogar noch unterschritten wird (26,4%, SD = 4,3%).

Die partielle Thromboplastinzeit (a-PTT) ist wegen der physiologisch erniedrigten Aktivitäten der Gerinnungsfaktoren XII, XI, IX und – in geringerem Maße – X bei Früh- und Neugeborenen verlängert [3]. Bei einem Ausgangswert von 80 s in der 24. SSW konnten wir während der gesamten Gestationsperiode eine Verkürzung der mittleren a-PTT-Zeiten feststellen (Abb. 10). Bis zur 30. SSW erfolgt die Abnahme zunächst langsamer, so daß sich die Mittelwerte der 24. bis 27. SSW (m = 65,36; SD = 17,6 s) und der 28.–32. SSW (m = 59,49; SD = 14,4 s) nicht signifikant unterscheiden (α <0,05). Von der 31. SSW bis zum Ende der Frühgeborenenperiode beschleunigt sich der Abfall der PTT. Die Werte der 33.–36. SSW sind signifikant kürzer (m = 48,06; S = 8,59 s) als die der Vorgruppe. Ebenso ist der Unterschied zwischen der letzten Frühgeborenengruppe und der Klasse der reifen Neugeborenen (m = 42,18; SD = 8,39) signifikant (Abb. 11).

Die *Thrombinzeit* ist über den gesamten untersuchten Gestationszeitraum stabil (Abb. 12). Die Mittelwerte liegen übereinstimmend zu den Literaturangaben [2, 3] geringfügig oberhalb der Erwachsenen-Norm von 19 s. Die niedrigen Variationskoeffizienten von 10% beweisen eine nur geringe Streuung der Einzelwerte.

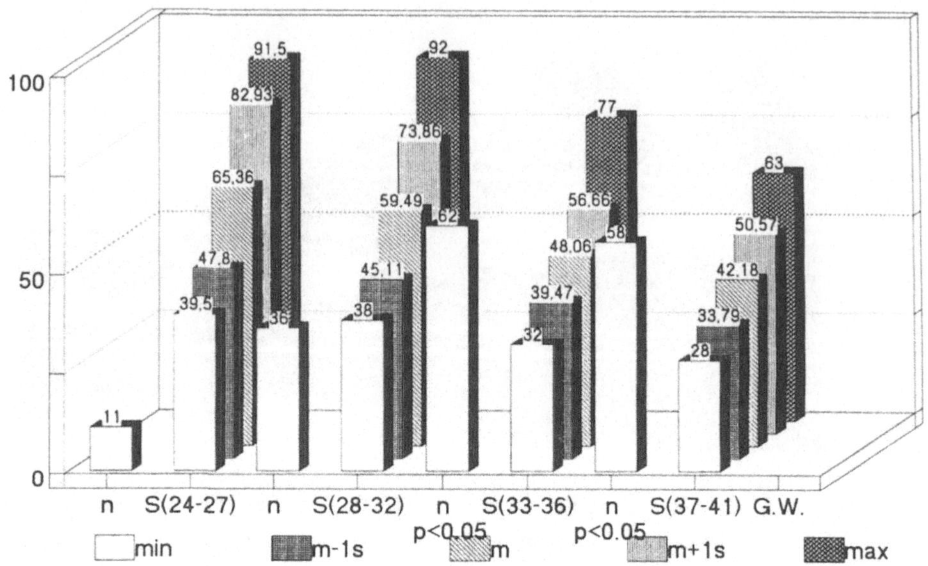

Abb. 11. Statistische Werte der a-PTT-Zeit (s) während der Früh- und Neugeborenenperiode

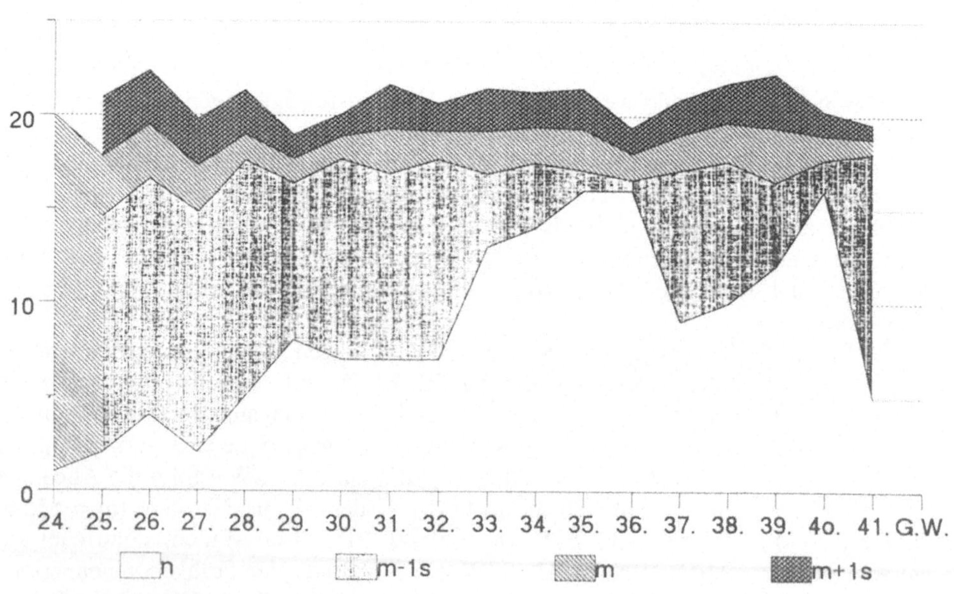

Abb. 12. Thrombinzeit (s) und Gestationsalter

Die *Thrombozytenzahl* ist stärkeren individuellen Schwankungen unterworfen (VK bis max. 45%). Dennoch gleicht der Verlauf über die Gestationswochen weitgehend dem des Fibrinogens.

In Übereinstimmung zur Literatur [1, 10] liegen die Mittelwerte zwischen der 24. und 32. SSW konstant um 200000/mm^3; stärkere Abweichungen zwischen Median

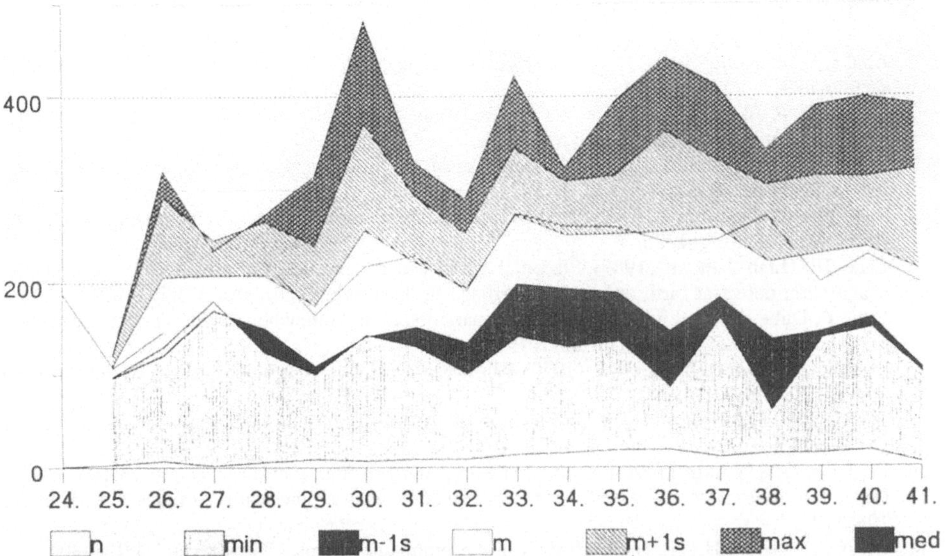

Abb. 13. Thrombozytenzahlen (x 1000/mm^3) in der Früh- und Neugeborenenperiode unmittelbar postpartal; *med* Median der Werte zu den jeweiligen Gestationswochen

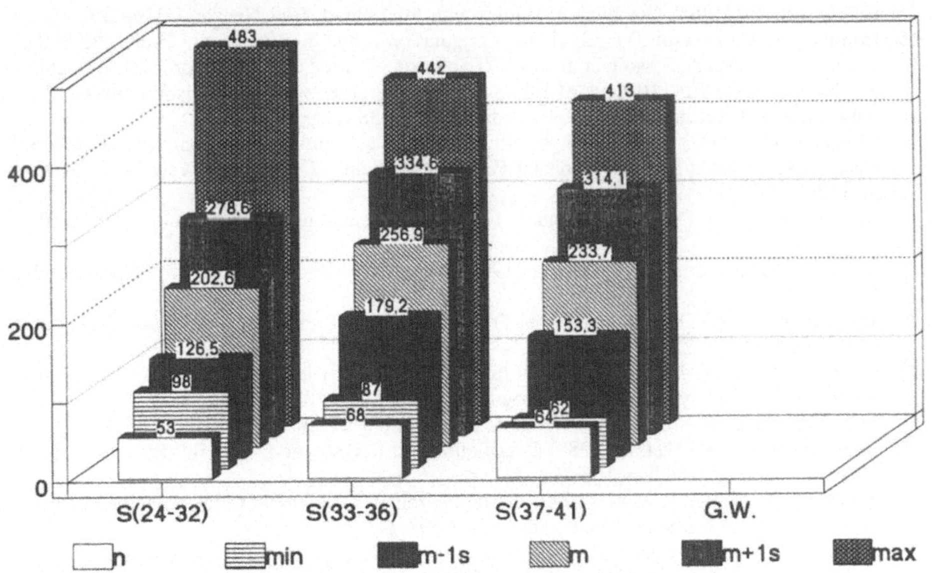

Abb. 14. Thrombozytenzahlen (x 1000/m^3) in der Früh- und Neugeborenenperiode unmittelbar postpartal; *med* Median der Werte zu den jeweiligen Gestationswochen

und Mittelwert bestätigen die starke Variabilität der Einzelwerte. Ab der 33. SSW erfolgt ein signifikanter Anstieg der Plättchenzahl auf 256,9 x 10^3 (SD = 77,7 x 10^3/mm^3), die sich bei den reifgeborenen Kindern auf 233,7 x 10^3/mm^3 erniedrigt (Abb. 13 und 14).

Literatur

1. Aballi A, Puapondi J et al. (1968) Platelet counts in thriving premature infants. Pediatrics 42:685–689
2. Alexandre P, Andre E et al. (1975) Etude sur sang capillaire de la coagulation du nouveau-né sain premature. Arch Franc Ped 32:417–432
3. Andrew M, Paes B et al. (1988) Development of the human coagulation system in the healthy premature infant. Blood 72:1651–1657
4. Barnard DR, Simmons MA et al. (1979) Coagulation studies in extremely premature infants. Pediatr Res 13:1330–1335
5. Cade JF, Hirsh J et al. (1969) Placental barrier to coagulation factors, its relevance to the coagulation defect at birth and to haemorrhage in the newborn. Br Med J 2:281–283
6. Dube B, Dube RK et al. (1986) Hemostatic parameters in the newborn-I. Effect of gestation and rate of intrauterine growth. Thrombos Haemost 55:47–50
7. Dubowitz L, Dubowitz V et al. (1970) Clinical assessment of gestational age in the newborn infant. J Pediatr 77:1
8. Ekelund H, Finnström O (1972) Fibrinolysis in pre-term infants and in infants small for gestational age. Acta Paediatr Scand 61:185–196
9. Engler R (1983) Akut-Phase-Proteine bei Entzündungen. Laboratoriumsblätter, 33:1–8
10. Fogel BJ, Avias D et al. (1968) Platelet counts in healthy premature infants. J Pediatr 73: 108–112
11. Gross SJ, Stuart MJ (1977) Hemostasis in the premature infant. Clin Perinatol 4:259–304
12. Hathaway WE (1970) Coagulation problems in the newborn infant. Pediatr Clin North Am 17:929-942
13. Hathaway WE (1975) The bleeding newborn. Sem Hematol 12:175–188
14. Heikinheimo R (1964) Coagulation studies with fetal blood. Biol Neonat 7:319–327
15. Holmberg L, Henriksson P et al. (1974) Coagulation in the human fetus. J Pediatr 85:860–864
16. Hurlet-Birk Jensen A, Josso F et al. (1973) Evolution of blood clotting factor levels in premature infants during the first 10 days of life: a study of 96 cases with comparison between clinical status an blood clotting factor levels. Pediatr Res 7:638–644
17. Kliegman RM (1992) Intrauterine growth retardation: determinants of aberrant fetal growth. In: Fanaroff AA, Martin RJ (eds) Neonatal-Perinatal Medicine, 5. ed. Mosby Year Book, St. Louis, pp 149ff.
18. Künzer W (1971) Die Blutgerinnung bei Neugeborenen und ihre Störungen. Klin Wschr 49:1–13
19. Künzer W, Niederhoff H, Sutor AH (1990) Hämostase der Neugeborenen. Hämostaseologie 10:104–115
20. Muntean W (1980) Die Hämostase bei Frühgeborenen und reifen Neugeborenen. Pädiatrie und Pädologie 15:109–120
21. Peters M, Ten Cate JW et al. (1984) Low antithrombin III levels in neonates with idiopathic respiratory distress syndrome: poor prognosis. Pediatr Res 18:273–276
22. Peters M, Jansen E et al. (1984) Neonatal antithrombin III. Br J Haem 58:579–587
23. Peters M, Ten Cate JW et al. (1985) Coagulation and fibrinolytic factors in the first week of life in healthy infants. J Pediatr 106:292–295
24. Roemer VM, Bühler K et al. (1990) Gestationszeit und Geburtsgewicht. 1. Mitteilung: Intrauterine Wachstumskurven. Z Geburtsh Perinat 194:241–253
25. Sachs L (1978) Angewandte Statistik. Statistische Methoden und ihre Anwendungen, 5. Aufl. Springer, Berlin Heidelberg New York, S. 230ff.
26. Skyberg D, Jacobsen CD (1969) Defibrination syndrome in a newborn, an its treatment with exchange transfusion. Acta Paediat Scand 58:83
27. Watkins MN, Swan S et al. (1980) Coagulation changes in the newborn with respiratory failure. Thromb Res 17:153–175
28. Weißbach G, Domula M et al. (1979) Das Hämostasesystem bei hypotrophen Neugeborenen. Wissenschaftliche Zeitschrift der Humbold-Universität Berlin, Math.-Nat. R. 28:405–409
29. Zipursky A, de Sa D et al. (1979) Clinical and laboratory diagnosis of hemostatic disorders in newborn infants. Am J Pediatr Hematol Oncol 1:217–226

Präoperative Gerinnungsdiagnostik im Kindesalter. Ergebnisse einer 3jährigen Querschnittsstudie

D. Mentzer, S. Ehrenforth, G. Auerswald, D. Klarmann, T. Beeg, I. Scharrer, W. Kreuz

Einleitung

Eine der häufigsten Fragestellungen vor allen Operationen, invasiven oder endoskopischen Eingriffen betrifft den Ausschluß einer verstärkten Blutungsneigung. Dabei besteht bis heute Unklarheit über die relative Häufigkeit und das klinische Risiko unterschiedlicher Gerinnungsstörungen im Kindesalter. Mit den Verbesserungen der labordiagnostischen Möglichkeiten werden pathologische Gerinnungsbefunde immer häufiger erhoben; bei der Beurteilung solcher Befunde hinsichtlich des assoziierten Blutungs- oder Thromboserisikos und notwendiger therapeutischer Maßnahmen besteht jedoch eine große Unsicherheit.

Solange keine Traumen eintreten oder operative Eingriffe durchgeführt werden, müssen angeborene und erworbene Hämostasestörungen anamnestisch oder klinisch nicht auffallen. Einem vor jedem operativen Eingriff durchgeführten adäquaten diagnostischen Stufenprogramm kommt somit eine besondere Bedeutung zu.

In der Literatur wird die Hämophilie A als die häufigste Störung des Hämostasesystems angegeben [1]. Diese, auf z.T. lange zurückliegenden Untersuchungen beruhenden Angaben, müssen jedoch überprüft bzw. revidiert werden.

Bisher liegen keine adäquaten Studien vor, die relevante Aussagen zur Prävalenz von Gerinnungsstörungen im Kindesalter sowie über das assoziierte Blutungsrisiko bzw. therapeutische Maßnahmen machen [2].

Fragestellung

Folgende Fragestellungen liegen der vorliegenden Arbeit zugrunde: Wie häufig tritt bei einem pädiatrischen Patientenkollektiv präoperativ ein pathologischer Gerinnungsstatus auf, welche Mangelzustände liegen diesem am häufigsten zugrunde und wie korrelieren diese mit Klinik und Anamnese?

Patienten und Methode

Die vorliegende Untersuchung wurde über 3 Jahre von der Universitätskinderklinik Frankfurt sowie der Prof. Hess Kinderklinik Bremen durchgeführt und zeigt die Auswertung von präoperativ erhobenen Gerinnungsbefunden, die bei 2945 Kindern im Alter von 3 Monaten–16 Jahren vor selektiven chirurgischen Eingriffen erhoben

I. Scharrer/W. Schramm (Hrsg.)
23. Hämophilie-Symposion Hamburg 1992
© Springer-Verlag Berlin Heidelberg 1993

wurden. Ausschlußkriterien: bekannte hämorrhagische Diathese oder positiver Medikamentenanamnese hinsichtlich solcher Präparate die bekanntlich das Gerinnungssystem beeinflussen.

Grundlage jeder präoperativen Vorbereitung sind folgende diagnostischen Schritte:

Eigenanamnese

Die Basisdiagnostik zum Ausschluß einer Blutungsneigung besteht zunächst aus einer eingehenden Anamnese (Hämatomneigung, Petechien, Epistaxis, postoperative Nachblutungen – v.a. nach Zahnextraktionen –, hereditären oder erworbenen Grundkrankheiten, z.B. chronische Nieren- und Lebererkrankungen, Lupus erythematodes, Homozystinurie, Glykogenose und cyanotische Herzfehler).

Andererseits besteht insbesondere im Kindesalter immer wieder das Problem, daß die Eigenanamnese, insbesondere natürlich bei Säuglingen, nur sehr kurz ist und hier mitunter keine relevanten Daten liefern kann.

Familienanamnese

Aufzeichnen eines Stammbaums bei positiver Familienanamnese.

Medikamentenanamnese

Die Medikamentenanamnese erfaßt alle Arzneimittel, die innerhalb der letzten vier Wochen vor der Untersuchung eingenommen wurden, z.B.: Antikoagulantien (Heparin, Cumarine), Antibiotika (Penicillin, Cephalosporin, Polymyxin, Indometican), Antikonvulsiva (Valproinat, Diphenylhydantoin, Phenobarbiturat), Zytostatica und Schmerzmittel, hier v.a. die Acetylsalicylsäure [4].

Klinischer Untersuchungsbefund

Wegweisend ist hierbei die Inspektion der Haut und der Schleimhäute (Petechien, Ekchymosen, Suffusionen, Suggilationen/ Hämatome [3]).

Bei Hämatome im Säuglingsalter, auch kleinster Größe, und besonders beim vollgestillten Säugling, erfolgte die Abklärung eines Vitamin-K-Mangels, der unerkannt zu ZNS-Blutungen führen kann.

Laboranalysen

Trotz der eingehenden Anamnese und ausführlicher klinischer Untersuchungen können sowohl hereditäre Gerinnungsstörungen aufgrund der hohen Rate von Spontanmutationen als auch eine erworbene Blutungsneigung wegen einer unauffälligen Symptomatik übersehen werden. Eine laboranalytische präoperative Abklärung ist deshalb dringend erforderlich [4, 5]. Diese soll möglichst umfassend sein, den Patienten nur minimal belasten und innerhalb kurzer Zeit wesentliche Informationen über den Gerinnungsstatus des Patienten liefern.

Eine hämorrhagische Diathese wurde unter Berücksichtigung evtl. Grunderkrankungen oder Therapien auf 3 Ebenen abgeklärt:

1) Thrombozytäre Gerinnungsparameter: Bestimmung der Thrombozytenzahl, Blutungszeit nach Simplate, ggf. Bestimmung der Thrombozytenfunktion.
2) Plasmatische Gerinnungsparameter: Prothrombinzeit (Quick), aPTT (aktivierte partielle Thromboplastinzeit) und Thrombinzeit (TZ) sowie die Fibrinogenkonzentration.
3) Faktoren der Fibrinstabilisierung:

Wenn sich aus Anamnese, Klinik und/oder Labor-Screening (TPZ, aPTT, Fibrinogen, TZ, Thrombozyten) wiederholte Anhaltspunkte für eine Abweichung von der Norm ergaben, wurde eine entsprechende Stufendiagnostik durchgeführt: Einzelfaktoranalysen, Bestimmung des v. Willebrand-Jürgens-Parameter, Blutungszeitbestimmung (nach Simplate) und ggf. Thrombozytenfunktionsteste [6].

Voraussetzung für die Diagnose eines von Willebrand-Syndrom war, daß mindestens 3 der 5 vW-Parameter – F VIII:C, F VIII vW Ag, Risto CoF, Multimere, BLZ-pathologisch ausfielen.

Ein Einzelfaktormangel wurde bei einer Aktivitätsverminderung in Bereiche unterhalb von 50% der Norm diagnostiziert.

Zusätzlich wurden im Rahmen der präoperativen Vorbereitung die allgemein üblichen Laborbestimmungen (Blutbild, Elektrolyte, Transaminasen) sowie ggf. eine elektive virologische Diagnostik durchgeführt.

Ergebnisse

In der präoperativen Gerinnungsdiagnostik ergab sich unter den 2945 ausgewerteten pädiatrischen Patienten 430mal ein pathologischer Befund. Insgesamt entspricht dies 14,6% der untersuchten Patienten.

Als häufigste hämorrhagische Diathese wurde das Willebrand-Syndrom-Typ I und der heterozygote F-XII-Mangel diagnostiziert.

Einen Überblick über die ausgewerteten Befunde gibt die nachfolgende Tabelle 1.

Die Kontrolluntersuchungen der 430 pathologischen Befunde ergab dabei folgende Resultate:

- bei 281 Patienten normalisierten sich die Werte, so daß die durchgeführten Kontrolluntersuchungen schließlich unauffällige Befunde zeigten;
- bei 149 Patienten lagen die primär auffälligen Werte auch in den Kontrolluntersuchungen in pathologischen Bereichen.

Die Verteilungen der pathologischen Gerinnungsbefunde sind in den Abb. 1–3 wiedergegeben.

Perioperativ kam es im Beobachtungszeitraum bei keinem Patienten zu einem klinisch relevanten Blutungsereignis.

Tabelle 1. Präoperative Gerinnungsbefunde

	n	Prozentualer Anteil
Gesamtkollektiv:	2945	
Normalbefund:	2515	85,4
Pathologischer Befund:	430	14,6
aPTT >36 s	270	9,2
TPZ <60%	94	3,2
Fibrinogen <200 mg%	33	1,1
TZ >24 s	28	0,95
Thrombos <150000	5	0,15

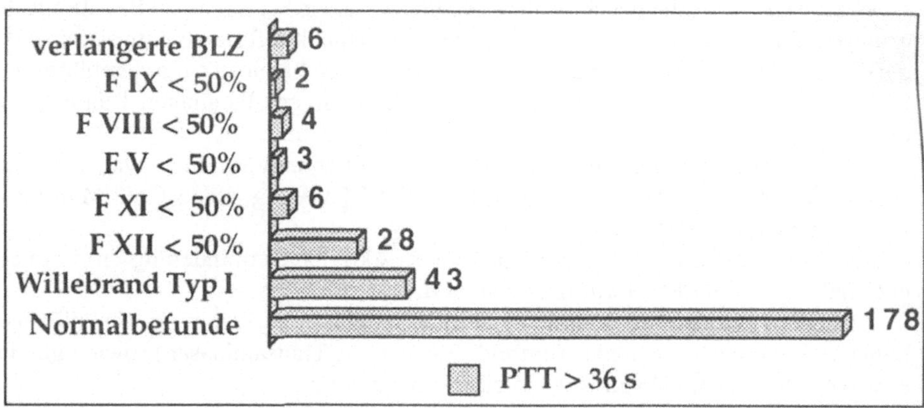

Abb. 1. Abklärung der PTT-Verlängerung (*n* = 270). In den 6 Fällen mit einer verlängerten Blutungszeit wurde die Diagnose einer Thrombozytenfunktionsstörung gestellt

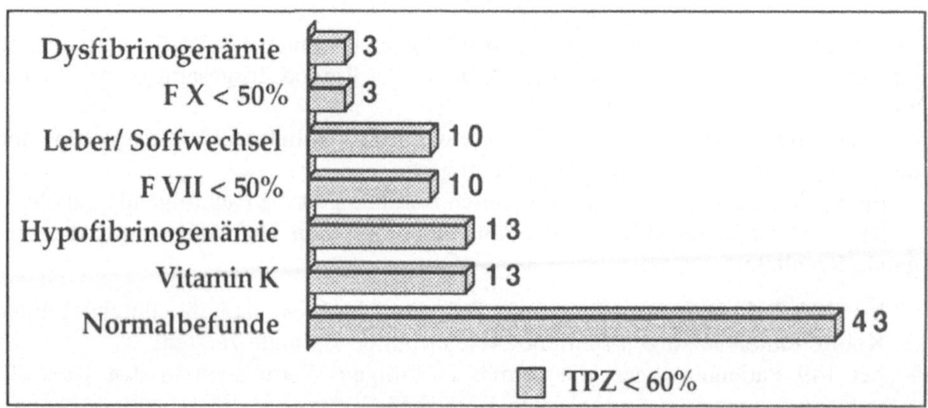

Abb. 2. Abklärung der TPZ Erniedrigung (*n* = 94). In der Gruppe der Leber- bzw. Stoffwechselstörungen befanden sich hauptsächlich Kinder mit Speicherkrankheiten (Glykogenosen), Malabsorptionsstörungen (Zöliakie) oder infektiösen Hepatitiden

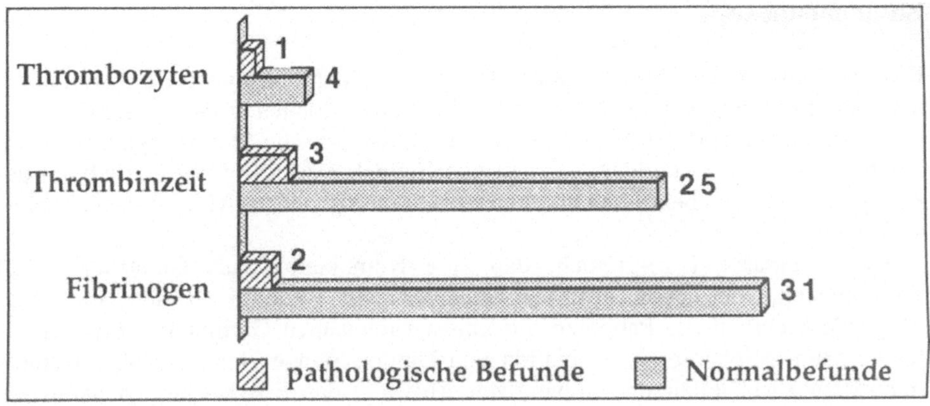

Abb. 3. Abklärung der übrigen pathologischen Befunde

Therapeutische Maßnahmen waren bei 78 von 149 Patienten erforderlich, wobei es sich v.a. um Patienten mit einem v.-Willebrand-Syndrom und hierbei erforderlicher Minirin Therapie handelte. Bei Minirin Unverträglichkeit wurde auf ein F VIII Konzentrat mit hohen v.-Willebrand Faktor Anteil substituiert.

Diskussion

Bei der Auswertung der präoperativen Gerinnungsbefunde war die Verlängerung der aPTT der häufigste pathologische Befund, mit jedoch der geringsten Spezifität. In unserem Kollektiv von 2945 Patienten wurde 13mal und damit am häufigsten die Diagnose v.-Willebrand Syndrom gestellt. Die zweithäufigste Diagnose war der heterozygote Faktor-XII-Mangel.

Die Ergebnisse dieser Studie zeigen, daß die von der Literatur angegebenen Häufigkeiten zumindest für das v.-Willebrand-Syndrom diskutiert werden sollten.

Neben der Bestimmung der Globalteste ist insbesondere im Kindesalter aufgrund der kurzen Anamnese bezüglich zurückliegender Blutungsereignisse und aufgrund der in der Regel erstmalig durchgeführten Operation die Durchführung einer Blutungszeitbestimmung notwendig, um thrombozytäre Blutungskomplikationen wie auch ein v.-Willebrand-Syndrom frühzeitig erkennen zu können und sich entsprechend präopeativ auf diese Situation einstellen zu können.

Die Blutungszeit ist und bleibt die einzige „In-vivo-Methode" zur Erfassung des Blutstillungspotentials der Plättchen und einer defekten Vasokonstriktion und besitzt daher besonders im Kindesalter einen hohen klinischen Stellenwert. Die Blutungszeit ist jedoch nicht ein alleiniger spezifischer In-vivo-Indikator der Thrombozytenfunktion, sondern wird auch durch andere Variablen beeinflußt, wie z.B. die Integrität des Kapillarsystems [7].

Zusammenfassung

Klinisch bedeutsame Defekte, wie z.B. das v.-Willebrand-Syndrom, Thrombozytenfunktionsstörungen und der Faktor-XIII-Mangel können dem globalen präoperativen Laborscreening entgehen. Eine hämostaseologische Stufendiagnostik, unter kombinierter Berücksichtigung o.g. Aspekte ist daher dringend erforderlich um das perioperative Risiko beurteilen und notwendige therapeutische Maßnahmen einleiten zu können.

Zusammenfassend zeigt sich, daß eine Kombination aus Quickwert, PTT, Thrombinzeit, Fibrinogen, Thrombozytenzahl und Blutungszeit aber die überwiegende Mehrheit der Patienten mit klinisch relevanten Gerinnungsstörungen erfassen kann. Mit dieser Kombination von Untersuchungen kann heute mit einem minimalen finanziellen und apparativen Aufwand das Risiko einer unerwarteten perioperativen Blutung weitgehend reduziert werden.

Literatur

1. Richard E, Behrmann MD, Vicotor C (1989) In: Nelson WE (ed) Textbook of Pediatrics, 12. ed., p 1244
2. Bachmann F (1980) Diagnostik approach to mild bleeding disorders. Semin Hematol 17:292–305
3. O'Hare AE, Eden OB (1984) Bleeding disorders and non accidental injury. Arch Dis Child 59:860–864
4. Bowie EJW, Owen CA Jr (1980) The significance of abnormal praeoperative hemostatic tests. In: Spaet TH (ed) Progress in hemostasis and thrombosis. Grune & Stratton, vol 5, pp 179–209
5. Sutor AH (1978) Diagnostik der Blutgerinnungsstörungen in Klinik und Praxis. Mschr Kinderheilk 126:558–596
6. Barthels M, Poliwoda H (1987) Gerinnungsanalysen, 3. Aufl. Thieme, Stuttgart
7. Sutor AH, Heidmann M, Künzer W (1974) Die Blutungszeitbestimmung im Kindesalter und ihre klinische Anwendung. Med Welt 25 (10):401–404

Spontan erworbener Faktor-VIII:C-Antikörper (Autoimmunhemmkörperhämophilie): 3 Fälle mit unterschiedlicher Therapie

E. Lechler, A. Kuhn

Spontan erworbene Inhibitoren bzw. Antikörper gegen einen Gerinnungsfaktor bei vorher gerinnungsnormalen Personen sind eine seltene Ursache für erworbene hämorrhagische Diathesen. Am häufigsten werden Autoantikörper gegen Faktor VIII:C (Autoimmunhemmkörperhämophilie) beobachtet. Die Häufigkeit wird auf 0,2–1 pro 1 Mio. Einwohner und Jahr geschätzt [1]. Die Erkrankung ist mit einem hohen Blutungsrisiko belastet. In einer großen Übersicht von 215 Patienten über einen Zeitraum von 10 Jahren fanden Green u. Lechner [2] in 87% der Fälle schwere Blutungen, und 22% der Patienten verstarben infolge der hämorrhagischen Diathese. Dies zeigt, daß die Behandlung von Blutungskomplikationen ein erhebliches Problem sein kann. Feste Regeln zur Inhibitortherapie bestehen nicht. Wir berichten hier über den Verlauf und die Behandlung von 3 Patientinnen, 2 mit einem hohen und 1 mit einem niedrigen Anti-Faktor-VIII:C-Titer.

1. Fallbericht

Die 42jährige Patientin D.N. wurde uns 1/1984 mit den Diagnosen Sicca-Syndrom, Immunvaskulitis und Verdacht auf immunologisch ausgelöste Blutgerinnungsstörung zur Abklärung zugewiesen. Im weiteren Verlauf waren dann die Kriterien für die Diagnose „systemischer Lupus erythematodes" erfüllt. Die ersten „rheumatischen" Beschwerden waren 1977 aufgetreten. Der Verdacht auf eine hämorrhagische Diathese ergab sich erstmals 11/1983, als sich nach einem Stoß am rechten Oberschenkel ein ausgedehntes Muskelhämatom entwickelte, das im Bereich der Kniekehle und der Knöchel unter Blaufärbung an die Oberfläche trat. Die Blutung bildete sich über Wochen unter anfänglicher Ruhigstellung spontan zurück. Die aPTT war als einziger Test der Basisuntersuchung mit 110 s (Normalkontrolle: 32–55 s) maximal verlängert. Zum Zeitpunkt der Vorstellung erhielt die Patienten zur Behandlung ihrer Grundkrankheit 50 mg Azathioprin und 6 bzw. 12 mg Methylenprednisolon im Wechsel, die vom behandelnden Arzt im wesentlichen ständig beibehalten wurden. Zwei Monate vor ihrem Tode wurde wegen zunehmender Proteinurie die Azathioprindosis auf 100 mg erhöht und mit Cyclosporin A kombiniert.

Unsere Untersuchungen bestätigten die verlängerte aPTT mit 76,6 s (Normalkontrolle: 36,8 s). Im Plasmamischtest der aPTT mit Normalplasma (1 + 1) war die aPTT mit 75,1 s unverändert, was mit 71,9 s im wesentlichen auch bei einem höheren Anteil von Normalplasma (1 + 9) im Mischansatz der Fall war. Ein stark wirksamer Inhibitor mußte deshalb angenommen werden. Die Faktor-VIII:C-Be-

I. Scharrer/W. Schramm (Hrsg.)
23. Hämophilie-Symposion Hamburg 1992
© Springer-Verlag Berlin Heidelberg 1993

stimmung ergab einen Wert unter 1%, eine Faktor-VIII:C-Inhibitorbestimmung einen Wert von 136 BU.

Bis zu ihrem Tode im Jahre 1987 stellte sich die Patientin insgesamt zu 7 Kontrollen vor. Der Inhibitor stieg bis zu 17700 BU mit starken Schwankungen an. Die Bestimmung weiterer Faktoren im Einstufentest (Faktor IX, Faktor XII) ergab scheinbare Inhibitorwerte gegen diese Faktoren von ca. 250 BU. Aus 2 Gründen ist aber ausschließlich ein Inhibitor gegen Faktor-VIII:C anzunehmen:

1) Die Testung höherer Verdünnungen des Testansatzes (1 Teil verdünntes Patientenplasma + 1 Teil Normalplasma) führte zu niedrigeren Inhibitorwerten (Test- und Kontrollkurve nicht parallel).
2) Bei Gelfiltration des Patientenplasmas an Sephacryl 300 eluierten nach dem Gipfel der Immunglobuline (mit Inhibitorwirkung auf Normalplasma) die Faktoren IX, X und XII, wogegen Faktor-VIII:C im typischen Elutionbereich – dem Ausschlußvolumen – nicht nachzuweisen war. Damit war letztlich auch ein Lupusantikoagulans ausgeschlossen.

Die Patientin hatte zwischen 1984 und 1987 mehrfach verstärkte und verlängerte Blutungen nach kleineren Verletzungen und eine weitere schwere Muskelblutung im Oberschenkel nach Stoß, die nach 2 Tagen zur stationären Aufnahme führte und sich unter Ruhigstellung zurückbildete. Vier Schneidezähne konnten mit Fibrinkleber und Tranexamsäure ohne Blutungskomplikation extrahiert werden. Einen Therapieversuch mit Cyclophosphamid zur Immunsuppression hat die Patientin abgelehnt. Im zeitlichen Zusammenhang mit einer Intensivierung der Immunsuppression (s. oben) trat ein Abfall des Inhibitors auf 1020 BU ein. Sie starb 4/1987 in einem anderen Krankenhaus an einer Hirnblutung.

2. Fallbericht

Die 73jährige Patienten G.S. (vgl. Abb. 1) hatte zum Zeitpunkt der Aufnahme 12/1985 bereits seit 25 Jahren eine ungeklärte Blutungsneigung, die als Faktor-VIII:C-Mangel mit zusätzlicher komplexer Störung bezeichnet wurde. Sie hatte eine ausgedehnte Blutung im Bereich des linken Oberschenkels mit Ausdehnung zum Unterbauch, den Labien und zum Kniebereich, in deren Folge eine Peronaeus- und Tibialislähmung zurückblieb. Die Initialbehandlung erfolgte mit Faktor-VIII-Konzentrat, was nach Feststellung eines Faktor-VIII:C-Inhibitors von 4,6 BU mit raschem Titeranstieg beendet wurde. Auf geringfügige Traumen während des 3monatigen Aufenthaltes traten wiederholt Weichteilblutungen auf, die einmal eine Behandlung mit FEIBA erforderten. Schließlich wurde eine immunsuppressive Behandlung mit Cyclophosphamid eingeleitet, die nach $2^1/_2$ Monaten bei 1,800 Leukozyten/µl und fehlendem tiefgreifendem Erfolg beendet wurde. Insgesamt erfolgten bis 1990 5 stationäre Aufnahmen wegen ausgedehnter Weichteilblutungen, einer Sprunggelenkfraktur mit massiver Blutung und schließlich 1/1990 außerhalb wegen einer subkapitalen Humerusfraktur mit Ausdehnung der Blutung bis zur Hüfte und Sensibilitätsstörungen im Ulnarisbereich. Eine Infektion des Hämatoms im Schulterbereich machte eine Inzision erforderlich mit Entleerung von 1,5 l Blut eines infizierten Hämatoms. Einige Tage nach einer weiteren Blutung erfolgte 3/1990 eine

Verlegung hierher. Überraschenderweise zeigten sich jetzt bei mehreren kurzfristigen Faktor-VIII:C-Bestimmungen Werte zwischen 19,1 und 30,8%, nur einmal konnte gleichzeitig eine leichte Inhibitorwirkung (0,32 BU) erfaßt werden. Etwa 6 Wochen nach Übernahme begann eine intestinale Blutung, die schließlich zu einem schockartigen Zustand führte und die Übertragung von 10 Erythrozytenkonzentraten bzw. Blutkonserven erforderte. In dieser Phase wurde Faktor-VIII:C mit 112,3% bestimmt. Nach Koloskopie und Angiographie wurde eine Hemikolektomie ohne Blutungskomplikation durchgeführt. 15 und 20 Tage später traten nochmals weniger starke intestinale Blutungen auf bei einem auf 32,5% zurückgegangenen Faktor-VIII:C. Nach insgesamt 5 Monaten verließ die Patientin das Krankenhaus; seither traten keine Blutungen mehr auf. 10/1992 betrug bei Kontrolluntersuchung der Faktor-VIII:C 22,6% und der Faktor-VIII:C-Inhibitor 1,16 BU.

3. Fallbericht

Die 54jährige Patientin B.U. wurde am 06.11.1991 wegen mehrerer prall gespannter, ca. 1 x 1,5 cm großer hämorrhagischer Hautblasen, die seit mehreren Monaten besonders nach mechanischer Reizung der Haut auftraten, aufgenommen. Nach einer

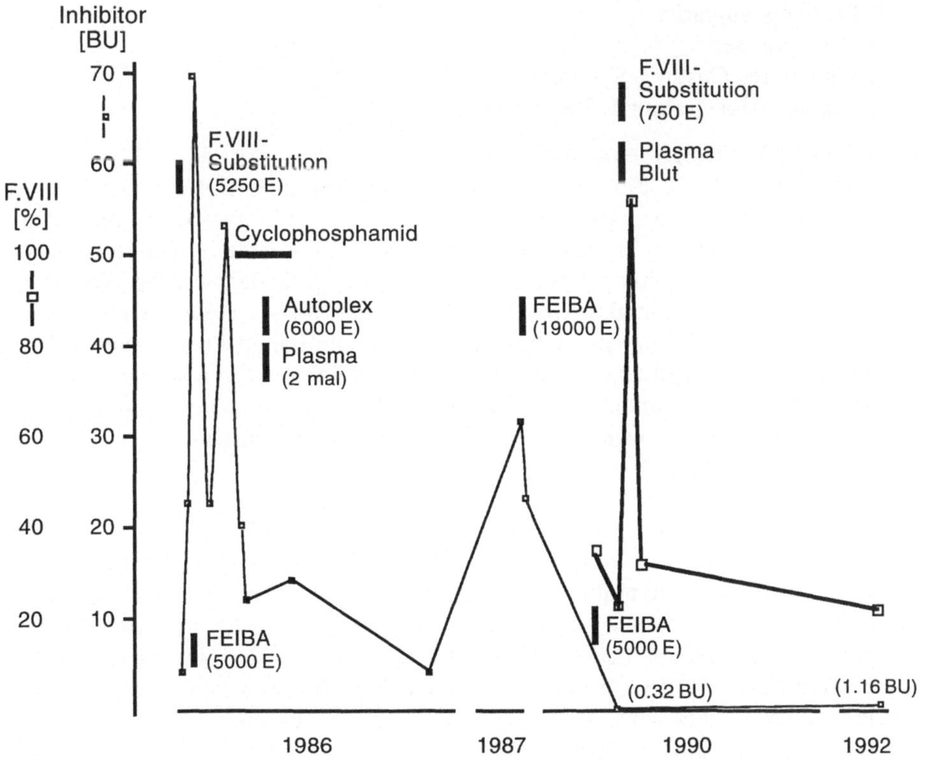

Abb. 1

Tabelle 1. Spezielle Gerinnungsdiagnostik (Fall 3)

Test	13.11.91	18.11.91	20.12.91	29.10.92	Norm
Quick-Wert [%]	66,0	71,0	90,0	72,0	≥70
aPTT [s]	80,5	80,0	52,5	35,0	≤38
aPTT-Mixtest [s]	57,0	62,5	47,0	–	–
Faktor-VIII:C [%]	23,0	28,0	120,0	195,0	50–200
Faktor-VIII:C-Inhibitor (BU)	1,0	0,6	–	–	0
vWF:AG [%]	560,0	–	216,0	–	50–200
vWF:RiCo [%]	400	–	400	–	50–200
Thrombozyten [μl^{-1}]	314,000	310,000	250,000	183,000	150,000–350,000

i.m.-Injektion sei es zu einer 3 Wochen anhaltenden Nachblutung gekommen. Eine Blutungsneigung war früher (abdominale Operation, Zahnextraktionen) nicht aufgefallen. Bis 8/1991 hatte sie wegen einer Psoriasis häufig Kortisonpräparate eingenommen. Nach der Aufnahmeuntersuchung der Mundhöhle mit einem Spatel entwickelt sich bei der Patientin ein Wangenhämatom. Die eingehenden Untersuchungen einschließlich Immunhistologie der hämorrhagischen Blasen führten zu folgenden Diagnosen:

1) bullöses Pemphigoid,
2) hämorrhagische Diathese
3) Psoriasis vulgaris,
4) Osteoporose,
5) sekundäres Cushing-Syndrom,
6) Kompressionsfraktur BWK 7 und 11.

Am 13.11.1991 erfolgte eine spezielle Gerinnungsdiagnostik, deren Ergebnis sich bei Kontrolle am 18.11.1991 bestätigte und als wesentlichen Befund eine deutliche Erniedrigung des Faktor-VIII:C zeigte, wobei bereits 2 Tage später eine Normalisierung eintrat (Tabelle 1). In späteren Nachtestungen konnte in den beiden ersten Proben ein niedriger Inhibitor gegen Faktor-VIII:C gefunden werden. Wegen des bullösen Pemphigoids – und in Unkenntnis des Inhibitors – war am 16.11.1991 eine Therapie mit 80 mg Prednison eingeleitet worden. Die Langzeitbehandlung erfolgte wegen Unverträglichkeit von Azathioprin ausschließlich mit Cyclosporin A, das zum Zeitpunkt der Kontrolluntersuchung nach 10 Monaten mit einem hoch-normalen Faktor-VIII:C in einer Dosierung von 100 mg eingenommen wurde.

Diskussion

Spontan erworbene Autoantikörper gegen Faktor-VIII:C unterscheiden sich z.T. in ihren biologischen Eigenschaften von den Alloantikörpern der Hemmkörperhämophilie bei Hämophilie A. Alloantikörper hemmen bei In-vitro-Austestung zugesetzten Faktor-VIII:C in einer dosisabhängigen linearen Form, was als Typ-I-Antikörper bezeichnet wird. Viele Autoantikörper weisen eine andere, komplexere Inaktivierungskinetik auf. Faktor-VIII:C wird auch bei Überschuß des Antikörpers nicht vollständig inaktiviert, und die Inaktivierung ist konzentrationsabhängig; der

Antikörper hat also eine verminderte Affinität zum Antigen, zum Faktor VIII:C, und wird als Typ-II-Antikörper bezeichnet [3, 4, 5, 6]. Eine präzise Bestimmung des Inhibitors ist damit gar nicht möglich. Die Angabe in BU (Bethesda-Einheiten [7]) gilt also nur für die speziellen Bedingungen dieses Tests. Bei unseren Patientinnen 2 und 3 wurde jeweils bei 2 Messungen Faktor-VIII:C und Inhibitor in der gleichen Plasmaprobe nachgewiesen (Abb. 1, Tabelle 1), allerdings nur bei niedrigen Inhibitorkonzentrationen; es handelt sich also um Typ-II-Antikörper.

Die Blutungsneigung kann bei der Autoantikörperhemmkörperhämophilie stärker ausgeprägt sein, als von der gemessenen Faktor-VIII:C-Aktivität zu erwarten ist [5]. Dies zeigte sich deutlich bei unserer 3. Patientin und könnte auch bei der 2. Patientin zum Zeitpunkt der intestinalen Blutung der Fall gewesen sein, da in der der Blutung vorangehenden Zeit Faktor-VIII:C-Werte zwischen 20 und 30% bestimmt wurden. Am Tage vor der Operation trat bei einem blutungsbedingten schockartigen Zustand ein Anstieg des Faktor-VIII:C auf 112,3% ein bei weiterbestehender Blutung. Allerdings wurden in den resezierten Darmanteilen 2 kleine ulzerative und gefäßreiche Veränderungen gefunden, so daß doch hierin die Ursache der Blutung liegen könnte. Den plötzlichen Anstieg des Faktor-VIII:C während des schockartigen Zustandes erklären wir uns als Akut-Phase-Reaktion. Dieser Vorgang dürfte dem Anstieg des Faktor-VIII:C unter Verabreichung von Desmopressin, wie er mehrfach bei Autoantikörpern gegen Faktor VIII:C beobachtet wurde [8, 9, 10], entsprechen.

In der Behandlung von Blutungsereignissen waren wir relativ zurückhaltend und haben im wesentlichen bei schweren und fortschreitenden Blutungen kurzfristig mit FEIBA bzw. Autoplex behandelt, wie es besonders bei der Patientin 2 der Fall war. Die Behandlung der Patientin 1990 mit FEIBA war sicherlich problematisch, da die Patientin, wie eine Testung wenige Tage später zeigte, gut meßbare, wenn auch niedrige Faktor-VIII:C-Werte hatte und die Gefahr einer kurzfristigen Verbrauchskoagulopathie bestand. – In der Initialbehandlung dieser Patientin bei der 1. Aufnahme wurde die Möglichkeit einer hoch dosierten Faktor-VIII-Substitution bei niedrigem Inhibitortiter in Unkenntnis der Situation nicht voll ausgeschöpft. Seit einigen Jahren steht jetzt auch in Form des hoch gereinigten porzinen Faktor-VIII:C eine weitere wichtige Alternative zur Verfügung [1, 11, 12]. Im Regelfall wird der porzine Faktor-VIII:C in geringerem Maße inaktiviert als der humane Faktor-VIII:C. Rückblickend gesehen würden wir heute trotz des insgesamt erfolgreichen Verlaufs bei der Patientin 2 eine intensivere Blutungstherapie betreiben. Die Zurückhaltung in der Behandlung der Oberschenkelblutung bei der Patientin 1 war unter stationärer Beobachtung gerechtfertigt. Die Behandlung der intrazerebralen Blutung erfolgte außerhalb mit Plasmapherese, die bei einem Inhibitorwert von 1020 BU, wie er kurz vorher gemessen wurde, kaum erfolgversprechend war. Die weiteren Maßnahmen sind uns nicht bekannt; hochdosiert FEIBA bzw. Autoplex, humaner (evtl. verzögerte Inaktivierung) und porziner Faktor VIII:C wären Behandlungsmöglichkeiten gewesen. Die Patientin 3 erforderte keine akute Blutungsbehandlung.

Das längerfristige Ziel der Behandlung der Patienten mit einem Antikörper ist die Suppression oder Elimination des Inhibitors bzw. die Erzeugung einer Immuntoleranz. In der Entscheidung über das Vorgehen spielen die klinischen Umstände, unter denen der Inhibitor aufgetreten ist, und die Inhibitorhöhe eine gewisse Rolle. In der Übersicht von Green u. Lechner [2] über 215 Patienten sind die zugrundeliegenden Erkrankungen statistisch erfaßt worden: rheumatoide Arthritis (7,9%), postpartal

(7,3%), Malignome einschließlich Lymphome (6,7%), Lupus erythematodes und andere Immunstörungen (10,1%), Hauterkrankungen (4,5%), Medikamente (5,6%), andere Erkrankungen (11,8%) und keine erkennbare Erkrankung (46,1%). Folgende Behandlungsmaßnahmen wurden dokumentiert (z.T. in Kombination): keine, Kortikosteroide, Cyclophosphamid und Azathioprin. Niedrigtitrige Inhibitoren waren besser zu beeinflussen und der Erfolg aller behandelten Fälle betrug 56,5%. Inzwischen sind neue Behandlungsverfahren beschrieben worden: Immunglobulintherapie [13, 14] und Toleranzerzeugung durch langfristige Gabe von porzinem Faktor-VIII:C [15]. Zwei unserer 3 Patientinnen hatten eine immunologische Erkrankung. Bei Patientin 1 ist der Antikörper unter einer leichten Immunsuppression aufgetreten. Einer Intensivierung der Behandlung stimmte sie erst kurz vor ihrem Tode zu. Es kam zu einem deutlichen Abfall des Inhibitors; die Kontrollen erfolgten aber nicht häufig genug, um einen Zusammenhang mit der Immunsuppression sicher beurteilen zu können. Patientin 2 hat auf Cyclophosphamid nicht anhaltend angesprochen, und Patientin 3 wurde unter Kortikosteroiden so rasch inhibitorfrei (4 Tage), daß eine spontane Normalisierung nicht ausgeschlossen ist.

Ein ideales Behandlungskonzept für Inhibitorpatienten steht nicht zur Verfügung; das Spektrum der Möglichkeiten hat sich aber vergrößert, so daß in Zukunft möglicherweise mehr Patienten von ihrem Inhibitor befreit werden können. Neue Möglichkeiten zeichnen sich ab [16].

Literatur

1. Morrison AE, Ludlam CA (1991) The use of porcine factor VIII in the treatment of patients with acquired haemophilia: The United Kingdom experience. Am J Med 91 (5A):5A–23S
2. Green D, Lechner K (1981) A survey of 215 non-hemophilic patients with inhibitors to factor VIII. Thromb Haemost 45:200
3. Kessler CM (1991) An introduction to factor VIII inhibitors: The detection and quantitation. Am J Med 91 (5A):5A–1S
4. Lechner K, Korninger C (1981) Structure, characteristics and natural history of inhibitors to factor VIII and factor IX in nonhaemophiliacs. In: Seligsohn U, Rimon A, Horoszowski H (eds) Haemophilia. Castle House Publications LTD, Turnbridge Wells Kent, p 87
5. Allain JP, Gaillandre A, Frommel D (1981) Acquired haemophilia: functional study of antibodies to factor VIII. Thromb Haemost 45:285
6. Luscher JM (1991) Perspectives on the use of factor IX complex concentrates of the treatment of bleeding in persons with acquired factor VIII inhibitors. Am J Med 91 (5A):5A–30S
7. Kasper CK, Aledort LM, Counts RB, et al. (1975) A more uniform measurement of factor VIII inhibitors. Thromb Diathes Haemorrh 34:869
8. De la Fuente B, Panek S, Hoyer LW (1985) The effect of 1-deamino-8-D-arginine vasopressin (DDAVP) in a nonhaemophilic patient with an acquired type II factor VIII inhibitor. Br J Haematol 59:127
9. Naorose-Abidi SM, Bond LR, Chitolie A, Bevan DH (1988) Desmopressin therapy in patients with acquired factor VIII inhibitors. Lancet I:366
10. Muhm M, Grois N, Kier P, Stümpflen A et al. (1990) 1-deamino-3-D-arginine vasopressin in the treatment of non-haemophilic patients with acquired factor VIII inhibitor. Haemostasis 20:15
11. Kernoff PBA (1991) Rationale and evolution of therapy with porcine factor VIII:C. Am J Med 91 (5A):5A–20S
12. Hultin MB, Hennessey J (1989) The use of polyelectrolyte-fractionated porcine factor VIII in the treatment of a spontaneously acquired inhibitor to factor VIII. Thromb Res 55:51

13. Sultan Y, Kazatchkine MD, Nydegger U, Rossi F, Dietrich D, Algiman M (1991) Intravenous immunoglobulin in the treatment of spontaneously acquired factor VIII:C inhibitors. Am J Med 91 (5A):5A–35S
14. Zimmermann R, Eich W, Gmelin K, Harenberg J, Kommerell B, Schimpf K (1984) Behandlung von spontanem Faktor VIII-Inhibitor mit hochdosiertem Immunglobulin. In: Landbeck G, Marx R (Hrsg). 15. Hämophilie-Symposion Hamburg 1984, Springer, Berlin Heidelberg New York Tokyo, S 227
15. Hay CRM (1991) Innovative use of porcine factor VIII:C for immune tolerance induction. Am J Med 91 (5A):5A–27S
16. Hoyer LW (1991) Future approaches to factor VIII inhibitor therapy. Am J Med 91 (5A): 5A–40S

Experience with New Clotting Products in the Treatment of Hemophilia-Related Bleeding Episodes

D. B. BRETTLER

Introduction

Factor concentrate products have changed significantly over the last decade. Efficacy of concentrates has been very good with adequate hemostasis being achieved utilizing most concentrates. However, two issues have emerged regarding concentrates, their safety, that is freedom from transfusion transmitted viruses, and their purity. Newer products are now available that are both much safer and highly pure.

Safety

Although factor concentrates utilized in the 1970s and early 1980s were efficacious, they were not safe. Because concentrates were produced from large pools of human plasma, hepatitis B (HBV) hepatitis C (HCV) and human immunodeficiency virus (HIV-1) contaminated most lots.

In the 1970s and 1980s, because many lots were contaminated with HBV, most hemophilia patients were exposed to HBV. Approximately 80% developed immunity and 20% became carriers. Currently, all newly diagnosed patients with hemophilia should be vaccinated with the recombinant hepatitis B vaccine, which should prevent any infection with HBV. Viral inactivation methods do kill HBV, although there have been some cases of HBV with the newer concentrates reported when the patient has not been vaccinated.

HCV (formerly non-A, non-B hepatitis) has been noted in the majority of hemophiliacs transfused before 1985. HIV-1 infection also has been noted in multitransfused hemophiliacs using factor concentrates manufactured before 1984–1985.

Since the mid-1980s, screening of plasma donors by history as well as the actual screening of plasma with serological tests for HBV, HCV, and HIV-1 has been expanded and perfected. Additionally, all concentrates are now treated with various methods (pasteurization, steam heat treatment, heat treatment to high temperatures). The details of the methods are beyond the scope of this paper. With most current methods of viral inactivation, HBV has been largely eliminated. Widespread vaccination programs have also been helpful in eliminating this problem. HCV infection with current viral inactivation methods has been decreased dramatically, although not entirely. Prospective studies using previously untransfused patients (PUPs) with hemophilia have demonstrated lack of transmission of HCV with concentrates that were treated with pasteurization and those treated with solvent/detergent methods.

I. Scharrer/W. Schramm (Hrsg.)
23. Hämophilie-Symposion Hamburg 1992
© Springer-Verlag Berlin Heidelberg 1993

Concentrates purified by affinity chromatography followed by pasteurization were also shown to be effective in preventing HCV infection in its recipients.

The prospective PUP studies also studied HIV-1 infection. In all of these studies which included over 200 patients using concentrates treated with a variety of viral inactivation procedures, no transmission of HIV-1 infection occurred. A prospective study of approximately 1500 HIV-1 negative patients in Europe, Australia, and Canada found no HIV-1 seroconversions over a period of 4 years in these patients transfusing a variety of virally inactivated factor concentrates. In total, over 100 million units of factor concentrate were infused. There are approximately 38 anecdotal reports of HIV-1 seroconversion with newer concentrates. Fifteen were associated with the use of a dry heated product, which is currently not commercially available. Six occurred with a factor IX concentrate virally inactivated with B propriolactone/UV light.

Recently, reports have emerged from Italy of the transmission of Hepatitis A with concentrates virally inactivated by the solvent/detergent method, discovered when PUP became acutely jaundiced after infusion. These reports await further validation.

Thus, one can conclude that the new viral inactivation methods, have largely eliminated HIV-1 infection, and decreased dramatically, if not eliminated HCV infection. HBV infection is preventable by vaccination. A vaccine is now available for hepatitis A. Whether acute hepatitis A infection is a large problem in the hemophilia population is currently being studied.

Purity

Factor concentrates in the past usually had specific activities ranging from 0.5 to 1 μ/mg protein. Additional proteins included immunoglobulins, fibrinogen, and other alloantigens. Efficacy, however, was always good. In the early to mid 1980's, coinciding with improved viral inactivation methods, purification methods were improved. First, immune affinity chromatography increased specific activity to 3000 μ/mg protein which fell to 57 μ/mg protein after the final addition of albumin required as a stabilizer. Subsequently, other chromatography methods have been employed which give final specific activities of 150–200 units factor VIII/mg protein. However, with the added viral inactivation procedures, as well as purification methods, the cost per unit of factor concentrate has increased by at least tenfold.

Is the use of a high purity concentrate necessary on a clinical basis? There have been theoretic reasons that in HIV-1 seropositive hemophiliacs the use of highly purified concentrates might help to stabilize their immunologic parameters. It is believed that antigenic stimulation of latently HIV-1 infected lymphocytes by foreign proteins or other viruses might activate HIV-1. In vitro experiments have shown that intermediate purity factor concentrates suppressed mixed lymphocyte reactions and some intermediate purity concentrates suppressed interleukin-2 production by monocytes. There are also five clinical studies, four of which suggest that using high purity concentrates may stabilize the immune system of HIV-1 infected hemophiliacs. The first studies were retrospective with small numbers of patients that showed patients on intermediate purity concentrates had a greater decline of CD4 lymphocyte counts than those on high purity concentrates.

Subsequently, two prospective studies have been completed and one is nearing completion. The two completed studies are controlled studies comparing intermediate to high purity factor concentrate. They were done when there was no antiretroviral therapy yet available. One study showed significant diminution of CD4 cell levels at the end of 2 years in patients on intermediate purity concentrate when compared to an equal number of patients on high purity concentrate. The other study showed no benefit of high purity concentrate in a similar group of patients. Of note is that the high purity concentrate in the latter study was not as „pure" as in the former study. The third study which is prospective is complicated by the fact that most patients were on Zidovudine. In this study the benefit of high purity concentrate was again noted in that patients on high purity concentrate had stabilization of their CD4 lymphocyte counts, while the immune system of patients on intermediate purity concentrates deteriorated.

In the past 5 years, the use of highly purified factor concentrate products, such as those purified by affinity chromatography and the concentrate made by recombinant technology has increased. The issue of whether a higher rate of formation of inhibitor antibodies occurs secondary to the use of these highly purified concentrates has been raised. In two prospective studies using the affinity chromatographic purification, the percentage of previously untransfused hemophilia patients developing inhibitors ranged from 9% to 18%. These inhibitors were mostly of high titer. In previously untreated patients using recombinant FVIII, 19% developed inhibitors (12 patients) after a median exposure of nine infusions. However, the majority of these inhibitors were low titer and did not prevent the patient from continuing to use factor VIII replacement.

Additional anecdotal data related to highly purified factor concentrate is seen in a report by Bell et al. [1] who found an inhibitor antibody developed in four children less than 1 year of age after very little exposure to monoclonally purified FVIII, and a case report by Kessler and Sachs [2] relating the development of a high titer inhibitor in a 38-year-old multitransfused hemophiliac after he changed from an intermediate purity concentrate to a monoclonally purified factor VIII concentrate. In a retrospective study of a pediatric hemophilic population, 6% of previously untransfused hemophiliacs developed inhibitors using intermediate purity concentrates, while 35% of patients who utilized primarily high purity products developed inhibitors. The difficulties with all such reports is that, although prevalences of inhibitors in the hemophilic population varying from 4% to 20% (including all degrees of severity) have been reported, the true prevalence or incidence is not known. In summary, there does appear to be a suggestion that the use of highly purified concentrates may be associated with an earlier onset and greater prevalence of inhibitors, but the data is not yet firm.

Conclusion

All factor concentrates on the market today are virally inactivated. HCV incidence has been significantly reduced and HIV-1 has been largely eliminated. HBV can be eradicated by vaccination. Hepatitis A may be a problem, but vaccination will also soon be available. Thus for HIV-1 seronegative patients, any viral inactivated concentrate is both safe and efficacious. In the seropositive individual based on the studies noted above a high purity concentrate might be beneficial and thus should be considered. With the upcoming release of recombinant factor VIII transmission of transfusion associated viruses will be eliminated and purity is extremely high. In all clinical studies to date, the efficacy and safety of this concentrate has been demonstrated.

Literatur

1. Bell BA, Kurcynski EM, Bergman G. Inhibitors to monoclonal antibody verified factor VIII. Lancet 1990; 335: 638
2. Kessler CM, Sachs K. Factor VIII: C inhibitor associated with monoclonal antibody purified Factor VIII concentrate Lancet 1990; 335: 1403